临床流行病学

——临床科研设计、测量与评价

第 4 版

主 编　王家良

上海科学技术出版社

图书在版编目(CIP)数据

临床流行病学:临床科研设计、测量与评价/王家良
主编.—4 版.—上海:上海科学技术出版社,2014.7
(2019.10 重印)
　　ISBN 978—7—5478—2204—3

　　Ⅰ.①临…　Ⅱ.①王… 　Ⅲ.①临床流行病学
Ⅳ.①R181.3

　　中国版本图书馆 CIP 数据核字(2014)第 077496 号

临床流行病学——临床科研设计、测量与评价(第 4 版)
主编　王家良

上海世纪出版股份有限公司
上海 科 学 技 术 出 版 社　　出版
(上海钦州南路 71 号　邮政编码 200235)
上海世纪出版股份有限公司发行中心发行
200001　上海福建中路 193 号　www.ewen.co
苏州望电印刷有限公司印刷
开本 787×1092　1/16　印张 31.75
字数 700 千字
1990 年 9 月第 1 版
2014 年 7 月第 4 版　2019 年 10 月第 13 次印刷
ISBN 978—7—5478—2204—3/R·726
定价:98.00 元

内 容 提 要

全书共 5 篇 39 章。第一篇以临床流行病学促进临床医学科学研究和实践为主线,系统地论述本学科的基本知识与方法及如何科学地指导和应用于临床医学研究实践,以确保研究成果的真实性、可靠性和科学性。当临床科研的课题选定之后,正确地选择设计方案和方法,是关系研究成果成败的重大问题,因此,如何科学地选择设计方案,做到既科学又可行,是第二篇论述之重点。第三篇详述临床科研资料的搜集、整理与分析评价,这是事关研究质量的非常重要的基础工作。第四篇以病因学/危险因素、诊断、疾病防治、预后与康复、生存质量等为中心,系统论述各自研究的设计、实施、资料和结果的分析以及质量的评价标准等,并结合实例,深入浅出地剖析,以确保提高研究质量,产出最佳证据(成果),推荐于循证医学实践(EBM),进而有助于提高临床医疗质量。我国的中医药是人类医药发展历史的伟大结晶,是世界医药学的宝库,为人类的健康与疾病防治做出了重大贡献,但如何推动我国中医药学的现代化和科学化,是人们共同关注的重大问题,第五篇则总结了我国 30 余年有关中医药临床研究与质量评价方面的成果以及发展设想,为现代中医中药的研究提供了丰富经验和体会,无疑,这将会在提高中医药学研究水平方面,予以有益借鉴。

本书集有关临床统计学、社会医学及卫生经济学多学科的相关精华,适用于所有临床专业(包括中医临床),对临床医学研究具有重要的指导和实践价值。

编写人员名单

主　　编　王家良
副主编　许良智　康德英　魏　强
编写组成员　(以姓氏笔画为序)

丁士刚　北京大学第三医院
王小钦　复旦大学附属华山医院
王吉耀　复旦大学附属中山医院
王觉生　四川大学华西医院
王家良　四川大学华西医院
王滨有　哈尔滨医科大学公共卫生学院
史宗道　四川大学华西口腔医学院
吕　明　山东大学齐鲁医院
闫永平　第四军医大学
许良智　四川大学华西第二医院
李良寿　第四军医大学
李绍忱　山东大学公共卫生学院
李　静　四川大学华西医院
吴大嵘　广州省中医院
吴尚洁　中南大学湘雅二医院
陈世耀　复旦大学附属中山医院
陈　彬　四川大学华西公共卫生学院
林果为　复旦大学附属华山医院
赵亚双　哈尔滨医科大学公共卫生学院
赵家良　北京协和医学院
郭红燕　北京大学第三医院
郭新峰　广州省中医院
康德英　四川大学华西医院
赖世隆　广州中医药大学
廖晓阳　四川大学华西医院
魏　强　四川大学华西医院

学术秘书　康德英　洪　旗

前　言

（第 4 版）

　　本书自首版问世以来，历经了 25 载的社会实践考验，证明了其在促进我国临床医学研究与临床循证医学实践、医学教育与人才专业培训等方面，发挥了积极的作用，因而，颇受医学界的关注，促成了现在第 4 版的面世。

　　为了凸显临床流行病学促进现代临床科研的核心价值，在总结既往经验、吸取反馈以及吸取本学科国际进展、新近知识的基础上，特将第 4 版内容分为 5 篇，以便读者能更好地联系临床科研实际，促进自己的临床研究教学和循证医学实践。

　　新版的各篇内容如下。第一篇：临床流行病学的基础知识与方法；第二篇：临床科研设计方案的选择原则与方法；第三篇：临床科研资料的搜集、整理与分析评价；第四篇：临床科研实践与质量的分析和评价；第五篇：中医药临床研究与质量的评价。

　　本书的特色：① 传授以群体观点对疾病发生、发展、诊断、防治及预后等方面进行临床研究的基本理论、基本知识和基本方法。特别是在如何科学地设计、测量和评价，如何排除各种偏倚的干扰，确保研究结果的真实性、重要性与应用性等方面，独具特色。使读者从对个体患者特点的了解，扩大到对疾病的群体共性规律的认识。② 系统地阐述了有关病因学、诊断、防治、预后等研究的质量评价标准，并结合具体的文献分析讨论，有助于提升读者对医学文献的分析和评价能力，增强真伪辨别力。③ 本书集有关临床统计学、社会医学及卫生经济学等多学科的相关精华，适用于所有临床专业（包括中医临床），对从事临床医学研究具有重要的指导和实践价值。

　　临床流行病学是一门促进临床研究的前沿性、多学科交叉的新兴学科。本书将系统科学阐述如下内容：根据国家疾病负担的状况如何确立研究课题、选定研究的重点、进行科学的设计、抉择最佳与可行的研究设计方案、定量地选择合格研究对象、确立最佳的试验与对照性干预措施、选定科学测量的终点指标及其合理的统计分析方法等，制定防止偏倚因素干扰的系列方法，以确保研究的真实性和可靠性。再结合临床病因、诊断、治疗、预后、生存质量、临床经济以及临床决策等研究实际，在如何进行具体科学设计与评价方面，更予以深入地阐述，有利于读者联系实际，以指导自己的临床科研与医疗实践。

　　随着我国改革开放的逐步深入，在现代科技突飞猛进的国际环境中，科学技术没有国界，因此，在临床医学领域引进了许多国际水平的、新的诊疗设备与技术手段，无疑在提高临床医疗水平的同时，也带来了某种过度的或不恰当的诊疗负面影响，特别是在商品经济冲击公益事业的影响下，导致了"看病贵""看病难"的畸形局面，造成了一些不良的医患关系紧张局面，在一定程度上会影响我国的临床医学研究工作。

　　临床医学研究是医学科研中最高尚、最困难、最具挑战性的研究，它以人体（群）为研究试验对象，是促进临床医学的发展、增进人类健康、有效防治疾病不可或缺的基础工作，需要临床医生、研究者、患者和具有患病风险的"健康"人群共同参与,力戒浮躁,共同承担风险,并为之奋斗奉献!临床流行病学的任务是为这一光荣职责的实现提供科学研究方法学的支撑,避免某些"过失",力求研究工作的高质量和高水平。

我国临床流行病学第一代的创建者年事已高,有的已经作古了。在第 4 版面世之际,我们深深地怀念他们,并深深地感谢他们所做的可贵贡献。十分可喜的是,一些品德高尚、学识渊博的新一代临床流行病学后起之秀,被邀参加了第 4 版的编写工作,相信他们会继续为推动本学科的发展与创新不懈地奋斗。

最后,衷心地感谢四川大学华西医院的领导以及上海科学技术出版社的大力支持,感谢本书的学术秘书康德英、洪旗两位老师的工作与奉献。

王家良

2014 年 3 月

于四川大学华西医院

前　言

（第 1 版）

　　临床流行病学是 70 年代后期,在国际医学领域里发展起来的一门新型临床医学基础学科,它是现代医学适应于当代科学技术革命及经济高度发达和人类要求更加健康的产物。本学科对于改进临床医学的研究、教学和医疗,推动临床医学的发展,具有重要的意义。

　　现阶段的医学模式,正从传统的生物医学模式转为社会—心理—生物医学模式,临床医学必然会以医院为基地,面向社会与人群,扩大其服务的对象和范围,对为害人类健康的疾病,逐步地从单纯的医院内的诊治,转向面向人群中特定的患病群体,对疾病的病因、危险因素、诊断、防治以及疾病的预后等一系列的问题进行综合性研究,以期达到全面深入地认识与掌握疾病的发生、发展和转归的规律,并探讨早期诊断和有效防治措施,不断地改进临床诊治和提高临床医学水平,并通过医学服务,从根本上改善人类的健康,保护劳动力,促进社会生产的发展的目的。在如此重任的面前,传统的单纯的医院内临床医疗方式显然是无能为力的。这就导致了以临床医学为基础的、多学科互相渗透和协作的发展,于是创立了临床流行病学这一新型学科和相应的临床研究方法学。

　　临床流行病学的兴起,已为国际医学界所注目,在 1982 年,正式成立了国际临床流行病学工作网(International Clinical Epidemiology Network,简称 INCLEN)。世界卫生组织(WHO)也给予了大力支持,现有 5 个国际培训中心,成员单位遍及 18 个国家,且仍在继续发展中。我国华西医科大学及上海医科大学参加了 INCLEN,成为该网的最早的正式成员单位之一。

　　我国于 1980 年开始引进了该学科,卫生部将其列为世界银行医学教育贷款的重点项目之一;我国有关医学院校自 1983 年开始,先后对临床研究生及医学本科生开设了临床流行病学课程。在卫生部科教司和贷款办公室的领导与支持下,由华西医科大学和上海医科大学面向全国高等医学院校和科研单位,举办了多期的正规学习班,培训了本学科的大量的医学教育和科研骨干力量。同时在国际上开展了广泛的学术交流,取得了良好的效果。在此基础上,于 1989 年 4 月,由华西医大负责筹备并协同上海医大、北京医大、中国协和医大、中国医大以及广州中医学院负责组织召开了全国首届临床流行病学学术会议,广泛地交流了学术成果与工作经验,讨论了本学科的发展战略,并在卫生部科技司和贷款办的直接领导下,建立了全国性的学术组织——中国临床流行病学工作网,全国已有 44 所医学院校、医学研究院所和医院参加。这将是本学科在我国发展的重要里程碑! 全国的专业技术力量凝聚一体,无疑将会闪烁智慧之光,并不断释放出巨大的科技力量,为推动我国临床医学的现代化,促进人民的健康事业做出相应的贡献。

　　为了适应在我国健康地发展临床流行病学的需要,本书的作者们通过在国际临床流行病学培训中心系统正规的培训,吸收、消化并引进了临床流行病学的精华内容,结合我国的临床医学科研、教学和医疗的实际,经过多年的反复实践和经验的总结,编著了本书。

　　本书的核心内容,强调了在临床医学的研究、医疗和教学的实践中,学会应用现代临床科研的方法学——临床科学研究的设计,衡量和评价(design, measurement and evaluation,简称 DME),以提高自己的科学研究质量和学术鉴别批判能力,提高科研、教学及医疗水平。

　　因此,全书以临床科学研究为主线,贯穿了临床流行病学的原则和方法,详细地论及了临床科研中所涉及的疾病发病的病因、危险因素、诊断、防治、预后及卫生经济学等重要方面的内容和研究设计原则、方法以及评价的标准;较深入地讨论了为保证研究和医疗的质量,必须认识、分析和防止多种偏倚干扰因素的影响,确保研究结果的可靠性和可重复性,以及研究结论的真实性和可信性;根据研究课题的不同性质,系统地论述了按照科学性和可行性的原则,如何抉择与运用各类研究设计方案;为了对所获得的研究结果进行科学的分析和评价,得出可信度较高的研究结论,还重点扼要地联系临床实际,介绍了合理的临床及统计学的分析评价方法;为帮助读者合理地选择研究课题,系统地介绍了选题、立题的原则以及高效率地利用和阅读医学文献的方法,以准确地掌握科技信息,明确发展趋势;最后,还结合科研实际,介绍了如何书写研究计划,以及文献综述和论文撰写的原则与方法等。如果读者能够读完全书,并结合自己的实践加以应用和验证的话,无疑是可以达到提高学术水平的目的的。

　　本书的主要对象为临床各科医生、从事临床医学研究的研究人员、高等医学院校临床教师以及临床医学各科的研究生,也可作为医学本科生临床流行病学教学参考书。

　　在我国,临床流行病学的发展,除了得到我国卫生部的大力支持、关怀和正确指导而外,还得到了国际临床流行病学工作网、美国洛克菲勒基金会(Rockefeller Foundation),特别是其医学部前任及现任主席 Dr. Kerr White 及 Scott B. Halstead,在专业建设及专业骨干培训方面所给予的大力资助。此外,加拿大麦克玛斯特大学(McMaster University)、澳大利亚新堡大学(University of Newcastle)和宾夕法尼亚大学(University of Pennsylvania)等三个国际临床流行病学培训中心,特别是临床流行病学创始人之一,著名的国际临床流行病学家、内科教授 Dr. David L Sackett 等,更是为在中国发展临床流行病学倾注了大量的心血,David 教授除了在加拿大担任了我们许多医生的导师外,还先后六次来我国进行学术访问,结合了我国的临床医学实际,在科研、教学和医疗实践中,进行了十分可贵的具体学术指导,不断地向我们提供新进展的学术资料,可谓尽心尽力,全心全意。本书的问世,将作为献给关心、支持和帮助在我国发展临床流行病学的国内外朋友们的一份珍贵礼品!

　　此外,本书的统计学部分,蒙华西医大卫生统计学教研室教授祝绍琪审阅;何劲松、万朝敏等同志辛勤地把全书资料输入计算机内;陈彬副教授还担负了全书制图工作,特此致谢。

中国临床流行病学工作网　　　王家良(华西医科大学)
执行委员会主任委员

1989 年 8 月

前　言

（第 2 版）

　　《临床流行病学——临床科研设计、测量与评价》第一版于 1990 年出版后，在我国临床医学领域里接受了近十年的实践考验，证明了本书对推动我国临床流行病学的学科建设、发展和促进临床科学研究与医学人才的培训，做出了应有的贡献，获得了令人鼓舞的效果，得到了我国医学界的广泛关注和支持。作为创建临床流行病学新学科，培养高质量医学人才的内容之一，于 1992 年荣获了国家级一等优秀教学成果奖；作为我国科技图书宝库（医师文库）中的一员，于 1992 年荣获国家优秀科技图书二等奖；作为加强卫生研究能力的工具或方法学、促进我国临床医学研究进步，于 1996 年荣获卫生部科技进步二等奖（附件 1、2、3）。这些奖励足以标志本书的科学价值和学术地位以及它的社会效益。

　　临床流行病学是一门新兴的临床医学学科，近十年来发展十分迅速，用其原理与方法学指导临床医疗科研实践，发展了循证医学（evidence-based medicine，EBM）；用以对卫生技术评估（health technology assessment，HTA），促进了健康管理与卫生决策的科学化；用以医学信息科学的严格评价，促进了 *Evidence-based Medicine* 杂志以及国际 Cochrane Collaboration 项目的诞生与发展，其对国际临床随机对照试验以及其他范围成果的系统评价，为临床医疗、卫生管理和决策提供最佳证据。同时，在这些发展中，对临床流行病学本身又推向了一个新的科学高度。

　　为了丰富本书的科学内涵，并且强调对临床科研、医疗及医学人才培训的理论性、实践性和实用性，在第一版的基础上，结合了国内外的新近进展，经过总结和分析，在内容的设置上作了大量的调整和补充，并且注重了以下 5 项原则：

　　（1）重视我国人民疾病的负担（burden of disease），关注国家的主要健康问题，探讨了如何选择和确定研究重点的原则与方法；

　　（2）强调了任何临床科研的设计、测量和评价以及医疗实践，都要贯穿科学性、真实性、重要性以及实用性的红线，始终坚持完整的严格评价（critical appraisal）原则，以利于读者或研究者掌握和应用，提高鉴别与决策能力；

　　（3）根据生物—心理—社会医学模式的观点，注重了患者的个体与群体、宿主与环境、宏观与微观相结合的原则，因而第二版增加了社会医学、分子流行病学与临床流行病学相关的内容以及健康相关生存质量的研究与评价，以利于临床医生研究疾病发生和防治规律的较为全面的认识；

　　（4）鉴于临床流行病学的基础是临床医学，覆盖了临床各个学科，结合我国的医学实际，在第二版中增添了临床流行病学在中医药学、肿瘤病学以及药物流行病学等领域中的应用。

　　（5）注重了研究实施的质量控制、资料分析与数据处理的科学性，强调正确应用统计学方法，增加了医学文献的系统评价（systematic review）以及 Meta 分析的内容，从而有利于读者或研究者对研究成果的综合评价和更准确地应用最佳的研究证据指导临床实践。

为了进一步地加强本书的学术价值和权威性,在第二版修订中,特增邀了创建我国临床流行病学的第一代专家:第四军医大学的李良寿教授、山东医科大学的李绍忱教授、湖南医科大学的傅荫宇教授以及广州中医药大学的赖世隆教授;此外,还邀请了浙江大学的余海教授、哈尔滨医科大学的王滨有教授、上海医科大学的王吉耀教授以及华西医科大学的史宗道和李宁秀教授作为新的作者参与了本书有关新增内容的编著。为了培养学术梯队,在老专家的指导下,充分地调动了中青年学者的积极性,使之参加有关章节的编写,促进事业的后继有人。

临床流行病学在我国的建立和发展,始终得到了我国卫生部和中华医学会各级领导的关心和支持,特别是卫生部原部长、中华医学会会长陈敏章教授和原中华医学会原常务副会长曹泽毅教授的热情关注与鼓励;同时也得到了国际临床流行病学网(International Clinical Epidemiology Network)和美国洛克菲勒基金会(Rockfeller Foundation)的大力支持与帮助。在本书第二版问世之际,特向国内外关注与支持本学科发展的领导和朋友们致以衷心的感谢!

最后向全方位支持本书修订的华西医科大学附属第一医院的领导、上海科学技术出版社的滕淑安编审、华西医科大学临床流行病学教研室负责本书的录入、制图、制表、排版、复印等繁重工作的吴泰相、洪旗、俞红吉等同志,一并致以衷心的谢意。

王家良

中华医学会临床流行病学学会首任主任委员

中国临床流行病学网主任委员

国际临床流行病学网委员会(INCLEN)委员

华西医科大学临床流行病学和内科学教授

2000 年 8 月

于华西医科大学

前　言

（第 3 版）

　　近 10 多年来，临床流行病学在国际临床医学领域的发展更加令医学界重视，其亮点更加令人耀眼，促进临床医学发展的贡献更加突出！主要表现在：

　　第一，临床流行病学的研究方法学，被公认为指导临床研究的最为合理的方法学。

　　第二，临床流行病学对临床科研质量的评价标准，被国际顶级医学杂志、Cochrane 协作网、ACP 杂志俱乐部、BMJ 的 *Clinical Evidence* 等所应用，作为研究论文质量评价的标准。

　　第三，临床流行病学研究方法学的精髓，被国际医学期刊组织接受，并发展制订了国际临床医学研究报告的统一标准 CONSORT Statement，现被广泛应用。

　　第四，临床流行病学的理论知识与方法学用于指导临床实践——应用最佳证据于临床医疗的诊治决策，发展了循证医学（evidence based medicine），越来越受临床医学界的欢迎。

　　第五，世界卫生组织针对以上主要的贡献，于 2004 年在全球卫生研究论坛大会的专题文件中，对临床流行病学给予了极高的评价，指出"临床流行病学的建立及其在群体水平对疾病的研究和临床干预，做出了十分惊人的贡献，其创造性地在群体水平所建立的量化测量疾病的研究方法，使之在各种群体水平上能够可信地评价干预治疗的结果"。

　　我国临床流行病学的创建与发展，业已经历了 20 余年的艰辛旅程，对促进我国的临床医学的研究、高等医学的教育和人才培训，以及促进循证医学实践，都发挥了积极的作用，并且也获得了一些可喜的成果，但是与国际水平相比，虽然具有发展同步性的特点，但仍有一定的差距，为此，本书第三版的撰写，力争在学术理论水平与方法学上，继续保持先进性、科学性和实用性，与时俱进地汲取了国际新进展的最佳成果（证据），特别是联系了我国的临床研究实际以及国家几个"五年计划"对重大疾病研究的某些经验，作了颇大的丰富与更新发展，以不让同道们公认本书乃我国本学科经典之著所失望，为此：

　　第一，鉴于临床对某些复杂的重大疾病难以单一性干预的研究需要，创新地增写了"综合性干预研究方案的设计"。

　　第二，鉴于人类社会环境及全球生态环境的变化，时有突发疾病（公共卫生事件）的发生，临床医生为应对或研究，需要结合临床实际具备有关公共卫生的知识和技能，为此，从临床医学角度增编了"突发公共卫生事件的研究与干预"。

　　第三，鉴于当代"知识爆炸"，为了汲取精华，弃其糟粕，取其最佳证据用于医疗决策和创新，特增编了"医学文献评价要素"一章，有助于读者从知识的真实性、重要性和实用性的角度，以批判性的方式择优所取知识，防被误导；同时还新编了"知识的科学管理"一章，从临床专业文化的角度，如何科学积累、管理与应用有用的知识，指导临床医学实践。

　　第四，为了与国际更好接轨，促进医学成果的国际交流，在医学论文撰写方法的专章中，系统扼要地介绍了 CONSORT Statement，帮助读者如何更好地撰写临床医学论文。

　　为了适应学科发展的需要,我们在第三版编写中,除新邀了我国著名的学者北京协和医院赵家良教授外,还诚邀了一些本专业国内年轻有为的精英,壮大和发展了编写队伍,通过集体的努力,使得本书更加充实和完善。本书可作为全国高等医学院校开设临床流行病学课程的教师参考书,临床医生和临床医学研究工作者从事临床科研的工具书,以及临床医学各个专业的研究生学习教材。诚然,鉴于知识的局限性和学术水平的因素,谬误之处,坦诚地期望同道们批评指正。

　　在本书第三版的编写中,正遇到 2008 年 5·12 汶川大地震,在十分困难的情况下,得到了四川大学华西医院领导的关怀与支持,同时也得到上海科学技术出版社的热情关心,仅致以崇高的致谢!

　　全书文字资料的录入与图表绘制和内容编排,全赖于学术秘书康德英和洪旗两位老师的夜以继日和创造性的奉献,仅致以诚挚的感谢!

王家良

中华医学会临床流行病学分会

中国临床流行病学网　名誉主任委员

2009 年 5 月

于四川大学华西医院

目　　录

第二篇　临床科研设计的方案与应用

第四篇　临床科研实践与评价

第五篇　临床流行病学在中医药研究中的应用

绪　　论

　　临床流行病学在我国的创建和发展已经30余年了(1982年至今),尽管这门新兴的临床医学基础学科对推动临床医学的研究和发展以及促进临床医疗的科学决策有着极为重要的价值且为国际医学界所公认,然而这个学科的理论知识和方法学要被人们广泛地认可、接受与践行,却仍需时日。这也是科学发展的自然规律,同时也期待着从事这一学科的学者们,在自己的医学生涯中更好地联系临床医学的实际,去努力地创新,为本学科的发展,为推动临床医学的进步而不懈地艰苦奋斗。

一、本学科的科学性质和实用价值

　　为什么说临床流行病学是临床医学的基础学科呢? 为什么说它对临床医学的发展有重要价值呢,同时又将该学科的方法学称为现代临床科研的方法学呢? 这是因为有着丰富的科学与实用价值内涵。

　　1. 研究对象　临床流行病学的研究对象是患有疾病的患者或具有发生该病危险因素(risk factor)、具有加重疾病病情危险因素的患者,而且研究单位从个体患者扩展为相应的患病群体(population),以研究、观测整个疾病的发生、发展、干预和转归的群体特性规律及其防治效应。他以相关事件的发生概率及其量化的指标数据,借以指导临床实践。这既有患者的临床个体性,同时也具有患者群体化的"流行病学"性,因此,就显著地超越了传统的临床经验医学水平,而更有利于临床科学决策。

　　从上述研究对象的性质及其任务观可以看出,其与基础医学以及传统的流行病学的研究对象是有所区别的。

　　2. 研究目的与任务　临床流行病学的研究目的可以归纳为研究有关疾病的病因(或发病与加重的危险因素)、早期正确诊断、防治措施的效应、改善患者的预后与康复等并追求这些研究结果的真实性,借以创新研究的最佳成果(最佳证据),并力争将有关真实的并且有重要价值的研究成果转化应用于临床医学的诊治实践,借以提高临床医疗质量,既可以更好地解决患者的具体临床问题,又可以促进临床诊治水平的提高,这就是所谓的循证医学(evidence-based medicine)。这些可概括为临床流行病学本身的主要目的和任务。由于本学科的目的与任务具有临床医学各个学科的普适性,故可称之为临床医学的基础科学(a basic science of clinical medicine)。可见,其与传统的公共卫生流行病学之目的和任务也是不同的。

　　3. 学科的性质　鉴于学科的研究对象是患者及其相应的患病群体,要解决的问题又属于临床医学范畴里需要提高诊治水平的问题,而这些问题的解决必然要依赖其学科的主体临床医生。因此,本学科的性质当属临床医学。

　　与当代医学发展模式相适应,本学科则是源于临床医学而又突破了传统的临床医学,是一门多学科交叉的新型临床学科,它与传统的流行病学、医学统计学、卫生经济学以及社会医学等学科结合,应用这些学科的相关理论与方法来科学地研究与解决临床的系列问题。因而,使得临床流行病学具有超越普通临床医学的特色,适用于临床医学的各个专业。

4. 学科研究的方法学 鉴于学科的主要目的与任务是倾注于临床医学的科学研究和创新,借以提高临床医学的水平,又鉴于其具多学科交叉结合的特点,因此,学科的研究方法学,在临床医学范畴既有源于临床和传统的流行病学研究方法,而又具有独特的创新和发展。早期归纳并简化称之为临床科研的设计(design)、测量(measurement)与评价(evaluation)(design, measurement and evaluation on the clinical research, DME),继后又被扩展、简化,即研究的问题(problem)、干预(intervention)、对照(control)、结果(outcome)和研究的时限(time)(PICOT),这里,本人认为研究的设计方案(design)在方法学的采用上是十分重要的,故而加入,可以缩写为PRICOT。最后,Dr. Sackett DL 等干脆将临床流行病学给予了一个副标题,叫做“如何做临床医学研究”(How to do clinical research),这是因为本学科的内容与方法学十分的丰富多彩,很难以用简单的文字叙述之故(详见本书第一篇)。

二、临床流行病学的创立与发展史

在本书前几版中的前言和绪论中就本学科在国际和国内的创立简史,有着客观和真实的简述,鉴于是早已存在的史实,故不再赘述,然而就国内的史实而言,由于有的后继者未曾参与本学科初期的创建,也许调查或查证不足,因而在某些方面记述有所偏差,可能会有负面影响,这里有兴趣的读者可以考证第三版绪论中有关内容。

应该强调的是:我国临床流行病学和循证医学的创建和发展,的确比一些国家进展较快,也颇为扎实,且在医学教育、学科的系统理论专著和国家级系列教材的建设、人才培训以及促进临床医学研究等诸方面都有所贡献并卓有成效。这里除了一批敬业的学术队伍积极工作和奉献之外,十分重要的是在我国改革开放洪流之中,得到了原国家卫生部、国家中医药管理局、中华医学会的大力支持和指导,同时也得到了美国洛克菲勒基金会(Rockffeller Foundation)、WHO、世界银行、国际临床流行病学网(INCLEN)以及麦克马斯特大学(McMaster University)、宾夕法尼亚大学(University of Pennsylvania)、多伦多大学(University of Toronto)、纽卡斯尔大学(University of Newcastle)等国际临床流行病学培训中心在资源和人才培训诸方面所提供的帮助,这些都是促成我国临床流行病学和继后循证医学成功发展的关键外部条件。

我国首批临床流行病学的创业者们,充分地应用了这些可贵的外部条件,抓住了这一大好的发展创新机遇,极大地发挥了自己的才能。通过团结一致地奋斗,才使得这个新兴的临床学科在一个颇短的时期内得以建立起来。当然,发源和带头单位的贡献是十分可贵的,但全国有关参与单位的积极支持和贡献也是十分重要的。用这种观点来总结历史,则更有利于促进学科在正确的科学轨道上“继往开来,求实创新”。

三、学科专业队伍的建设

根据本学科的目的、任务和学科性质,其主要的专业队伍,应是具有一定从事临床医学研究和临床医疗实践能力的临床医生,需再经临床流行病学相关专业培训,作为学科的主干力量,并且要与流行病学、医学统计学、卫生经济学、社会医学以及信息科学等多专业相结合,组成以临床医学为基础,多学科相结合的专业队伍,为着人类的健康事业和医学的共同发展,协同奋斗,从而促进临床医学研究的创新,推动循证医学实践(EBM)不断发展。人的因素是十分重要的,高质量的专业人才培养和专业人才的敬业奉献是学科发展成败与否的关键,也是本学科所面临的十分重大的挑战性问题。

我国临床流行病学经过 30 多年的发展,目前中华医学会临床流行病学分会委员会成员结构已是多学科的结合,从学会体制结合方面,是有利于学科发展的。这里的关键仍是在医学院校及研究院所的研究、医疗与教学实践中,搞好专业队伍建设,而相关的学术和行政领导,应持战略眼光,为临床医学的前瞻性发展,提供一定的超前投入。

四、学科发展的未来展望

临床流行病学无论在我国未来的发展还是在国际上都有着极大的优势,也有着广阔的发展天地,其理由如下。

1. **丰富的疾病资源提供了原创性临床研究的基础**　我国人口众多,地域广阔,经济发展和医疗条件的不平衡性,致使有关疾病的患者在总数量上是世界之冠,加之各种病情特点之复杂性,这就构成了极为丰富的临床医学研究"疾病资源"。如果我们应用现代临床流行病学研究方法学进行科学研究,可以肯定将会产出大量的原创性临床研究成果,在国际医学的平台上一定会大放光彩,从而也将会更好地服务于疾病的有效防治。

2. **疾病防治决策之科学基础**　改革开放使大量先进诊疗技术设施和手段涌入了各级医疗单位,无疑可以提高我们临床医学的诊治水平,而另一方面也往往导致了"过度诊治"或者不十分恰当的诊治,从而会造成患者的高额负担;这里既产生系列的临床效果(如提高了准确诊断率、治愈率,降低了病死率/病残率以及不同的负效等),同时也会付出不同程度的成本代价。如果我们应用临床流行病学的研究方法,从卫生经济、成本-效果等方面进行决策分析并科学地指导实践,无疑会为临床医疗乃至于卫生决策带来相当大的益处,在提高临床医疗水平的基础上,同时可以避免不必要的过多花费,至少对解决"看病贵"的问题能够做出一定的贡献!

3. **为国家的医学科学研究着力**　随着我国经济的快速发展,国家在医学研究及重大疾病防治经费方面投入十分可观,尽管研究人员在各个不同的领域努力奋斗,然而在临床医学方面却存在着某种"创新能力不足,实践能力不强,在国际学术界没有话语权"的尴尬局面,如果临床流行病学在这个领域里充分发挥作用,从研究课题选定以及科学设计等研究方法学方面着力,无疑将会产生可观的正能量,为推动我国临床医学科学研究的进步做出应有的贡献!

4. **循证医学的作为**　循证医学的精华在于临床医生应用科学的临床思维和方法学以及最佳的研究成果(证据),联系患者的实际,指导临床医疗实践,并力争取得最佳诊治效果。其方法学的基础和标准(证据)均源于临床流行病学。因此,如何有效地推动循证医学的健康发展,则有赖于临床流行病学家在临床医疗实践中的努力作为。

科学是没有国界的,世界上临床医学的研究成果(含我国的),凡最佳之证据能被转化应用者,当用之于临床循证医学实践,这里的关键仍为掌握着辨别研究证据之真伪标准的、医德高尚和医术高超的临床医生。

5. **"大数据"时代的影响**　由于现代数字技术、计算机科学以及通讯科技的高速发展,令人惊讶的"大数据"时代已经到来。它为若干事件的准确分析和决策,提供着数据依据,因此将对未来的临床医学研究产生巨大影响,也许可以打破传统的研究方法,在整体设计的前提下,对全部或大量患者进行科学研究,从而得出相应资料研究的科学结论。毫无疑问其资料信息是"大数据"的,研究的结论可能会反映整体效应规律。因此,可能要引发传统的医学包括临床流行病、统计学等的"大革命",带来学科的巨大创新发展。

从学科的角度而言,假若未来的临床流行病学之发展,能在以上诸多方面发挥积极的作用,必然会有美好的未来,期望本书能在这一事业中起到一点有益的推进作用。

植根于临床医学领域里的临床流行病学,以推动临床医学科研,产出优秀的研究成果,促进转化应用于临床医疗实践,提高医疗质量,更好地以为人类健康服务为己任。因此,本学科的发展前景是远大光明的,但道路肯定是不会平坦的。对于从事本学科的仁人志士,务必要知难而进,踏实奋斗,开拓进取,求实创新,坚信再苦干二三十年,临床流行病学的鲜花,必会更好地开遍神州大地,其芬芳之气将会香溢全球。

第一篇　临床流行病学的基本知识与方法

　　本篇的目的在于应用临床流行病学的基本理论和知识以及方法论,密切联系临床医学科学研究,以求研究结果做到真实可靠。

　　任何临床医学研究的结果,只有真实可靠,方能谈及有否临床意义和价值,进而涉及是否可行、可用。因此,科研的关键乃是如何应用正确的方法和手段去探索未知事物的真面目,从而去认识、改造和应用它,以造福于人类。

　　就临床科研所获真实性好的结果(证据)而言,如果是确有疗效且有价值者(或诊断更佳者),当可结合实际予以推广应用;反之,如果证明属于乏效或弊大于利者,无论其在临床是否已存或已应用(如药物或防治措施),则均予废弃,这是所谓"阴性"研究结果之重要意义所在。

　　临床医学研究是以人(群)作为观察和研究对象去实施的。因此,它不但是医学科研中最高级最复杂的,而且是风险性最大的研究工作,而要获得有价值的真实研究结果,其难度自然也就更大了。

　　为了促进临床科研能够获得真实性好、临床意义佳的成果,而且又能实用推广,从而有效地推动临床医疗质量的提高,这里的首要问题是,临床科研人员在从事临床科研的实践中,除了要具有良好的临床医学基础外,学习、掌握现代临床医学研究的方法学及其产生的源泉——临床流行病学理论基础,并且在实践中能联系实际应用,对于保障研究工作的成功也是十分重要的。

　　综上所述,本篇拟从临床流行病学基本知识和方法的角度,联系临床科学研究的实际,就以下具体问题分章论述。

　　(1)基于宏观的国家疾病负担和人群的基本健康问题,再联系到具体的"微观"临床问题,为临床科研进行选题与立题;为了保障选、立题的研究意义和价值,认真做好医学文献的检索、分析和评价,从而掌握所探求问题的历史、现况以及立题的依据,这是十分重要的基础研究工作。

　　(2)立题研究则必须选好被研究对象,纳入课题进行观测或干预。为此,必须掌握研究对象的选择原则和方法及其需求的样本含量和被研究组别的基线状况。这些是确保临床研究对象的质量、数量以及维护研究组别可比性的重要基础。

　　(3)鉴于临床研究对象是人(群)体,因而必须掌握和执行临床科研的伦理学原则,既要保障研究对象的权益,也要维护临床科研的价值。

　　(4)为保障临床科研结果的真实性,从临床科研设计的原则与方法的角度,对在临床研究实践中可能发生干扰研究真实性的若干偏倚因素,将从理论上的认知以及科学地防止、排除等措施方面,在本篇有关章节中予以分别论述。

(5) 在做好研究课题准备工作的基础上,才能撰写临床科研计划书(标书);在研究结束之时进行论文的撰写,以总结与评价研究的成果。因此,学习与掌握临床科研设计书和论文撰写的原则与方法乃是研究者的基本功,在本篇中也将分别予以详述。

第一章　现代临床科学研究方法学的基础
——临床流行病学的贡献

临床医学研究是人类医学研究中最高级、最复杂且最具风险的研究工作,她有效地保障人类健康、防治疾病,从而促进人类健康发展和社会进步,是其他任何性质的医学研究所不能取代的。因此,如何做好临床医学科学研究,促进传统的临床经验医学向着临床科学医学转化,乃是当代临床流行病学的首要任务。

本章拟从临床医学研究的特点及其研究方法学的基础入手,将临床流行病学的有关原理、知识和方法,结合临床医学的研究实际,从研究设计方法的要素、研究中的质量控制与安全性保障以及课题完成后的总结性分析评价几方面,予以针对性的论述,而其相关的具体理论知识和方法,则贯穿于全书的内容之中,如读者在自己的临床研究实践中需要了解或参考,则可批判性地取用。

第一节　临床科研立题研究与设计基础

一、关于临床研究的选题与立题

研究者在临床医疗与研究的实践中,无疑会发现人类健康与疾病面临许多挑战性的问题,导致对人类社会的疾病负担(burden of disease)以及对国家发展及人民健康的影响(参见本书第二、第三章),而我们对此进行有效诊断和防治的知识与能力却远远不足。为此,就要针对自己的专业和兴趣,对有关疑难的问题开展相应的探讨或研究,寻求创新性的有效防治的理论和方法,这就为我们提出了系列问题:要研究的是什么问题(选题与立题)? 为什么要去研究这个问题(回答选题、立题的目的与意义)? 如果选定这个课题去研究,可行性如何(研究的环境与条件)? 如果可行的话,当研究完成之后,其成果有价值吗(临床意义)? 实用性如何(推广应用)? 对临床医学的进步有贡献吗(推动临床医学进步的意义)? 诸如此类问题,作为临床医学科学的研究者,当其在选题、立题的时候,这些都是应该想到而且要予以回答的基本问题(参阅本书第三、第四章)。

临床医学研究的选题、立题,应具体明确,忌空泛。如果一个研究课题涉及若干个子课题,需要回答的问题较多,往往做起来颇为困难,质量也较难控制,最终可能难以获得可靠的结果,这往往是我国当前所谓"重大医学研究项目"研究的现况,亟待改进。

临床医学研究选好和立好题是非常重要的,为此务必要了解和掌握自己拟研究的课题和拟解决的关键问题、当前之知识现况以及人们所关注的焦点,并进而分析与推论今后发展之趋势,这样方能帮助自己选好、立好课题。办法是要学习、掌握和应用最佳的文献检索方法,学会做好综合和分析文献的方法以及质量评价标准(参阅本书第十一章),从相关文献的检索、阅读、分析、评价以及综合性系统评价(systematic review)中(参阅本书第二十七章),

获得有益的知识,这样才能保障自己立题时"胸有成竹",建立起自己创新的信心和勇气。以往人们成功的经验是:对自己研究的课题,越是全面科学的检索和评价文献,就越能充分地占有既往研究的知识水平,明确关注的焦点、发展趋势及其异同观,这样自己立题研究的基础就更可靠,对研究课题的目的与意义也会更为明确。

临床医学研究,从研究者而言,总是期望自己的研究课题能获得阳性结果,而事情往往是不以人的意志为转移的,但是有的阴性结果如真正科学可靠,则有助于人们否定某种临床传统应用的诊疗措施,避免误治而造成对患者伤害,这里引证国际临床医学研究文献质量分析图以供参考(图1-1)。

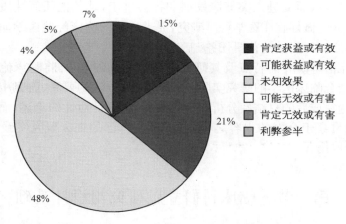

图1-1 *Clinical Evidence* 中证据评价结果

二、临床科研的对象

临床医学服务的对象是患者,而要对某一疾病进行研究,那么研究对象将扩展到患有被研究疾病的相应群体,这就要根据课题本身的性质与具体的选择标准,选择符合要求的临床研究对象(参阅本书第五章),而这个群体所需的数量之多少,则应根据临床研究拟采取的干预措施之效能以及研究设计的假设要求,科学地计算研究的样本量(参阅本书第六章)。

患者是疾病的"载体",是疾病侵袭为害的对象,而临床研究要解决疾病的诊断和有效防治问题,就要落实到具体的患者,而且要落实到被研究患病群体,方能探索其发病与防治的规律。

人体被某一疾病侵袭而导致发病,是一个相当复杂的病理生理损害过程,其损害与病情的轻重、临床症状与体征、实验室检验和特殊检查的结果在不同的个体,都存在着很大的差异,除了与有关疾病损害机体生物学反应特点相关外,也受到患者的心理、社会、经济以及医疗环境的制约。这些构成了临床科学研究的复杂性。面对如此众多内外因素影响的情况,要能科学地观测干预研究的效果,并且获得真实性好的因-果效应之结论,既要掌握与应用好临床科研设计的原则与方法(参阅本书第八、第九章),又要能有效地防止偏倚等因素的干扰(参阅第十章)。

三、临床科研的伦理

鉴于临床科研的对象是患者或具有某些患病危险因素(risk factor)的"健康者",又鉴于被研究干预疾病的措施(或药物)在产生治病效能的同时,也可能产生某种不良反应,而有的未知不良反应也许会造成某种不良后果。因此,在任何临床医学研究立题时,务必要充分地保障被研究对象的安全,充分地尊重与保护人权,对此,本书第七章有专述。

特别应当指出的是,作为研究者应有高尚的医德,全面遵守与履行国际公认的医学研究伦理学准则,对研究对象持高度的责任感和爱心,在临床医学研究的整个实践过程中,都要密切地观测临床试验反应。对不良反应要及时发现,及时处理,特别是对临床盲法试验,更要及时反馈临床试验的控制中心,提供决策措施的依据。

由于患者往往缺乏有关医学知识,是接受相关防治研究措施的对象,在他(她)同意进入临床研究之前,应该充分地让其知情,只有在完全知情的情况下,方才能真正地同意,并签署"同意书"。

在我国当前由于卫生医疗保健制度不很完善和健全,造成社会上人们"看病贵""看病难"的现象突出,继而悲剧性地导致"医患矛盾"尖锐,引发了若干不幸的"事件",这种不正常的现象或问题,有着制度性的深层原因,要彻底解决,恐怕尚需时日,也许对我国从事临床医学的研究会产生一定的负面影响,但只要研究者认真履行医学伦理学原则和要求,定能促进我国的临床医学研究健康、可持续发展。

四、临床科研要有"四大"需求: 真、准、懂、用

1. 求真(validity) 临床流行病学的中心任务是通过创新性的临床科学方法学,掌握与应用临床科研设计的原则与方法(参阅本书第八章)能排除或防止有关偏倚的干扰(参阅本书第九、第十章),以提高临床医学研究的质量,力求研究结果的真实性。

就单个课题所获得的真实性结果,称之为内部真实性(internal validity),如果该研究成果为他人引用,特别是多次被引用而被证实(或验证),其有着相似或相同的效果,那么这种经过验证或多次验证的研究成果,即称之为外部真实性(external validity)或普适性(generalizability),这种研究结果自然有着良好的实用性价值。

在临床科研的整个过程中(设计—执行—总结评价),都存在着影响研究结果真实性的偏倚因素,现将最主要者归纳如下(图 1-2),掌握有关设计或执行中的偏倚防止或校正措施是非常必要的。

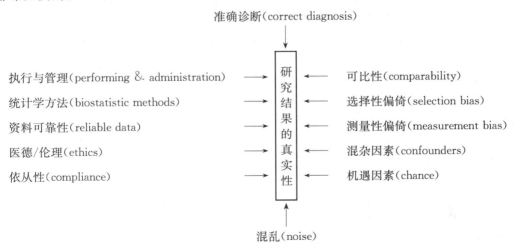

图 1-2 影响研究结果真实性的有关因素

2. 求准(reliability) 任何临床治疗或处置的效果,其有效值往往并非固定一致,均有着一定的变化范围,特别是在科研资料的总结分析与循证医学实践中应用相应的成果(证据)时,要弄清楚,这样方能估计其准确度的范围。在证据的统计学数据中,常用均值±标准差及其95%可信区间表示(参阅本书第二十六章),95%表示准确度,越接近100%,其准确度越高;可信区间的范围越小则越精确。

3. 求懂(understand) 在临床科研资料经统计学和临床分析评价后,对所得的结果,无论是统计学有无显著性差异或者临床效能(efficacy)水平如何,均要全面地结合临床实际予以评价,力求客观真实地弄懂研究结果的价值与意义,以获取正确的结论,为推广应用以及进一步探讨提供科学依据(参阅本书第四篇各章)。

同样,在循证临床实践中,当应用某一研究证据(成果)的时候,必须懂得该证据的真实性与临床价值,并且必须联系患者的具体临床实际,方能对患者应用,否则,就有可能造成不良后果。

4. 求用(applicability) 临床医学的诊治性研究都是为提高医疗水平和增进人民的健康服务的,因此,任何研究的最佳成果均期望能转化到临床医疗实践中去创造效益。因此,对于研究成果的应用,一定要有明确的应用对象、应用环境条件以及技术要求,如果是治疗性的药物,则应指明制剂的种类、应用的剂量、疗程和用药途径等。当然,在说明疗效的同时,还必须说明可能发生的某种(些)不良反应等,这些情况无论是研究者还是临床应用者,在评价与应用研究证据时,均应予以注意。这在循证医学实践中尤其重要(参阅本书第三十五至第三十七章)。

五、临床科研设计的方法学要素

临床科研设计的方法学要素,现在国际上归纳为"PICOT",即研究的问题(problem, P)、研究的干预措施(intervention, I)、研究的对照(comparison, C)、研究的结果(outcome, O)以及研究的时限(time, T),是既往 D. M. E 某种概念上的细化。对此,本人以为临床科研的设计方案(design)的选择是十分重要的,故宜增加,采用(PDICOT)是合适的。

1. 研究问题的确定(problem, P) 内容见前述。

2. 设计方案(design, D) 临床科研是十分复杂的,既有病因、诊治和预后等性质的研究,也有前瞻性、回顾性和断面性的观察性研究,因此,科研设计方案的选择,应依临床研究课题的性质而定,关键的要素是坚持随机、盲法、对照三大原则,既要注重设计方案的科学性,又要看拟采用的科学方案是否可行(参阅本书第八章)。如果设计方案十分科学和理想,然而在实践中可行性差,也是行不通的。因为临床科研设计必须结合实际,在实际中并不存在"理想状态",因此,也就不存在所谓"顶层设计"(参阅本书第二篇各章)。

3. 干预措施(intervention, I) 干预措施在临床研究中多为试验性药物或其他非药物措施,因而,一定要充分占有有关药物生物、药理、病理生理效应的基础性研究证据,特别是临床Ⅰ期试验的人体副效证据,当掌握与考证了可靠的证据并证明具有治病效能、安全性可靠,方可作为临床Ⅱ期试验的干预措施。

干预性药物或非药物措施,施以试验对象后,可能产生相应的效能和不良反应。对此,需对若干临床与实验室以及特殊检查等效应性指标进行测量(measurement),其测量结果则用于干预试验效果之依据。关于临床试验效应的测量应注意以下要点。

(1) 重要的临床事件(events)：临床试验的效应,应注重有关重要的临床事件指标,如病因所致的发病数(率)、干预后的致死及非致死数(率)、痊愈数(率)、不良事件发生数(率)等量化值及其动态变化值。

(2) 试验的措施一定要有反应性和可度量性：试验性的致病因素或治疗的药物,其本身要有致病的或治疗的作用,而且这种作用要能客观地反映出来并被临床及实验室等检查方法及指标量度。反之,如果试验措施本身的反应不明显则没有太大的测量价值。

(3) 测量的方法有良好的敏感性和特异性：当致病或治疗效应发生后,采用的测量方法要有良好的敏感性加以发现,并有良好的特异性予以确定,否则,有发生漏诊(测)或误诊、误判的危险。

(4) 指标的可重复性：应用的有关实验室测试的指标、影像学资料,应该具有可重复性检验措施,以防测量误差。

(5) 测量指标的判断标准和临床意义要明确：测量临床效应的指标,归纳起来有定量的标准(如实验室的生化指标、血压测量等),也有定性的指标(如患者主观症候的感觉状况,像疼痛的减轻等)。这些指标所获得的数据及程度,必须要有临床意义及确定公认的判断标准,如有效、无效以及恶化等,予以量度；至于死亡、痊愈或病残,则属于临床最终效应的硬指标。

4. 对照组设置(comparison,C) 临床科研设计中关于对照组的设置,应根据研究问题的性质,合理设置相应的对照,不论是前瞻性的或回顾性的研究,皆无例外(参阅本书第八章)。

临床任何干预性试验、诊断性试验、病因与危险因素以及疾病的预后研究,如果没有合理的对照,就会缺乏有说服力的比较,更不能获得量化的证据指标,其研究水平和质量无疑会大大降低。因此,在临床科研中对照组的设置是十分重要的。

5. 试验的结果或结局(outcome,O) 临床研究的最终结果(outcome),当然取决于研究课题自身欲解决临床问题的目的和目标,故不能一概而论。例如：某一抗高血压病的药物治疗研究,如追求某一新药单纯降压效能,那么可选择一定数量的、较为单纯的高血压病患者,并选择适当对照药物,做随机对照试验,进行为期数月的研究,即可观测与比较降压效应,从而达到评价该新药降压效能的目的,此为近期结局(short term outcome)；如果扩展到了降压效能外,还期望通过降压而有效地防止脑血管病意外的目的,那么,这个研究的远期结局就是暂时性缺血发作(TIA)、脑卒中(stroke)发病率以及脑血管病的病死率。所以研究的结局必由课题的研究目的而定。

6. 研究的期限(time,T) 研究课题预期完成的期限同样取决于研究课题欲通过干预、产生临床效应(outcome)而所需的时间。除了依靠基础性研究的依据外,还要通过临床观察和必要的药代动力学依据,方可做出试验期限的科学决策。

此外,还要结合试验设计所需的样本量及其来源而定。如果样本量来源不足,在一定期限难以达到试验要求的话,则应适当扩大研究单位,增加研究对象,开展多中心临床试验(参阅本书第二十四章),以避免因样本来源不足而延迟研究期限。

一个重大临床科研课题的选题、立题以及科学设计,需要高水平的临床医学家、临床科研方法学家、统计学家、临床医学管理专家等共同参与、多学科合作,方能使研究设计达到较为科学和可行的水平。当了解与掌握临床科研设计方法学要素之后,应撰写好课题研究设计书,以便向有关部门申请研究基金(参阅本书第十二章)。

第二节 科研的执行与管理

一个研究设计很好且具临床价值与前景的课题,当付诸执行后,如果缺乏科学的管理和有效的质量控制与监测,往往会有夭折的危险,无法保证良好的预期结果。因此,对研究课题执行中的科学管理是至关重要的,应按照设计的规划要求,逐项认真履行。

(一) 组建高质量的执行梯队

凡参加课题执行的人员,应按不同的任务分工,组织相应的梯队,分别承担相应的研究任务(如纳入病例的填表登记、通讯联系、入组分配、体检化验、审查诊断、施行研究的干预、观察效能、系统追踪、资料统计等)。

参与研究的成员,力争做到相对稳定,特别是骨干成员,在整个研究过程中应有始有终。同时对于参与研究的成员,应对课题研究的目的与任务、执行中的方法与要求都清楚地了解和掌握,对研究课题应有良好的依从性,执行中应密切观察研究对象的客观反应,如有特殊或意外反应,或发现违背临床研究设计方案的情况,应及时向课题负责人或相关研究的负责人(中心)反映,便于及时处理。研究成员应具高度的责任感,对接受试验研究的患者高度关心、关爱和尊重,执行好伦理学的要求。

(二) 严格的质量控制与监督

研究执行中的质量监督与控制是保证研究课题成功的关键,主要包括以下几方面。

(1) 纳入的研究对象一定要符合被研究疾病的诊断标准以及纳入和排除标准,保证研究对象的准确性,否则,应予以剔除。

(2) 如系随机对照试验,应按设计方案执行,特别是分层随机对照分组更应注意,不可任意分组,以防止选择性偏倚,影响研究质量。

(3) 如系盲法试验,则应按方案认真执行,防止任意破盲情况发生而影响研究质量。

(4) 严格执行试验干预措施,防止干扰(intervention)和沾染(contamination),避免组间差异偏离真值(参见第三十章)。

(5) 维护良好的依从性(compliance):对试验对象应尽力提供就诊、复查和治疗的方便,要热情周到,维护好研究对象对干预措施(药物)的依从性,同时还应按具体的设计要求,检查与确定其真实的依从性,从而有利于试验效能的评价。此外,对于研究者而言,理应对设计方案的要求和执行等保持依从性。

(6) 作好对研究对象的追踪观察(follow-up):对于社群中的被研究对象,特别是研究周期较长,而被研究对象分布地区范畴过宽、交通不便、复诊较困难者,应建立好通讯联系以及记录其亲属联系的地址,以避免失访。

(7) 对大型盲法试验课题,也许研究时限较长(>1年),样本量较大(数百例或以上),在试验预期过半的时候,宜由质量监测组对中期效果进行比较分析,对组间效应(如 ARI、NNT、NNH 等量化指标)可测其最小显著差异(minimally important difference, MID),在排除过高估计治疗效应(efficacy)、组间疗效/付效处于不稳定性边际值或者因经过多次中间分析而呈现假阳性反应等情况的基础上,可按统计学预警规则(statistical warning rule)处理,当达到统计预警规则的显著性差异水平,同时在证明有临床与生物学价值的前提下,可考虑做出提前完成临床试验的决定。注意：对试验做提前终止决定，不能单依统计学的标准！这些原则对于大型多中心临床试验课题有着重要的实际意义，它可帮助研究者有科学依据地提前完成任务，并可节省人力、物力和研究时间。

（8）试验效应监督的要点：试验效应的监督包括效能（efficacy）、安全性（safety）或称副作用（side-effect）以及无效性（futility）的监督，应由与试验研究利益无关的专业人员或质量监督机构执行此项功能，倘若由试验研究人员自己监督或判断，往往带有很大的偏差，难保研究结果的真实性，就像一个运动员参与比赛，自己不能同时作为裁判员一样。这类性质的错误，在我国的有关临床试验中，恰恰比较常见，应采取有力措施加以改进。

一个设计良好的方案，尽管对某种干预措施在执行之前，占有充分的生物学、病理生理学、药理学、药效学以及临床Ⅰ期效应证据，且符合伦理学要求，但有时在执行试验中可能出现某种预想不到的严重不良反应，像过敏性休克或某种特殊不良反应事件，则应及时评估是否与试验干预有关，或是否与试验干预以外的因素相关，在严格监督与分析判断基础上，做出正确诊断和决策处理。

在有关盲法试验中，担负质量与效应监测者则是非盲的。他们在试验效应的监测中，经过一段时间和一定数量试验对象的资料累积，如发现组间有一定差异，则可做 MID 比较的统计学分析，当达到"统计预警规则"的标准，并且具有临床意义之际，则可向试验人员提供终止建议，或者某种调整试验的建议等。

（9）当试验预期或提前结束，对所获的研究数据经过严格的科学整理、统计学分析（参阅本书第三篇）所得出的系列结果，则按课题研究的性质，采用临床流行病学分析与评价的标准，以得出相关的科学结论（参阅本书第四篇各章），进而撰写文献，以备学术交流与发表（参阅本书第十三章）。

临床科研方法学是指导临床医务人员从事临床医学科学研究的基本理论和"武器"，贯穿于选题、立题、科学地设计、执行、管理、总结乃至于成果推广运用的全过程，是一个完整的整体，其中任何环节的疏漏，都会影响结局的成败。因此，学习、掌握和应用临床流行病学的基本知识、理论和方法，并密切地联系临床科研和循证医学实际，创造与应用好最佳研究成果，必将会培养和造就一流水平的临床科学工作者和临床医生，为人类造福。

（王家良）

第二章　疾病致人类健康危害的负担及测试的方法

第一节　疾病负担的概念

疾病负担(burden of disease)是由于疾病或伤害对患者、家庭乃至整个社会所引起的不同程度影响。疾病负担包括病伤的流行病学负担和病伤的经济负担,在此我们主要讨论流行病学负担。疾病的流行病学负担可通过发病、伤残或早死等指标对其测量。伤残是相对于人们的完全健康状态而言所致的健康损害,早死是相对于人们预期寿命而言的过早死亡。疾病负担是研究疾病对人群包括生物、心理精神及对社会和经济等方面所造成的危害和影响。研究疾病负担可有助于了解社区的疾病状态和健康状况,帮助确定包括医疗和预防在内的卫生服务重点,确定受影响的人群和进行卫生干预的目标人群,是进行社区诊断(community diagnosis)的一种方法。对疾病负担的研究,不仅可帮助我们了解疾病对人群的危害程度和规律,也可为卫生干预、卫生规划、卫生部门评价及卫生计划提供一个可比较的衡量标准,为确定医疗与预防决策提供依据。

目前,人类同时面临着长期存在的传染病和日益增多的非传染病的双重挑战,经受着这些疾病所造成的双重负担。随着疾病模式的改变,慢性非传染性疾病对人类生命健康的威胁日益严重,这些疾病不仅造成大量死亡,而且导致众多的残疾,同时随之出现医疗保健和卫生资源紧缺、分配不合理等一些新的令人棘手的问题,所以对不同疾病负担进行综合评价分析是亟待解决的重要问题之一。

通过本章对不同测量疾病负担指标的定义及应用的介绍,借此了解如何选择和应用一系列的量化指标,用以测试各类疾病的疾病负担严重程度,据此为某一地区或国家的基本健康问题的抉择及疾病的有效防治和研究等提供科学依据。

第二节　我国及全球疾病负担现状

一、我国疾病负担现状

在我国,一方面随着社会的发展,人们的健康水平得以逐步提高;另一方面由于人口基数大、人口增长绝对值高以及逐渐进入老龄化,使得我国人口的健康状况,包括死亡、疾病及残疾模式也在发生着变化。我国的总死亡率由新中国成立前的 25‰ 下降到 2005 年的 6.51‰,年龄标化死亡率由 1990 年的 8.96‰ 下降到 2010 年的 6.07‰,且城乡人口死亡率的差距逐步缩小。婴儿死亡率由新中国成立前的 200‰ 降到 2010 年的 13.1‰,已达到发达国家的水平;同时平均期望寿命也从 1949 年的 35 岁增加到 2010 年的 75.7 岁。

在过去的 60 年,我国人口的死因发生了重大变化。1950 年,我国城乡人群感染性疾病的死亡率高达 650/10 万,到 2000 年则锐减至 30/10 万,传染病标化死亡率由 1990 年的 79.5/10 万,下降到 2010 年的 29.9/10 万。对比数据显示,传染病在总死亡排序中,已经从 1950 年的第一位,退至 2000 年的 10 位以后。

与此同时,由于人口的老龄化和某些危险因素上升,造成一些慢性病和意外伤害所致的卫生问题日益加重,慢性非传染性疾病已成为严重威胁人类健康的首要疾病和国家的重要公共卫生问题。这种明显改变发生在 20 世纪 80 年代中期,由慢性病造成的死亡占了总死亡数的 60%;其中 80% 的慢性病死亡发生在低收入和中等收入国家,几乎半数为 70 岁以下人群。2002 年我国城市居民传染病死亡率已由 1957 年的 128/10 万下降到 5/10 万,而肿瘤、心脏病和脑血管病死亡率则分别由 37/10 万、48/10 万和 39/10 万上升到 147/10 万、115/10 万和 150/10 万。当前我国城乡居民死因中位列第一的是肿瘤和慢性阻塞性肺部疾病(COPD),第二为脑血管病。其中,心脑血管病死亡率已高于日本、法国、比利时等发达国家。2001 年因肿瘤、脑血管病、心脏病、COPD 和意外伤害死亡人数占我国城乡居民总死亡的 82% 左右,而 2000 年,因各种急性传染病死亡的仅占总死亡人数中微不足道的 1.8%。《2010 全球疾病负担研究报告》详细报告了对中国研究的发现:中国正同时经历着人口学、流行病学和残疾模式的转变,慢性病导致的死亡占到总死亡病例的 80% 以上,心脑血管疾病、癌症成为中国最主要的死亡原因,与此同时精神健康、运动系统功能障碍导致的疾病负担也越来越重。

由于慢性病患者多为中老年人群,治疗效果较差、易反复、治愈率低,因而慢性病的治疗费用增长速度很快。例如 1994 年全国慢性病的治疗费用为 418.817 亿元,占同年全国卫生总费用的 28.9%,而到 2011 年,我国慢性病患者超过 2.6 亿,慢性病导致的死亡占中国总死亡的 85%,导致的疾病负担占总疾病负担的 70%,其防治占医疗费用的 80%。因此,慢性病的预防对减少发病以及减轻疾病负担有着极为重要的意义。

二、全球疾病负担现状

在发展中国家,造成疾病负担严重的原因很多,其中最主要的有:较高的生育率、较低的经济增长率、自然环境的严重破坏、快速的城市扩张、人口老龄化及移民增加等因素,使得这些国家中疾病的流行与分布特征发生了很大的变化;而对于发达国家,传染性疾病虽已得到很好的控制,但非传染性疾病,特别是癌症、心血管疾病、心理疾患、慢性呼吸系统疾患等,对人群的健康和生命构成了严重的威胁。慢性非传染性疾病不仅是发达国家的主要卫生问题,同样也是困扰发展中国家的公共卫生问题。WHO 于 2005 年提出 80% 的慢性病死亡发生在低收入和中等收入国家,是造成因病致贫和妨碍经济发展的主要原因。其中 15 岁以上人口中,我国慢性非传染性疾病的死亡数是传染性疾病死亡数的 4.5 倍,拉丁美洲为 2 倍。随着期望寿命的延长,加之许多慢性病及其并发症有致残性,使得这些慢性非传染性疾病的危害日益严重。

疾病负担的研究可从不同角度进行。从社会宏观角度研究疾病负担可帮助我们了解不同人群和不同疾病给社会带来的负担。这一研究方法,在医疗实践和卫生管理工作中发挥了巨大的积极作用。近年来,人们又把这一研究方法的研究范围扩大到全球,研究世界各国及不同地区的疾病负担,并进行比较性研究,1993 年由世界银行首先在其年度发展报告中提出了"全球疾病负担"(global disease burden,GDB)的概念,已被用于研究发展中国家及中等收入国家控制疾病的优先重点以及确定基本的一揽子卫生服务。全球疾病负担现已成为一个热门的研究课题,引起人们的普遍关注。

Christopher J. L. Murray 等分析全球疾病负担表明,2010 年引起全球伤残调整生命年(DALY)损失的前 10 位原因分别为:缺血性心脏病、下呼吸道感染、中风、腹泻、艾滋病(HIV/AIDs 感染)、疟疾、腰痛、早产并发症、COPD 和道路交通伤害;1990 年引起全球DALYs 损失的前 10 位原因分别为下呼吸道感染、腹泻、早产并发症、缺血性心脏病、中风、慢性肺梗阻、疟疾、结核、蛋白-能量营养不良性疾病和新生儿脑病(表 2-1)。可见,全球疾病负担从 1990—2010 年 20 年间,感染性疾病引起的负担减少,顺位下降,而慢性非传染性疾病引起的负担增加且顺位上升。

表 2-1　全球主要疾病 1990 年和 2010 年 DALYs（1 000）及其变化

主 要 疾 病	2010		1990	
	排序	DALY（95%UI）	排序	DALY（95%UI）
缺血性心脏病	1	129 795（119 218～137 398）	4	100 455（96 669～108 702）
下呼吸道感染	2	115 227（102 255～126 972）	1	206 461（183 354～222 979）
卒中	3	102 239（90 472～108 003）	5	86 012（81 033～94 802）
腹泻	4	89 524（77 595～99 193）	2	183 543（168 791～197 655）
HIV/AIDs 感染	5	81 549（74 698～88 371）	33	18 118（14 996～22 269）
疟疾	6	82 689（63 465～109 846）	7	69 141（54 547～85 589）
腰痛	7	80 667（56 066～108 723）	12	56 384（38 773～76 233）
早产并发症	8	76 980（66 210～88 132）	3	105 965（88 144～120 894）
COPD	9	76 779（66 000～89 147）	6	78 298（70 407～86 849）
道路交通伤害	10	75 487（61 555～94 777）	11	56 651（49 633～68 046）
重度抑郁症	11	63 239（47 894～80 784）	15	46 177（34 524～58 436）
新生儿脑病 *	12	50 163（40 351～59 810）	10	60 604（50 209～74 826）
结核	13	49 399（40 027～56 009）	8	61 256（55 465～71 083）
糖尿病	14	46 857（40 212～55 252）	21	27 719（23 668～32 925）
缺铁性贫血	15	45 350（31 046～64 616）	14	46 803（32 604～66 097）
败血症及新生儿感染	16	44 236（27 349～72 418）	17	46 029（25 147～70 357）
先天缺陷	17	38 890（31 891～45 739）	13	54 245（45 491～69 057）
自我伤害	18	36 655（26 894～44 652）	19	29 605（23 039～37 333）
摔伤	19	35 406（28 583～44 052）	22	25 900（21 252～31 656）
蛋白-能量营养不良性疾病	20	34 874（27 957～41 662）	9	60 549（50 378～71 639）
颈部痛	21	32 651（22 783～44 857）	25	23 107（16 031～31 890）
气管、支气管及肺肿瘤	22	32 405（24 401～48 327）	24	23 850（18 839～29 837）
肌肉骨骼类疾病	23	30 877（25 858～34 650）	29	20 596（17 025～23 262）
肝硬化	24	31 026（25 951～34 629）	23	24 325（20 653～27 184）
脑膜炎	25	29 407（25 578～33 442）	18	37 822（33 817～44 962）

注:95% UI:95%不确定性区间,*:包括出生窒息和出生外伤。　　　　　　　　　(Christopher J. L. Murray,2013)

第三节　测量疾病负担的指标

一、发病、患病指标

1. **发病率**(incidence rate)　是表示在一定期间内(一般为 1 年)一定人群中某病新病例

出现的频率,是用来衡量某时期一个地区人群发生某种疾病危险性大小的指标。计算公式为:

$$某病发病率 = \frac{一定期间内某人群新病例数}{同期内暴露人口数} \times K \qquad (式 2-1)$$

$$K = 100\%,1\,000/千,10\,000/万$$

发病率观察时间的长短可随需要而定,但一般情况下发病率常以年为单位计算,暴露人口数一般选用年中人口数,即某年 7 月 1 日零时人口数,也可用上年年终人口数加本年年终人口数除以 2。应注意的是由于 0 岁组人口随时有婴儿出生且与其他年龄组相比死亡率高,因此,其人数变动较大。所以在统计婴儿疾病的暴露人口时,不用年中人口数,而改用当年活产婴儿数。

发病率还可以按性别、年龄、职业、民族、地区、婚姻状态、病因等特征分别计算,此即发病专率。当对不同来源的发病率资料进行比较时,应注意人口构成的不同所造成的差异,所以必须进行发病率的标化,以消除年龄、性别等构成差别的影响;或者直接比较发病专率。

短时间内的发病率为罹患率(attack rate)。观察时间可以日、周、旬、月为单位,多用于局部地区疾病暴发的描述。如食物中毒、传染病、职业中毒暴发流行等情况。

发病率的大小说明某疾病对人群健康影响的程度,发病率高对健康影响大,反之亦然;发病率也是用来衡量某时期一个地区人群发生某种疾病风险大小的指标;比较不同特征人群某病的发病率可帮助提出病因假说,发病率的变化,意味着病因因素的变化,如果分析发病率和某些因素的关系,则可推断哪些因素可能影响疾病的发病及影响到什么程度。因此,发病率研究可为探索可能的病因提供线索,发病率是进行病因学研究的最主要指标之一;对于某种预防措施实施的效果,可通过比较采取预防措施前后发病率的变化情况来评价;疾病监测资料可计算某病的发病率,同时发病率也是前瞻性研究常用的指标。

2. 累积发病率　累积发病率既可以按观察人口年龄累积也可以按观察时间累积。死亡率同样也可以按观察时间和观察对象的年龄分析累积死亡率。有关累积死亡率,由于其原理与累积发病率相同,因此不再赘述。

(1) 按年龄累积的累积发病率:累积发病率(cumulative rate)是指某一年龄以前发生某种疾病累积概率的大小。累积发病率由各年龄发病率相加获得,多用百分率来表示。

$$累积发病率 = \left[\sum(年龄组发病专率 \times 年龄组距)\right] \times 100\% \qquad (式 2-2)$$

其基本原理是假设不同年龄别人口分母相同,因此将各个年龄别发病率相加。由于累积发病率是由各年龄组发病率构成,因此,受人口构成的影响较小,两个累积发病率可直接比较。

累积发病率常用于慢性疾病分布的分析,用来说明某一年龄以前发生某慢性疾病的累积概率多少。

(2) 按观察时间累积的累积发病率:累积发病率(cumulative incidence,CI)当观察人口比较稳定时,无论观察时间长短,以开始时的人口数为分母,整个观察期内发病人数为分子,得到观察期的累积发病率(同样的方法可用来计算累积死亡率)。可用来表示某病在一定时间内新发生的病例数占该固定人群的比例。CI 又是平均危险度的一个指标,也就是一个人

在特定时期内发生该病的概率。因此,其取值于 0~1 之间。计算公式为:

$$累积发病率 = \frac{某一特定时间的新病例数}{观察开始时的暴露人数} \times K \qquad (式2-3)$$

$$K = 100\%,1\,000/千$$

累积发病率的适用条件为样本量大、人口稳定、比较整齐的资料。

3. 患病率(prevalence rate) 也称现患率。是某一特定时间内被观察总人口中某病新旧病例所占的比例。是用来衡量某一时点(或时期)人群中某种疾病存在多少的指标。通常把发病率和患病率统称为疾病率(morbidity rate)。

按观察时间的不同患病率可分为时点患病率和期间患病率两种。当观察时间为某一具体时点则称为时点患病率。期间患病率是指在特定观察期间内被观察人口中患某种疾病或具有某种属性的人所占的比例。通常时点患病率的时点一般不超过 1 个月。而期间患病率的时间范围可以是任何一段特定的时间,通常多超过 1 个月,多为 1 年。

患病率的分子是特定时间内观察到的新旧病例数,它是在某一横断面时间内进行疾病调查所获得的,其大小与观察时间长短有密切关系,因此对观察的期限应有明确要求。患病率的分母为同时期观察到的总人口数,计算期间患病率时通常用该地区的平均人口数做分母。计算公式为:

$$时点患病率 = \frac{某一时点特定人群中某病新旧病例数}{该时点人口数(被观察人数)} \times K \qquad (式2-4)$$

$$期间患病率 = \frac{某观察期间特定人群中某病的新旧病例数}{同期的平均人口数(被观察人数)} \times K \qquad (式2-5)$$

$$K = 100\%,1\,000/千,10\,000/万 \cdots\cdots$$

期间患病率实际上等于某一特定期间开始时患病率加上该期间内的发病率。患病率也可用人时单位进行计算。它与发病率计算时的主要不同是患病率不需要确定分子的发病时间,只需确定分子是否处于患病状态。

患病率的高低取决于发病率和病程两个因素。发病率是指在某一期间人群中发生的新病例,而患病率是指在某一时点(或期间)人群中存在的所有病例,而不管他们是否为新发病例还是旧病例。发病率反映人群发病的危险(概率),而患病率反映人群中某种患者存在的多少。因此患病率的变化可反映出发病率的变化或疾病结果的变化或两者兼有。由于治疗的改进,患者免于死亡但并未恢复,这可导致病程延长而使患病率增加。患病率的下降既可由于发病率下降,也可由于患者恢复快或死亡快,病程缩短所致。

当某地某病的发病率和该病的病程在相当长时间内保持稳定时,患病率、发病率和病程三者的关系是:

$$P = I \times D \qquad (式2-6)$$

式中,P 为时点患病率;I 为发病率;D 为平均病程。

(1)影响患病率升高的原因包括:① 病程延长;② 未治愈者的寿命延长;③ 新病例增加(即发病率增高);④ 病例迁入;⑤ 健康者迁出;⑥ 易感者迁入;⑦ 诊断水平提高;⑧ 报告率

提高。

（2）影响患病率降低的因素包括：① 病程缩短；② 病死率高；③ 新病例减少（发病率下降）；④ 健康者迁入；⑤ 病例迁出；⑥ 治愈率提高。

患病率主要用于以下三个方面：① 患病率是描述病程较长的慢性病（如冠心病、肺结核）分布的常用指标。对某些疾病，如克罗恩病（Crohn disease），其发病时间非常难确定，患病率可能是唯一能够准确得到的疾病率。对于这种疾病，患病率可能是其仅有的资料，在缺少计算发病率条件的情况下，患病率可用以代替发病率来估计人群中疾病的严重性。② 患病率可以反映出人群对某一疾病的疾病负担程度，可为医疗卫生规划，估计医院床位周转，医疗卫生设施、人力、物力及卫生资源的需要量，医疗质量的评估和医疗费用的投入等提供科学的依据。③ 利用患病资料，可分析影响疾病转成慢性的诸因素，监测控制慢性病的效果。另外，定期地分析时点患病率，可追踪疾病表型的时间变化等。

此外，感染率（infection rate）是指调查时所检查的整个人群中某病现有感染者人数所占的比率。其性质与患病率相似。感染率的分子为感染者，分母为全部受检者。

二、死亡指标

1. 死亡率（mortality rate） 表示在一定期间内，在一定人群中，死于某病（或死于所有原因）的频率，是表示人群死亡危险最常用的指标。其分子为死亡人数，分母为可能发生死亡事件的总人口数（通常为年中人口数或年平均人口数）。常以年为单位。计算公式为：

$$死亡率 = \frac{某期间内（因某病）死亡总数}{同期平均人口数} \times K \qquad （式2-7）$$

$$K = 1\,000/千，万/万，10\,万/10\,万 \cdots\cdots$$

未经过调整的死亡率也称死亡粗率（crude death rate）。死亡粗率反映一个人群（某病）总的死亡水平，是用来衡量人群因病伤死亡危险（机会）大小的指标。但它所提供的信息比较笼统、粗糙，不能表明这个人群中各个构成部分的健康状况如何。它不能直接比较，必须进行年龄、性别、职业等方面的标化调整后才能进行比较。

死亡率也可按不同特征如年龄、性别、职业、地区、种族等分别计算死亡专率。计算时应注意分母必须是与分子相应的人口。

流行性感冒等传染病的发病率很不准确，病死率也极低。为了测定其流行强度常使用超额死亡率。这时需要根据历年肺炎月别死亡率算出每月的死亡率平均值。然后把实际的流感流行期的月别肺炎死亡率与之相比较，便能清楚地显示出流感流行的强度及对人群健康的影响。

死亡率是用于衡量某一时期、某个地区人口死亡危险性大小的一个常用指标。死亡率可反映某个地区不同时期人群的健康状况和卫生保健工作的水平。死亡率也可为该地区卫生保健工作的需求和规划提供科学依据。某些病死率高的恶性肿瘤，死亡率与发病率十分接近，其死亡率基本上可以代表该病的发病率，而且死亡率准确性高于发病率，因此，对于这类疾病死亡率可用作病因探讨的指标。死亡专率可提供某病死亡在人群、时间、地区上变化的信息，可用于探讨病因和评价防治措施。

死亡率的不足之处在于只能反映死亡对人群健康的影响，不能反映不同疾病对人群的社会价值或对社会生产造成的影响。单纯从死亡数量的角度上来看,某种疾病导致患者在20岁死亡与另一种疾病导致患者在60岁死亡其死亡数量上并无不同。但实际上,两者的意义和产生的影响却大不相同,很显然,前者的社会、寿命损失明显大于后者。

2. **病死率**(fatality rate, case fatality rate) 是一定时期内,患某病的全部患者中因该病死亡者的比例。一定时期对于病程较长的疾病可以是1年,病程短的可以是月、日。理论上应该是分母中的每个成员都已经发生明确的结局,然后计算其中发生死亡结局的患者所占的比例,但在实际中对于病程短的疾病可以做到每个成员都已经发生明确的结局后计算,而病程长的疾病很难做到。

$$病死率 = \frac{某时期内因某病死亡人数}{同期患某病的患者} \times 100\% \qquad (式2-8)$$

若某病的发病和病程处于稳定状态时,病死率也可用死亡率和发病率推算。

$$病死率 = \frac{某病死亡率}{某病发病率} \times 100\% \qquad (式2-9)$$

病死率为确诊的某疾病的死亡概率,表明疾病的严重程度,也可反映诊治能力等医疗水平。病死率通常多用于急性传染病,但也可以用于慢性病。

一种疾病的病死率在不同流行状态下可因病原体、宿主和环境之间的平衡发生变化而变化。但是在比较不同医院的病死率时,须注意因医疗技术、医疗设备好,规模较大的医院接受危重型患者比较小的医院要多,因此大医院有些疾病的病死率可能高于小医院。所以用病死率作为评价不同医院的医疗水平时,要注意病程、病情轻重等可比性。

3. **生存率**(survival rate) 是指在接受某种治疗的患者或患某病的人中,经若干年随访(通常为1、3、5年)后,尚存活的患者数所占的比例。

$$生存率 = \frac{随访满 n 年尚存活的病例数}{随访满 n 年的病例数} \times 100\% \qquad (式2-10)$$

生存率反映了疾病对生命的危害程度,是测量疾病严重程度和考核治疗措施效果的指标。可用于评价某些病程较长的疾病(如肿瘤、心血管疾病、结核病等)的远期疗效。

三、伤残及相关指标

1. **残疾率**(prevalence of disability) 也叫残疾流行率,是指某一人口中,在一定期间内每百(千、万、十万)人中实际存在的残疾人数。即是指通过询问调查或健康检查,确诊的病残人数与调查人数之比。该指标既可说明残疾在人群中发生的频率,也可对人群中严重危害健康的任何具体病残进行单项统计。它是人群健康状况的评价指标之一。

$$残疾率 = \frac{残疾人数}{调查人数} \times K \qquad (式2-11)$$

$$K = 100\%, 1\,000/千$$

2. **潜在减寿年数**(potential years of life lost,PYLL) 是指某病某年龄组人群死亡者的期望寿命与实际死亡年龄之差的总和。是指死亡所造成的寿命损失,即以期望寿命为基础,计算不同年龄死亡造成的潜在寿命损失年。强调了早死对健康的影响,定量地估计了疾病造成早死的程度。PYLL 计算是对每例死亡者计算死亡年龄与期望寿命之差,再取总和。计算公式为:

$$PYLL = \sum_{i=1}^{e} a_i d_i \qquad (式2-12)$$

式中:e 为预期寿命(岁);i 为年龄组(通常计算其年龄组中值);a_i 为剩余年龄,$a_i = e - (i+0.5)$ 的意义为:当死亡发生于某年龄(组)时,至活满 e 岁还剩余的年龄。由于死亡年龄通常以上一个生日计算,所以尚应加上一个平均值 0.5 岁。d_i 为某年龄组的死亡人数。

为了避免死亡年龄不同所造成的影响,以便能更加合理地反映和评价疾病造成的死亡负担。1982 年美国疾病控制中心(CDC)提出应用潜在减寿年数这一指标。PYLL 的依据是死亡年龄对期望寿命有明显影响,平均死亡年龄大时,对期望寿命影响较小;反之,当平均死亡年龄小时,对期望寿命的影响则较大这一原理提出的。因此,在对同一种疾病的死因顺位与潜在减寿年数顺位进行比较时,结果会有所不同。如由于某种死因死亡的平均年龄较小,潜在减寿年数顺位在一定程度上会比由于某种死因死亡数量的顺位靠前。如表 2-2 所示,吸烟引起男性气管、支气管和肺癌潜在减寿年数的顺位是第一位的,但引起死亡数顺位为第二位。

表 2-2　美国 2000—2004 年由吸烟引起的不同性别、疾病别的年平均死亡人数及 PYLL

死因(ICD-10)	男　性				女　性			
	死亡数	顺位	PYLL	顺位	死亡数	顺位	PYLL	顺位
缺血性心脏病	248 506	1	804 551	2	238 845	1	389 974	3
肺癌、气管癌及支气管癌	90 025	2	1 118 359	1	66 874	4	770 655	1
其他心脏疾病	72 312	3	55 621	7	95 304	3	31 745	8
脑血管疾病	61 616	4	127 280	4	97 681	2	140 894	4
慢性阻塞性肺疾病	49 774	5	421 727	3	52 328	5	462 973	2
肺炎、流感	27 517	6	29 828	11	35 008	6	23 438	10
胰腺癌	14 845	7	50 201	8	15 481	7	53 334	5
食管癌	9 707	8	108 847	5	2 926	11	25 382	9
主动脉瘤	8 861	9	70 512	6	5 862	9	34 192	7
膀胱癌	8 508	10	44 166	9	3 951	10	13 245	11
支气管炎、肺气肿	8 321	11	42 842	10	7 941	8	40 844	6

(B. Adhikari, 2008)

PYLL 是人群疾病负担测量的一个直接指标,也是评价人群健康水平的一个重要指标。通过计算和比较各种不同原因所致的 PYLL,可反映出各种原因对人群健康的危害程度。该指标也可用于人群、地区间直接比较。PYLL 可用于筛选确定重点卫生问题或重点疾病,同时 PYLL 也适用于防治措施效果的评价和卫生政策的分析。

PYLL 计算简便、易于理解、结果直观。该指标的主要缺陷在于对老年人死亡的计算。超过期望寿命上限的老年人死亡对指标没有贡献,这与通常情况相悖,而且与社会对老年健康的重视和卫生资源对老年人的分配情况不相符合。

3. **伤残调整寿命年**(disability adjusted life year, DALY)　是指从发病到死亡所损失的全部健康寿命年,包括因早死所致的寿命损失年(YLL)和疾病所致伤残引起的健康寿命损失年(YLD)两部分。

　　疾病可给人类健康带来包括早死与残疾（包括暂时失能与永久残疾）两方面的危害，这些危害的结果均可减少人类的健康寿命。定量的计算某个地区某种疾病对健康寿命所造成的损失，便可以科学地指明该地区危害健康严重的疾病和主要卫生问题。DALY 就是一个定量计算因各种疾病造成早死与残疾对健康寿命年损失的综合指标，即对疾病死亡和疾病伤残而损失的健康寿命年进行综合测量。

　　从宏观的、群体的角度来认识疾病和健康状况的分布及其机制，研究制订防治对策、评价其效果及制定卫生策略时，需要考虑到人群健康方面存在问题的严重程度。这些问题常用发病率、死亡率等的高低来表示，但这些指标均是从单一某个方面来反映疾病对人群健康的影响，而且在衡量疾病对人群健康或疾病负担时，这些指标并未将疾病本身造成的短期、长期残疾或其他一些丧失生活和工作能力等带来的损失考虑进去，而残疾率没有具体考虑哪种疾病或原因导致的残疾，只是将各种原因所致的最终残疾结果进行总体评估。在研究人类疾病负担的过程中，为了能更加全面、准确地评价不同疾病的负担，客观评价不同地区的卫生状况，同时为卫生资源的合理分配和有效使用等提供令人信服的依据以及为了克服通常方法中存在的片面性、主观性及局限性，1990 年，在世界银行和 WHO 有关部门的授意下，哈佛大学 Murray 及 Lopez 提出 DALY 这一指标，并开始应用于全球疾病负担的分析。其计算公式为：

$$DALY = YLLs + YLDs \qquad (式\ 2-13)$$

　　YLL 为疾病导致的死亡 DALY 损失，YLD 为疾病导致的残疾 DALY 损失。

　　YLL 和 YLD 的计算都用下式：

$$DALY = \int_{x=a}^{x=a+L} C_{xe}^{-\beta x} e^{-r(x-a)} dx \qquad (式\ 2-14)$$

　　式中 x 为年龄；a 为发病年龄；L 为残疾（失能）持续时间或早死损失的时间；d 为残疾（失能）权重（0~1）；$C_{xe}^{-\beta x}$ 为该指数函数可用于计算不同年龄的生存时间；r 为贴现率；$e^{-r(x-a)}$ 为连续贴现函数；β 为年龄权重函数的参数。

　　根据短暂性失能或永久性残疾的不同严重程度，可将残疾及失能分成 6 类并赋予不同的权重值（表 2-3）。0 代表完全健康，1 代表死亡，权重值在 0~1 之间。当发生疾病遗留短暂性或永久性残疾时，其剩余的期望寿命年应乘以残疾权重进行折算。

表 2-3　残疾分类及权重值

残疾水平	残 疾 情 况 描 述	残疾权重值
1	在下列方面至少有一项活动受限：娱乐、教育、生育、就业	0.096
2	在下列方面有一项大部分活动受限：娱乐、教育、生育、就业	0.220
3	在下列方面有两项或两项以上活动受限：娱乐、教育、生育、就业	0.400
4	在下列所有方面大部分活动受限：娱乐、教育、生育、就业	0.600
5	日常生活如做饭、购物、从事家务，均需靠器具的帮助	0.810
6	日常生活如吃饭、个人卫生、大小便均需人帮助	0.920

(CJL Murray,1994)

　　应用 DALY 比较不同国家或同一国家不同地区的人群健康状况。如由表 2-4 可见 2004 年全世界每千人的总 DALY 值为 237，但不同国家与地区间的差异较大。发达国家疾病负担最低,西太平洋地区 DALY 损失值为 152,欧洲为 171;而发展中国家疾病负担最高,非洲每千人总 DALY 为 511。同时可看出,疾病负担水平越高的地区其由传染因素所致的疾病负担所占比重也越大。非洲地区的疾病负担中 71.09%(268/377)是由感染性疾病所致,而在欧洲国家感染性疾病所致的 DALY 仅占总 DALY 的 10.20%(15.4/151),我国则为 15.87%(31.9/201)。相反,非传染性疾病导致的疾病负担所占的比重在欧洲国家占 76.82%(116/151),中国为 70.14%(141/201),非洲却为 20.98%(79.1/377)。

表 2-4 2004 年世界各地区 DALY 损失的分布

	全世界	非 洲	美 洲	欧 洲	东南亚	西太平洋	中 国
人口(百万)	6 437.0	738.0	874.0	883.0	1 672.0	1 738.0	1 312.0
总 DALY(百万)	1 523.0	377.0	143.0	151.0	443.0	265.0	201.0
传染病,妇科及围产期疾病	604.0	268.0	24.5	15.4	185.0	48.4	31.9
肺结核	34.2	10.8	0.9	1.7	12.4	5.6	3.7
STD 和 HIV 感染	68.9	50.1	2.7	1.6	10.2	2.1	0.9
腹泻	72.8	32.2	2.6	1.4	23.0	5.2	3.6
可用接种预防的疾病	44.6	18.3	0.8	0.5	17.6	2.4	1.4
疟疾	34.0	31.0	0.1	*	1.3	0.2	*
寄生虫病	16.1	7.6	0.7	*	5.9	0.2	0.6
呼吸道传染病	97.8	43.1	3.9	2.9	29.1	6.4	3.7
母亲状况	38.9	14.9	2.3	0.9	12.9	2.9	1.6
分娩前后感染	40.3	13.4	2.0	1.0	14.3	3.6	2.6
其他	427.0	211.0	15.2	10.0	121.0	28.8	13.7
非传染性疾病	732.0	79.1	98.9	116.0	195.0	182.0	141.0
癌症	79.8	6.2	11.7	17.4	14.5	25.2	19.6
营养缺乏病(内分泌失调)	10.4	3.1	2.5	1.3	0.9	1.8	1.2
神经性精神病	199.0	19.4	33.8	28.9	52.3	48.6	36.9
脑血管病	46.6	4.9	4.0	9.5	9.6	15.8	13.5
局部缺血性心脏病	62.6	3.5	6.5	16.8	21.6	7.9	5.2
肺梗阻	30.2	1.5	3.1	3.0	9.3	11.9	10.7
其他	302.8	40.6	37.2	39.2	87.1	71.2	54.0
外伤	188.0	29.7	19.8	20.0	62.8	34.0	27.6
车祸	1.2	7.2	4.6	3.7	11.0	9.6	8.2
有意伤害	49.1	9.4	8.8	5.4	11.6	7.4	5.1
其他	97.7	13.1	6.4	10.9	40.2	17.0	14.3
每千人的 DALY	237.0	511.0	164.0	171.0	265.0	152.0	153.0

注:*:不足 0.05%,STD:性传播疾病,HIV:人类免疫缺陷病毒(据 World bank,2010)。

用 DALY 还可以评价全球、一个国家或某一个地区疾病负担的动态变化,监测其健康状况在一定期间的变化情况。如我国所有病因 DALYs 从 1990 年的 365 390.8(千)下降到 2010 年的 316 616.1(千);年龄调整 DALYs/10 万由 34 627.6 下降到 22 805.6/10 万。传染病、妇科及围产期疾病的 DALYs 从 1990 年的 97 065.4(千)下降到 2010 年的 32 024.5(千);年龄调整 DALYs 由 7 897.2/10 万下降到 2 843.8/10 万。而慢性非传染病的 DALYs 从 1990 年的 217 135.5(千)上升到 2010 年的 243 787.7(千);年龄调整 DALYs 由 22 358.9/10万下降到 17 021.8/10万。值得注意的是道路交通事故,DALYs 从 1990 年的 10 583.2 (千)上升到 2010 年的 15 726.6(千);年龄调整 DALYs 由 921.4/10 万上升到 1 103.2/10万(表 2-5)。

表 2-5 我国主要疾病 1990 年和 2010 年 DALYs（1 000）、DALYs/10 万及其变化

	DALYs（1 000）			年龄调整 DALYs/10 万		
	1990 年	2010 年	中位变化%	1990	2010	中位变化%
所有病因	365 390.8	316 616.1	−13.4	34 627.6	22 805.6	−34.2
传染病,妇科及围产期疾病	97 065.4	32 024.5	−67.0	7 897.2	2 843.8	−63.9
肺结核	6 150.8	1 732.9	−71.5	618.9	117.8	−80.8
HIV/AIDs 感染	13.0	1 751.7	12 400.0	1.2	118.2	9 009.4
腹泻	6 016.0	1 297.4	−78.7	478.3	115.6	−76.0
肝炎	1 480.7	1 442.8	−3.2	138.3	97.8	−29.8
疟疾	15.2	11.7	−22.8	1.3	1.0	−25.0
下呼吸道感染	25 300.9	5 135.0	−80.1	2 006.9	464.7	−77.4
母亲状况	1 401.2	545.9	−64.9	111.6	37.4	−69.4
非传染性疾病	217 135.5	243 787.7	12.3	22 358.9	17 021.8	−23.8
肿瘤	42 123.6	53 105.5	26.3	4 471.5	3 579.6	−19.8
脑血管病	24 876.8	30 138.9	28.9	2 894.6	2 101.5	−23.0
缺血性心脏病	10 127.0	17 885.8	83.0	1 139.8	1 242.5	13.1
慢性肺梗阻	26 470.3	16 723.8	−36.8	3 074.8	1 190.6	−61.3
糖尿病	4 845.8	7 834.7	63.4	512.6	512.6	5.1
营养缺乏病	5 513.7	3 307.5	−39.4	445.9	305.9	−30.8
神经障碍	5 482.5	6 711.1	22.0	515.6	481.5	−7.1
神经行为障碍	24 450.5	29 954.1	22.7	2 173.9	2 091.6	−3.8
外伤	51 189.9	40 804.0	−22.3	4 371.5	2 939.6	−34.3
交通伤害	10 583.2	15 726.6	50.3	921.4	1 103.2	20.0
有意伤害	10 773.5	7 294.3	−42.3	933.1	502.5	−53.9

（Gonghuan Yang,2013）

对不同地区、不同对象（性别、年龄）、不同危险因素、不同病种进行 DALY 分布的分析，可以帮助确定危害严重的主要病种、重点人群和高发地区，为确定防治及研究重点提供依据。如分析全球及我国 1990 年和 2010 年不同危险因素致 DALYs（1 000）损失情况可见，1990 年全球引起 DALYs 损失的危险因素依次为出生低体重儿 197 741（千）、固体燃料污染 170 693（千）、吸烟（包括二手烟）151 766（千）、高血压 137 017（千）和母乳喂养欠佳 110 261（千）；2010 年分别为高血压 173 556（千）、吸烟（包括二手烟）156 838（千）、固体燃料污染 108 084（千）、低水果摄入 104 095（千）和酒精摄入 97 237（千）。按照全球的分类分析方法，整理我国的数据可见，我国 1990 年引起 DALYs 损失的危险因素依次为：固体燃料污染 42 767（千）、吸烟（包括二手烟）28 322（千）、高血压 26 041（千），环境颗粒物污染 24 258（千）及低水果摄入 21 537（千）；2010 年引起 DALYs 损失的危险因素依次为：高血压 37 940（千）、吸烟（包括二手烟）30 005（千）、低水果摄入 29 478（千）、环境颗粒物污染 25 227（千）和固体燃料污染 21 292（千）（表 2-6）。

表 2-6 全球及我国 1990 年和 2010 年不同危险因素致 DALYs（1 000）损失情况

危险因素	全球 DALYs（1 000）				中国 DALYs（1 000）	
	2010 年 （95%UI）	排序	1990 年 （95%UI）	排序	2010 年 （95%UI）	1990 年 （95%UI）
高血压	173 556 (155 939～189 025)	1	137 017 (124 360～149 366)	4	37 940 (33 309～42 707)	26 041 (22 752～30 040)

（续表）

危险因素	全球 DALYs (1 000)				中国 DALYs (1 000)	
	2010 年 (95％UI)	排序	1990 年 (95％UI)	排序	2010 年 (95％UI)	1990 年 (95％UI)
吸烟（包括 二手烟）	156 838 (136 543～173 057)	2	151 766 (136 367～169 522)	3	30 005 (23 431～35 918)	28 322 (22 504～35 727)
固体燃料污染	108 084 (84 891～132 983)	3	170 693 (139 087～199 504)	2	21 292 (15 869～26 661)	42 767 (35 924～48 879)
低水果摄入	104 095 (81 833～124 169)	4	80 453 (63 298～95 763)	7	29 478 (23 464～34 689)	21 537 (16 764～26 123)
酒精摄入	97 237 (87 087～107 658)	5	73 715 (66 090～82 089)	8	13 780 (10 890～16 881)	13 023 (10 502～15 741)
高 BMI 指数	93 609 (77 107～110 600)	6	51 565 (40 786～62 557)	11	12 256 (8 625～16 166)	4 803 (2 984～6 833)
空腹血糖水平 过高	89 012 (77 743～101 390)	7	56 358 (48 720～65 030)	9	16 103 (12 903～12 824)	9 677 (7 570～11 979)
出生低体重儿	77 316 (64 497～91 943)	8	197 741 (169 224～238 276)	1	295 (194～426)	6 500 (4 307～9 377)
环境颗粒物污 染	76 163 (68 086～85 171)	9	81 699 (71 012～92 859)	6	25 227 (21 771～28 595)	24 258 (20 317～28 401)
缺乏运动	69 318 (58 646～80 182)	10	—	—	11 439 (9 492～13 679)	—
高钠饮食	61 231 (40 124～80 342)	11	46 183 (30 363～60 604)	12	16 831 (11 210～21 998)	12 120 (7 899～15 991)
低坚果摄入	51 289 (33 482～65 959)	12	40 525 (26 308～51 741)	13	7 652 (4 971～9 943)	4 479 (2 906～6 150)
铁缺乏	48 225 (33 769～67 592)	13	51 841 (37 477～71 202)	10	2 609 (1 712～3 861)	4 204 (2 869～6 062)
母乳喂养欠佳	47 537 (29 868～67 518)	14	110 261 (69 615～153 539)	5	1 252 (488～2 052)	11 113 (4 498～17 488)
高胆固醇水平	40 900 (31 662～50 484)	15	39 526 (32 704～47 202)	14	5 912 (3 603～8 473)	2 237 (1 437～3 265)
低谷物摄入	40 762 (32 112～48 486)	16	29 404 (23 097～35 134)	16	10 580 (8 394～12 742)	7 167 (5 633～8 853)
低蔬菜摄入	38 559 (26 006～51 658)	17	31 558 (21 349～41 921)	15	5 263 (2 678～8 079)	4 401 (2 115～6 869)
低 Ω-3 脂肪 酸摄入	28 199 (20 624～35 974)	18	21 740 (15 869～27 537)	17	3 745 (2 633～4 789)	2 163 (1 522～3 042)
药物	23 810 (18 780～29 246)	19	15 171 (11 714～19 369)	21	2 865 (1 985～4 021)	2 360 (1 615～3 263)
职业性外伤	23 444 (17 736～30 904)	20	21 265 (16 644～26 702)	18	2 682 (1 562～4 745)	3 769 (2 135～6 505)
职业性腰痛	21 750 (14 492～30 533)	21	17 841 (11 846～24 945)	19	5 672 (3 615～8 227)	4 727 (3 007～6 897)
高加工肉类 摄入	20 939 (6 982～33 468)	22	17 359 (5 137～27 949)	20	903 (356～1 444)	553 (224～916)
家庭暴力	16 794 (11 373～23 987)	23	—	—	2 485 (1 479～3 768)	—

（续表）

危险因素	全球 DALYs (1 000)				中国 DALYs (1 000)	
	2010 年 (95％UI)	排序	1990 年 (95％UI)	排序	2010 年 (95％UI)	1990 年 (95％UI)
低纤维摄入	16 452 (7 401～25 783)	24	13 347 (5 970～20 751)	22	4 294 (2 036～6 510)	2 582 (1 261～3 910)
铅暴露	13 936 (11 750～16 327)	25	5 365 (4 534～6 279)	23	2 273 (1 550～3 154)	893 (608～1 216)

注：中国的数据是根据不同的数据归纳的，故未排序（Christopher J. L. Murray，2013；Gonghuan Yang，2013）。

　　DALY 还可用来进行成本-效果分析。研究不同病种、不同干预措施挽回一个 DALY 所需的成本，以求采用最佳干预措施来防治重点疾病，使有限的资源产生更大效益。世界银行及 WHO 已经成功地应用 DALY 定量地测定了全球疾病负担和医疗卫生干预措施的有效性。

　　DALY 有一定的局限性。虽然 DALY 可将疾病造成的早死和失能合并来反映疾病对人群造成的负担，但在国家层面上由于 DALY 选择了最高的期望寿命（日本人）作为出生期望寿命的估计值，势必过高地估计了寿命损失年数，夸大了其他国家疾病的负担，尤其是疾病引起的早死所致的健康寿命损失年。其次是公式中有关权重等参数的确定均具有主观性，难免与客观实际不完全一致。DALY 在计算时认为 10 个人丧失 1 年寿命与 1 个人丧失寿命 10 年是相等的，这与实际不符。同时，目前发展中国家自身资料缺乏或质量较差，已有的有关失能的权重指标大多来自发达国家，不适合发展中国家。此外，DALY 不能对疾病给人群造成的心理负担、社会负担、家庭负担予以充分评价，这些均是其不足之处。

　　4. 质量调整寿命年（quality adjusted life year，QALY）　是一种健康状态和生存质量的综合测量指标。其基本思想是把生存时间按生存质量高低分为不同阶段，将每阶段用生命评价方法得出各种功能状态或不健康状态的效用值（参考尺度为 0～1，0 表示死亡，1 表示完全健康）作为不同的权重，便可计算各种状态下生存年数的加权值，从而得到质量调整寿命年。一个 QALY 反映一个健康生存年，即它可反映在疾病状态下或干预后剩余（经过调整）的健康寿命年数。这一指标是 20 世纪 80 年代后期才发展并逐步完善起来的，通常为一个正向指标。QALY 计算公式：

$$QALY＝生命年数×生存质量权重 \qquad (式 2-15)$$

　　生存质量权重是计算 QALY 的关键。如在健康状态的效用值（权重）为 0.5 的状态下生存 2 年便等于 1 个质量调整寿命年。该方法可用作卫生服务先后排序标准的制定。也可通过计算某治疗能为患者增加多少个质量调整寿命年而对治疗进行评价。

第四节　疾病负担的调查方法

一、疾病负担的调查方法

（一）疾病监测

疾病监测（surveillance of disease）是长期、连续性地收集、核对、分析疾病的动态分布和影响因素的资料,并将信息及时上报和反馈,以便及时采取干预措施。因此,疾病监测可以了解疾病在人群中发生、发展、分布及消长规律和长期动态趋势,可为制定、改进防治对策和措施提供科学依据。研究分析疾病负担首先需要获得疾病和健康及相关的可靠资料,而这些资料主要通过疾病监测得到。疾病监测关键在于连续地收集资料,同时必须和制订与评价某一具体的公共卫生项目相互结合,帮助确定公共卫生重点,评价公共卫生干预措施的效果和效益。

1. 监测目的 包括估计人群中疾病发生的频率及其在人群、时间、地区的分布;动态监测疾病发展的趋势;通过对人群中现患率、发病率变化的长期监测与分析,评价干预措施的效果;确定某病的高危人群和低危人群,为制定合理的干预措施提供依据;确定影响疾病传播、蔓延和发生发展的危险因素;为制定防治疾病的策略确定重点;为卫生领导部门和卫生服务机构制定合理的干预措施提供有价值的信息等。

2. 监测方式 确定监测方式与监测目的、监测疾病的性质、经费、人力等方面有关,监测方式主要包括四种。

(1) 一般人群监测:是对人群中,特别是亚人群中疾病分布、长期变化趋势进行监测,以了解人群中疾病变化规律。我国现行的疫情报告、信息报告制度即属于这种监测方式,其不足是耗资、耗人力、质量难以控制,难以进行主动监测和收集更为详细的专门信息资料。

(2) 哨点监测(sentinel surveillance):是为了更清楚地了解某些疾病在不同地区、不同人群的分布以及相应的影响因素等,根据被监测疾病的流行特点,选择若干有代表性的地区和人群,按统一的监测方案连续开展监测。目前最典型的是艾滋病哨点监测。艾滋病哨点监测是采用系列横断面调查方法,选择有代表性的地区和人群,按照统一的监测方案和检测试剂,连续开展定点、定时、定量的 HIV 抗体检测,同时收集监测人群与艾滋病传播相关的高危行为信息,获得不同地区、不同人群 HIV 感染状况和行为危险因素及变化趋势。哨点监测可以避免以一般人群监测耗资、耗人力的缺点,同时可进行主动监测以便收集更多准确、特定的信息资料。在全国监测系统中,哨点的选择应按以下原则确定:首先是分层原则,是保证样本在不同卫生状况的地区其人口比例与全国相似,如可根据一定指标将城市、农村再细分为不同类型的城市、农村。其次是保证地理分布的均衡性。再次是有可行性,由于监测工作是对该地区长期的观察,而不是一次性的地区调查,所以所选的地区应具备一些基本条件,像领导重视、组织健全、有保证正常工作的条件(如交通条件,以便检查、培训)。还要拥有经过培训,素质较高、工作主动的工作人员,否则收集不到所需要的信息资料,也不能反映真实情况。在同类地区可允许有少量不能胜任工作的监测点进行调换,但不超过 15%。

(3) 被动监测(passive surveillance):是下级单位将监测数据资料常规地向上级机构报告,上级单位属被动接受。如常规法定传染病报告、药品不良反应监测报告系统等,这种较为普遍的监测方式虽易于进行,但其结果可能会存在质量问题,如漏报、瞒报等。

(4) 主动监测(active surveillance):是根据特殊需要,由上级单位专门组织调查收集资料。如传染病漏报调查,对某些慢性非传染病所进行的重点监测。这种监测方式可查清疾病发生的实际情况。

3. 疾病监测系统提供的基础资料

(1) 人口学资料:包括人口总数、年龄构成与性别比例、劳动力总数、就业人数及职业分类、人口密度、人口出生率及死亡率、育龄人口生育率、人口增长率等。

（2）社会经济学资料：国民生产总值和人均国民生产总值（GNP）、人均收入、人均消费水平及家庭卫生保健费用开支、文化教育情况、住房条件等。

（3）人群基本健康水平资料：死亡粗率、新生儿死亡率、婴儿死亡率、儿童死亡率、期望寿命，法定传染病发病率和死亡率、主要职业病患病率，主要女性所患疾病的患病率，儿童青少年主要疾病发病率、患病率、死因构成，低体重新生儿发生比例、幼儿及少年生长发育情况等。

（4）卫生资源及卫生服务资源资料：卫生保健机构数、设施数、床位数、医药卫生保健人员数及结构比例，医疗保险制度、各类医疗保健卫生费用支付的比例、平均人均医疗卫生服务人口数及服务半径、卫生经费来源及投入总数、人均金额、人均门诊费用和住院费用、医疗卫生保健机构基本设备水平及利用率、计划免疫覆盖率、特殊疾病的防治状况、新法接生率、新生儿保健率、儿童保健率、孕妇保健率等。

4. 疾病监测的种类

（1）传染病监测：每个国家规定监测的传染病种类有所不同。1989年我国颁布的"传染病防治法"中规定报告的病种分为甲、乙、丙类共35种。甲类传染病包括鼠疫、霍乱，因其传染性强，病死率高，易引起大流行，所以应对其采取强制管理措施。乙类传染病的危害较甲类稍小，但对艾滋病和炭疽患者也应采取某些强制性防治措施。对丙类传染病主要是在监测区中进行监测管理。WHO把疟疾、流行性感冒、脊髓灰质炎、流行性斑疹伤寒和回归热列为国际监测传染病。

传染病监测的主要内容包括：监测人群基本情况，人口资料、出生、死亡、生活习惯、风俗习惯、生产情况、文化教育水平、经济状况、居住条件、人口流动状况；传染病的人群、地区、时间的动态分布情况；人群的易感性；传染源、动物宿主、媒介昆虫；病原体的毒力、耐药性与型别；防疫措施效果评价；预测流行，开展病因学与流行病规律研究。

（2）慢性非传染病监测：非传染病监测日益受到人们重视，不同国家不同地区其监测内容不同，我国已开始对恶性肿瘤、心血管疾病、高血压、出生缺陷等进行检测，根据不同监测目的，其监测内容也不同，如营养监测、围生期监测、婴儿死亡率监测、水质监测及食品监测等。

5. 疾病监测步骤

（1）收集资料：根据不同的监测目的，全面系统地收集相关监测资料，同时要有统一的标准及规范。收集的资料除上述基本资料，依据不同目的，还可能包括死亡登记资料，医院、诊所、化验室的发病报告资料，实验室调查资料，如血清学调查、病原学分离等资料，个案调查资料，人群调查资料，动物宿主及媒介昆虫的分布资料，生物制品及药物应用的记录资料和防治措施等其他相关资料。

（2）资料分析：包括研究疾病自然史、变化趋势、流行过程的影响因素，薄弱环节及防治效果等。

（3）信息交流与反馈：监测的信息可以定期发布，如WHO定期将各方面监测资料加以整理、评价、分析，发表在 *Weekly Epidemiology Record* 等多种刊物上；我国国家疾病控制中心出版发行的期刊《疾病监测》等。监测系统建有信息反馈平台，使应该了解信息的单位和个人都能及时获得信息以便采取相应防治措施。

（二）疾病统计

疾病统计是通过对人群中某种疾病资料的搜集、整理和分析，取得某种疾病在人群中存在、发生的频度和特征等数量指标,用以研究居民健康状况的一种重要方法。它是反映人群发病、患病情况的主要标志,是研究人群健康状况的重要组成部分,可用于研究疾病对人群健康的危害程度,研究社会因素、自然条件和遗传因素对疾病发生蔓延的影响。疾病的统计资料是制定卫生政策,防治规划及评价卫生工作质量和效果的重要依据,也可为病因学研究提供基础资料。

做好疾病统计工作必须具备下列三项条件。

(1)要有一个统一、较完整的、得到人们公认的疾病分类,这样才能使疾病统计资料得以正确地整理,并使其资料更具可比性。为了对比世界各国人口的健康状况和分析死因的差别而对各种疾病做出的国际通用的统一分类,也就是疾病分类(international classification of disease,ICD)。疾病分类于1853年由国际统计学会着手编制统一的疾病名称和死因分类,经4次修订,从1893年始只对包括死因的国际疾病与死因分类,同时规定每隔10年修订1次。ICD可将疾病诊断和其他健康问题用字母数字进行编码,易于对数据进行储存、检索和分析,并可提供相应的其他健康状况信息。对于流行病学和许多健康管理问题来说,ICD已成为国际标准的诊断分类。目前使用的为ICD_{10},ICD_{11}正在编制过程中。

兹录ICD_{10}各章内容与编码如下。

第一章　某些传染病及寄生虫病($A_{00} \sim A_{99}$)

第二章　肿瘤($C_{00} \sim D_{48}$)

第三章　血液及造血器官疾病和某些涉及免疫机制的疾病($D_{50} \sim D_{89}$)

第四章　内分泌,营养和代谢疾病($E_{00} \sim E_{90}$)

第五章　精神和行为障碍($F_{00} \sim F_{99}$)

第六章　神经系统疾病($G_{00} \sim G_{99}$)

第七章　眼和附器疾病($H_{00} \sim H_{59}$)

第八章　耳和乳突疾病($H_{60} \sim H_{95}$)

第九章　循环系统疾病($I_{00} \sim I_{99}$)

第十章　呼吸系统疾病($J_{00} \sim J_{99}$)

第十一章　消化系统疾病($K_{00} \sim K_{93}$)

第十二章　皮肤和皮下组织疾病($L_{00} \sim L_{99}$)

第十三章　肌肉骨骼系统和结缔组织疾病($M_{00} \sim M_{99}$)

第十四章　泌尿生殖系统疾病($N_{00} \sim N_{99}$)

第十五章　妊娠、分娩和产褥期($O_{00} \sim O_{99}$)

第十六章　起源于围生期的某些情况($P_{00} \sim P_{96}$)

第十七章　先天性畸形、变异和染色体变异($Q_{00} \sim Q_{99}$)

第十八章　症状、体征和临床与实验室异常所见不可归类在他处者($R_{00} \sim R_{99}$)

第十九章　损伤、中毒和外因的某些其他后果($S_{00} \sim T_{98}$)

第二十章　疾病和死亡的外因($V_{01} \sim Y_{98}$)

第二十一章　影响健康状态和卫生服务接触的因素($Z_{00} \sim Z_{99}$)

为了量化失去健康寿命的全部损失,世界银行和WHO曾共同研究指出,可以ICD-9为基础,找出190种主要疾病作为DALY的研究病种,这些疾病几乎囊括全部死亡和95%的伤残。当使用ICD_{10}时,详见各章所含疾病的具体编码。

（2）正确地规定疾病统计指标，以便从几个必要的方面反映疾病统计本身的一些特征。

（3）正确安排收集疾病统计资料的程序，以确保取得完整可靠的原始资料。

（三）人口学资料的收集

可通过现况调查、生命统计等收集人口数量、组成及其变动。根据人口资料的特点，人口学资料可分两类。

1. 人口静态资料　指对某一时间断面上相对静止的人口状态。是研究人口数量的主要方法，其资料主要靠调查方法取得，人口普查可获得某一时间断面上人口数。实际工作中，不仅需要人口总数，也需要分组的人口数。

2. 人口动态资料　所谓人口动态是指在一定时间内由于出生、死亡和迁移所形成的变动。在医学中应用较多的是"自然变动"，其指标可分为表示出生、死亡、平均寿命及再生育水平等四类。疾病负担的有效估计，取决于流行病学调查资料和人口资料的准确性。

二、应用疾病负担的指标测量疾病危害的类型与程度

根据上述有关疾病监测、现况调查等研究的结果，按照疾病的"国际疾病分类标准（ICD_{10}）"，进行疾病分类统计，以掌握每个病种的病例、病残、死亡等具体的数据；再结合国家或地区性的人口学调查资料，应用有关测量疾病负担的指标，即发病指标、患病指标、死亡指标以及伤残失能指标，特别是 PYLL、DALY 等指标，对疾病负担的总体和按病种进行测量，然后将这些结果进行分析与比较，则可了解某一方面、不同角度或总体及其疾病负担的分布情况。

最后，将全部疾病负担的结果，按病种对人民健康及整个社会造成的损失大小排序，从而获得疾病负担分布状况系列表（表2-1，表2-2，表2-4～表2-6）。这些科学的量化证据，就可为国家或地区性重点疾病的防治和研究提供决策性的依据。

（赵亚双）

第三章 国家基本健康问题的探讨与研究

一、国家基本健康问题的确立

国家基本健康问题研究（essential national health research，ENHR）是由 WHO 协助建立的卫生研究发展委员会（commission on health research for development，CHRD）所开展的一系列研究，旨在改善卫生研究发展的不平衡，实现全球健康与发展的公平性。国家基本健康问题研究强调所有国家无论贫富，均应为长期可持续研究能力的发展而投资。据此，为了改善健康状况，应识别确定在国家层面优先研究的领域；其次，应开展全球协作共同解决这些特定的问题。作为促进卫生与发展的一项策略，其宗旨是使发展中国家能够发现自身的重要健康问题，合理利用现有的资源。

不同国家、地区乃至全球不同规模或大小的人群基本健康问题一直是不同层面关注的问题。尽管随着社会的进步、经济的发展，不同人群健康水平在总体上有所提高，但局部地区或人群的基本健康水平可能下降，同时要注意人们期望的健康水平也会越来越高。近年来，我国政府一直推动全国医疗保健制度的改革，投入巨资以保障人民的基本医疗需求，"看病贵，看病难"问题正逐步得以解决；与此同时，也加大了对危害人民健康的重大疾病防治性研究的经费投入。例如：对传染性肝炎、艾滋病、结核病、恶性肿瘤、心脑血管疾病、慢性阻塞性肺疾病、地方病以及突发性卫生事件等方面的研究经费投入还在逐年增加。为使国家重大疾病的防治性研究获得良好的成本-效果，务必要强化医学研究的策略及研究能力的建设，合理确立研究重点和拟解决的关键问题，采用现代临床流行病学的研究设计与方法学，组织最佳的研究队伍，实行多科学协作，以充分利用现有的资源，力求对国家重大疾病的研究获得成功，服务于人民健康事业。本节将对如何确定卫生研究重点问题做如下阐述。

二、国家基本健康问题

国家基本健康问题与卫生事业的发展及国家整体经济发展息息相关。我国人口总数在持续增长的同时，老龄化进程加快，民众对卫生服务需求不断提高。城市化、工业化引发的人口流动、环境污染、职业卫生和意外伤害等一系列社会问题，进一步使卫生服务体系和医疗保障体系面临更为严峻的挑战。卫生事业的发展受体制性、机制性、结构性等问题的制约，这些问题不根本解决，卫生事业发展滞后的问题仍会持续。2010 年中国人均期望寿命达到 74.8 岁，其中男性 72.4 岁，女性 77.4 岁。孕妇死亡率从 2002 年的 51.3/10 万下降到 2011 年的 26.11/10 万。婴儿死亡率从 2002 年的 29.2‰下降到 2011 年的 12.1‰，5 岁以下儿童死亡率从 2002 年的 34.9‰下降到 2011 年的 15.6‰。

为使城乡居民健康状况进一步改善，根据我国卫生事业的发展目标，确定现在及今后国家主要基本健康问题为以下几个方面。

（1）重大传染病的防治：重大传染病的流行仍比较严重。我国艾滋病病毒感染和发病人数近年呈上升趋势,开始从高危人群向一般人群扩散;结核病患者人数超过 450 万,其中传染性肺结核患者约 200 万;病毒性肝炎等尚未得到有效控制;新发传染病和人畜共患病不断出现,也对人民健康构成严重威胁。特别是突发急性传染病不断出现,已成为威胁人类健康,影响社会稳定和经济发展的重要因素之一。突发急性传染病的发生与社会经济、自然环境、生活方式等密切相关,我国正处于社会转型时期,经济、社会、环境等因素对公众健康的潜在威胁不断增加,应对突发急性传染病的形势十分严峻,其原因包括如下几个方面。

1)气候等自然生态环境变化带来的影响。1860 年以来,全球平均气温升高 0.6℃,气温升高和降雨量增多,增大了传染病病原体生长繁殖的机会。世界卫生组织认为,全球气温升高将对人类健康构成影响。

2)随着社会经济的发展,人口流动日益频繁。据 2010 年全国第六次人口普查结果显示,全国流动人口已达到 2.21 亿人。因流动人口的生活条件相对较差、基础性防病工作难以保证,容易导致突发急性传染病的传播和蔓延。

3)生态系统失衡,环境质量下降,对人类健康造成危害。污染环境的有害物质,如废气、废水、废渣、放射性物质等的过度排放,不仅对生态环境造成污染,而且也会诱发生物体变异,产生新致病微生物。

4)随着人口及其对资源需求的增加,人类生产和生活范围不断拓展,人与自然界中的宿主动物和媒介生物接触的频率及方式有所改变,一些原本在动物间传播的动物疫病开始向人间传播,导致突发急性传染病的发生。

5)我国地域辽阔,经济发展不均衡,农村地区生产、生活方式相对落后。目前农村地区家禽、家畜的饲养方式仍以散养为主,人和家禽、家畜接触密切,容易造成禽流感等疾病的发生。农村环境卫生状况和基础卫生设施也相对较差,不良卫生习惯普遍等,极易造成传染病的发生和流行。

6)我国民族众多,生活方式和饮食习惯各异。部分地区居民仍延续着食用野生动物、生食水产品或禽类的习惯。有些地区甚至将猎捕野生动物作为经济来源,增加了接触野生动物的机会,人畜共患疾病传播的时间、空间被放大。

7)全球经济一体化和交通工具现代化,致使国家之间和地域之间人员往来、物资流通更加频繁,也增大通过交通工具远距离传播传染病的危险。

8)随着科学技术的进步,人类对传染病病原体的研究不断深入,甚至可以通过生物技术在实验室合成新的致病微生物。然而,生物安全管理依然存在漏洞,成为突发急性传染病发生和传播的新隐患。

9)尽管人类在防治传染病方面积累了一些有益经验,也掌握了一些有效的科技手段,但对突发急性传染病的认知仍非常有限,加之临床救治的成本昂贵。预防为主仍是具有战略意义的工作方针。

(2)慢性非传染病的防治:目前慢性非传染性疾病已经成为威胁人类健康的主要疾病。在我国,恶性肿瘤、脑血管病、心脏病、糖尿病、呼吸系统疾病、损伤和中毒等主要慢性病患者约有 2 亿人,死亡人数占全国居民因病死亡人数的 80% 以上,成为我国居民的主要死因。

慢性病的病因复杂、潜伏期长、病程长、不可治愈并伴有严重的并发症等特征,决定了慢性病的防治应包含健康促进、疾病预防、临床治疗和康复等内容。鉴于慢性病已成为中国重要的公共卫生问题。由北京协和医学院和中国疾控中心专家组成的中国团队,与美国华盛顿大学健康测量与评价研究所、澳大利亚昆士兰大学研究人员合作,利用《2010 年全球疾病负担研究》研究结果,详细回顾了中国 1990—2010 年人群健康模式转换情况,并将中国健康问题与 G20 国家中 18 个高收入或经济快速发展国家进行了比较,发现:① 中国慢性病导致的死亡已占总死亡的 84.5%,而慢性病造成的死亡占全世界所有死亡的 60%;② 心脑血管疾病(中风和冠心病)、癌症已成为中国人群主要死因;③ 在 60 岁以下人群中导致带病生存比例最大,77.1% 的带病生存负担率出现在 60 岁以前,并在 55~59 岁达到高峰;④ 个人行为和生活方式导致的非传染性疾病负担稳步增长:2010 年高血压导致 200 万人死亡,吸烟导致 140 万人死亡,并且情况还在持续恶化;⑤ 心血管疾病,肺癌、肝癌等主要肿瘤,道路交通伤害,精神疾病(抑郁和焦虑),骨骼肌肉疾病是影响中国人群健康的主要疾病负担;⑥ PM2.5 污染三大来源——环境空气污染、室内空气污染和二手烟草烟雾污染,使感染性疾病、心血管疾病和癌症患病率上升;⑦ 与 G20 国家平均水平相比,中国过去 20 年膳食风险加大,主要危险因素是低水果摄入、高钠摄入、低谷类食物摄入和低坚果摄入;⑧ 如果消除了导致慢性病的这些主要危险因素,至少 80% 的心脏病、卒中和 2 型糖尿病是可以避免的,并且 40% 的癌症是可以预防的。

(3) 我国是地方病流行较为严重的国家,31 个省、区、市不同程度地存在地方病危害,主要包括碘缺乏病、水源性高碘甲状腺肿、地方性氟中毒、地方性砷中毒、大骨节病和克山病等。截至 2010 年底,已有 28 个省(区、市)达到了省级消除碘缺乏病的阶段目标,97.9% 的县(市、区)达到了消除碘缺乏病目标;已查明的水源性高碘病区基本落实停止供应碘盐措施;燃煤污染型地方性氟中毒病区改炉改灶率达到 92.6%;基本完成饮水型地方性氟中毒中、重病区的饮水安全工程和改水工程建设;基本查清饮茶型地方性氟中毒的流行范围和危害程度;完成了地方性砷中毒病区分布调查,已知病区基本落实了改炉改灶或改水降砷措施;地方性氟中毒和砷中毒病区中小学生、家庭主妇的防治知识知晓率分别达到 85% 和 70% 以上;99% 以上大骨节病重病区村儿童 X 线阳性检出率降到 20% 以下;克山病得到有效控制。但我国地方病防治工作仍任重道远,西藏、青海和新疆 3 省(区)还处于基本消除碘缺乏病的阶段,水源性高碘病区和地区尚未全面落实防治措施,西部局部地区仍有地方性克汀病新发病例,尚有部分地方性氟中毒病区未完成改水,局部地区的大骨节病病情尚未完全控制。更为重要的是,地方病是生物地球化学因素或不良行为生活方式所致,在已落实综合防治措施的病区,只有建立长效防治机制,才能持续巩固防治成果,避免病情反弹。

(4) 预防保健机构疾病控制不到位:对公共卫生突发事件缺乏系统、协调、快速的反应,血吸虫病、结核病等出现回潮,性病、艾滋病传播迅速,漏报率很高。妇幼保健工作比较薄弱,妇女孕产期疾病、儿童感染性疾病等继续威胁妇女儿童健康。产科出血、妊娠高血压综合征等一直是孕产妇死亡的主因,肺炎、早产或低出生体重和新生儿窒息等是导致农村儿童死亡的重要因素,一些有效的干预措施推广困难。流动人口中妇女儿童卫生保健问题尤为突出。出生缺陷影响了国民素质的不断提高。城乡之间、东西部之间妇女儿童健康状况差距扩大,农村地区 5 岁以下儿童死亡率和孕产妇死亡率均高出城市一倍以上。农村地区特别是边远贫困地区生殖健康服务利用低,妇女生殖道感染普遍,出生缺陷发生率过高。

(5) 食品安全问题涉及面越来越广,危害程度越来越深,从食品外部卫生危害到食品内部的安全危害。食品卫生监督不力,伪劣假冒食品没有得到根本控制。

(6) 环境污染加重,劳动场所、公共场所存在较多健康危险。饮用水、粮食、蔬菜、水产、肉食污染威胁居民的健康;初级卫生保健在许多地区还不达标,贫困地区的居民享受不到基本的医疗保健。

(7) 意外伤害增加,伤残、职业病发生率高。近年来,我国道路交通事故死亡率一直位居世界之首,随着汽车工业的发展,我国人均汽车拥有量增加,道路交通事故死亡依然将是我国面临的重要公共卫生问题之一。我国道路交通事故 1985 年死亡人数为 40 906 人,2001—2004 年交通事故死亡人数均超过 10 万人,2004 年后有所下降,2012 年仍达到 62 387 人。中国 2009 年汽车保有量约占世界汽车保有量的 3%,但交通事故死亡人数却占世界的 16%。

(8) 与生活方式和工作方式相关的健康问题出现。人员流动、性行为的开放导致传染病、性病、艾滋病蔓延且控制难度加大。

(9) 农村卫生发展仍然滞后:艾滋病、结核病、肝炎、血吸虫病和地方病患者,大部分在农村。农村公共卫生面临传染病、慢性病和意外伤害并存的局面。农村卫生机构服务能力不强,基础条件差,人员素质不高。部分中西部农村卫生机构的房屋破旧,缺乏基本医疗设备,专业人才匮乏。特别是农村公共卫生体系不健全,缺乏经费保障,预防保健工作存在隐患。

(10) 现行的医药卫生体制机制仍不能满足人民群众对卫生服务日益增长的需求,"看病难""看病贵"问题突出。卫生资源分布不均衡,过度集中在大城市和大医院,社区卫生资源不足、人才短缺、服务能力不强。各级公立医疗机构运行机制不合理,公益性质淡化。药品市场秩序混乱,价格过高。医疗机构全行业监管缺乏有效机制,条块分割阻碍了监管措施的落实。医疗保险体制不健全,半数以上城乡居民仍自费看病。社会资金进入医疗卫生领域存在困难,多渠道办医的格局尚未形成。深化医药卫生体制改革,控制医药费用不合理增长,扩大医疗保障覆盖范围,增加政府投入,减轻群众个人负担,缓解"看病贵""看病难"问题等,是"十二五"期间卫生工作面临的艰巨任务。

确定研究重点时应注意:① 研究重点包括确定重点疾病、高危人群和主要的危险因素等;② 时间范围要明确;③ 应估计到由于存在地区性差异,所以不同地区的重点可能不同;所确定的重点必须要明确,不能含糊不清;④ 问题的顺位和复杂程度应该明确;⑤ 所确定的重点疾病必须要有行之有效的防治办法,有经费的保障;⑥ 选择重点病种时,应兼顾成本效益。

三、确定卫生研究重点的依据和方法

确定重点疾病时应具备以下条件:① 其流行病学问题已经或基本清楚。② 有行之有效的防治办法。③ 有保证这些办法实现的自然条件和社会条件。

对那些发生频率较高、危害严重但又可防可控的疾病应优先考虑列为工作重点,以达到控制疾病流行、减少危害程度,直至消灭的目的。对那些虽然危害严重但至今尚无有效预防及控制措施的疾病,应列为研究重点。

(一)确定重点疾病的依据和方法

确定重点的方法比较多,如根据疾病发病和死亡频率指标、疾病发病与死亡的顺位,也可根据人群的期望寿命等指标和方法来确定。近年来,构成指标在确定研究重点的过程中已处于显著地位,借助这些单个量化指标,可以进行大范围疾病的比较,尤其是对于干预措施的成本收益分析更具重要意义。例如伤残调整生命年(DALY),一个对伤残、早死亡和给定年龄的相对生命价值的简单量化指标,用于评价全球和地区的疾病负担并为确定研究重点之依据。表 2-1 显示 1990—2010 年全球疾病负担前 25 位的疾病 DALY。自 DALY 提出后,在全球范围内掀起了研究疾病负担热潮。迄今为止,DALY 仍是最为先进、合理、全面的疾病负担评价指标。然而目前一些发展中国家应用 DALY 遇到的最大问题是其对资料的要求比较高,评价难度大。最近,健康生命年(HeaLYs)也被用于近似地反映伤残和早死亡。HeaLY 与 DALY 的设计思想基本一致,是以发病为起点,以一种疾病发病后其疾病自然史作为基本框架来评价患病和死亡的综合效应,公式简便、易于理解。在 HeaLY 中,在各个年龄存活一年的价值是等价的,如在 25 岁生存的一年和在 65 岁生存的一年是等价的;而在 DALY 中,对中青年每存活一年较之对儿童及老年人存活一年更为重视。HeaLY 的计算是在某年发病率的基础上,之后的失能和死亡情况的寿命损失依照疾病的自然史,HeaLY 用时间体现对早逝和失能期间的健康寿命损失进行调整;而在 DALY 中,失能的计算形式基本相同,死亡率考虑的是当年所有死亡的情况而不考虑发病何时开始。

以国家基本健康研究方法为基础的重点确定实践已在几个发展中国家先行先试,包括贝宁、尼加拉瓜、菲律宾、南非、泰国。表 3-1 列举了一些国家确定的研究领域。除了集中于重要疾病外,这些国家都认为需要研究卫生政策。

表 3-1　发展中国家确定研究重点领域实例

国家与地区	研 究 重 点 领 域
加勒比海	大多数普通疾病的流行病学
	对卫生服务设施的可及性
	卫生政策和实践成本收益、结果测量
	环境、伦理、经济、社会和行为因素对某种疾病的发病和流行的影响
几内亚	研究能力加强
	疟疾、痢疾和其他重要健康问题
	卫生服务、人力资源的质量和筹资
	传统卫生服务：质量、合作和药品加工厂
尼加拉瓜	妇女儿童健康
	传染性疾病
	药物滥用、酗酒
	卫生服务筹资
	人力资源开发
	社区参与
菲律宾	卫生服务提供
	产品研究与效用
	卫生部门组织和管理
	卫生服务的经济学

(王健. 国外医学·卫生经济分册,2002)

根据有效的疾病监测和调查的资料,在科学的统计分析基础上,应用疾病负担的指标,将我国主要疾病按其危害度排序,为国家重点健康问题的确定提供科学决策的信息和依据。

为全面分析疾病对个人和家庭及社区造成的生物、心理和社会负担,避免仅从单一的指标出发,片面地考虑疾病造成的危害,应从生物-心理-社会医学模式出发综合考虑疾病的传染性、易感性、疾病负担等因素,特别是众多因素与政府职能的关系,依此来推论国家卫生防病的重点,这就是所谓的系统推论模式(图 3-1)。它可较全面地考虑疾病的多种因素,经过系统分析疾病负担等因素,确定疾病在卫生防病体系中的重要性,为疾病负担的综合评价提供了可借鉴的理论基础。

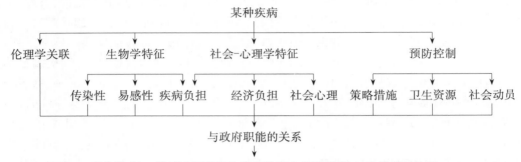

图 3-1 系统推论模式(曾光.中国公共卫生,1998)

(二) 确定高危人群

确定了优先防治的疾病之后,还要考虑重点保护人群,即高危人群,是指对某种疾病具有高度危险性的群体。例如:有高血压、高血脂、超体重、高盐饮食和吸烟习惯的人群是心脑血管病的高危人群;有癌前病变和受致癌因素影响的人群是恶性肿瘤的高危人群;近亲婚配是发生某些出生缺陷的高危人群。确定高危人群,明确重点保护对象是制定防治措施和控制疾病的关键所在。下列危险因素可协助确定高危人群。

1. **年龄** 几乎所有疾病的发病率和死亡率大小都与年龄有关。有些疾病只发生于一些特定的年龄组,大多数疾病在不同年龄组中的发病率不同。如婴儿死亡率相当高,之后明显降低,5～14 岁时最低。14～40 岁逐渐上升,40 岁以后死亡率迅速增加,几乎每 10 年增加 1 倍。糖尿病、心血管疾病、关节炎、恶性肿瘤等可在高年龄组中多发,其发病率均随年龄的增加而升高。某些严重的出生缺陷发生亦与母亲的年龄有关,小于 15 岁大于 35 岁者所生畸形儿的概率较高,6 个月以上新生儿的数量增加,可造成人群对某些传染病的易感性升高,所以年龄因素可作为高危人群的依据之一。

由于不同年龄组的疾病谱不同,疾病负担也有较大差异。比如 1 岁以内的婴儿主要死亡原因是:① 低出生体重(<2 500 g);② 围生期与分娩有关的疾病;③ 先天性出生缺陷;④ 呼吸系统疾病;⑤ 传染病。婴儿死亡虽然对年轻组人群的预期寿命可造成严重影响,但不直接影响劳动生产率,因此,疾病的经济负担并不大。相反,25～64 岁的青壮年,他们大多死于心脏病、肿瘤、脑血管病(脑卒中)、肝硬化、意外伤害等,虽然由此造成的预期寿命减少比不上婴儿或儿童,但因是主要劳动力,因患该病所造成的社会经济损失较大。65 岁以上的老年人多死于心脏病、肿瘤、脑卒中、糖尿病等老年病和慢性病,他们即使死亡,其对预期寿命的减少和对社会经济的损失也相对较轻。在发展中国家,加强医疗卫生服务的力度及采取医疗保健措施,合理分配卫生资源是减少早死和伤残、降低疾病负担的重要举措。

不同年龄组的疾病负担情况可为卫生事业管理部门制定防治措施与计划等提供依据。如我国糖尿病损失的伤残调整生命年(DALY)为 19.12 人年/千人,其中因死亡损失 17.96 人年/千人,占总 DALY 损失的 93.93%;因伤残损失 1.16 人年/千人,占总 DALY 损失的 6.07%。按年龄分组,以 45～60 岁年龄组损失 DALYs 最多,为 30.39 人年/千人。按性别分组后,男性损失 DALYs 18.30 人年/千人,女性损失 19.97 人年/千人,男性以 30~45 岁年龄组损失 DALYs 最多,为 30.53 人年/千人,女性以 45~60 岁年龄组损失最多,为 30.39 人年/千人(表 3-2)。

表 3-2　2010 年我国不同性别、年龄和地区糖尿病疾病负担(人年/千人)

项　　目	男　　性			女　　性			合　　计		
	YLL	YLD	DALY	YLL	YLD	DALY	YLL	YLD	DALY
年龄(岁)									
0~	0.02	0.04	0.06	0.03	0.23	0.26	0.02	0.13	0.16
5~	0.00	0.03	0.03	0.04	0.54	0.58	0.02	0.27	0.29
15~	0.05	19.23	19.28	0.08	19.42	19.50	0.06	19.32	19.39
30~	0.34	30.19	30.53	0.27	17.69	17.96	0.31	24.03	24.34
45~	1.54	21.78	23.32	1.42	36.29	37.71	1.48	28.91	30.39
60~	3.79	7.40	11.19	5.08	23.04	28.12	4.43	15.13	19.55
70~	6.60	6.62	13.22	9.28	7.62	16.90	8.00	7.14	15.15
≥80	10.86	0.38	11.24	11.29	7.15	18.44	11.12	4.40	15.51
合计	1.02	17.28	18.30	1.31	18.66	19.97	1.16	17.96	19.12

(李镒冲. 中华流行病学杂志,2013)

世界银行公布的数字表明,因腹泻引起的 80% 以上的 DALY 损失是因为 5 岁以下儿童受感染所致。寄生虫感染多集中发生于 5~14 岁儿童中间。传染病的疾病负担约一半以上是由 15~44 岁年龄组人群所承担,局部缺血性心脏病的负担 60% 以上由 60 岁以上的人承担。

随着人类社会人口老龄化现象日益严重,对老年人健康问题也应愈加引起重视,尽管获得一个健康寿命年的花费成本日益升高,令人们和社会难以负担,但为了改善老年人健康状况,有许多工作是可以在较年轻时就着手进行的。

2. 性别　性别可作为判断高危人群的一个依据。全球每 1 000 个女性的疾病负担要比男性低 10%。女性因早死而损失的 DALY 比男性少,但因残疾而损失的 DALY 却差不多与男性相等。从表 3-2 也可看出,2010 年我国糖尿病 0~15 岁及 45 岁以上女性糖尿病 DALY 损失高于同年龄段男性。传染病在性别分布上的差异主要反映了感染机会的多少。例如女性所承受的与性传播疾病有关的负担要比男性大得多。所以应采取有效措施来控制这些过度的女性负担。胆囊炎、胆结石及地方性甲状腺肿均以女性多见,可能与其解剖、生理和内分泌的差异有关。除乳腺癌、宫颈癌外,我国恶性肿瘤的死亡率均表现为男性高于女性。

3. 职业　全世界每年发生与工作有关的外伤和疾病患者估计有 110 万,每年因意外事故造成的伤害达 2.5 亿人。这类伤害造成劳动力的部分或全部丧失,及个人收入的减少。1997 年由于职业疾病和职业外伤造成的全球经济损失占全球国民生产总值(GNP)的 4%。查明职业性暴露与危害健康有关的职业环境因素是确定高危人群必不可少的部分。通常可根据不同职业、工种及不同作业环境下特定疾病的发生频率探讨其联系的程度来决定。除了考虑职业暴露对人群本身的危害外,还应考虑由于某些职业特点,从事该项职业的人也可以不同方式威胁周围其他人群的健康,这些人也应列入防护人群。例如,从事饮食服务行业的人员、水源工作者,如患有肠道传染病或者成为病原携带者时,则对其周围的人群危害甚大,应作为防治和监测的重点人群。

4. **民族** 不同民族因遗传、饮食习惯、地理条件、卫生条件、文化水平、宗教信仰、风俗习惯等因素不同,其患病与死亡水平也不同。

5. **婚姻状况** 婚姻状况与发病率、死亡率密切相关,不同婚姻状况人群的患病、死亡、健康状况等差异较为明显,多数疾病如肿瘤、心血管疾病、结核病、自杀及精神病等,在独身人群中的患病率明显高于已婚人群,尤其是离婚者其死亡率高于已婚者。

近亲婚配者所生子女中出生缺陷及遗传性疾病的发生率明显高于一般人,最高可达 150 倍。近亲结婚所生子女隐性遗传病发生频率明显增高,且婴儿死亡率及 20 岁以前死亡率均明显高于非近亲结婚者。WHO 报道,近亲婚配者其子女的死亡率为 81‰,而非近亲婚配所生子女的死亡率仅为 24‰。

6. **行为及风俗习惯** 已证实某些行为如吸烟、饮酒等是某些疾病的主要病因及致死因素,吸烟者特别是学龄儿童、青少年及妇女受害较深,是主要的高危人群。吸烟与疾病的死亡、失能、生存质量有关,除可引起某些肿瘤、心血管疾病、呼吸系统疾病外,对人类生殖也有很大危害,易发生自发性流产、胎儿及新生儿死亡、早产、低体重、围生期死亡或发病。因此对于吸烟的孕妇这一特殊群体,应重点关注。此外,被动吸烟对人群健康同样有很大危害。

男性同性恋、吸毒者、性乱者是艾滋病及某些性传播疾病发生感染机会较高的高危人群。某些风俗习惯如喜食生鱼、未熟肉类者与某些疾病的发生密切相关。

(三) 确定高危因素

通过比较 DALY,可确定不同国家和地区或人群重点防控的高危因素。随着经济的发展,疾病的危险因素也在发生变化,导致疾病谱和疾病死亡率发生相应改变。环境污染的增加,使得与其有关疾病的发病率、死亡率相应增加。城市居民的恶性肿瘤死亡率 1992 年比 1986 年增加了 6.2%。工业污染、职业危害、农药中毒、不良生活方式和行为(如生活紧张、体育活动过少、不良饮食习惯、吸烟、饮酒、吸毒、滥性)等,是许多疾病的主要危险因素。有高血压、高血脂、超体重、高盐饮食以及吸烟习惯的人群是心脑血管病的高危人群。有癌前病变和受致癌因素影响的人群是好发恶性肿瘤的高危人群;近亲婚配是发生某些出生缺陷的高危人群。可依据流行病学信息和方法,确定高危人群,明确重点保护对象,制定相应的防治措施。

分析全球及我国 1990 年和 2010 年不同危险因素致 DALYs (1 000) 损失情况可见,1990 年全球引起 DALYs 损失的危险因素中依次为出生低体重儿 197 741(千)和母乳喂养欠佳 110 261(千)分别占据第 1 位和第 5 位,而固体燃料污染 170 693(千)、吸烟(包括二手烟) 151 766(千)、高血压 137 017(千)分别为第 2 位、第 3 位和第 4 位;2010 年全球引起 DALYs 损失的前 5 个危险因素依次为高血压 173 556(千)、吸烟(包括二手烟)156 838(千)、固体燃料污染 108 084(千)、低水果摄入 104 095(千)和酒精摄入 97 237(千)。2010 年全球疾病负担中引起 DALYs 损失的前 5 位因素中主要为生活方式引起的,而营养不足相关的出生低体重儿和母乳喂养欠佳分别退到第 8 位和第 4 位(表2-6,图 3-2)。

按照全球的分类方法分析整理我国的数据可见,与 1990 年相比,2010 年由高血压、吸烟(包括二手烟)、低水果摄入、高体质量指数(BMI)、空腹血糖水平过高引起的 DALYs 损失明显增加;而固体燃料污染、出生低体重儿和母乳喂养欠佳引起的 DALYs 损失明显减少(表 2-6)。从图 3-2 可见世界不同地区 2010 年引起 DALYs 损失的主要因素排序。在亚太地区、西欧、澳大拉西亚、高收入北美、中欧等平均期望寿命高的地区引起 DALYs 损失的主要因素为高血压、吸烟（包括二手烟）、低水果摄入、高 BMI 指数等与生活方式密切相关的因素。而平均期望寿命低的地区：撒哈拉以西非洲、撒哈拉非洲中部、撒哈拉以东非洲地区引起 DALYs 损失的主要因素为出生低体重儿、固体燃料污染、母乳喂养缺乏、铁缺乏、饮酒、高血压等（图 3 - 2）。

序号排位

■ 1~5　■ 6~10　■ 11~15
■ 16~20　■ 21~25　■ 26~30
■ 31~35　■ 36~40　■ >40

危险因素

危险因素	全球	高收入亚太地区	西欧	澳大拉西亚	高收入北美区	中欧	南拉丁美洲	东欧	东亚	热带拉丁美洲	中拉丁美洲	南亚	中亚	安第斯拉丁美洲	北非及中东	加勒比海地区	南亚	大洋洲	撒哈拉以南非洲	撒哈拉以东非洲	撒哈拉非洲中部	撒哈拉以西非洲
高血压	1	1	1	1	1	1	1	1	1	1	1	1	1	1	1	1	8	1	5	5	5	6
吸烟(包括二手烟)	2	2	2	2	2	2	2	2	2	2	2	6	2	2	11	2	2	2	7	12	10
饮酒	3	3	3	3	3	3	1	1	1	1	1	1	11	1	4	1	3	3	1	1
固体燃料污染	4	42	--	--	--	14	23	20	18	11	12	9	4	9	4	7	4	4	2	2
低水果摄入	5	5	7	7	7	5	4	5	5	5	10	6	6	5	5	7	7	7
高BMI指数	6	6	5	5	9	4	3	9	4	3	3	17	3	14	18	15
高空腹血糖	7	7	6	6	5	3	5	3	5	3	5	7	5	10	13	11
出生低体重儿	8	36	38	37	32	23	14	3	3	3
环境颗粒物污染	9	9	11	26	14	12	24	14	19	19	24	19	25	14	14	7
不运动或缺乏运动	10	4	4	7	20	7	7	11	7	13	15	16
高钠饮食	11	6	11	13	16	16
低坚果类饮食	12	13	21
铁缺乏	13	20	35	17	21	4	4	4
母乳喂养欠佳	14	--	--	--	--	27	--	24	24	15	16	4	4
高胆固醇水平	15	12	9	9	16	16	16	24	19	28	27	30
低谷物摄入	16	10	16	16	17	11	26	15	15	19	24
低蔬菜摄入	17	14	13	13	20	11	23	20
低Ω-3脂肪酸摄入	18	15	16	18	25	25
药物	19	13	14	10	10	20	16	19	24	22
职业性外伤	20	24	24	20	25	21	22	22
职业性腰痛	21	15	26	19
细加工肉类摄入	22	22	24	31	28	28
家庭暴力	23	18	26	19	18	20	13
低纤维摄入	24	16	18	18	18	34	35
铅暴露	25	36	39	39	41	42	40	31	32	28	19	18	18	9	9

图 3 - 2　2010 年全球各区域疾病负担危险因素的排序

区域排序依据：平均期望寿命。缺失数据＝归因残疾调整寿命年不能确定

(Christopher J. L. Murray, 2013)

（赵亚双）

第四章　临床科研选题与立题的原则和方法

临床科研的目的,是为了有效地防治疾病,保障人民的健康和促进临床医学的发展及其水平的提高。在研究实践中要涉及疾病的病因、危险因素、诊断、防治以及预后等方面;而研究者的兴趣和专业情况也会涉及诸多领域。因此,以患者及其群体为研究对象的临床和临床流行病学的研究,如何选题和立题则是第一步应该考虑和决定的。

在任何国家,人民对健康的期望以及患者对卫生服务的需求都在不断增长之中。然而,国家和社会的经济资源与条件却相对有限,高的要求与有限的资源之间的矛盾总会一直存在。因此,如何把有限的资源,按照社会需要的轻重缓急,科学有效地投入到防病治病的实践中,这就要求选好防病治病、改善人民健康的研究重点。

随着我国经济的高速发展,国家经济实力逐渐增强,在国家重大疾病防治研究的经费投入方面有着显著提高,特别是对危害广大人民健康严重的多发病、传染病防治研究尤为重视。这就为我国临床及预防医学的相关研究提供了良好的机遇和保障。

在十分有利于临床医学研究的环境和条件下,医学研究重点的正确抉择,不仅关系着课题本身的学术水平,更重要的是决定研究的成果对防病治病的价值和对临床医学发展的贡献。因此,就需要有一个临床科研选题和立题的原则和方法。

第一节　临床医学研究立题的特点

(一) 临床研究对象与条件的复杂性

临床医学研究的对象是一个个患者及相应的患病群体,相关临床症状和体征的复杂程度在个体间各自不一,同时反映体内的生物学特征、生理学和病理学的解剖和功能障碍也不尽相同。此外,患者本身还受着社会、经济、环境以及心理因素的各种影响,在这些复杂条件因素的综合作用下,在选题和立题研究时,应该考虑被研究疾病之患者群体观以及社会-心理-生物学因素综合影响。因而,研究与解决临床医学的若干难题是很不容易的。

(二) 临床研究有别于基础医学的研究

临床研究,本质上是不同于基础医学的实验性研究的。尽管在发病机制以及某种致病因素等基础医学研究方面及其正确的研究结果,对疾病本质的认识、推动临床医学研究有十分重要的意义,但基础医学研究的成果,不能简单地应用于临床的诊治处理。例如:从某一细菌性感染疾病患者体内采集标本,通过实验室培养分离出该致病细菌,同时做药敏试验证明对某种抗生素非常敏感,但有时将该抗生素用到临床患者后,效果不佳,而这种现象在临床上并不罕见。尽管实验室的结果帮助了临床的正确诊断,可是临床对采用对该菌极敏的抗生素治疗却乏效!原因很简单,患者体内的抗菌治疗反应机制十分复杂,绝不等于体外的单纯药物敏感性试验。

（三）临床科研的实用性与渐进性

临床医学对疾病诊断、防治研究，总体而言是一种实用性的研究，通常是从现有的一些诊治措施中，在有关新知识的开启之下，不断地去发现问题和研究创新性的成果，为有效地防治疾病服务。因此，临床医学的研究是一个积累、发展，从量变到质变的一种渐进和飞跃过程。例如：在 20 世纪 50 年代，对于因颈动脉粥样硬化狭窄而诱发缺血性脑卒中的情况，当时采用颈动脉内膜切除术（carotid endarterectomy，CE）治疗，效果并不理想；继而采用颈外动脉与大脑中动脉（EC/IC）搭桥术治疗，惜无对照；故 20 世纪 70 年代采用 EC/IC 搭桥术与内科药物同步治疗的随机对照试验，后因试验中 EC/IC 搭桥治疗发生围术期致死率高而夭折。在总结经验、提高认识的基础上，加上外科显微手术的显著进步，20 世纪 70—80 年代由著名神经外科学家 Henry Barnett 及临床流行病学家 David Sackett 牵头，开展了 EC/IC 搭桥与内科药物治疗的国际大型多中心随机对照试验（RCT），研究结果表明 EC/IC 搭桥治疗并不优于严格的内科药物治疗；鉴于因颈动脉狭窄导致脑卒中的问题未能满意解决，于是人们又考虑颈动脉内膜切除术（CE）或许仍是有效的疗法，在现有知识和先进外科技术的基础上，又再次开展了颈动脉内膜切除术＋抗血小板聚集制剂与非 CE 药物治疗的大型 RCT 研究。这些研究实例，对于认识临床研究的实用性特点是颇有借鉴意义的。同时，也使我们认识到一个真正高水平的临床研究，要令人满意地解决临床某一难题绝非易事，真正做好临床研究，远比基础医学以及其他领域的研究要难得多。上述因颈动脉硬化狭窄致脑卒中的问题，全球的志士仁人奋斗了半个世纪多尚未能完满解决！而且还在努力地研究中，故想在 3～5 年内就解决某个临床难题，并且要拿出成果恐怕不大现实。

（四）临床医学研究的大众性与稀少性

临床研究的立题是十分丰富的，既有大众性的问题，即发病率、患病率、致残率、致死率高的疾病，如传染病、心脑血管病、恶性肿瘤等相关诊治或预防的难题；也有稀少性疾病的研究问题，如罕发遗传性疾病的诊治和预防性研究等。因此，临床医学研究的重点，首先要解决大多数人健康与疾病防治的问题。在资源和人力方面的投入自然是重点，就研究者本身而言，必然要涉及自身的专业和研究的兴趣，这里"以人为本"和临床研究的公平性是立足的基点。

以上临床医学研究立题的四个特点，在研究者甚至对于指导医学研究的决策管理者，于选题和立题的初始阶段，应予充分重视。

第二节　确定临床研究重点的方法

为了科学地确定防病治病的临床科研重点，首先要求对整个社会经济、人口、疾病状况及卫生服务系统等方面的资源，进行颇为全面地调查与掌握。国际上建立的国家基本健康研究组织（essential national health research，ENHR）及在 1990 年成立的健康研究发展委员会（the committee on health research for development，COHRED），提出了有关确定医学研究重点的一系列建议，对各个国家确定各自的研究重点有着积极的参考价值。现就确定卫生研究重点的基本步骤简述如下。

（一）选定相关人员，组建研究重点设定小组

这些利益相关人员（stakeholders）应包括：主要的研究人员、卫生政策制定者、卫生服务

系统的代表以及有关社群代表,他们应来自多学科、跨专业,这样大家都能从不同的角度、不同的诉求,集思广益,对国家和地区性危害人民健康的主要疾病,围绕以下几个方面来建言献策:第一,要能确定卫生研究的重点;第二,坚持对社会的公正,要照顾大多数人的情况和利益;第三,要考虑研究重点确立后的实施和效果。这就意味着选择危害人民健康的重点疾病进行研究,应体现社会的公平性,而非为少数特殊人群服务;确定研究的课题要能付诸实施,而将来的研究成果又要有价值并有益于为社会人群服务。

(二)分析健康状况与卫生系统的服务和研究资源及水平

为了更好地确定健康与疾病的研究重点,应对国家或地区的人民健康与疾病现况进行分析。

1. 人民健康与疾病的状况　根据国家有关资料对危害人民的主要疾病进行疾病负担分析(参照本书第二章),对主要的疾病依发病率、患病率、死亡率、病死率、伤残率、潜在减寿年、伤残调整寿命年等,按其危害程度的大小排序,为研究重点的决策提供可靠的信息和依据。

2. 对卫生服务系统的分析　即使确定了研究的重点,而解决防治疾病的问题,仍有赖于卫生服务系统的支撑。因此,应对国家或地区卫生服务系统的机构设置、人员的数量和质量、服务的质量和水平、设备条件、经济支持以及存在的问题等,进行调查和分析。这就可能为开展重点疾病的研究和防治,提供卫生服务系统可利用资源的信息与依据。

3. 对医学研究系统状况的分析　毫无疑问当选择国家或地区的重点防治疾病进行研究时,务必要依靠现有研究系统的力量去执行。因此,对医学研究系统的机构设施,人才的素质水平,既往开展的研究课题、成果以及现在执行的课题和经济资助情况,做具体的分析和掌握,就可以对决策和执行有关重点研究课题的可行性提供依据。

(三)确定重点研究的领域

通过对上述现状的分析,将根据疾病负担的情况以及卫生服务系统和医学研究系统的实力,国家或地区可提供的经济支持,再结合需要性和可行性来决定重点研究的领域和范围。

我国医学研究重点的确定,都是在国家科技部和卫计委领导下,邀请有关著名医学专家讨论和建议,他们往往根据自己的研究专长,并照国际前沿科技动态以及国内的有关疾病状况而提供若干医学研究重点领域和重点课题的建议,然后,由决策者最后做出决定,并制定了相应的投标指南,供全国医学研究工作者投标申请。对比国际有关确立国家基本健康研究重点的步骤和有关环节,我们确有参考和借鉴之处。

第三节　选择与确定临床科研的课题

临床科研课题的选择与确定,一定要紧跟国家或地区确定的健康和疾病的研究重点,为实现总体的目标做贡献。这里必须要结合自己和单位的具体情况做出抉择。

自己在考虑研究课题时,应该对以下问题要有清晰地回答:研究什么? 为什么要进行这项研究? 前人做得怎样? 有什么成果或问题? 您打算怎样进行研究? 创新性与可行性如何? 能够达到您预期假设的目的吗? 研究结果的价值有多大? 成果推广应用的范围和程度如何? 当这些问题能得到合理的回答,那么选择的课题将会是有意义的。

对每一种被确定的重点疾病进行研究时,一定要抓住某种(些)关键、尚未解决的难题作为切入点,要创造性地去做前人未曾做过的创新工作,而且这种创新的工作,又必须有临床价值。所以不能耗费时间去做无意义的重复。为此,要在广泛收集文献和评价,特别是在系统评价(systematic review)基础上,掌握研究的科学背景和进展动态,严谨地采取筛选办法找寻自己拟研究的课题。选题与立题的步骤简述如下。

第一步:对拟研究的重点疾病,分析病因与发病危险因素是否清楚?

当经过分析,如果发病的病因与危险因素已经或基本清楚,则就不必要去做过多的工作,因为即使做了,也不会有更多的突破。例如,艾滋病(AIDS)的病原体为 HIV,其发病的危险因素也颇为清楚(如性乱、同性恋、吸毒、血源性感染等)。只有对拟研究的疾病当其病因或危险因素不清楚者,才有进行研究的价值。这里还要考虑自己的条件和可行性,如果条件不具备,就可以从其他环节另做选择。

第二步:对拟研究的疾病,早期正确诊断是否满意?

对拟研究的重点疾病是否有早期正确诊断试验,其敏感性、特异性水平如何?需要做调查研究和分析。如果缺乏或者设计有新的诊断仪器或诊断试剂,而且付诸实施有可能提高正确诊断水平者,则可立题研究,否则,不宜做过多的投入。例如当前艾滋病已有的特异性诊断试验就是如此。然而,对现有特异性诊断试验,如尚不尽满意,则可研究特异性和敏感性更高的诊断试剂,如乙型肝炎的诊断试剂研究,无疑对临床更有价值。

第三步:对拟研究的疾病,是否有着有效的预防和治疗措施?

对疾病及其可能发生的并发症的预防和治疗,在临床研究领域是十分活跃的选题领域。因为任何治疗都不能说十全十美,要研究出疗效十分满意而药物不良反应少的安全药物,往往是很难的,所以药物研制不断推陈出新,投入临床研究十分活跃。特别是对尚乏特效性预防或治疗的疾病更为突出。例如 AIDS 特异性的预防与治疗就是如此。又如乙型肝炎疫苗的广泛应用,使得人群特别是乙肝的母婴传播得到有效遏制,但疫苗无应答率仍有 30% 左右,关于这些疫苗无应答性者是否有抗乙肝感染力,就有进一步研究的必要。

在治疗性研究中,特别是多种药物治疗同一疾病的试验,对它们的效果做卫生经济学的研究和评价,正日益受到重视,如何选择成本低、疗效好且药物不良反应小的药物,有着重要的研究价值和临床意义。

第四步:对拟研究的疾病,预后及其影响因素清楚否?

重点防治疾病特别是对慢性非传染性疾病的预后研究,避免不良因素的影响、改善预后、提高生存质量(quality of life)是重要的研究领域(参见第三十三章)。

总之,在申请国家或地区性的医学研究课题时,应根据相应的投标申请指南,结合本身的实际情况,选择研究重点并从逐步筛选中去选择适当的领域立题研究(图4-1)。

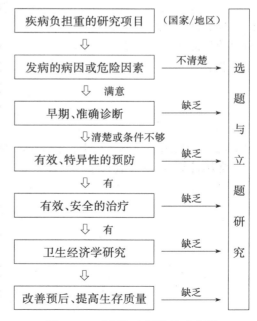

图 4-1 选题与立题的筛选步骤

第四节 立题研究的重要内涵

在立题研究时,要充分地评估自己的主观条件,调动一切积极因素,扬长避短,周密地组织,科学合理地安排,力争创造先进的研究成果。因此,立题研究要注意下列条件。

(一) 充分掌握研究课题的最新、最佳信息

对自己要立题研究的问题,一定要通过文献检索收集尽可能全的资料,应用临床流行病学和循证医学的评价标准,进行严格评价以掌握真实可靠的信息(参考本书第十一章),掌握文献中研究结果的内部真实性(internal validity)及其外部真实性(external validity)。凡内部真实性不佳者予以剔除,勿断章取义地"吸收相同观点"而引用。此外,要充分应用 *Cochrane Library* 及 *Evidence-based Medicine* 杂志所提供的有关系统评价和经过专家评价挑选的最新资料(clinical evidence,BMJ),这样就可从最新、最可靠的资料中掌握情况,发掘自己要研究的课题以及要解决的关键问题,并可从中获得如何解决问题的思路,避免去走弯路。

在收集文献和评价文献过程中,切忌遗漏和出现选择性偏倚,即专门收集、应用与自己的观点、兴趣一致的文献资料,这样有可能导致研究工作的失败或失误。

(二) 研究的问题要明确具体

一个研究课题的确定,一定要有明确的研究目的和拟解决的具体问题,这就要涉及研究的科学假设(scientific hypothesis)。例如:诊断性试验的准确率将要提高到什么程度?治疗性试验采用何种具体的干预措施提高治愈率或降低病死率等,都要求明确和心中有数。此外不可在一个研究课题中,去解决多个或多方面的问题,否则,就会"糠多嚼不烂",适得其反。

(三) 研究的设计方案与方法要科学可行

研究课题若有价值,还必须选择科学、可行的设计方案(参见本书第十四至第二十四章),当然科学性是第一位的。例如临床治疗性研究,首选的当然是随机对照试验设计(randomized controlled trial,RCT),RCT 可以避免若干已知或未知偏倚因素的干扰,使得研究的结论真实可靠,但当条件所限,确实难以执行时,从可行性的角度,当然也可以降格选择其他设计方案,例如队列研究、非随机临床对照试验等,甚至可以采用无对照的"全或无"原则设计,如对重症肝炎治疗降低病死率的临床试验。总之,在研究方案抉择时,既要注重科学性也要注重可行性。

此外,在相关研究方案抉择时,一定要确立和选择好相应的对照组及合适的对照对象。通常由于对照组缺乏或不当,致使本应获得良好研究结果的课题,却因对照组设立失误而失去应有的科学价值(参见本书第八章)。

在设计的研究方法中,必然要设置系列测试指标用于评价干预措施产生的效应及结果,并由此产生各类数据资料,对此,必须应用正确的统计学方法进行分析和评价。要求医学统计学家在设计阶段就应介入,而非试验终了才寻求统计学家帮助(参见本书第二十六章)。

(四) 干预措施应有科学性和创新性

研究的干预性措施或因素,首先要具有科学性,应有生物学、生化、生理、毒理、药物代谢动力学等基础医学研究的依据,如此前的临床 I 期试验依据,当被证明确有效能和安全性者,方可投入后续的临床试验,包括诊断、预防等试验在内。

科学性是基础,然后才讲创新性。研究工作的本身是向新知识的深度进军,而不是做重复无效的劳动,所以要求任何研究措施或因素及其研究结果一定要有创新性,这样才对临床医疗和预防实践有所贡献。

此外,在某种疾病的病原体或发病机制尚不明了或不完全了解的情况下,从发病的危险因素研究以及传统流行病学控制疾病发生与流行的三环节(消灭病原体、切断传播途径及提高机体免疫力)中,提出某种特异性的或非特异性的防治措施,也许一时缺乏生物学依据,但当付诸实施而产生了客观效果时,亦可称之为科学性和创新性。如控制饮水卫生,防治肠道传染病;控制高血压而防治冠心病及脑血管病等。

(五)要考虑研究对象的来源和数量的要求

为保证拟研究的重点课题得以顺利地进行,按照设计的要求,务必要考虑有足够的合格研究对象(患者)的来源和数量上的保证。如果要求的病例数量大,特别是大型的临床试验需求成千或以上的数量者,往往需要组织多中心的临床试验,否则靠一个单位或几个单位也许要几年甚至十年才能完成。这里要考虑临床诊治措施或药物进展或淘汰的情况,即如今用作试验的药物是创新的,可若一试验5年、10年才能完成,到时新药也许就不新了!所以为了确保研究的效率,一定要考虑研究对象的来源和数量上的保证。

此外,选择研究对象时,要根据课题的性质及其设计的要求,制订出合适的纳入标准及排除标准,确保研究对象组间的基线可比性(参考第五、第九章)。

(六)要预测研究的效果与效益

当立题研究某一个重点问题时,要根据社会对健康和防病治病的需要,课题本身的设计和拟采取的干预措施,当付诸实施以后,可能得到哪些结果,它的防病治病以及对临床医学的理论认识和学术发展,可能会产生哪些效益,都要做科学的预测,这样就可对研究增强信心和决心。

对于研究所产生的重要临床效果,在设计中根据课题的假设,采用量化的预测事件率(event rate)指标是有重要价值的。

(七)可行性

一个研究重点课题的确定,一定要考虑执行时的可行性,重点要考虑研究人员的素质、数量和配套的要求,研究时间是否有保障,仪器设备、有关试剂以及实验技术人员的条件和要求;干预试验的措施或药物是否过多过繁,研究人员以及接收试验的患者是否有可靠的依从性(compliance)等,这些因素的可行性在立题研究时,务必要考虑而且要有保障,否则难以保证研究任务的完成。

(八)医德

在立题研究的时候,务必确保任何临床研究的措施或药物,在有科学依据的基础上,证明是有效的和安全的;在患者进入试验前要给患者说明情况,尊重患者决策的权利,要在入试时签署知情同意书,而且进入试验后,患者有权自行中止或退出,研究人员不应歧视或另眼相待。研究者要对试验组和对照组的试验对象予以同等的服务照顾,特别是在盲法试验条件下要制订详细观测指标,严防药物不良反应损害患者的健康(参见本书第七章)。

(九)经济支持

一个研究重点课题的确立和执行,一定要有足够的经济支持方能变成现实。而经济的来源在我国主要渠道是向政府科技主管部门投标申请;其次是非政府部门的如药厂、公司的投资,还有向国际有关基金会申请等。不论来源于哪个方面的经济支持,都取决于研究课题是否有科学和防病治病的价值,是否有良好的科研设计和方法学,可行性有否保证,是否有预期的结果。因此,要提供撰写规范和质量上乘的课题申报书(或称标书)(参考本书第十二章)。

(十)研究期限规定

根据课题的性质与规模以及主客观条件,应确定研究完成的期限,有的课题及疾病的有效防治可能需要较长的时间方能获得科学结论。因此,时间设置可分阶段来制订,这要依具体的研究而定。

第五节 立题研究的评价标准

对于立题研究的课题及其意义和价值,需进行严格评价,以下参考标准,可供研究者评价以及资助者参考。

(一)研究的课题是否属于国家或地区确定的影响人民健康的重要问题

临床研究者拟立题研究的问题,首先要选择疾病负担重的、国家或地区确定的重大健康问题进行研究,为实现总体的保障人民健康和防治重点疾病服务。毫无疑问,这些一定是社会迫切需要解决的重大健康问题,所以研究者根据自己的特长和可能,选择其中某个具体的问题做深入的研究是可行的。

(二)研究课题的目的与科学假设要解决的重点问题是否确切

一项研究应有确切的目的和科学假设,解决某一个问题要明确,不要目的分散、涉及的问题面广,否则难以实现。例如应用溶栓疗法降低急性心肌梗死病死率的研究,其研究的目的和要解决的问题,就是应用溶栓治疗的方法以降低急性心肌梗死的病死率,十分明确,并且假设有降低病死率的有效水平。如果在这个课题中又要解决心力衰竭、严重心律失常或心源性休克等难题,则非靠溶栓剂之所能,涉及的问题过于宽泛。

(三)是否掌握了研究课题所涉及的最新研究信息

立题研究务必要掌握课题本身所涉及的最新、可靠的研究信息,除了科技信息资料的检索之外,还要尽可能了解未公开发表的有关资料,以避免因对最新资料的乏知而陷入被动的局面。因此,单靠科技信息部门的"查新"是远远不够的。

(四)研究的课题是否具有创新性

一个好的研究课题,务必要有创新性,因此,要有前沿性的科学证据及清晰的科学背景。重复他人的"研究"是缺乏生命力的,如有的研究人员从国外引进一点技术或试剂,在国内找一些患者采取一些标本,模仿别人的试验,获得某种结果,包括分子生物学的"研究结果"进行报道,尽管在国内算首次,但毕竟是重复人家的,算不上"创新",创新应该是自己真正的创造,是"自主创新"。所以在创新上应认真鉴别,尽管创新难,但在研究工作方面又确属重要。

(五)课题执行时的可行性如何

对课题承担与执行者的学术技术力量、设备条件、研究设计的方案和路线、干预措施、研究对象的来源和数量上的保障以及经费的预算,是否可行,要仔细评价。

(六)预期效果的估价

当课题被执行后,可能产生的客观效果应预测。例如在降低疾病负担方面的指标有:发病率、患病率、病残率、病死率、死亡率、潜在减寿年、伤残调整寿命年等；如涉及诊断性试验，则应预测提高的敏感度、特异度以及诊断准确度等；涉及预后者应对减少并发症的发生率、生存率及其延长程度、生存质量等予以考虑和估价，并且对研究成果的外在真实性及其推广价值亦应评价。如果有多种措施的效果比较研究，应从卫生经济学的成本-效益方面做预测估价。

（七）医德如何

任何研究课题应从伦理学及医德方面予以评价，在国外以人体为试验对象的生物医学方面的研究，都应通过相应的伦理学组织审查，通过后方可实施，申请科研基金必通此关，否则不可能获得资助。在我国已被重视，现在有的单位建立了医学伦理委员会，对申报的研究课题，施行了伦理学审核，是一大进步，但仍需完善和科学化。一切临床试验均应以保障患者的安全和权益为最高准测，都应遵照世界医学会所制订的赫尔辛基宣言精神。

（王家良 许良智）

第五章　临床科研对象的选择原则与方法

研究对象是科学研究的要素之一。临床观察性和实验性研究的研究对象无不是选择一组样本(sample)做调查研究,从理论上讲研究某种疾病的全部病例最为理想,可以取得完整、无一遗漏的结果,这样似乎避免了抽样误差,然而却因调查者和被调查者的众多无形中增大了产生系统误差的风险。如果在一个小的空间,例如医院范围内即使收集一个时期内所有该病的病例,也不可避免地存在着集中性或入院率偏倚,必然影响所研究的疾病之代表性或许影响研究的科学性。所以临床医学研究在选择研究对象的时候,必须讨论研究对象即样本的来源、选择研究对象的方法和条件以及研究所需要的样本含量,最后还要审视它对总体的代表性等。

第一节　研究对象的来源

构成临床研究样本的研究对象可来源于社区人群中的病例;也可来源于医院就诊的患者,还包括暴露或未暴露于某些可疑致病危险因素的健康人等。现就通常的来源分述如下。

(一) 社区人群

1. 传染病报告　新中国成立初期就依法规定了传染病的报告制度,责任报告人发现传染病患者或疑似者,依法填写传染病报告卡,按规定的时限逐级上报疾病预防控制(卫生防疫)部门,于是可以从这些部门或隔离治疗单位取得样本,有利于疑难传染病的防治研究。例如我国政府已将新型冠状病毒所致非典型肺炎(SARS)和近期内多个省地发生的手足口病列为法定传染病,可为这些传染病的监测、防止复燃和流行以及开展血清流行病学的调查研究提供样本来源。这种样本来源的质量和研究价值取决于传染病报告的漏报率和订正报告的实施情况。

2. 疾病报告登记　主要指一些慢性病的发病与死亡报告。20 世纪 70 年代末期,我国上海、北京等城市即实施了肿瘤登记。20 世纪 80 年代初期,天津市开展高血压、冠心病、脑卒中、肿瘤等四病防治。浙江省也在全省范围内建立心血管病防治体系,逐渐形成了以社区为基础的慢性病防治模式。近年来,国家卫生部门正在逐步推行慢性病社区综合防治规划,社区诊断所取得的基线资料为常见病的研究提供了样本来源和足够数量的新病例,同时可得到个体危险因素和环境致病因素的信息,有利于对一些起病缓慢且隐匿的疾病进行临床医学研究。但鉴于疾病报告网络与体系正在建设之中,为充分满足调查研究的需要,还有待于完善。

3. 疾病监测　为制定预防和保健措施,预测疾病的流行趋势,考核其防治效果而长期连续地调查、收集和分析人群中疾病的动态分布和影响因素称为疾病监测(surveillance of diseases)。国外疾病监测始于 20 世纪 40 年代的美国疾病控制中心(CDC),我国的疾病监测可认为始于 20 世纪 50 年代初期的传染病监测。1980 年以后形成体系并扩大了疾病的监测范围即由原中国医学科学院流行病研究所牵头在全国 13 省、市、自治区建立的疾病监测点，至今已有 71 个点，1 000 万人口，监测的范围和病种仍在不断延伸和扩大。其后是京、津、冀地区 120 万人心血管病监测的 MONICA 计划。疾病监测要求进行发病与死亡报告，计算发病率、死亡率等人群疾病负担指标，同时要收集与发病有关的个体危险因素和实验室的各项检测数据，为专题研究提供了条件。

4. **普查和筛查**　在发病率或患病率较高的地区和人群中，采用简便易行、真实性强的检测手段做疾病普查(census)或筛查(screening)，所发现的病例可作为研究的样本来源或线索，例如在流行地区进行血吸虫病的普查，自 1979 年后的全国 3 次高血压调查，在高危人群中进行乳腺癌、食管癌、原发性肝癌，鼻咽癌等肿瘤和 HIV/艾滋病的筛查，2002 年中国居民营养与健康状况调查等。普查和筛查可以在短时间内取得基线特征较齐同的足够数量的新病例，从中又可得到可比性较好的对照，是一种比较理想的样本来源。然而，一般普查和筛查要耗费相当大的人力和财力，普查和筛查是否切实可行，要做成本-效益等卫生经济学的评价。

5. **现场**　这里所指的现场是疾病发生、爆发、流行所在的空间范围，可以是城乡社区或学校、工矿、企业、宾馆、医院不等。传染、中毒常以疾病的突发事件出现，时间短暂，调查研究者需亲临现场，就地取得样本病例，例如 2005 年 5～6 月间，四川省 12 个地市所发生的人感染高致病性猪链球菌爆发流行，采用现场研究查明了病原、血清型别，并以现场的病例进行了病例对照研究，阐明了传播因素及其联系的强度。现场研究的特点是以新发病例或新感染者为主，同时也为调查研究提供了即时的环境条件，但由于疾病过程短暂，边调查边进行医疗、卫生等处理，一般前瞻性研究受到一定的限制。

(二) 医院和专门的防治机构

1. **医院**　医院是临床研究对象来源的主要场所，可涉及门诊及住院患者。医院的技术力量强、设备齐全，短时间内可以得到足够数量、依从性好的病例和对照，又便于质量控制，历来不少病因学研究的突破和药物疗效的评价均来自医院内研究，医院及其所积累的病例成为临床医生从事科学研究不可多得的有利条件，但是容易发生选择偏倚，应知晓它对总体代表性的不足。

2. **专门防治机构**　我国针对某些严重危害人群健康的疾病如结核病、性病、地方病、寄生虫病、麻风病等设立了专门的防治机构，如对危害工矿企业职工健康的职业病设立专门的防治系统以及针对妇幼健康与疾病的妇幼保健系统。通过经常性的防治掌握了本部门或本系统的发病资料，成为这些特定疾病调查研究理想的样本来源。但由于收治病种的单一性，应用范围受到一定的限制。

3. **健康查体中心和社区卫生服务中心**　为了适应人们健康意识和需求的提高，近年来全国各省市普遍以医院为依托成立了健康查体(体检)中心，并由此健康管理学应运而生。设立健康查体专门机构可以发现新的、早期病例和近来备受关注的临床前期者，成为实现疾病防治结合的一个平台。大多数人又为集体接受查体，有着职业相近、经济和文化相似的背景，成为一些专题研究和随访研究较理想的样本来源，但由于接受查体的机会不均等，不能与来源社区人群的一个随机样本相等同。另外，随着我国医疗卫生体制改革的逐步深入，成立了大量的社区卫生服务中心，相继建立了以电子健康档案为核心的健康管理信息系统，但目前尚处在不断完善之中。

第二节 样本的抽样方法

由于疾病及患者的复杂多样性,临床上不可能将被研究的疾病之所有患者或累积到足够数量时才进行研究,只能通过抽取一定数量的样本开展研究。为尽量减低抽样误差对研究结果的影响,应按设计的要求计算最适样本量,保障研究结果做到在质与量两个方面较为真实、可靠地反映出总体即目标人群的特征,为认识疾病和评价防治效果等提供可信的依据。在临床研究中,对样本的抽取非常重要。无论采用何种方法抽取一定的样本量,均应按照科学的设计方案限制机遇(chance)因素对研究结果的影响,即由机会(机遇)造成虚假的肯定或否定结论,然而机遇在临床研究中是不可能完全避免的,通常把出现假阳性(第一类错误)限定在小于 5%($\alpha < 0.05$)的水平上,将可能出现的假阴性(第二类错误)限定在不超过 10%($\beta < 0.1$)或不超过 20%($\beta < 0.2$)的水平上,那么后者意味着得出或检出具有阳性结果的把握度($1-\beta$)在 80%以上。

(一) 个体随机抽样

1. **入选个体的随机抽样** 当合格的对象较多而需要的样本量又有限时,可以从合格的研究对象中做个体随机抽样。通常采用随机数字表法来完成单纯随机抽样。

2. **入选病例的随机抽样** 在回顾性的临床研究中,常利用医院病历资料或病例登记册选择病例,假如所研究的病种之病例数量较多而需求的样本量有限时,也可以采用单纯随机或系统抽样的方法,从一定时间范围的总体病例中或病例登记册抽取所需的样本。

3. **分层随机抽样** 在一项研究课题中,所研究的疾病当病型、病情的不同有可能影响研究结果时,为了保证组间的可比性,则可按病情轻、中、重的不同或其他特征分层后再随机抽样。另外,在多个医院协作进行的临床研究可因医院级别不同而使所收治的同种患者的病情与病期参差不齐,为保证所抽取的样本能反映该种疾病的临床特征全貌,亦可按上述特征分层后再随机抽取样本。

(二) 整群随机抽样

在一个大型的涉及社区人群健康问题的研究中,往往需要较大的样本量,方能反映整体的真实情况,事实上又不可能对整个社区人群进行调查研究。因此,可对社区人群按群体单位做群组/整群随机抽样,然后对被抽取群组的全部个体进行调查研究,借以反映总体的临床特征和健康状况。这种群组单位可以是行政建制,如县、乡、村或市区、街道办事处、居委会,也可以是工厂、车间、班组等,依样本量还可做多阶段逐级整群抽样。

(三) 系列样本

在一些所需样本量不大的临床研究中,或者病例本身稀少,此时可按照计算的样本量,依患者的就诊系列即患者就诊的先后顺序纳入组成合格的样本,直至满足样本量为止。为保证抽取样本的随机原则,非患者主观原因,不得随意更改进入样本的顺序。

(四) 非随机抽样

非随机抽样带有极大的随意性,易产生偏倚如选择偏倚等,很难保证研究质量和所得结果的真实性(validity),所以一般不宜采用非随机抽样。可以借用"限制"方法控制非研究因素的影响,有条件地应用非随机抽样,如突发的或发病原因不明的疾病、发病率低的疾病,在限定地区,规定详尽合理的纳入标准与排除标准的情况下,非随机地抽取样本病例。艾滋病

(AIDS)发生与流行的早期,在美国加州曾采用类似的方法研究当时病因不明、传播途径不清又引起社会反响强烈的艾滋病。SARS发生与流行的早期,对病原学、传播途径、治疗原则、病死率所见各异,与当时的病例样本量小又仅来源于本院的非随机样本不无关系。所以这种组成样本的方法,带有一定选择偏倚的风险,研究结果的外推性(generalizability)也受到限制。

第三节 诊 断 标 准

选定研究对象的首要条件是必须符合疾病的诊断标准,它是纳入研究对象时不容含混的前提,又是保证研究质量及其真实性的基础。

(一)诊断与疾病诊断

诊断(diagnosis)的词义是把一个事物与另一个事物区分开来。疾病诊断是认识疾病达到确定疾病具有独立性质的一个过程,包括病因学诊断、病理组织学和病理生理学诊断等,它们为临床的治疗和预后的判断及决策提供可靠的依据。

(二)疾病诊断标准的制定

1. 制定的依据 临床研究中,所选定的研究对象一定要依据诊断标准(diagnostic standard)加以确诊。凡属国际疾病分类所划分的疾病都有着相应的科学诊断标准,而诊断标准的制定又受着科学和认识水平的限制,所以任何疾病诊断标准的制定都是随着科学的发展和人们对疾病认识水平的提高而逐步完善、日趋合理的。如果从1978年算起,至今30多年来我国对高血压诊断标准曾有几次修订与更改,现执行的是1999年2月由世界卫生组织/国际高血压协会(WHO/ISH)所确定的标准。糖尿病亦是如此,1999年10月我国采纳了同年WHO咨询专家与国际糖尿病联盟(DF)所制定的糖尿病诊断标准。

诊断标准可大致分为两种情况:金标准诊断、临床诊断。① 凡属特异性强且被解剖、病理以及医学生物学研究肯定的临床诊断称为诊断的金标准(gold standard),例如具有病理学(肿瘤)、分子生物学(染色体或基因异常的遗传性疾病)、病原学(传染病)、免疫学(免疫性疾病)、影像学(冠心病冠脉造影)等的诊断,常用于诊断/筛查试验的评价和疾病的预后研究等。② 另外一种情况为临床诊断标准,凡缺乏金标准诊断法者,可按临床发病特点、临床症状、体征和实验室的检查,由相关的专家商讨和提议,推荐到全国学科专业学会上讨论制定出诊断,如风湿热、类风湿病、肺心病、脂肪肝等诊断。

此外,根据临床病情的特点以及治疗与预后的不同,而将疾病做分型或分级予以相应地诊断,如糖尿病的分型、脂肪肝的分类、高血压的分级等。

在制定疾病诊断标准时应注重参考国际上的通用标准,如心肌梗死和高血压、糖尿病,取得诊断标准的一致,便于国际上的比较和交流。事实上,因见解不同,国情或民族的人文背景不同,某些疾病的诊断标准尚存有差别,如近来不论临床医学还是预防医学都十分关注的代谢综合征(metabolic syndrome,MS),现有4种诊断标准或工作定义即WHO(1999)、美国ATP-111(2004)、我国专科学会推荐的CDS(2004)与IDF的共识定义(2005)等。于是近年来我国对不同地区、人群患病率及其分组检出率调查研究的同时,又对不同诊断标准间的真实性与一致率进行了评价,期望得到适于国人的诊断标准。当然,MS是否是一个临床的独立疾病及其实际意义仍存有不同的学术见解。

2. 国际疾病分类 疾病的诊断是表明一种疾病在解剖、病理形态和病理生理上都有它相对独立的特征,能够实现疾病的分类。国际疾病分类(international classification of diseases,ICD)是国际通用的疾病分类。我国已于 20 世纪 80 年代开始采用,并由北京协和医院编译、培训实施。

国际疾病分类始于 1893 年,最初是一个疾病死亡分类,至 1976 年第九次修订(ICD-9)形成了一个科学、合理的分类系统,充分考虑到临床的需要、医疗评价和健康保险统计。1991 年又完成了 ICD-10 英文修订版,将原来的 17 章扩充到 21 章,建议各成员国于 1993 年采用,希望能够成为较长时间使用的版本(参见本书第二章)。

3. 临床前期的判定 达到临床诊断只是表明疾病已处于疾病自然史的临床期,随着医学科技的进步,日益发现临床体征和(或)实验室检测虽未达到诊断水平但确有极大可能或风险发展成为临床期,处于临界状态,称为临床前期。按广泛而又准确的含义应视为"亚健康",例如空腹血糖损害(IFG)、糖耐量减低(1GT)划归为糖尿病前期(pre-diabetes),正常血压高值(120~139/80~89 mmHg)美国称为高血压前期(pre-hypertension),血清胆固醇、低密度脂蛋白胆固醇均存有边缘升高的问题等。

疾病防治应有超前意识,寓意于创新,才能降低发病率、病死率,提高治愈率、生存质量等,使疾病预防与控制的研究目的达到最高境界。目前对疾病临床前期的研究开始受到广泛关注,因为它正是疾病防治的最佳时机。

4. 诊断标准是确定研究对象的首要条件 选择研究对象的条件是多方面的,首要的是必须符合疾病的统一诊断或判定标准,如果不把研究对象限定在统一的诊断标准之上,研究结果将出现偏差,过高或过低地估计某种因素与某种结局间的联系,失去应有的价值,所以对一项研究成果的评价首先就是审视研究对象是否按统一诊断标准确定和选择。

疾病诊断所采用的检验方法和仪器的型别也应符合诊断标准的规定。选择对象原则上应为金标准确定的病例,特别是对于诊断性试验。

第四节 纳入与排除标准

符合统一诊断标准是选择研究对象的首要条件,然而,符合诊断标准的对象却不一定都符合研究设计的要求,这是因为临床研究对象的病情轻重、病程长短、有无并发症等方面存在差异,同时其心理状态、文化和社会背景也不尽相同,使得临床研究在探讨某一种因素的同时,还可能伴有诸多影响研究结果的非处理或非研究因素。因此,在选定研究对象时还应制定纳入和排除标准,以从中选出符合研究设计要求的合格对象(eligible subject),从而使研究因素相对单一,排除某些非研究因素的影响,确保研究的质量,并为重复试验或进一步研究提供基础。

(一) 纳入标准的制定

按照研究设计和科学假设以及暴露或干预因素研究所拟达到的目的,在明确诊断标准的基础上,还需要制定符合课题要求的纳入标准(inclusion criteria)。

纳入标准旨在从复杂的群体中,选择临床特点相对单一、人口学具有共性的对象进行研究。例如在西欧和以色列等 9 个国家、703 个医疗中心所进行的治疗高血压为目标的干预研究(INSIGHT,1994—1999)。鉴于钙拮抗剂对高血压伴有糖尿病患者的疗效,各临床试验结论不一，为进一步验证是否与药物的作用机制有关，以血管紧张素转换酶抑制剂（ACEI）为对照，研究了硝苯地平控释片（nifedipine）对伴有糖尿病高血压患者的降压效果。确定受试对象的纳入标准为：① 白人，年龄 66～80 岁；② 血压＞150/95 mmHg(20.0/12.7 kPa)或收缩压＞160 mmHg(21.3kPa)；③ 同时至少伴有一种心血管病危险因素（家族史、高胆固醇血症、吸烟、左室肥厚、心肌梗死病史、糖尿病等）。

特别是对于多中心临床试验，各个承担研究单位，应恪守统一的纳入标准选择研究对象。纳入标准的制订应简明扼要，不宜过于苛刻，否则会影响研究结果的外推性。此外，在纳入研究对象时还应尽可能选择新患病的病例，病程短、尚未受到各种治疗与干预措施的影响，以减少偏倚的发生。凡纳入的研究对象必须签署知情同意书（reformed consent）。

（二）排除标准的制定

如上所述，临床研究受研究对象的来源、病情、社会经济地位、心理状态以及接受诊治措施的种种治疗因素的影响，只有纳入标准还不能更好地控制临床上千变万化的多种非研究因素。为防止这些因素的干扰，提高研究结果的可靠性（reliability），应根据研究的目的以及干预措施的特点，进一步制订相应的排除标准（exclusion criteria），使之能够真实地反映研究因素的效应。例如 ACEI 用于治疗慢性心力衰竭是临床治疗的一大进展，但由于对其降低血压和可能的肾功能损害存有疑虑，同时还存在用量不足等问题，为此，由北京市西拉普利（cilazapril）治疗心力衰竭协作组牵头开展了一项 ACEI 大剂量治疗的临床试验，在确定 NYHA（纽约心功能分级）Ⅱ～Ⅳ级、收缩压＞90 mmHg（12.0 kPa）、左室射血分数＜45％等纳入标准的同时，进一步制订了排除标准：① 心脏瓣膜疾病；② 不稳定型心绞痛；③ 急性肺水肿；④ 血肌酐＞177 mmol/L；⑤ 对 ACEI 药物过敏；⑥ 双侧肾动脉狭窄；⑦ 血清转氨酶超过正常上限 3 倍。如此，通过该临床试验可以针对药物的应用范围、适应证和禁忌证及其疗效等有个清晰又肯定的答案。

其次，有药物过敏或不良反应者，病情危笃随时有可能发生意外者亦应予以排除。除非专业研究需要，一般孕妇也不宜列为新药治疗评价的研究对象。

第五节　样本量对总体代表性的影响因素

为了合理地选择研究对象以达到获得研究结果的真实性，对下列影响样本对总体代表性的因素，认真地采取切实可行的措施予以控制。

（一）样本量

既然临床研究只能抽取部分患者为观察单元/单位构成一定数量的研究样本，因此，所抽取的样本应力求充分代表总体的特征。这里样本含量的大小则是影响其代表性的重要因素之一。

临床研究的样本量应是最适的样本大小，即按照总体客观存在的性质与特征、研究者欲承担的误差风险而确定的最少样本含量。样本量过小，所得的变量测定值往往使检验效能偏低，结论缺乏充分的依据；反之，样本量过大，会造成人力、时间和经济的过度耗费。虽然当前的临床研究有人提倡大样本的前瞻性随机对照试验，以获得真实性良好的研究结果，但毕竟受到多种因素的制约，难以推广应用。所以，只有设计良好的最适样本量，既能使样本统计量真实地估计总体效应的大小及其范围；同时，又能保证临床研究的可行性。有关样本量的计算方法详见本书第六章相关内容。

（二）随机原则

为了使研究的样本能反映出总体的性质和特征,因此对研究对象的选择应厉行随机的原则,这里包括随机的两种运用方法,一是随机抽样(random sampling),二是随机分组(random allocation)。随机抽样是按随机的原则从总体内抽取若干个病例、个体或群组作为样本,总体内每个单元有同等机会或概率被抽作样本,使样本框架(sampling frame)能够符合总体构成特征。随机分组是将研究对象随机地分配到试验组或对照组,每个研究对象都有同等的机会进入试验组或对照组,可使两组的临床特征和影响预后的一些未知因素均衡地分布,具有良好的可比性,必要时还需做均衡性检验。

（三）无应答和失访

无应答(non-response)是指由于研究对象或研究者的种种原因造成了研究对象对调查问题的不予回答,因而失去这一部分研究对象的信息。产生无应答的原因很多,比较常见的有调查对象不了解调查的意义或存有戒备、恐惧心理而拒绝回答,也可因调查者所采用的调查方法、技巧、态度不当而引发。无应答现象的出现往往有特定的原因,其对研究结果的影响不容忽视,无应答偏倚(non-response bias)可使研究结果失去真实性,因此,在临床研究中应设法控制不应答人数在允许范围之内,一般认为应答率(response rate)应在80%以上;同时,要注意应答率不可与有效问卷率混为一谈。

失访(fail to follow-up)与无应答相似,也是影响样本代表性的一个重要因素。失访常见于前瞻性研究,由于此类研究随访时间长,观察人数又多,因人口的迁移、流动、死亡等原因导致一部分研究对象的失访。通常失访率应控制在10%以内。

总之,为确保研究的真实性和可靠性,应针对无应答和失访发生的种种原因采取相应的措施或设法补救,力争将它们降低到允许范围内。

（四）依从性

依从性(compliance)是指受试者对治疗/干预措施和需要控制的其他因素的依从与执行程度。依从性的好坏直接影响研究或试验的真实性,一旦造成不依从的事实,将难以排除它对结果带来的影响。可以通过询问、服用药物量的计算、临床反应和药物代谢产物的测定等方法进行依从性评价,这些评价方法的可行性和可靠性有着不同程度的限制。

无应答或失访可直接损失受试人数,从实质上降低了样本量,偏离了所得统计量对总体参数的正确估计。对于依从性而言,虽然不像无应答或失访对研究结果的影响那么直接,但同样因对治疗、干预措施研究方案的不依从而潜在地影响研究结果的真实性,损害研究的质量。

提高依从性的关键在于研究设计时对研究对象的来源和选择方法的确定。一般来讲,样本来源于医院的依从性好于社区人群,而医院的住院患者优于门诊患者。一项临床试验在选择受试对象时,预先讲明意义和利害关系,征得本人的同意,签署知情同意书等均有利于提高依从性,也符合医学伦理要求。

此外,在临床研究的其他环节如调查表的设计、调查的方式方法、药物的剂型、给药的途径等也会影响受试者的依从性。

（五）选择性偏倚

研究对象入选过程中所发生的系统误差称为选择偏倚(selection bias),若临床研究中发生这种偏倚则必将影响样本对总体的代表性。常见的选择偏倚分述如下。

1. **入院率偏倚**　因患者入院的机会不同而产生的偏倚称入院率偏倚（admission-rate bias），是由 Berkson（1946）提出并加以论证的，所以又称 Berkson 偏倚。

临床研究的场所常选在医院，又以同一所医院居多，同种疾病的患者是否入该院治疗以及进入哪一所医院并不是随机的，受到患者本人和医院双方许多因素的制约，如患者的经济、病情、交通、福利以及医院的技术、设备、规模、信誉等，所以来自同一个医院的样本并不是无偏倚的样本，对研究结论的解释宜慎重。为了提高样本的代表性，在研究设计阶段就应防止选择偏倚的发生，例如病例对照研究从不同等级的多个医院选取病例；从社区人群中经普查或筛查选择部分病例；设多个对照组，最好设一组社区人群随机抽样的对照组，可以最大限度地防止入院率偏倚。

2. **现患-新病例偏倚**　现患-新病例偏倚是 Neyman 于 1955 年在利用现患病例进行病例对照研究时提出的，所以又称 Neyman 偏倚。研究对象选自现患病例，实际上是该种疾病的幸存者，而未包括该病的死亡病例以及病程短、不典型或处于潜伏期的病例。一些慢性病的现患病例大多病程长，生活习惯或行为可因干预而改变或得到改善，长期的治疗也会降低某些危险因素的暴露水平，如高胆固醇血症的控制、戒烟等。已有实例证明，与队列研究相比较，病例对照研究往往过低估计危险因素与疾病的联系，所以只以现患和典型病例作为研究对象，限制了样本对总体的代表性，在解释研究结果时应留有余地。为了减少这种偏倚的发生，力求从普查或筛查时发现的新病例中随机抽取研究对象，或者在不同医院或地区选取病例作为研究对象，可以认为是防止现患-新病例偏倚（prevalence-incidence bias）的一种可行措施。

3. **检出症候偏倚**　临床的患者往往是出现了不适的症候方去医院，同一症候可因不同的疾病所致（如发热、头痛、出血、白细胞增多、肝脾肿大），不同的疾病也会有相同的症候重叠出现（如各个系统的感染都会有发热、白细胞增多，胃溃疡和肝硬化都会发生呕血等）。此外，症候轻微或处于潜伏期的患者，也不一定到医院就诊，因此，凡从医院内选择的研究对象就有可能发生检出症候偏倚（detection signal bias），以至研究结论不能完全反映总体的全貌，甚至可以造成虚假的联系。例如有回顾性研究报道，女性激素避孕药物是引起女性子宫内膜癌的危险因素，后经前瞻性研究予以否定了，为什么会造成上述虚假的因果联系的研究结论呢？这是因为服用了女性激素药物易发生阴道出血的症候，促使患者到医院就诊，例行妇科检查，增加了发现子宫内膜癌的机会，于是得出两者存在因果联系的虚假结论。如果能以普查、筛查或疾病监测所发现新病例作为研究对象，可以防止检出症候偏倚的发生。

（李绍忱　吕　明）

第六章 研究对象样本量的计算方法

第一节 概 述

临床试验或对疾病的有关调查研究如何正确地估算样本量(sample size),是临床科研设计中的一项重要内容。鉴于临床研究对象及疾病的复杂多样性,应根据设计的要求选择一定数量的样本,以确保研究结果能获得科学可靠的结论。若样本量偏小,所得结果往往不稳定,检验效能偏低,易出现假阴性结果;若样本量过大,临床研究难度将大幅增加,同时又造成不必要的人力、物力、时间和经济上的浪费。因此,科学地估算合适的样本量是在保证科研结论条件下,所确定的最少观察例数。

在临床科研设计中,需要根据科研假设的目的及其测量参数的性质,选择相应的样本量估算公式及进行颇为复杂的计算,这对大多数临床医生而言,往往有一定的难度。为此,本章将按照资料性质与假设检验类型,介绍一些常用的样本量计算公式,辅以实例演示,以帮助临床医生了解其原则与方法,进而在临床研究设计过程中,通过与统计师合作,合理估算出临床研究所需的样本量。此外,在专用估算公式基础上,目前已开发出一些样本含量及检验效能的估算软件,也可帮助临床医生对样本量进行合理估计。

(一) 临床试验设计的科学假设及其类型

在临床试验中估算样本量首先必须确定研究课题拟达研究目的之科学假设(scientific hypothesis),通常有以下三种类型。① 优效性假设检验:研究的干预措施效果将优于对照组;② 等效性假设检验:研究的干预措施效果期望与对照组等效,目的往往是希望干预措施价廉、副效低;③ 非等效性假设检验:干预措施不等于对照组之效果(表6-1)。因此研究者应根据自己的课题,依其假设的研究目的与不同类型假设效果之检验水平,"对号入座"计算样本量。

(二) 样本量估计的基本条件

估计样本量时,一般需要事先确定如下参数:Ⅰ型错误率、Ⅱ型错误率、拟检出的最小效应量、总体标准差或总体率等。

1. **Ⅰ型错误率(α)** 即假设检验出现假阳性结果的发生概率。需要事先设定,有单侧、双侧之分,单侧设置为α,双侧为$\alpha/2$,α越小所需样本量越大,临床研究设计中一般取$\alpha=0.05$。

2. **Ⅱ型错误率(β)** 即假设检验假阴性结果的发生概率。$1-\beta$为检验效能(power),用以说明备择假设H_1正确的能力。β一般设定为0.1或0.2,β值越小,检验效能越大,所需样本数量也越多。

3. **拟检出的最小效应量(δ)** 又称容许误差或差值。一般通过文献复习或预试验,在设计之初由研究者根据研究目的和专业知识加以确定。如对于高血压等数值变量指标,一般认为血压下降5 mmHg才有临床意义,则最小效应量设为5 mmHg;又如复发率等分类变量指标,假设基线复发率为50%,一般认为复发率下降5%有临床价值,则最小效应量为5%。

最小效应量的设置非常关键,一定要实事求是、结合临床实际,若最小效应量降低 50%,相应样本量将增至原来的 4 倍。若无法从专业角度确定最小效应量时,统计学上常采用标准差的 1/2 或均数的 1/5 等来估算。

4. **总体标准差（σ）或总体率（π）** 一般也是通过查阅文献或做预试验获得,亦可做合理的假设得到。对于数值变量指标,估计样本量需要考虑总体标准差,一般用样本标准差替代;对于分类变量指标,需要考虑总体率,在临床试验中,一般选取对照组或非暴露人群的事件发生率。

上述为样本量估计的基本条件或基本要素,在此基础上,还应进一步结合研究目的、指标性质、假设检验类型及单双侧检验等加以灵活运用。像单个总体率、总体均数的样本量估计,仅需考虑 α 水平,不考虑 β 大小。如拟调查某地高血压的患病率,样本量估算仅需考虑 I 型错误率（α）即可;倘若研究该地患病率是否高于全国患病率水平,需要进行假设检验时,样本量估计则应同时考虑 α、β 情况;另外假设检验类型不同,样本量也有所变化。如临床试验中两组率或均数进行比较,检验目的可分为显著性检验、优效检验、非劣效检验和等价性检验。其中,优效性检验可视为显著性检验的一个特例,考虑新药疗效较标准药物疗效好,常用单侧检验（α）。非劣效性与等效性检验方法基本相同,等效性检验既可同时考虑新药疗效较标准药物疗效好与差两个方面,进行双侧检验（$\alpha/2$）,亦可只考虑好或差一个方面,进行单侧检验（α）。非劣效性检验仅考虑新药疗效较标准药物疗效差的方面,是单侧检验（α）。以临床试验中分类变量结局指标为例进一步阐述如下,π_1 为试验组有效率,π_0 为对照组有效率,Δ 为等效差值或非劣效差值。优效、等效、非劣效检验的综合比较见表 6-1。

表 6-1 临床试验中的假设检验类型

	优 效 性 检 验	等 效 性 检 验	非 劣 效 性 检 验
无效假设（H_0）	$\pi_1 \leq \pi_0$	$\mid \pi_1 - \pi_0 \mid \geq \Delta$	$\mid \pi_1 - \pi_0 \mid \geq \Delta$
备择假设（H_1）	$\pi_1 > \pi_0$	$\mid \pi_1 - \pi_0 \mid < \Delta$	$\mid \pi_1 - \pi_0 \mid < \Delta$
$P > \alpha$	两药疗效相等或试验药物劣于对照药物	试验药物劣于或优于对照药物	试验药物劣于对照药物
$P \leq \alpha$	试验药物优于对照药物	两组药物等效	试验药物为非劣效性药物,即试验药物非劣效于对照药物
单、双侧检验	单侧	单、双侧	单侧

（三）样本量估计的注意事项

（1）根据研究目的严格选择相应的样本量估算方法,如单、双侧不同,估计参数与假设检验不同,一般假设检验与等效性、非劣效性检验不同,样本率超过与位于 $0.3 \sim 0.7$（$0.2 \sim 0.8$）范围的不同;对现有 $P > \alpha$（$\alpha = 0.05$）的假设检验,欲加大样本量再次进行试验,设计时应注意检验效能及以前的样本量,如 $n \geq 400$ 或 $1 - \beta \geq 0.80$ 时建议终止试验。

（2）样本公式计算基于统计方法的同等应用条件,否则基于现有样本的统计分析结果不可靠。对数值变量资料（计量资料）,如方差分析要求方差齐,t 检验与 u 检验不同,但用 u 分布较 t 分布计算更为简便,按 u 分布计算的样本量基础上要增加 $1 \sim 2$ 例,即接近按 t 分布计算的结果。无序分类资料（计数资料）一般要求 $np \geq 5$（p 为样本率）,或 $n(1-p) \geq 5$。

（3）需考虑样本来源的可行性和可及性,特别是考虑有无人力、时间和经费等方面的限制。

（4）δ 的约定很关键:在计算样本含量之前,一定要明确欲检测有临床意义的值/差值及其表达方式。δ 既可为可信区间的 1/2 宽度,也可以是能检出的有临床意义的差值。常用绝对值的形式表示,有时为了更好理解,也可改用相对数形式。不能确定 δ 时,需做敏感性分析,即绘制 power 与样本量间的变化曲线。

(5)所计算样本含量一般为能检测出差别的最小样本量,计算结果应向上取整;同时因未考虑失访、丢失等情况,应按照一定失访率适当扩大样本量。一般要求在样本量估计值的基础上增加 10%~20%。如一项临床试验的初估样本量为 n、试验组不依从率为 Q_1、对照组沾染率为 Q_2,则校正样本量 $n_a = n/(1-Q_1-Q_2)$,设 $n = 30$、$Q_1 = 15\%$、$Q_2 = 5\%$,则 $n_a = 30/(1-0.15-0.05) = 37$;或 $n_a = n/(1-Q)$,Q 等于 Q_1、Q_2 中较大者,则 $n=30/(1-0.15)=35.3 \approx 36$。

(6)若有多个重要结局指标,如在临床试验中一般按主要结局指标进行估算,取数量最大者。

(7)在临床研究设计中,若设置两组或多组,一般要求各组间的样本量相等,组间例数相等时的检验效能最大;只有在某些特殊情况下才考虑各组的样本量不等。若组间例数不等时,样本含量需校正,样本量应适当增加。

(8)分层整群抽样时,样本量需要校正。有些临床研究的抽样单元不是个体研究对象,而是以一组个体为研究单位(如家庭、班级、村、工作单位等),整群抽样的优势在于易于管理,能减少沾染和提高依从性,但同时增大了抽样误差,需要较大样本量。

(9)对于临床试验,特别是新药临床试验样本量估计必须执行有关规定。如Ⅰ期人体药理学研究,受试者为健康志愿者(必要时包括患者),需要 20~30 例;Ⅱ期探索治疗作用,受试者为患者,试验组和对照组均不少于 100 例;Ⅲ期疗效证实试验,受试者为患者,试验组不少于 300 例;Ⅳ期新药上市后监测,受试者为患者,开放试验应在 2 000 例以上。

(四)样本量与检验效能

样本量与检验效能的估计密切相关。一般对部分估算公式进行适当的恒等变换后,可计算 u_β,进而计算检验效能求 $(1-\beta)$。部分计算 u_β 的公式是由样本量估算式、通过恒等变换导出,故其统计符号与意义均相同。检验效能(power)或把握度是指两总体参数确有差别,假设检验能发现它们有差别的能力。用 $1-\beta$ 表示其概率大小。检验效能只取单侧,一般认为检验效能至少取 0.80。

假设检验结果出现 $P > \alpha$ 时,则不拒绝检验假设 H_0,称差别无统计学意义,临床常叫"阴性"结果。但"阴性"结果有两种可能:① β 较小,即 $1-\beta$ 较大,或当样本量 $n > 400$ 时,就认为被比较的指标间很可能无差别。② β 较大,即 $1-\beta$ 较小,如 < 0.80(也有学者认为 < 0.70),且 $n < 400$ 时,便认为所比较的指标间很可能差异有统计学意义,由于样本量不足未能发现,是"假阴性"结果。因此在估算样本量的同时,要考虑检验效能大小。

常用计算 u_β 的公式如下。

(1)两样本均数比较

$$u_\beta = \frac{\sqrt{n}\,|X_e - X_c|}{\sigma\sqrt{(1+1/k)}} - u_a \qquad (式 6-1)$$

(2)两样本率比较

$$u_\beta = \frac{\sqrt{n}\,|p_e - p_c|}{\sqrt{(1+1/k)p(1-p)}} - u_a \qquad (式 6-2)$$

例 6-1　某医师研究药物对宫缩及外阴创伤的镇痛效果,若新药组观察 40 例、镇痛率 75%,旧药组观察 60 例、镇痛率 55%,当单侧 $u_{0.05}=1.6449$ 时,卡方检验的结果为 $P>0.05$,试计算检验效能。

本例试验组有效率 $p_e=0.75$,样本量 $n_e=40$;对照组有效率 $p_c=0.55$,样本量 $n_c=60$,平均有效率 $p=(40\times0.75+60\times0.55)/(40+60)=0.63$;$k=60/40=1.5$,已知 $u_{0.05}=1.6449$,代入式 6-2,得:

$$u_\beta=\frac{\sqrt{40}\,|\,0.75-0.55\,|}{[(1+1/1.5)\times0.63\times(1-0.63)]^{1/2}}-1.6449$$
$$=2.0294-1.6449=0.3845$$

以 $u_\beta=0.3845$ 查 u 值表(表 6-2),得 $0.40>\beta>0.30$,即 $0.60<1-\beta<0.70$。故该试验的检验效能为 $0.60\sim0.70$,可认为检验效能偏小,可能与样本量不足有关。

第二节　基于数值变量资料的样本量估计

(一) 单个总体均数研究的样本量估计

估算公式为:
$$n=\frac{u_\alpha^2\sigma^2}{\delta^2}$$
　　　　　　(式 6-3)

式中 σ 为总体标准差,一般用样本标准差 s 估计,δ 为容许误差,即样本均数与总体均数间的容许差值,即 $\delta=\bar{x}-\mu$,或者取所求总体均数的 $(1-\alpha)$ 可信区间间距之半;α 取双侧,u 可以查 u 值表,见表 6-2。

表 6-2　u 值表(部分)

单侧 α	0.40	0.30	0.20	0.10	0.05	0.025	0.01	0.005
双侧 $\alpha/2$	0.80	0.60	0.40	0.20	0.10	0.05	0.02	0.01
β	0.40	0.30	0.20	0.10	0.05	0.025	0.01	0.005
$1-\beta$	0.60	0.70	0.80	0.90	0.95	0.975	0.99	0.995
u 值	0.2532	0.5243	0.8417	1.2816	1.6449	1.9600	2.3263	2.5758

例 6-2　某医院拟用抽样调查评价本地区健康成人白细胞数的水平,要求误差不超过 $0.2\times10^9/L$。据文献报告,健康成人白细胞数的标准差约为 $1.5\times10^9/L$,$\alpha=0.05$。计算样本量如下。

本例双侧 $u_{0.05}=1.96$,$\delta=0.2\times10^9/L$,$s=1.5\times10^9/L$

则:$n=(1.96)^2(1.5)^2/(0.2)^2=216.1\approx217$。故本次需调查测试 217 名健康成人的白细胞数。

(二) 单个样本均数与总体均数比较的样本量估计

一般用下式估算:
$$n=\frac{(u_\alpha+u_\beta)^2\sigma^2}{\delta^2}$$
　　　　　　(式 6-4)

u_α、u_β 可查 u 值表(表 6-2),δ 为差值,σ 为标准差,一般用样本标准差 s 估计。

例 6-3　某院普查市区 2～6 岁幼儿体格发育情况,其中体重未达标幼儿的血红蛋白平均水平为 100 g/L,标准差 25 g/L。现欲使用抗贫血药物,若治疗后血红蛋白上升 10 g/L 及其以上者,则认为临床有效。假设单侧 $\alpha = 0.05$,$\beta = 0.1$,试估计所需样本量。

本例使用单侧检验,查 u 界值表得 $u_{0.05} = 1.6449$,$u_{0.10} = 1.2816$,$\delta = 10$ g/L,$s = 25$ g/L,则:$n = (1.6449 + 1.2816)^2 (25)^2 / (10)^2 = 53.5 \approx 54$。若按 u 分布估算,样本量在此基础上增加 2 例,即 $54 + 2 = 56$。若该药确实有效,那么治疗观察 56 例,则有 90%($1 - \beta = 0.90$)的把握得到差别有统计学意义的结论。

(三) 配对设计资料的样本量估计

配对数值变量资料(配对计量资料)的样本量估算,估算公式为:

$$n = \frac{(u_\alpha + u_\beta)^2 \sigma_d^2}{\delta^2} \qquad (式 6-5)$$

式中 u_α、u_β 可查 u 值表或表 6-2 获取,α 有单、双侧之分,δ 为差值,σ_d 为差值的标准差,一般以样本差值的标准差 s_d 估计。

例 6-4　某医师拟用新药治疗矽肺患者,按照年龄、性别、病程先进行配对,其中预试验中新药组的尿矽排出量比对照组平均增加 15 mg/L,标准差为 25 mg/L,若 $\alpha = 0.05$,$\beta = 0.10$,问需观察多少患者可以认为该药有效?

本例单侧检验,查 u 值表,$u_{0.05} = 1.6449$,$u_{0.10} = 1.2816$,$\delta = 15$ mg/L,$s = 25$ mg/L,则:

$$n = (1.6449 + 1.2816)^2 (25)^2 / (15)^2 = 23.8 \approx 24, \text{n} + 2 = 24 + 2 = 26。即观察例数$$
不得少于 26 例。

(四) 两组独立样本均数比较的样本量估计

估算公式为:
$$n = \frac{(u_\alpha + u_\beta)^2 (1 + 1/k) \sigma^2}{\delta^2} \qquad (式 6-6)$$

式中总体方差 σ^2 可用样本方差 s^2 估计,$s^2 = (s_e^2 + k s_c^2)/(1 + k)$,差值 $\delta = |\bar{x}_e - \bar{x}_c|$,$\bar{x}_e$、$\bar{x}_c$ 与 s_e、s_c 分别为试验组、对照组的均数和标准差,试验组样本量为 n,对照组样本量为 kn,当 $k = 1$ 时两组样本量相等。

例 6-5　某医师研究某药物治疗原发性高血压的疗效,经预试验得治疗前后舒张压差值(mmHg)资料如下表 6-3,当 $\alpha = 0.05$,$\beta = 0.10$ 时需治疗多少例可以认为该药物有效?

表 6-3　某药物治疗原发性高血压的疗效

	均　　　数	标　准　差
试验药物	17.1 ($\bar{x}_e$)	8.175 (s_e)
安慰剂	9.9 ($\bar{x}_c$)	3 (s_c)

本例单侧检验,查 u 值表得 $u_{0.05} = 1.6449$,$u_{0.10} = 1.2816$,$\delta = 5$,若考虑安慰剂疗效差,观测人数可适当减少,如取 $k = 0.7$,$s^2 = [8.175^2 + 0.7(3)^2]/(1 + 0.7) = 5.736^2$。

$n = (1.6449 + 1.2816)^2 \times (1 + 1/0.7) \times (5.736)^2 / (5)^2 = 27.4 \approx 28$,$n + 2 = 28 +$

$2 = 30$。$kn = 0.7 \times 30 = 21$。故试验组至少需治疗 30 例,对照组至少需治疗 21 例。

(五) 多个独立样本均数比较的样本量估计

估算公式为:

$$n = \frac{\psi^2 \left(\sum\limits_{j=1}^{k} s_j^2 / k \right)}{\sum\limits_{j=1}^{k} (\bar{X}_j - \bar{\bar{X}})^2 / (k-1)} \qquad \text{(式 6-7)}$$

式中 $\bar{\bar{X}} = \sum\limits_{j=1}^{k} \bar{X}_j / k$,$k$ 为组数,$\bar{X}_j$,s_j 为第 j 组的均数及标准差,ψ[读音(psai)]值以 α、β、$\nu_1 = k-1$,$\nu_2 = k(n-1)$ 查 ψ 值表(附表 5,附表 6)。求 $n_{(1)}$ 时以 $\nu = \infty$,求 $n_{(2)}$ 时以 $\nu_2 = k(n_{(1)} - 1)$,……,以此类推。求出 n 后再做方差齐性检验,若方差不齐时以对数值再估算样本量,估算后再做方差齐性检验,若方差不齐则建议试验后做 F' 检验。

例 6-6 某医院研究高脂血脂与高血压、冠心病之间关系,拟以胆固醇(mmol/L)指标做完全随机设计($\alpha = 0.05$,$\beta = 0.10$),试估算观察高血压、单纯性冠心病、高血压合并冠心病三组患者的血脂水平有无差别时各需多少例数? 初估数据见表 6-4。

表 6-4 冠心病三组患者的血脂水平比较

	高 血 压 组	单纯性冠心病	冠心病合并高血压
均 数	4.335 7	4.835 5	4.939 1
标准差	0.885 2	1.315 7	1.289 8

以 $\alpha = 0.05$,$\beta = 0.10$,$\nu_1 = k-1 = 3-1 = 2$,$\nu_2 = \infty$,查 ψ 值表且得 $\psi_{0.05, 0.10, 2, \infty} = 2.52$,则

$$\bar{\bar{X}} = (4.335\ 7 + 4.835\ 5 + 4.939\ 1)/3 = 4.703\ 4, \sum_{j=1} (\bar{X}_j - \bar{\bar{X}})^2 = (4.335\ 7 - 4.703\ 4)^2 +$$

$(4.835\ 5 - 4.703\ 4)^2 + (4.939\ 1 - 4.703\ 4)^2 = 0.208\ 2, \sum\limits_{j=1} s_j^2 = (0.885\ 2)^2 + (1.315\ 7)^2 +$

$(1.289\ 8)^2 = 4.178\ 2, n = (2.52^2 \times 4.178\ 2/3)/(0.208\ 2/2) = 84.96 \approx 85$

经上述计算,每组至少需观察 85 例。若再以 $\nu_2 = 3(85-1) = 252$,查 ψ 值表得 $\psi_{0.05, 0.10, 2, 240} = 2.53$,则 $n = [(2.53)^2 (4.178\ 2)/3]/(0.208\ 2/2) = 85.64 \approx 86$。

此外,本例经方差齐性检验,得出方差不齐($\chi_c^2 = 349.71$,$P < 0.005$),改用对数变换(表 6-5)后求得 $n = 100$,故各组需观察 100 例。由于原数据经对数变换后仍方差不齐,提示在试验后应做 F' 检验。

表 6-5 各指标对数值

	均 数	标 准 差
高血压	1.446 4	0.202 2
单纯性冠心病	1.540 3	0.267 3
高血压合并冠心病	1.564 2	0.256 7

附:高血压组数据对数变换

$$\sigma' = \sqrt{\ln\left[\left(\frac{\sigma}{\mu}\right)^2 + 1\right]} = \sqrt{\ln\left[\left(\frac{0.885\,2}{4.335\,7}\right)^2 + 1\right]} = 0.202\,2$$

$$\mu' = \ln\mu - \frac{(\sigma)^2}{2} = \ln(4.335\,7) - \frac{(0.202\,2)^2}{2} = 1.446\,4$$

第三节　基于无序分类资料的样本量估计

(一) 单个总体率的样本量估计

(1) 当目标事件发生率介于 0.2～0.8(或 0.3～0.7)之间时,用下式估算:

$$n = \left(\frac{u_\alpha}{\Delta}\right)^2 \times p(1-p) \tag{式 6-8}$$

式中 p 为总体率,Δ 为允许误差,需要自行设置,一般取总体率 $1-\alpha$ 可信区间的间距一半;u_α 查 u 值表(表 6-2),一般 α 取双侧。

例 6-7　某口腔医院研究青少年龋齿发病情况,拟了解某市青少年龋齿患病情况,期望误差在平均患龋率 30% 的 ±1/6 范围内,当 $\alpha=0.05$,问需抽样调查多少人?

本例 $p = 0.30$,$\Delta = 0.30/6 = 0.05$,双侧 $u_{0.05} = 1.96$,则:

$$n = \frac{(1.96)^2(0.30)(1-0.30)}{(0.05)^2} = 322.7 \approx 323$$

因此,本例经公式计算,至少需调查 323 人。

(2) 当目标事件发生率小于 0.2(或 0.3),或大于 0.8(或 0.7)时,应对率进行平方根反正弦变换,用下式计算,式中的角度均以弧度计:

$$n = \frac{u_\alpha^2}{4(\sin^{-1}\sqrt{p} - \sin^{-1}\sqrt{p_0})^2} \tag{式 6-9}$$

式中 P_0 为总体率,其余符号意义同前。

例 6-8　某心血管疾病研究室欲调查某市高血压患病情况,此次期望患病率控制在 10% 水平,1978 年平均患病率为 7.52%,$\alpha=0.05$,试估计调查人数。

本例 $p_0 = 0.075\,2$,当 $p = 0.10$,$u_{0.05} = 1.96$ 时,则

$$n = \frac{(1.96)^2}{4(\sin^{-1}\sqrt{0.10} - \sin^{-1}\sqrt{0.075\,2})^2} = 496.9 \approx 497$$

若再以 $p = 0.075\,2 - (0.10-0.075\,2) = 0.050\,4$,估算 $n = 365$,取两者最大值 497 例作为最终样本量估算。

(二) 单个样本率与总体率比较的样本量估计

同样分为两种情况。

(1) 当目标事件发生率介于 0.2～0.8(或 0.3～0.7)之间时,用下式估算:

$$n = \frac{(u_\alpha + u_\beta)^2 p_0(1-p_0)}{(p-p_0)^2} \tag{式 6-10}$$

式中 p，p_0 分别为样本率、总体率，α 有单、双侧，u_α、u_β 查 u 值表或表 6-2。

例 6-9　某医师研究药物对产后宫缩、外阴创伤的镇痛效果，若新药比公认稳定有效的老药物（镇痛率 55%）高于 20%，可说明新药优于标准药物（$\alpha = 0.05$，$\beta = 0.20$），需治疗多少例数？

本例为单侧检验，$p_0 = 0.55$，$p - p_0 = 0.20$，查表 6-2 得 $u_{0.05} = 1.6449$，$u_{0.2} = 0.8417$，则

$n = (1.6449 + 0.8417)^2 (0.55)(1 - 0.55)/(0.2)^2 = 38.3 \approx 39$。该研究至少需治疗 39 例。

（2）当目标事件发生率为小于 0.2（0.3）或大于 0.8（或 0.7）时，应对率进行平方根反正弦变换，估算公式为：

$$n = \frac{(u_\alpha + u_\beta)^2}{4(\sin^{-1}\sqrt{p} - \sin^{-1}\sqrt{p_0})^2} \qquad (式 6-11)$$

式中符号意义同前，其角度仍以弧度计。

例 6-10　某医师研究某市体型肥胖者的高血压病发病情况，据文献报道肥胖者的高血压病患病率为一般人群高血压平均患病率 4.94% 的两倍，当 $\alpha = 0.05$，$\beta = 0.10$ 时，对某市需抽样调查多少例能认为肥胖者高血压患病率高于一般水平？

本例为单侧检验，$p_0 = 0.0494$，$p = 2 \times 0.0494 = 0.0988$，$\alpha = 0.05$，$\beta = 0.10$，查表 6-2 得 $u_{0.05} = 1.6449$，$u_{0.10} = 1.2816$，则：$n = \dfrac{(1.6449 + 1.2816)^2}{4(\sin^{-1}\sqrt{0.0988} - \sin^{-1}\sqrt{0.0494})^2} = 234.2 \approx 235$。本研究至少需抽样调查 235 例肥胖者。

（三）配对设计资料的样本量估计

配对资料的数据形式见表 6-6。

表 6-6　配对计数资料的数据形式

甲　法	乙　法		
	+	−	
+	p	$p_1 - p$	p_1
−	$p_2 - p$		
	p_2		1

该资料是对条件十分相近的观察者，用甲、乙两法处理；亦可同一观察对象做两次检查，估算公式为：

$$n = \left[\frac{u_\alpha \sqrt{2\bar{p}} + u_\beta \sqrt{2(p_1 - p)(p_2 - p)/\bar{p}}}{p_1 - p_2} \right]^2 \qquad (式 6-12)$$

式中 p_1、p_2 分别为甲、乙两法阳性率，p 为甲、乙两法的共同阳性率，$\bar{p} = (p_1 + p_2 - 2p)/2$。

例 6-11　某医师观察甲药是否比乙药治疗过敏性鼻炎更有效，采用配对双盲设计，预试验甲药有效率为 60%，乙药有效率为 50%，两药共同阳性率为 43%，$\alpha = 0.05$，$\beta = 0.10$，试估算试验所需的样本量。

本例 $p_1 = 0.60$，$p_2 = 0.50$，$p = 0.43$，$\bar{p} = [0.6 + 0.5 - 2 \times 0.43]/2 = 0.12$，采用双

侧检验，$u_{0.05/2} = 1.96$，$u_{0.1} = 1.2816$。则：$n = [1.96 \times 2 \times 0.12 + 1.2816 \times 2 \times (0.6 - 0.43) \times (0.5 - 0.43)/0.12]^2/(0.6 - 0.5)^2 = 234.4 \approx 235$

本试验至少需纳入观察 235 例过敏性鼻炎患者。

（四）两样本率比较的样本量估计

（1）当目标事件发生率介于 0.2~0.8（或 0.3~0.7）之间时，按下式估算：

$$n = \frac{(u_\alpha + u_\beta)^2 (1 + 1/k) p(1-p)}{(p_e - p_c)^2} \qquad \text{（式 6 - 13）}$$

式中 p_e、p_c 分别为试验组、对照组的阳性率，试验组、对照组样本量分别为 n、kn，$k = 1$ 时两组例数相等，p 由下式计算：

$$p = \frac{p_e + k p_c}{1 + k} \qquad \text{（式 6 - 14）}$$

例 6 - 12　某医师研究某药对产后宫缩痛、外阴创伤痛效果，预试验旧药镇痛率为 55%，新药镇痛率为 75%，当 $\alpha = 0.05$，$\beta = 0.1$ 时需观察多少例能说明新药镇痛效果优于旧药？

本例 $p_e = 0.75$，$p_c = 0.55$，以单侧检验 $\alpha = 0.05$，$\beta = 0.1$ 查表 6 - 2 得 $u_{0.05} = 1.6449$，$u_{0.10} = 1.2816$，考虑新药疗效好，取 $k = 0.75$，则 $p = [0.75 + 0.75 \times 0.55]/(1 + 0.75) = 0.6643$

$n = (1.6449 + 1.2816)^2 (1 + 1/0.75) \times 0.6643 \times (1 - 0.6643)/(0.75 - 0.55)^2$
$= 111.4 \approx 112$

$kn = 0.75 \times 112 = 84$。故试验组观察 112 例，对照组观察 84 例。

（2）当目标事件发生率小于 0.2（或 0.3）或大于 0.8（或 0.7）时，对率进行平方根反正弦变换，用下式计算：

$$n = \frac{(u_\alpha + u_\beta)^2}{2(\sin^{-1} \sqrt{p_e} - \sin^{-1} \sqrt{p_c})^2} \qquad \text{（式 6 - 15）}$$

式中 p_e、p_c 分别为试验组、对照组阳性率，度数仍以弧度计。

例 6 - 13　某心血管疾病研究室初步调查某市高血压组人群冠心病患病率为 9.43%，高胆固醇血症人群冠心病患病率为 4.65%，当 $\alpha = 0.05$，$\beta = 0.10$ 时，要探讨高血压、高胆固醇血症及其与冠心病关系时，每组各需抽查多少人？

本例 $p_e = 0.0943$，$p_c = 0.0465$，采用双侧检验，查表 6 - 2 得 $u_{0.05/2} = 1.96$，$u_{0.10} = 1.2816$，则

$n = (1.96 + 1.282)^2/(2 \sin^{-1} \sqrt{0.0943} - \sin^{-1} \sqrt{0.0465})^2 = 584.9 \approx 585$。本设计各组需观察 585 人。

（五）多个样本率比较的样本量估计

1. 多个样本率比较　每组样本量为 n，估算公式为：

$$n = \frac{\lambda}{2 \left[\sin^{-1} (p_{max})^{1/2} - \sin^{-1} (p_{min})^{1/2} \right]^2} \qquad \text{（式 6 - 16）}$$

式中 λ 是以 α、β、自由度 $\nu = k - 1$（k 为组数），查 λ 值表（附表 7，附表 8）所得，p_{max}、p_{min} 分

别为最大率、最小率。当仅知最大率与最小率差值 p_d 时,则 $p_{max}=0.5+p_d/2$, $p_{min}+0.5-p_d/2$。度数以弧度计。

例 6-14　某医师观察西咪替丁、山莨菪碱,积极保守疗法治疗消化性溃疡的疗效,初估三种药物的近期愈合率为 81.8%、84.6%、70.9%,试估算疗效差别有统计学意义时所需样本量($\alpha=0.05$, $\beta=0.1$)。

本例 $p_{max}=0.846$, $p_{min}=0.709$,以 $\alpha=0.05$、$\beta=0.1$、$\nu=k-1=3-1=2$ 查 λ 值表,$\lambda_{0.05,0.1,2}=12.65$,则:$n=12.65/[2(\sin^{-1}\sqrt{0.846}-\sin^{-1}\sqrt{0.709})^2]=228.1\approx229$。本试验中每组至少观察 229 例。

2. 多个样本率间的两两比较　临床研究中若多个率比较后有统计学意义,还需进一步做 k 次两两比较。在 k 次两两比较中选择差值最小的两个率来估算样本量,同时检验水准 α' 由下式确定:

$$\alpha'=1-(1-\alpha)^{1/k} \qquad (式6-17)$$

上式中 α 为多个率比较时 α, k 为比较次数,设有 m 个指标,则 $k=m!/[2!(m-2)!]$。

(1) 当目标事件发生率介于 0.2~0.8(或 0.3~0.7)之间时,每组样本量由下式计算:

$$n=\frac{2(u'_\alpha+u_\beta)^2 p(1-p)}{(p_1-p_2)^2} \qquad (式6-18)$$

式中 p_1、p_2 分别为 k 个两两比较中差值最小的两个率,p 为多个率的平均率,u'_α、u_β 分别以 α'、β 查 u 值表。

(2) 当目标事件发生率小于 0.2(或 0.3),与大于 0.8(或 0.7)时,对率进行平方根反正弦变换,每组样本量由下式计算:

$$n=\frac{(u'_\alpha+u_\beta)^2}{2(\sin^{-1}\sqrt{p_1}-\sin^{-1}\sqrt{p_2})^2} \qquad (式6-19)$$

式中符号意义同前。角度以弧度计。

例 6-15　仍继续以例 6-14 为例,试估算西咪替丁、山莨菪碱疗效均高于安慰剂疗效时的样本量为多少?

本例差值最小的两个率是 $p_1=81.8\%$, $p_2=70.9\%$,比较次数 $k=2$, $\alpha=1-(1-0.05)^{1/2}=0.0253$, $\beta=0.1$,单侧 $u_{0.0253/2}=1.955$, $u_{0.10}=1.2816$,按式 6-19 计算:$n=\dfrac{(1.955+1.2816)^2}{2(\sin^{-1}\sqrt{0.818}-\sin^{-1}\sqrt{0.709})^2}=314.6\approx315$

权衡多个率比较、两两比较的样本量估算结果,最终样本量估算的结果为 $n=315$。

第四节　基于有序分类资料的样本量估计

(一) 配对设计资料的样本量估计

估算公式:
$$n=\frac{(u_\alpha+u_\beta)^2}{4(p-0.5)^2} \qquad (式6-20)$$

式中 α 分单、双侧，β 为单侧，u_α、u_β 查 u 界值表，$p = P(X > 0)$。

例 6-16 按配对设计，同一批受试对象在接种某药标准制剂和改良制剂后，检测其皮肤红润区面积大小（cm^2），据预初试验，在不同反应中，红润区标准制剂大于改良制剂者 83%，欲比较两种制剂的反应有无差别，需观察多少例数（$\alpha = 0.05$，$\beta = 0.1$）？

本例单侧检验 $u_{0.05} = 1.6449$，$u_{0.10} = 1.2816$，$p = 0.83$，则：

$n = (1.6449 + 1.2816)^2/[4 \times (0.83 - 0.5)^2] = 19.7 \approx 20$。按配对设计需观察 20 例。

（二）两独立样本比较的样本量估计

估算公式：

$$n = \frac{(u_\alpha + u_\beta)^2}{12c(1-c)(p'' - 0.5)^2} \qquad \text{（式 6-21）}$$

式中 $n = n_1 + n_2$，$c = n_1/n$，$p'' = p(X_1 > X_2)$。注意：所估算样本例数一般不宜低于 8 例或 10 例。

例 6-17 某肿瘤研究室初步观察不典型增生与原位癌患者阴道涂片，按巴氏细胞学分级的检查结果，不典型增生患者 Ⅳ 级及 Ⅴ 级者占 6.6%，原位癌患者 Ⅳ 级及 Ⅴ 级占 72.0%。当 $\alpha = 0.05$，$\beta = 0.10$ 时需观察多少例，可认为原位癌患者级别高于不典型增生患者？

本例单侧，$u_{0.05} = 1.6449$，$u_{0.10} = 1.2816$，$c = 0.5$，$p'' = 0.720 - 0.066 = 0.654$，则：

$n = (1.6449 + 1.2816)^2/[12 \times 0.5 \times (1 - 0.5) \times (0.654 - 0.5)^2] = 120.4$。该设计各组至少需观察 61 例。

第五节 基于等效性检验的样本量估计

等效性检验中需要事先设置等效性差值 Δ，其无效假设 H_0 为 $\delta \geqslant \Delta$，δ 为总体参数差值，拒绝无效假设时，其等效性差值 Δ 必大于差值 δ（即 $\Delta > \delta$）。

（一）样本均数与总体均数比较的样本量估计

估算公式为：

$$n = \frac{(u_\alpha + u_\beta)^2 \sigma^2}{(\Delta - \sigma)^2} \qquad \text{（式 6-22）}$$

式中 σ^2 为总体方差，一般由样本方差 s^2 估计，Δ 为等效性差值，δ 为差值，α 有单、双侧之分，β 为单侧，u_α、u_β 查 u 界值表。

例 6-18 某医师用心痛定治疗老年（60 岁以上）高血压，欲用 10 mg 剂量预试验治疗前后舒张压平均差值为 26.6 mmHg，标准差为 5.12 mmHg，代替 20 mg 剂量（治疗前后舒张压差值为 30.8 mmHg），问需治疗多少例（$\alpha = 0.05$，$\beta = 0.10$）？

本例单侧检验，$s = 5.12$ mmHg，$\delta = 30.8 - 26.6 = 4.2$(mmHg)，等效性差值 $\Delta = 5$ mmHg，以 $\alpha = 0.05$、$\beta = 0.10$ 查 u 界值表得 $u_{0.05} = 1.6449$，$u_{0.10} = 1.2816$，则：$n = (1.6449 + 1.2816)^2(5.12)^2/(5 - 4.2)^2 = 350.4 \approx 351$。即该试验需纳入观察 351 例老年高血压患者。注意还应从临床意义角度考虑此设计及所需样本量是否可行。

（二）两独立样本均数比较的样本量估计

估算公式为：

$$n = \frac{(u_\alpha + u_\beta)^2 (1 + 1/k)\sigma^2}{(\Delta - \delta)^2} \qquad \text{（式 6-23）}$$

式中 n 为试验组的样本量,对照组的样本量为 kn,σ^2 为总体方差,常用样本方差 s^2 估计,$s^2 = (s_e^2 + ks_c^2)/(1+k)$,$\alpha$ 有单、双侧之分,β 为单侧,u_α、u_β 查 u 界值表;$\delta = |\bar{X}_e - \bar{X}_c|$,$\Delta$ 为等效差值,$\Delta > \delta$,$\bar{X}_e$、$\bar{X}_c$、s_e、s_c 分别为试验组、对照组的均数及其标准差。

例 6-19 某医师欲用某中药合剂代替烟酸肌醇治疗脂血症,预试前后的高密度脂蛋白胆固醇/总胆固醇的比值见表 6-7,当 $\alpha = 0.05$、$\beta = 0.10$ 时各需观察多少例数?

表 6-7 中药合剂代替烟酸肌醇治疗脂血症疗效比较

组 别	均 数		标 准 差	
	原 始 值	对 数 值*	原 始 值	对 数 值
中药合剂	0.024 5	$-7.457\,6(\bar{X}_e)$	1.039 9	$2.738\,1(s_e)$
烟酸肌醇	0.026 1	$-7.308\,9(\bar{X}_c)$	1.017 1	$2.706\,7(s_c)$

注:*:对数转换公式见表 6-5。

本例观察值变异大,用对数值估计样本量。本例单侧检验,两组例数相等(即 $k=1$),则 $s^2 = [2.738\,1^2 + 1 \times 2.706\,7^2]/(1+1) = 7.411\,7$。设 $\Delta = (1/5)\sqrt{7.411\,7} = 0.544\,5$。$\delta = |-7.457\,6 - (-7.308\,9)| = 0.148\,7$

以 $\alpha = 0.05$,$\beta = 0.10$ 查 u 界值表得 $u_{0.05} = 1.644\,9$、$u_{0.10} = 1.281\,6$,则:

$$n = (1.644\,9 + 1.281\,6)^2 \times (1 + 1/1) \times 7.411\,7/(0.544\,5 - 0.148\,7)^2 = 809.97 \approx 810。$$

故两组各需观察 810 例。

(三) 样本率与总体率比较的样本量估计

(1) 当目标事件发生率介于 0.2~0.8(或 0.3~0.7)之间时,用下式估算:

$$n = \frac{(u_\alpha + u_\beta)^2 p_0(1 - p_0)}{(\Delta - \delta)^2} \qquad (式 6-24)$$

式中 p_0 为总体率,p 为样本率,Δ 为等效性率差,$\delta = |p - p_0|$,u_α、u_β 查 u 界值表。

例 6-20 西咪替丁治疗消化性溃疡的近期愈合率一般为 77%,某消化疾病研究室欲用呋喃唑酮(预试验近期愈合率为 80%)代替西咪替丁,当 $\alpha = 0.05$、$\beta = 0.10$、$\Delta = 0.1$ 时需治疗多少例数?

本例双侧检验,$p_0 = 0.77$,$p = 0.80$,$\Delta = 0.1$,$\delta = 0.80 - 0.77 = 0.03$,$\Delta > \delta$,查 u 界值表得 $u_{0.05/2} = 1.96$,$u_{0.10} = 1.281\,6$。则:$n = (1.96 + 1.281\,6)^2 \times 0.77 \times (1 - 0.77)/(0.10 - 0.03)^2 = 379.8 \approx 380$。故本设计至少需治疗 380 例消化性溃疡。

(2) 事件发生率为小于 0.2(0.3)或大于 0.8(或 0.7)时,需要对率进行平方根反正弦变换,估算公式为:

$$n = \frac{(u_\alpha + u_\beta)^2}{4(\sin^{-1}\sqrt{p} - \sin^{-1}\sqrt{p_0})^2} \qquad (式 6-25)$$

式中 p_0 为总体率,p 为样本率,Δ 为等效性差值,$\delta = |p - p_0|$,u_α、u_β 查 u 界值表。π_0、π_1 分别为期望总体率、期望样本率,其度数以弧度计。

$$\pi_0 = p_0 \qquad\qquad d = \Delta - \delta$$
$$\pi_1 = p_0 + d \qquad (p > P_0) \text{ 或 } \pi_1 = p_0 - d \ (p < P_0)。$$

例 6-21 某市一般人群高血压患病率为 7.6%,预调查某职业人群高血压患病率为 9.1%,某医师欲观察该职业人群高血压患病率不高于一般人群需调查多少人($\alpha = 0.05$、$\beta = 0.10$、$\Delta = 0.05$)?

本例 $p_0 = 0.076$,$p = 0.091$,$u_{0.05} = 1.644\,9$,$u_{0.1} = 1.281\,6$。

$\delta = |\,0.076 - 0.091\,| = 0.015$,$\Delta - \delta = 0.05 - 0.015 = 0.035$。

$\pi_0 = 0.076$,$\pi_1 = p_0 + 0.035 = 0.111$

$n = (1.644\,9 + 1.281\,6)^2 / [4 \times (\sin^{-1}0.111^{1/2} - \sin^{-1}0.076^{1/2})^2] = 587.6 \approx 588$

因此,需从该职业人群调查 588 人。

(四)两独立样本率比较的样本量估计

(1)当目标事件发生率介于 0.2~0.8(或是 0.3~0.7)之间时,按下式估算:

$$n = \frac{(u_\alpha + u_\beta)^2 [p_1(1 - p_1) + p_2(1 - p_2)]}{(\Delta - \delta)^2} \qquad (式 6-26)$$

式中 Δ 为等效性差值,$\delta = |\,p_1 - p_2\,|$,u_α、u_β 可查 u 界值表,p_1、p_2 分别为样本率,$\Delta > \delta$。

例 6-22 某医师欲用呋喃唑酮代替西咪替丁治疗消化性溃疡,得资料见表 6-8,能否认为两药具有等效性($\alpha = 0.05$,$\Delta = 0.10$)?若需再试验,请估算样本量($\alpha = 0.05$、$\beta = 0.10$)。

表 6-8 呋喃唑酮代替西咪替丁治疗消化性溃疡疗效比较

	n	治愈例数	治愈率(100%)
呋喃唑酮	60	48	80.0
西咪替丁	58	45	77.0

本例双侧检验,查表 6-2 得 $u_{0.05/2} = 1.960\,0$,$u_{0.10} = 1.281\,6$,$p_1 = 0.80$,$p_2 = 0.77$,$\Delta = 0.1$,$\delta = 0.80 - 0.77 = 0.03$,$\Delta > \delta$,则:$n = (1.96 + 1.281\,6)^2 [0.80 \times (1 - 0.80) + 0.77 \times (1 - 0.77)]/(0.1 - 0.03)^2 = 722.9 \approx 723$。故每组需观察 723 例。

(2)当目标事件发生率小于 0.2(或 0.3)或大于 0.8(或 0.7)时,对率进行平方根反正弦变换,用下式计算:

$$n = \frac{(u_\alpha + u_\beta)^2}{2(\sin^{-1}\sqrt{p_e} - \sin^{-1}\sqrt{p_c})^2} \qquad (式 6-27)$$

式中 p_e、p_c 分别为试验组、对照组阳性率,Δ 为等效性差值,$\delta = |\,p_e - p_c\,|$,u_α、u_β 查 u 界值表。π_e、π_c 分别为试验组期望阳性率、对照组期望阳性率,其度数以弧度计。

$$p = (p_e + p_c)/2, \qquad d = |\,\Delta - \delta\,|/2。$$
$$\pi_e = p + d\,(p_e > P_c) \text{ 或 } \pi_e = p - d\,(p_e < P_c)$$
$$\pi_c = p - d\,(p_c < P_e) \text{ 或 } \pi_c = p + d\,(p_c > P_e)$$

例 6-23 某结核病防治所,对同病情结核病预治疗试验,初治涂阳法治愈率为 90.10%,复治涂阳法治愈率为 93.28%,试问初治涂阳法作为复治涂阳法的等效性疗法研究需观察多少例数($\alpha = 0.05$、$\beta = 0.10$、$\Delta = 0.10$)?

本例 $p_e = 0.901$,$p_c = 0.932\,8$,$u_{0.05/2} = 1.96$,$u_{0.10} = 1.281\,6$,

$\delta = \mid 0.901 - 0.9328 \mid = 0.0318,\ p = (0.901 + 0.9328)/2 = 0.9169,$

$d = \mid 0.1 - 0.0318 \mid /2 = 0.0341$

$\pi_e = 0.9169 - 0.0341 = 0.8828,\ \pi_c = 0.9169 + 0.0341 = 0.9510$

$n = (1.9600 + 1.2816)^2/[2(\sin^{-1}0.8828^{1/2} - \sin^{-1}0.9510^{1/2})^2] = 329.9$。两组各需观察 330 例结核患者。

第六节　非劣效性检验样本量估计

非劣效性检验样本量的估计与等效性检验样本量估计方法基本相同,需要注意的是非劣效性检验为单侧检验,而等效性检验是双侧或单侧检验。现仅介绍最常用的两样本均数比较、两样本率比较的非劣效性检验样本量的估计,其他假设检验请参考等效性检验样本量估计方法。

(一) 两独立样本均数比较的样本量估计

例 6-24　某医师观察氯米帕明、文拉法辛各治疗 20 例 CCMD-Ⅲ抑郁症,治疗 6 周后,用 HAMD 抑郁量表评分,氯米帕明为 8.69 ± 5.29,文拉法辛为 7.85 ± 6.33,试问氯米帕明治疗抑郁症疗效不劣于文拉法辛,各需观察多少例数 $(\alpha = 0.05 \text{、} \beta = 0.10 \text{、} \Delta = 2)$?

估算公式参照式 6-23,α 为单侧,β 为单侧。本例单侧检验,两组例数相等(即 $k = 1$),则 $s^2 = [5.29^2 + 1 \times (6.33)^2]/(1 + 1) = 33.9209$。设 $\Delta = 2$。$\delta = 8.69 - 7.85 = 0.84$。以 $\alpha = 0.05$,$\beta = 0.10$ 查 u 界值表得 $u_{0.05} = 1.6449$、$u_{0.10} = 1.2816$,则:

$n = (1.6449 + 1.2816)^2 (1 + 1/1) \times 33.9209/(2 - 0.84)^2 = 431.8 \approx 432$。$n + 2$

$= 432 + 2 = 434$。

故两组各需观察 CCMD-Ⅲ抑郁症患者 434 例。

(二) 两样本率比较的样本量估计

(1) 当目标事件发生率介于 0.2~0.8(或是 0.3~0.7)之间时,按式 6-26 估算。

例 6-25　某医师研究新药 1 号与呋喃唑酮治疗消化性溃疡,预试验呋喃唑酮治愈率为 80.5%,新药 1 号治愈率为 78.0%,试问新药 1 号不劣于呋喃唑酮治疗消化性溃疡各需观察多少例数 $(\alpha = 0.05 \text{、} \beta = 0.10 \text{、} \Delta = 0.1)$?

本例单侧检验,查表 6-2 得 $u_{0.05} = 1.6449$,$u_{0.10} = 1.2816$,$p_1 = 0.805$,$p_2 = 0.780$,$\Delta = 0.1$,$\delta = 0.805 - 0.780 = 0.025$,$\Delta > \delta$,则 $n = (1.6449 + 1.2816)^2[0.805 \times (1 - 0.805) + 0.780 \times (1 - 0.780)]/(0.1 - 0.025)^2 = 499.4 \approx 500$。

故每组需观察消化性溃疡 500 例。

(2) 当目标事件发生率小于 0.2(或 0.3)或大于 0.8(或 0.7)时,对率采用平方根反正弦变换,用式 6-27 计算。式中 p_e、p_c 分别为试验组、对照组阳性率,Δ 为非劣效性差值,$\delta = \mid p_e - p_c \mid$,$u_\alpha$、$u_\beta$ 查 u 界值表。π_e、π_c 分别为试验组期望阳性率、对照组期望阳性率,其度数以弧度计。

$$p = (p_e + p_c)/2,\ d = (\Delta - \delta)/2$$
$$\pi_e = p - d,\ \pi_c = p + d$$

例 6-26　某医师观察帕罗西汀联合心理(甲组)与帕罗西汀(乙组)治疗 CCMD-Ⅲ焦虑

障碍,预试验各治疗 30 例,两个月后,用 HAMD 量表评分,有效率甲组为 90.0%,乙组为 83.3%,试问乙组疗效不劣于甲组各需观察多少例数 ($\alpha = 0.05$、$\beta = 0.10$、$\Delta = 0.1$)?

本例 $p_e = 0.833$, $p_c = 0.900$, $u_{0.05} = 1.644\,9$, $u_{0.10} = 1.281\,6$,

$\delta = \mid 0.833 - 0.900 \mid = 0.067$, $p = (0.833 + 0.900)/2 = 0.866\,5$, $d = \mid 0.1 - 0.067 \mid /2 = 0.016\,5$。

$\pi_e = 0.866\,5 - 0.016\,5 = 0.850$, $\pi_c = 0.866 + 0.016\,5 = 0.883$。

$n = (1.644\,6 + 1.281\,6)^2 / [2(\sin^{-1} 0.850^{1/2} - \sin^{-1} 0.883^{1/2})^2] = 1\,813.3 \approx 1\,814$。

两组各需观察 CCMD-Ⅲ焦虑障碍患者 1\,814 例。

第七节 其他常见设计类型的样本量估计

一、疾病危险因素研究的样本量估计

(一)队列研究

估算公式为: $$n = \left[\frac{u_\alpha \sqrt{2pq} + u_\beta \sqrt{p_1(1-p_1) + p_2(1-p_2)}}{p_1 - p_2} \right]^2 \qquad (式 6-28)$$

式中 α 有单、双侧之分,u_α、u_β 查 u 界值表,$p = (p_1 + p_2)/2$, $q = 1 - p$, p_1、p_2 分别为暴露组与非暴露组的发病率(若为人年发病率,则 n 为每组应随访人年数)。

例 6-27 某研究室研究职业与高血压病发病关系,据文献报道 5 年观察中炊事职业高血压病发病率为 4%,现采用排油烟空气调节措施,且预计 5 年中高血压病发病率为 3%,试问要说明该措施有效需观察多少例数 ($\alpha = 0.05$, $\beta = 0.10$)?

本例单侧检验,$p_1 = 0.04$, $p_2 = 0.03$, $p = (0.04 + 0.03)/2 = 0.035$, $q = 1 - 0.035 = 0.965$,查 u 界值表 $u_{0.05} = 1.644\,9$, $u_{0.10} = 1.281\,6$,则:

$$n = \left\{ \frac{(1.644\,9)\sqrt{(2)(0.035)(0.965)} + (1.281\,6)\sqrt{(0.04)(1-0.04) + (0.03)(1-0.03)}}{(0.04 - 0.03)} \right\}^2 \approx$$

5\,784。本研究至少需观察 5\,784 例。

(二)病例对照研究

1. 非配对病例对照研究

估算公式为: $$n = \left\{ \frac{u_\alpha \sqrt{2u(1-u)} + u_\beta \sqrt{f(1-f) + pq}}{f + p} \right\}^2 \qquad (式 6-29)$$

式中 $$p = \frac{fR}{1 + f(R-1)} \qquad (式 6-30)$$

$$u = \frac{f(1+R)}{2\{1 + f(R-1)\}} \qquad (式 6-31)$$

p 为病例组内暴露者比例,$q = 1 - p$, R 为预期相对危险度,f 为对照组(人群中)暴露者的比例,α 有单、双侧,u_α、u_β 查 u 界值表。

例 6-28 某肿瘤研究所研究服用雌激素对子宫内膜癌发病的相对危险性,预试时对照组服用雌激素的比例为 45%,暴露造成的相对危险度 $R=3$,当 $\alpha=0.05$,$\beta=0.10$ 时,问病例与对照各需观察多少病例?

本例 $f=0.45$,$R=3$,$u_{0.05/2}=1.96$,$u_{0.10}=1.2816$

$$p=\frac{(0.45)(3)}{1+(0.45)(3-1)}=0.7105,\quad u=\frac{(0.45)(1+3)}{2\{1+(0.45)(3-1)\}}=0.4737,\quad q=1-p=$$

$1-0.7105=0.2895$

$$n=\left\{\frac{(1.90)\sqrt{(2)(0.4737)(1-0.4737)}+(1.2816)\sqrt{(0.45)(1-0.45)+(0.7105)(0.2895)}}{0.45-0.7105}\right\}^2$$

$$=74.4\approx 75$$

本设计病例组与对照组各需观察 75 例。

2. 配对病例对照研究

(1) 1∶1 配对

估算公式为

$$m=\left\{\frac{u_\alpha/2+u_\beta\sqrt{p(1-p)}}{p-0.5}\right\}^2 \tag{式 6-32}$$

$$p=\psi/(1+\psi)\approx R/(1+R) \tag{式 6-33}$$

$$n=m/(p_0q_1+p_1q_0) \tag{式 6-34}$$

式中 ψ、R 为比值比(OR)或相对危险度(RR),p_0、p_1 分别为对照、病例组阳性率,$q_0=1-p_0$,$q_1=1-p_1$,n 为样本量,p_1 由下式计算:

$$p_1=\frac{p_0R}{1-p_0(R-1)} \tag{式 6-35}$$

例 6-29 某医师拟用 1∶1 病例对照研究,调查某省有使用雌激素史与子宫内膜癌关系,据国外报道,不用雌激素妇女的子宫内膜癌患病率为 2.01%,暴露造成的相对危险度不小于 5,试问病例对照组各需观察多少例数($\alpha=0.05$,$\beta=0.10$)?

本例双侧检验,$u_{0.05/2}=1.96$,$u_{0.10}=1.2816$,$R\geqslant 5$,$p_0=0.0201$,$q_0=1-0.0201=0.9799$,$p=5/(1+5)=0.8333$。

$p_1=(0.0201\times 5)/[1+0.0201\times(5-1)]=0.0930$,$q_1=1-0.0930=0.9070$,

$m=[1.96/2+1.2816\times(0.8333\times(1-0.8333))^{1/2}]^2/(0.8333-0.5)^2=19.1268$,

$n=19.1268/[0.0201\times 0.9070+0.0930\times 0.9799]=174.89\approx 175$。

按公式计算,该设计的病例组与对照组,各组至少需调查 175 例。

(2) 1∶C 配对

估算公式为 $\overline{X}$

$$\bar{p}=\frac{(p_0+Cp_1)}{(1+C)} \tag{式 6-36}$$

$$\bar{q}=1-\bar{p} \tag{式 6-37}$$

$$n = \left\{ \frac{u_a\sqrt{(1+1/C)\,\overline{p}\overline{q}} + u_\beta\sqrt{p_0q_0 + p_1q_1/C}}{p_0 - p_1} \right\}^2 \qquad \text{(式 6-38)}$$

式中，p_0 为暴露组的发病率，$q_0 = 1 - p_0$，p_1 按式 6-35 计算，每个病例有 C 个对照，样本量病例组 n'，对照组为

$$Cn = n'(1+C)/(2C) \qquad \text{(式 6-39)}$$

例 6-30 某暴露组的发病率为 20.1%，$OR = 5$，如若采用 1：4 病例对照研究，试问病例组与对照组各需多少例数（$\alpha = 0.05$，$\beta = 0.10$）？

本例 $u_{0.05/2} = 1.96$，$u_{0.10} = 1.281\,6$，$C = 4$，$R = 5$，$p_0 = 0.201$，则 $q_0 = 0.799$

$p_1 = 0.201 \times 5/[1 + 0.201 \times (5-1)] = 0.557\,1$，$q_1 = 1 - 0.557\,1 = 0.442\,9$

$\overline{p} = [0.201 + 4 \times 0.557\,1]/(1+4) = 0.485\,9$，$\overline{q} = 1 - 0.485\,9 = 0.514\,1$

$$n = \left\{ \frac{(1.96)\,\sqrt{(1+1/4)(0.485\,9)(0.514\,1)} + (1.281\,6)\,\sqrt{(0.201)(0.799) + (0.557\,1)(0.442\,9)/4}}{0.201 - 0.557\,1} \right\}^2$$
$$= 23$$

$Cn = 4 \times 23 = 92$

按此计算，该 1：4 配对设计的病例组至少应观察 23 例，对照组至少应观察 92 例。

二、多元线性回归分析的样本量估计

多元回归分析的样本量估计有两种估计方法（陈彬，1988）。

1. 用复相关系数 R 求 n

$$n = 1 + m + m\psi^2\left(\frac{1}{R^2} - 1\right) \qquad \text{(式 6-40)}$$

式中 m 为变量个数，R 为复相关系数，ψ 是以 α、β、$\nu_1 = m$、$\nu_2 = n - m - 1$ 查 ψ 值表（附表 5，附表 6）；求 $n_{(1)}$ 时令 $\nu = \infty$，求 $n_{(2)}$ 时令 $\nu_2 = n_{(1)} - m - 1$，求 $n_{(3)}$ 时令 $\nu_2 = n_{(2)} - m - 1$，……，余仿此。直至前后两次计算的样本量稳定为止。

2. 用修正复相关系数 R_a 求 n

$$R_a = \sqrt{1 - (1 - R^2)\frac{(n-1)}{(n-m-1)}} \qquad \text{(式 6-41)}$$

再以 R_a 代替 R，按式 6-40 求 n_a。

$$n_a = 1 + m + m\psi^2\left(\frac{1}{R_a^2} - 1\right) \qquad \text{(式 6-42)}$$

求得的 n 和 n_a 供研究者选用，若考虑回归方程的稳定性，一般建议选用 n_a。

例 6-31 某医院内科欲以身高、体重、年龄和体表面积预报某市健康成人第一秒用力肺活量，据文献报道，复相关系数 $R = 0.50$，试估计用回归方程建立临床医学参考值范围需观测多少健康成人（$\alpha = 0.05$，$\beta = 0.10$）？

本例 $R = 0.5$，$m = 4$，以 $\alpha = 0.05$，$\beta = 0.10$，$\nu_1 = 4$，$\nu_2 = \infty$ 查 ψ 值表（附表 5，附表 6）得

$$\psi_{0.05,0.10,4,\infty}=1.96,\text{则 } n_{(1)}=1+4+4(1.96)^2\left[\frac{1}{(0.5)^2}-1\right]=51.1\approx52,$$

再以 $\nu_2=52-4-1=47$，查 ψ 值表，和 $\psi_{0.05,0.10,4,47}=2.06$，则：$n_{(2)}=1+4+4$ $(2.06)^2\left[\frac{1}{(0.5)^2}-1\right]=55.9\approx56$

再以 $\nu_2=56-4-1=51,\cdots\cdots$。求得 $n_{(3)}=56$，故 $n=56$。

以 $n=56$，$R=0.5$，$m=4$，按式 6-41 求 R_a

$$R_a=\sqrt{1-(1-0.5)^2\frac{(56-1)}{(56-4-1)}}=0.4372$$

以 $\alpha=0.05$，$\beta=0.10$，$m=4$，$R=0.4372$，按式 6-42 求 n_a

$$n_a=1+4+4\times2.06^2\left[\frac{1}{(0.4372)^2}-1\right]=75。本设计可供选择的样本量为 n=56，$$

$n_a=75$。

三、多因素分析的样本量估计

多因素分析已被广泛应用于临床研究之中。国内外关于多因素分析设计时样本量估算文献较少，如 Self SG 和 Mauritsen RH(1988)根据 Score 统计量提出对广义线性模型的样本大小和检验效能的计算方法。1997 年，Guanghan Liu 和 Kung-Yee Liang 将 Self 与 Mauritsen 的多元分析工作扩展到相关观察研究。Kendall M(1975)倡导作为一个粗糙的工作准则，观测数至少是变量个数的 10 倍。一般认为 n 至少是 m 的 5～10 倍(即一般规则)。按数量化理论，一般样本量 $n\geqslant2P$(P 为类目数，即所有因素的水平数目之和)；典型相关分析要求大样本，如一组有 8 个变量，另一组有 7 个变量，有的学者认为应大于 200；对判别分析有的学者提出 n 应大于 50；logistic 回归分析理论上要求大样本，Lubin JH(1981)采用蒙特卡洛(Monte Carlo)法模拟研究一个二值变量，建议条件 logistic 回归的配对子数应大于 50；当有多个变量时，样本数有更大的增加，如果组数太少，可在每个配对组中加大对照组数目(一般对照组数目小于或等于 4)，有助于克服样本量不足的缺点。国内也有学者提出 COX 模型样本量一般不宜小于 40，且随因素的增加，样本量应增加；一般要求每一因素各水平组有足够的例数，一般用调和平均数表示因素内各水平病例数的比例，有人认为调和平均数小于 15 的因素可以剔除。国内也有人根据复相关系数 R 的分布密度计算回归分析时样本量。

鉴于回归分析与典型相关分析、判别分析、主成分分析、因子分析、时间序列分析等关系密切，陈彬(1988)提出回归分析设计样本量的两步估计。此法计算简便，还可用于计算复相关系数的广义线性模型的样本量估算。

四、重复测量设计的样本量估计

在临床研究中对观测指标进行多次、重复测量比较常见。如在随机对照试验中，每个受试者处理前观测 p($p=1,2,\cdots\cdots$)次，处理后观测 r($r=1,2,\cdots\cdots$)次。对于多个处理组处理前后重复观测数据可进行多层次模型分析，可使用 MLn 等专用统计软件处理。

两个处理组重复观测设计，采用协方差分析时，所需样本量的估算公式为：

$$n = \frac{2\sigma^2(u_\alpha + u_\beta)^2}{\delta^2} \left\{ \left[\frac{1}{r} + \left(1 - \frac{1}{r}\right)\rho \right] - \frac{\rho^2}{1/p + (1 - 1/p)\rho} \right\} \qquad \text{(式 6 - 43)}$$

式中 p 为每个受试者处理前观测次数；r 为处理后观测次数；$\delta = \mu_e - \mu_c$，μ_e、μ_c 分别为试验组和对照组处理后的总体均数，常用样本均数估计；ρ 取值范围常在 $0.50 \sim 0.75$ 之间，专家建议 $\rho = 0.65$ 或 $\rho = 0.70$；σ 是总体标准差，通常以样本标准差 s 估计；α 取双侧，β 取单侧。

例 6 - 32 某医师研究运动对原发性高血压患者高胰岛素血症的影响，将原发性高血压受试者随机分为试验组与对照组，重复观测空腹血浆胰岛素，试验前基础观测 2 次，试验后重复观测 4 次。查文献知高血压患者空腹血浆胰岛素的标准差 $s = 10.32$ mu/L，其具临床意义的最小差值为 5 mu/L，问各组需观察多少例数（$\alpha = 0.05$，$\beta = 0.20$）？

本例 $s = 10.32$ mu/L，$\delta = 5$ mu/L，$\rho = 0.65$，$r = 4$，$p = 2$，$u_{0.05/2} = 1.96$，$\beta_{0.20} = 0.841\ 7$

$$n = \frac{2(10.32)^2(1.96 + 0.841\ 7)^2}{5^2} \left\{ [1/4 + (1 - 1/4)(0.65)] - \frac{(0.65)^2}{1/2 + (1 - 1/2)(0.65)} \right\}$$
$$= 15.07 \approx 16$$

该项研究各组至少需观察 16 例。

五、两生存率比较的样本量估计

估计公式为：

$$n = \{u_\alpha[p^2(Q_e^{-1} + Q_c^{-1})]^{1/2} + u_\beta(p_e^2 Q_e^{-1} + p_c^2 Q_c^{-1})^{1/2}\}^2 / (p_e - p_c)^2 \qquad \text{(式 6 - 44)}$$

式中 p_e、p_c 为试验组、对照组事件发生率，Q_e、Q_c 分别为试验组、对照组样本量构成比（$Q_e + Q_c = 1$）；各组样本量：$n_e = nQ_e$，$n_c = nQ_c$；α 有单、双侧之分，u_α、u_β 查 u 界值表，$p = p_e Q_e + p_c Q_c$。

例 6 - 33 某医师欲比较两种早期乳腺癌疗法的治疗效果，已知旧疗法 5 年生存率为 52.5%，新疗法 5 年生存率为 72.5%，当 $\alpha = 0.05$，$\beta = 0.10$ 时要观察多大的样本量？

本例单侧检验，$p_e = 0.725$，$p_c = 0.525$，$Q_e = Q_c = 0.5$，$p = 0.5 \times 0.725\ 4 + 0.5 \times 525 = 0.625$，查 u 界值表 $u_{0.05} = 1.644\ 9$，$u_{0.10} = 1.281\ 6$，则：

$$n = \{1.644\ 9 \times [0.625^2 \times (0.5^{-1} + 0.5^{-1})]^{1/2} + 1.281\ 6 \times [0.725^2 \times 0.5^{-1}$$
$$+ 0.525^2 \times 0.5^{-1}]^{1/2}\}^2 / (0.725 - 0.525)^2 \approx 339,$$

$n_e = n_c = 0.5 \times 339 \approx 170$。这项设计新、旧疗法各需观察早期乳腺癌患者 170 例。

（陈 彬 康德英）

第七章 临床研究应遵守的伦理学原则

医学进步是以研究为基础的,医学研究是生命科学技术的主体,是认识疾病本质及其防治规律的一项重要实践活动。临床研究是指在人体(患者或健康志愿者)身上进行的以验证新疗法、新药物的有效性和安全性的系统性医学研究,其目的是更好地为防治疾病、增进人类健康服务。因此,临床研究理应最大限度地保障人类的安全、利益与公平。其结果是给受试者带来利益还是造成危害? 研究者必须对此做出评价,这就涉及临床研究中的伦理问题。

西方"伦理"一词,是从希腊文 ethos,即风俗、风尚、性格演绎而来。在公元前 4 世纪,由希腊著名哲学家亚里士多德创立的一门以道德品质为研究对象的学问。在中国的文字中,"伦"指人与人之间,"理"指道理,准则,"伦理"就是指人与人相处时应遵循的道理和规则。因此,伦理学(ethics)就是研究人与人、人与社会之间行为规范和原则的一门科学。它不仅让人们知道待人处事应当遵循的准则,更重要的是培养人们自觉地按照一定规范来支配自己的行动,即要弄清楚应该做什么和如何来做,从而保护人类的利益、权利、尊严。随着现代社会的发展,人与人之间、与社会之间的关系越来越密切和复杂,不断显现出许多新的伦理问题,同时也促进了伦理学的发展。

医学伦理学(medical ethics)是在医疗实践中逐渐形成和发展起来,以研究医疗卫生人员与服务对象以及医疗卫生人员之间行为规范的一门科学,包括医疗行为和医学研究行为,是伦理学的应用发展。它应用一般道德理论、原则和规范探讨医疗及医学研究中的伦理问题及其解决方法。其中,涉及人体的临床医学研究的伦理问题最受关注。它除了具有一般科研共同的特征,如探索性、创新性、复杂性外,还有其自身的重要特点即人的生命属性。

第一节 临床研究中的伦理问题

涉及人的生物医学临床研究对象包含了可识别身份的人类材料和可识别身份的数据两部分。研究样本可能是人体,也可能只是医疗记录或生物标本。研究方法可以是临床中的药物、器械、手术、影像等试验,也可以是疾病的流行病学调查。这些研究与医疗不同,医疗是使用业已证明相对有效和安全的疗法来治疗患者,患者是受益者,而在临床研究中,受试者要接受有效性和安全性尚待证明的新疗法或新药物的干预。因此参加临床研究的受试者可能不仅不能受益,反而还可能遭受风险和不便,他们是在为医学科学事业做贡献。

(一) 临床研究对象的特殊性

现代医学研究在经过实验室研究和动物实验之后,最终都将在人体身上进行验证,即临床研究。人的生命只有一次,因此要求研究者遵循临床研究中的伦理要求,保障受试者健康。受试者的健康与利益应高于研究本身。在进行科学研究时,有时会出现利益冲突。如受试者是随机分配进入试验组或对照组的,有时对照组的受试者使用没有药理作用的安慰剂。如受试者利益、研究人员利益、资助者利益以及社会利益之间不能够协调一致。当发生利益冲突时伦理问题就产生了。该临床试验是否应该做？应该如何做？

其次，临床研究中的受试者除了具有生物属性外，还具有社会属性。研究结果除了影响人体的健康（促进或危害），也将不同程度地影响社会关系。如现代诊疗设备的使用、人工生殖、基因工程、器官移植的发展，大大提高了人们诊治疾病的能力，但同时也带来了令人忧虑的伦理社会冲突，如过度医疗、医疗费用浪费等，对医学研究的善恶评价即伦理问题显得更加复杂。

（二）研究结果的不确定性

临床医学研究的目的是希望发现未知或者检验某一种新的干预性诊治措施效能的假定，尽管试验前它有足够的实验科学依据，但是我们仍然不能肯定其结果。与许多科学研究一样，临床医学研究的结果期望有益于人类，但也许会给人类带来某种危害（如药物不良反应），鉴于系人体试验，故我们事前也不可能获得科学依据。许多基础实验能在动物模型中成功，但不能把这些模型结果等同于人体的生理、药理和毒理反应指标。目前认为，所有创造性的干预措施，不管是诊断、预防或治疗的，最终都要在人类个体上进行评估。因此，必须强调人体类试验的安全性。例如：20世纪食道癌术后加放疗是否有利于提高患者生存率研究，由于众所周知的放疗副作用，加用放疗的安全性和预期效果就备受争议，此次试验的受试者是否受益未知。但如进行研究，结果将有利于未来患者术后选择放疗是否合理有利，伦理问题由此产生。如试验结果显示生存率降低，那么受试者个体得到了放疗副作用双重伤害。另一方面，如放疗结果增加了生存率，那未接受放疗的患者就等于丧失了一个较好的治疗机会，不公正现象由此产生，这也属于临床研究中伦理问题。因此，临床研究者应充分估计科研活动对人体产生的损害和潜在危险并事先提出相应的补救措施，最大限度地保障人体安全。做到知情同意以减少对人体的伤害，也是伦理学关心的问题之一。

临床医学的发展，必须要进行临床医学人体试验。在我国当今医疗体制与商品经济发展的社会环境中，医患间的矛盾十分突出，为临床医学带来了某些不利因素。为了真正有效地保障人类的健康，促进临床医学的健康发展，同时切实保障临床医生与研究者的切身利益，建立生物医学临床研究的伦理原则并遵循和执行，是一个非常重要的问题。

第二节 临床研究的伦理基本原则

在医学领域中，科学家追求知识并没有任何禁区，但科学家在临床研究中的任何行动都不能回避伦理的基本原则。临床研究中，科学和技术解决"能干什么"的问题，而伦理学则解决"该干什么"的问题，两者是互补的，临床研究应以符合伦理原则为基础和前提。医学的发展与临床研究中伦理规范化是可以两全的。不符合规范的临床研究会受到社会公众的谴责和反对，反之可以更好得到社会公众的支持和参与。

一、临床研究相关的国际国内伦理法规

涉及人的临床医学研究史上，有许多漠视甚至侵犯受试者利益的丑闻事件，这些危害受试者健康的严重教训受到各国及国际组织的关注，并以此为基础总结制定了维护受试者权力的国际伦理准则和法规，以保护受试者，使人体研究顺利进行。

第二次世界大战期间，德国纳粹迫使集中营中受害者接受许多惨无人道的"生物医学试

验"，以获得有利于他们的医学知识及战争需要。如众所周知的"低温冷冻""芥子气"试验等，造成了数百万人的死亡。这些受害者是在完全被迫的情况下参加的，他们甚至不知道在他们身上进行的是什么试验，更没有同意和拒绝的机会和权利去表达他们的想法。二战结束后，这些虐待战俘强迫性进行人体试验的问题得以披露，引起了公众注意。国际社会组织在德国纽伦堡审判战犯的国际军事法庭上，揭发了纳粹医生和科学家的不人道罪行，并形成了十点声明，由此诞生了第一部人体试验研究的国际伦理法典《纽伦堡法典》（Nuremberg Code，1946 年），成为临床研究伦理规范的基石。这部国际性法典的核心内容是：在没有得到"自愿同意"前不能进行人体试验。这一条在以后的各项准则中一直保留。

1964 年世界医学协会在世界卫生组织的协助下，以《纽伦堡法典》精神为模版并发展补充后，在芬兰赫尔辛基召开的第十八届世界医学大会上正式通过了关于生物医学研究伦理准则的《赫尔辛基宣言》（Helsinki Declaration）。它是一份以人作为受试对象的生物医学研究伦理原则，比《纽伦堡法典》更加全面、具体和完善，被公认为关于人体试验的第二个国际文件，是指导"以人体为对象的医学研究的伦理准则"，为各国医学界普遍接受。2008 年 10 月 18 日，在韩国首尔召开的第五十九届世界医学大会通过了《赫尔辛基宣言》修正案，是宣言自 1964 年首次发布以来的第六次修正。修正案扩展了宣言的适用对象，重申并进一步澄清了基本原则和内容，加强了对受试者的权利保护，同时还增加了临床试验数据注册和使用人体组织时的同意等新内容。修正案提高了人体医学研究的伦理标准，共有 32 条细则，包括 12 条基本原则，4 条附加原则和 4 条主要内容及其他。宣言在重申并进一步澄清基本原则及内容基础上，首次对使用人体组织及数据时的知情同意问题做出规定，"为医学研究而使用可辨识的人体组织（包括血液、器官组织和 DNA）或人体数据，医师通常应获得收集、分析、储存和（或）重新使用的同意"，第三十二条对安慰剂（placebos）的使用情形做了更具体的规定，安慰剂只能在极有限的情况下使用，即接受安慰剂的患者不会遭受任何严重的或不能挽回的损害。这些新内容都是针对目前医学研究中出现的新问题和新形势做出的反应。

现在，在临床研究领域，伦理学的原则得到越来越普遍的尊重和遵循。一些国家明确规定，由国家资助的研究项目必须遵循有关的伦理准则、条例和法律。在我国，在临床研究中遵循伦理学原则也得到普遍的认同。由于各国社会、文化、政治、宗教信仰等背景差异，决定了对待和处理医学研究中伦理问题的态度和方法会有所不同。因此，各国以《赫尔辛基宣言》为基本准则，结合当地现状相继制定了一些涉及人体医学研究的伦理法规和文件。

1998 年我国卫生部公布了《卫生部涉及人体的生物医学研究伦理审查办法》试行版，其中有四项是与伦理有关的禁止项目，包括与人体无性繁殖有关的实验研究、利用人胚胎及流产胎儿的研究、与国外交换流产胎儿及其脏器和买卖人体细胞、组织和脏器。运行 6 年后于 2007 年 1 月 11 日正式公布了《涉及人的生物医学研究伦理审查办法（试行）》，分 5 章，共 30 条，主要规定涉及人的生物医学研究伦理审查原则，伦理委员会的设置，伦理审查的程序、方法以及审查的监督与管理等。

1998 年我国卫生部颁发了《药品临床试验管理规范（试行）》（Good Clinical Practice，GCP），1999 年国家药品监督管理局发文应用于药物的临床试验中，提出了"遵守伦理道德，保障受试者权益"的明确要求，临床试验方案及其修改必须经过伦理委员会审查并尊重伦理委员会的意见和建议，试验过程中应严格按照 GCP 要求向受试者说明有关试验的详细情况，获取知情同意书，保证受试者依从性等伦理管理法规。随着临床试验范围的不断扩大和深入,从新药的验证到诊断新设备的临床评价。2003 年 6 月国家食品药品监督管理局正式颁发《药物临床试验管理规范》,对我国在临床研究中贯彻伦理学原则起到积极的作用。

二、临床研究的伦理原则及其应用

伦理学会随社会经济、科学文化、价值的改变而发展,但它的一些基本价值不会改变。为了使我们的行动符合伦理学的准则和有关条例、法律,1974 年 7 月,美国国家科研法案(公共法则 93348)立法,成立了保护生物医学研究人体试验对象的全国委员会,主要任务之一就是为以人体试验为对象的生物医学研究确定基本的伦理原则,以监督有关科研按这些原则进行。经过委员会专家组的多次讨论和审议,1976 年 2 月在 Smithsonian 机构 Belmont 会议中心发表了"Belmont 报告",确定了所有涉及人体生物医学研究都应遵循的三条基本伦理原则,即"Belmont 原则"——尊重(respect for persons)、有利(beneficence)和公正(justice),为研究中伦理问题的解决提供一个指导框架。

(一) 尊重原则

尊重原则包括对人的尊重和对人类生命尊严的尊重。人类生命的尊严基于人或人类生命的内在价值。人有理性、有情感、有价值、有想法、有生活、有未来,即具有"自主权"。所谓自主权是一个人按照他(她)自己的价值来决定行动的一种理性能力。人不能作为一种物体来对待,人也不能被无辜杀死、被伤害。

尊重自主权就是承认有自主力个体的意见和选择。有自主权的个体能够熟思个人目标,不管他是否身患疾病,均应享有选择决定自己行为方式的权力。有独立自主权的受试者对自己行将参加的临床试验,可选择接受或拒绝,不须受内在疾病因素和外界环境因素的干扰影响。即使试验可能会给受试者带来益处,研究人员也不得强迫其参加,只能耐心解释,使其自愿参加。在试验的过程中,受试者可以随时提出他们的想法,并选择中途退出。因为,受试者最终将承受试验的一切未知结果。对此,他们有权了解试验的可能利弊,享有对试验的知情同意权。

然而,研究中不是所有的受试者都能做出自我决定。这部分人群被定义为"脆弱人群",包括了易受伤害和缺乏自我保护能力的人。一个人的自我决定能力是随他的成长而成熟,并且有些人还可能由于疾病、自由处境受限而全部或部分丧失这一能力。所以,自主权受损的因素有内在和外在两方面。儿童因为年幼,老年出现痴呆,精神出现智障使得他们不能准确地理解和表达对试验的认识,这是最常见的内在原因;纳粹时期强迫使用犯人为受试者,剥夺了受试者自主权,是典型的自主权外在限制例子。当然历史不会重演,但应注意当今某些特殊环境下的研究也可能限制了受试者自主权。例如,一个等级结构群体中的下层或从属成员被迫参加研究。前世界干细胞权威、韩国首尔大学黄禹锡教授的"胚胎干细胞"研究丑闻,就是利用实验室女工作人员的卵子并购买卵子做研究,捏造干细胞试验结果。因为研究团体成员做受试者的参与想法可能会被期望得到的外来好处过分影响,研究的科学性、真实性也会相应受到影响。其他的还有如附属实验室和医院工作人员,制药工业的工人以及军人作为受试者。还有就是对一些专门选择的国家或文化群众进行的实验。

尊重自主权缺失的受试者(脆弱人群)就体现在主动地保护、维护他们的自主权。保护是多方面和不同程度的,取决于试验伤害的程度以及可能的益处,可以是拒绝他们参加试验。如果是能在精神功能完好的个体中进行的试验就不应选择有精神缺陷的受试者。只有在进行精神病或精神缺陷治疗性研究时,他们才是唯一的研究对象。这样他们在试验中受到伤害的潜在可能性就大大减少。对于不得不进行的试验研究,应自觉地维护他们对生命和健康的自主权利,更加审慎地进行科学设计和研究。但对有些试验,除了确保受试者能自由参加退出,让他们了解可能的意外之外,几乎不需要什么其他的保护。受试者是否丧失自主权的能力鉴定,随不同场合而变,应注意定期重审。在临床研究中,遵循尊重的原则需要达到以下两个伦理要求。

（1）应当把个人看作自主的行动者。因此,凡涉及他本人的医疗和临床研究,必须获得知情同意,自愿参加。受试者具有在充分知情后做出参加还是不参加,或中途退出临床研究的权利。对由于身体、精神方面原因而缺乏自主性的人,也理应受到特殊保护,在涉及他们的医疗和临床研究时,必须获得与他没有经济和情感冲突的监护人或代理人的知情同意。

（2）应当在临床研究中做到保密和保护隐私,即保护受试者的身体隐蔽部分与私人的信息。在设计问卷时要注意不给受试者造成心理伤害,如询问受试者的隐私,如有无越轨行为等,或向受试者提出易使他们感到羞愧或不愉快的事等。当进行某些敏感的疾病,如艾滋病的调查时,调查对象应当是匿名的,研究者应当为受试者保密,非得本人同意不能将调查结果泄漏给第三者。

（二）"有利"原则

"有利"是指研究者有伦理学义务帮助受试者确保他们的健康利益。这一原则既涉及受试者,使其因参加临床研究而受益,例如得到较好的医疗照顾,获得新的有希望的治疗,也涉及患者群体和社会,例如通过临床研究所获得的知识可在未来对疾病进行更有效的干预等。

有利原则也包括了两个基本的伦理要求。首先,做到"不伤害",禁止对人的故意伤害;第二,权衡利害,做到利益最大化,伤害最小化。

"不伤害"是"有利"原则的基本要求。临床试验要保证每一位受试对象都得到最佳效果往往是不可能的,重要的是不能对他们造成伤害,包括生理、心理和精神上的伤害以及经济上的损失。研究者必须十分审慎地思考研究时可能发生的风险并判断其实际发生的伤害大小,有时必须放弃对研究价值的追寻,不管好处多大也不应造成人的伤害。

关于研究中安慰剂的选择问题,在临床研究中,通常考虑如下:对于病情较轻,是否进行药物治疗尚有分歧的疾病;对于对研究周期较短,在规定观察期中病情不会恶化的疾病;对于应用安慰剂后不会给患者带来不良后果的疾病;对于目前尚无特效或有效疗法的疾病,对照组患者可以给予安慰剂。反之,对于病情较重,停用常规治疗后会加重病情或产生不良后果者,则不应当给予安慰剂对照。解决这一难题的办法是:对试验组和对照组患者均给予常规治疗,试验组加用试验的药品（新的干预措施）,对照组加用安慰剂;或试验组加用试验的药品,对照组只用原来的药品,这样既不使受试者遭受单用安慰剂而使病情恶化的风险,而且又能进行新药的临床研究。当然,这里难免存在混杂因素的影响,故分析与评价研究结果的时候,当慎重处理。

如何避免对受试者的伤害呢？首先,试验之前充分评估可能的风险。风险不仅包括由于试验或干预所产生的身体方面的伤害,如疼痛、并发症、损伤、残疾和死亡,还包括精神和社会方面的伤害,如经济损失、受侮辱、受歧视等。即使以前的试验表明受试者的伤害风险很低,但任何潜在的伤害都违背"无害"原则。研究设计时要认识到所有潜在的风险,建立严谨可靠的试验方案。其次,评估受试者接受试验后将承受的危险程度。《赫尔辛基宣言》中提到,进行治疗性和非治疗性试验时,受试者可接受的危险程度是不同的。如治疗性研究可以给受试者带来较大益处,改善健康(和以前的治疗相比),那么值得他冒试验危险的比例就可以高一些;反之,如果参加的是一个非治疗性的试验,则没有必要去冒险,以避免伤害。研究者在临床研究中要做到风险最小化,就应当选择有资格的人员作为研究者,排除特别易感的患者作为受试者,采用更为安全的程序进行研究,并在研究过程中对各种可能出现的伤害和风险进行监测。如果一个临床研究的伤害或风险不能缩小到最低程度,那么这种临床研究就不能或不应当进行。

如何保证受试者的利益最大化呢?"有利"是指试验中的任何行为、动机和结果均应有利于受试者。试验之前,应仔细考虑研究的目的,研究的风险是否合理以及预期效益,谁是试验的获益者,是受试者、科研人员还是社会? 就科研而言,人们必须认识到知识进步以及医学发展所带来的长期好处。生物医学研究中,受试者常常并不得益,但可让未来的患者和社会得益。如果研究能为他人提供更为有效的治疗方法,受试者忍受一些并不严重并且是可逆的不适甚至最低程度的伤害,是可以得到伦理学辩护的。因为现在的患者从过去的研究中获益,他们也有义务来使未来的患者获益;但是,如果答案是否定的,那么使受试者哪怕忍受最低程度的伤害都是不允许的。就具体课题来说,科研人员必须事先筹划保证受试者好处是最大。如高血压的新药研究,目前已有许多疗效明确的降压药物,受试者使用新药获益不大,还存在一定的风险,新药的风险程度就需要评估。

为达到"有利"于受试者,试验选用的一切措施都应遵循最优化原则。设计应完善;研究者应具备足够的研究能力和保护受试者福利能力,在实验室和动物试验基础上选用预期利益最好的诊治措施;试验对照也应选择现代最佳的诊治措施,降低研究可能带来的危险。应付研究需要,选用效果不好的措施做对照,是违背"有利"原则的。实践中,关键在于判断何时尽管危险也应追寻好处,何时由于危险性而放弃追寻好处。总之,"有利"原则的目的是确保受试者的健康。

(三)"公正"原则

"人人生来平等"是人权的基本原则。"公正原则"是指在临床研究中研究者对任何患者都应该一视同仁,而不论他们的地位高低,或职业、人种的不同。公正原则要求研究者在临床研究中做到分配公正(distributive justice)、回报公正(retributive justice)、程序公正(procedural justice),这也就是说,应当将临床研究的益处和负担公正地分配,受试者从临床试验中获得的益处和遭受风险的概率也是相同的,而且进入和参与临床研究的程序也应当是公正的。当一个人理应获得的利益被剥夺时,或者不正当地将负担加于一个人时,就会产生不公正。在临床研究中,受试者的入选标准掌握不当,就会有人遭受不应有的风险;如果受试者的排除标准掌握不当,就会有人得不到分享研究成果的机会。不公正源于社会、种族、性别及文化的偏见,不公正的现象会在临床研究负担及利益的总体分配中表现出来。

易受伤害的脆弱群体和特殊阶层(如福利患者,贫困人群、特别是被隔离的人员、犯人等)因为他们的容易得到性、随意摆布性以及被损害地位常被选出受试。公正原则要求不应过度使用这些不可能享受科研成果好处的团体,不能将这些好处只给那些有支付能力的人。当干预措施不能对受试者产生直接利益时,我们必须慎用易损人群为受试者,以免加重负担,不公正容易产生。被过度使用的人群还见于如下一些情况:长期医疗机构中的住院医生、研究者的学生、等级森严机构中的下属人员。另外,某个社区或社会也存在过度使用的情况,如资源贫困的社区研究。他们承受着研究的负担,但几乎不能享受到研究新知识和产品的利益。应用完善的制度来保护受试者权力就显得十分重要。

有几条公认的合理分布责任和利益的公式是:① 每人平分;② 根据个人需要;③ 根据各人的努力;④ 根据每人对社会的贡献;⑤ 根据每人的功绩。

第三节　知情同意和伦理委员会审查

在临床研究中,既要确保研究的科学性和可靠性,又必须对受试者的个人权益给予充分的保障。受试者的权益、安全和健康必须高于对科学和社会利益的考虑。受试者签署知情同意书与伦理委员会对临床研究方案的独立审批是保障受试者权益的两个主要措施,是维护和贯彻生命伦理学原则的两根主要支柱。

一、知情同意

(一) 知情同意的目的

"知情同意"(Informed consent)是研究者提供相关的信息知识,使受试者了解自己在试验中的权利,经过与研究者充分讨论,做出是否参加试验的决定。其目的为维护受试者权利和健康。对于一切涉及人的生物医学研究,研究者在试验开始之前必须取得受试者自愿的知情同意,如无能力做出知情同意,则由其法定监护人按照法律做出允诺。放弃知情同意被认为是不寻常和例外的,应在伦理审查委员会考虑和批准后方可进行试验。

知情同意包括两部分。首先是"知情",即让受试者知晓临床试验有关信息并能理解。然后是"同意",即受试者在无任何胁迫、不正当影响或恐吓下做出自愿参加试验决定。"知情"与"同意"是相互联系、缺一不可的两个部分,许多人往往仅注意获得书面的知情同意书。必须强调受试者的理解并同意参加试验后方能签署知情同意书。

(二) 知情同意的过程

一般说来,知情同意过程始于试验之前,研究者与受试者对试验中的有关问题进行交流讨论,达成共识之后,再开展试验,但也有在试验中再次进行知情同意。如试验研究方案变更,必须再次告知受试者,取得知情同意,受试者可以决定继续试验还是退出,并送交伦理委员会备案。因此,知情同意常常贯穿于试验全部过程中。

公认的知情同意过程包括三个部分:提供信息,取得理解及自愿。第一步是提供研究相关信息给受试者,是知情同意的前提。研究者应简明扼要地撰写一份"给患者的信息"说明书,描述试验特点和受试者权益等基本内容。内容包括:试验操作过程、目的、潜在危险和预计的好处,其他类似的操作(当牵涉到治疗时),一定要避免有意的截留信息(为了保证研究的有效性,收集到需要的样本量等),并且应声明受试者有提问题的机会且可退出试验。描述这些内容时最好使用通俗易懂的文字,适合于受试者理解水平的语言(如方言等),以口头或书面方式来传递信息。第二步是受试者对试验的理解。由于文化社会环境差异,研究者和受试者之间需要良好的互动沟通来确保对信息的充分理解。尤其要注意提供有关潜在危险性的资料并保证受试者对危险性充分理解。给予充足时间和机会保证提问,研究者有责任给予诚实、详细和清楚的解释。不能诱导患者参加试验。实施知情同意的环境应做到轻松舒适,避免受试者感到压力。有时,研究者可用口头或书面测验来决定信息的理解程度。

最后是自愿同意参加试验。受试者如果同意参与试验,则由受试者或监护人签署知情同意书(Informed consent form)并注明日期。当然同意也可以用其他方式,如口头同意,但前者更多见。实施知情同意过程的研究者也需在知情同意书上签名。对于无阅读能力的受试者,在这一过程中应有一名见证人在场,同时也需见证人签名。对于无自主能力或自主能力不完整的受试者,经过伦理委员会审查同意,由监护人签署知情同意书后,这些患者也可以进入试验。在知情同意过程中,对于下列人员应当特别注意。

(1) 无行为能力的受试者:如果伦理委员会原则上同意无行能力的人参加临床试验,研究者认为这些受试者参加临床研究符合他们的本身利益时,则这些人也可以进入临床研究,同时应当经其法定监护人同意,签写知情同意书,并签名及注明日期。

(2) 儿童:当儿童作为受试者时,必须征得其法定监护人的知情同意,并签署知情同意书。当儿童能够做出同意参加研究的决定时,还必须征得其本人同意。

(3) 在紧急情况下,无法取得本人及其合法代表人的知情同意书时,如果缺乏已被证实有效的治疗方法,而试验的疗法或药物有望挽救生命,恢复健康或减轻病痛,可以考虑这些人作为受试者,但需要在试验方案和有关文件中清楚地说明接受这些受试者的方法,并事先取得伦理委员会同意。

知情同意书签署后一式两份,研究机构和受试者分别保存。必须强调的是:知情同意的讨论过程远比签署一份知情同意书更加重要。

(三) 知情同意书的基本内容

知情同意书一般应包含的基本信息有:研究目的、研究过程、试验计划、潜在的危险和益处以及参加者的权利等,具体如下。

1. 项目介绍　告知受试者试验项目的名称,研究目的、试验过程、可能持续的时间(到中心来的次数)、实施程序以及预期的研究结果等基本信息。应解释研究和常规医疗的不同点,使受试者充分了解自己在试验中扮演的角色。

2. 危险描述　对受试者需交代试验中可能发生的副作用及其危害程度、副作用的发生率及避免和终止的措施。试验中任何可能预见的风险、痛苦、不适,包括对受试者配偶、胎儿的风险均应告知,任何致死致残危险应详细说明并给予合理解释。一切实事求是,既不能把可能的危险扩大化,也不能无根据地化大为小,这样才符合伦理学要求,保证受试者客观地抉择是否参加试验。

3. 利益描述　不能夸大研究可能获得的预期益处,如降低致残率、延长寿命、改善生存质量等。如果研究对受试者没有直接益处,但对其他人或社会有益时,应明确地向受试者说明。这样有利于受试者权衡试验利弊,同意或拒绝参加试验,尊重受试者权力。

4. 替代方式　"替代方式"就是告知受试者其他可供选择的本研究外诊治措施等方法。当受试者了解到他们可以选择的所有诊治措施后,方能做出自由选择是否参加试验。研究者应如实告知各种替代方式及其益处和危险,供受试者判断收益风险比,最后做出选择。

5. 保密　受试者参加试验这一事实以及试验中的个人资料、有关记录均属保密内容。公开发表的试验结果也应对受试者的身份保密,以尊重受试者隐私权,但伦理委员会审查试验记录时,可以查阅受试者有关资料。如果系试验赞助人,需要查看记录,应如实向受试者说明。

6. 赔偿　一旦发生损伤,受试者可以得到及时医治。对于较大风险研究,如可能致残应说明，保证提供经济赔偿及费用的来源。

7. 关于退出试验说明　受试者参加试验是完全自愿的，在任何阶段退出也可自我决定。拒绝参加或在任何时候退出不受任何歧视，不影响受试者应享有的医疗服务，但应按照试验要求程序逐步退出，以保证受试者安全。特别是当试验对受试者存在潜在危害时，研究者有责任和义务告知提前退出的后果，并定期随访、监测退出者，根据情况适时做出必要的处理，以确保受试者安全健康。

8. 关于中止试验的说明　知情同意书中还需说明在某些情况下研究者可以中止试验而不必得到受试者的同意。这些情况是：受试者不按试验方案要求的内容程序进行、受试者健康状况不适于继续参加试验，受试过程中出现严重并发症或试验结果提前结束等情况。同样，中止试验也应按照一定的程序进行，保证受试者的健康安全。

9. 试验费用　试验之前，应清楚地告诉受试者试验中接受的药物费用由谁支付，是否免费；受试者参加试验可能需要增加的额外费用（检查费、交通费等）由谁承担也应注明，以免发生不必要的误会和矛盾。

10. 关于联系人的说明　如有问题与谁联系非常重要。知情同意书中需明确的告知研究单位的名称、地址，联系人员的姓名、电话号码等。应保证能随时回答受试者有关试验的询问。

二、伦理委员会

因为存在利益冲突，仅靠研究人员维护受试者权利的作用常常有限，而受试者本身又无法对其保护适当做出客观评论。因此，外部监督的重要性不断得到认识和重视。1966 年美国制定了第一个关于保护人类受试者的联邦政策，要求在单位伦理审查委员会（Ethics Committee，EC 或 Institutional Review Board，IRB）中对每个由美国卫生部资助的研究项目进行审查。1974 年美国卫生教育福利部正式修订了准则，并以联邦法规的形式公布。1991 年再次修订，通称为《共同规则》。在美国，IRB 现已发展达到了两千余个。任何组织、机构只要符合 IRB 的组成要求并按规定行使其职能均可组建相应的伦理审查委员会。伦理委员会可由卫生机构、大学、研究所、社会福利机构以及社区组办。但是，必须置于 FDA 的监管之下。在我国，卫生部和一些医学院校也建立了各自 IRB，国家药品食品监督局也规定了每个临床药物试验基地必须设立伦理审查委员会。

（一）伦理委员会的目的与作用

伦理委员会的工作目的是为维护研究参与者的尊严、权力、安全与安康做出贡献。WHO 认为研究目的虽然重要，但绝不允许超越研究参与者的健康、福利与对他们的医疗关护。

伦理委员会的作用有两方面：一是保护受试者权力，即保护自主性、隐私、公正等；一是保护受试者的利益，达到利益最大化、风险最低化、风险利益比合理的状况。监督试验方案及其实施过程对受试者是否会造成伤害。

（二）伦理委员会的审查内容

伦理委员会应遵循国际公认的伦理准则，遵守国家现行法律和法规并符合社区的价值观和原则。以《赫尔辛基宣言》和各国当地的医学研究伦理法规指南为工作指导原则，遵循涉及人体研究的伦理基本原则。审查的内容主要是知情同意文件和研究计划书。需要提供的资料还包括研究者工作手册、受试者的有关赔偿措施、实验室和动物试验资料、安全性评价报告等。

　　所有涉及人的生物医学研究除应对其科学性进行审查外,还必须进行伦理审查,以确保受试者和有关社区和群体的尊严、权力和利益,把参与研究的风险降到最低限度。

　　是否把受试者的利益和安康放在第一位;是否遵循了公正原则;是否表现了充分的尊重,知情同意和保护隐私是否得到保证;是否对利益风险进行了认真分析,是否将利益增至最大而将风险降至最低;在科学上是否可靠;是否涉及利益冲突;是否符合现行法律和法规等。

(三) 伦理委员会的组建与运作

　　为了从社会的不同方面保证受试者权力得到尊重,伦理委员会成员的组成上应包括医学专业人员、科学家、伦理学家、法律专业人员以及有资格代表社区道德价值的非医务人员。当受试者为特殊人群时,应考虑邀请他们作为委员或邀请他们参加会议,以表达他们的观点。这些人群有:教育程度低或为文盲;某些特定疾病如 HIV 患者;涉及雇员、学生、老人、儿童为受试者。委员的构成上至少应有一名非临床研究单位,应包括男性和女性参加。伦理委员会一般要求至少 5 人组成。

　　伦理委员会的审查和决策工作,必须保证其独立自主性。必须独立于临床试验的组织和实施者,也不应受经济、政治、单位、行业等外界压力的干扰,对研究项目、申请书和知情同意书进行独立、有效、及时的审查,保障审查结果的公正和科学。

　　根据研究项目性质和要求,伦理审查可以在国家、地区或单位伦理委员会中进行,有些项目还需在国际范围进行。但无论如何,伦理审查都应该按照伦理学原则和规定的程序,在一个组织健全的正式伦理委员会中进行。

　　伦理委员会工作贯穿于整个试验过程中。试验之前,对试验方案及知情同意等文件审核,批准同意后试验方可开始。伦理委员会可以决定临床研究方案是否需要修改以保证受试者伦理上得到最大限度的保护,有时甚至是拒绝试验的进行。不过,伦理委员会更多地应是对研究者和资助者进行帮助教育,提高他们按照伦理要求进行研究的能力。在试验过程中,伦理委员会实时监督被批准研究项目的实施及其进展情况,并向单位或政府当局报告严重的或还在继续不遵守伦理标准的行为。任何方案或措施的变更均应得到伦理委员会的批准后才能继续进行。如试验中出现了任何不良事件等问题,也必须及时向伦理委员会报告,伦理委员会可以在认为必要时撤回对研究项目的批准。

第四节　研究者的伦理方面责任

　　临床研究是探索真理的科学活动,因此参加临床研究的研究者必须讲究科学诚信,实事求是。临床研究本质上又是一种社会性活动,研究者必须引用他人的工作成果,与他人合作,因此研究者应当具有团队合作精神,并且要对每位研究者在临床研究中做出的成绩和荣誉公平地对待。总之,研究者要在临床研究中承担起伦理方面的责任,这样才能促进临床研究的实施和发展。研究者在临床研究伦理方面的责任主要表现在以下三个方面。

(一) 严防科学研究中的不端行为

　　科学中的不端行为是学术腐败的一种表现,已经引起科学界和公众的广泛关注。所谓科学不端行为是指研究活动中杜撰（fabrication）、造假（falsification）、剽窃（plagiarism）或其他严重偏离科学界普遍认可的提出、实施或报告研究的行为。有的研究者在临床试验中故意征集不合格的受检者，伪造数据，或者操纵研究资料、设备，篡改数据，以便使研究结果符合自己的假设，得出自己所需要的研究结论。有的人把他人的研究创意、研究成果或论文著作窃为己有。这些行为都是不符合伦理学基本原则的。科学研究中的不端行为会产生极大的危害，它不可能正确地回答研究的问题，损害了受试者的利益和医学的发展；严重损害研究者自身的诚信和声誉，影响公众对科学研究工作和科学家的信任；使其他科学家花费时间、精力和资金去重复其实验和验证其结论，影响研究计划和方向，造成资源浪费；威胁有关部门对研究工作的资助；影响研究领域的公平竞争和公平分配，挫伤诚实正直的研究人员的积极性，败坏研究领域的学风，并且这种行为会进一步助长研究领域中的不端行为，形成恶性循环，其影响和对患者的伤害极端恶劣！

科学研究中的不端行为并不包括在解释或判断数据时发生的诚实差错（honest error）和合理的学术观点差异。科学不端行为也不包括重复发表、不能与他人共享研究结果、性骚扰等错误的行为。

科学研究中的不端行为的动机可能来自从事科学研究的学术动机，如好奇心、渴望获得新知识和传播新知识以及个人动机，如追求名利，追求一个好的个人生涯等。当研究者的个人动机和学术动机一致时，可以对科学的发展起积极的促进作用，有利于社会和研究者本人。当研究者个人动机与学术动机发生冲突，并且压倒了学术动机和科学精神时，就会滋生弄虚作假的不端行为。发生不端行为与研究者的品格或素质不高有关，也与科学研究的机制和体制有关，也可能还有更为宽广的社会因素，如社会重视以经济杠杆激励科学研究，而忽略研究者的内在素质和科学作风的培养，忽视对研究者进行科学研究的使命感、价值观和伦理准则教育。竞争、晋升和要求在权威杂志发表文章的压力促使一部分研究者为追求目的而不择手段。

研究者要反对和抵制科学研究中的不端行为，就应当在临床研究中按照科学的程序和操作规程来工作，如实记录研究数据，如实报告研究结果，如实保存研究档案，来确保数据的真实性。研究者观察检查时不能对受试者做暗示，诱导受试者按照自己的愿望"产生治疗效应"，不能将似是而非的症状、体征归入"有效的阳性反应"。坚决反对伪造研究记录和资料，要严厉谴责临床研究中种种盗窃他人成果的恶劣行为。

要解决科学中不端行为，就应当加强对研究的管理，设置专门管理机构，制订研究者的行为准则，制订行为监督制度，建立举报制度，制订对不端行为的调查和处理的准则，同时也应当修订奖励制度，加强对研究工作者的科研伦理教育。

（二）正确处理利益冲突

在临床研究中，研究者可能存在与研究目的不一致的利益冲突，从而损害了他们从事研究和判断结果的客观性，损害了临床研究的真实性，破坏了公众对于临床研究的信任。利益冲突违背了生命伦理学的基本原则。以下是两种在临床研究中容易发生的利益冲突。

1. **临床医师和研究者的双重身份**　在临床研究中，一个研究者可能也是受试者的医师。这些受试者担心拒绝参加临床研究会影响以后的治疗；或者这些受试者不能区别临床研究和医疗的不同。一个患者在研究中所获得的治疗可能不是他应该得到的最好治疗。对于一些患者来说，最好不要进入研究项目，或者从已经参加的研究项目中退出，以便获得与研究方案不同的更好的个体化治疗。但是研究者为了完成研究项目,总是试图劝说他(她)的患者进入或继续参加临床研究。在这种情况下,患者的利益有可能会受到侵犯。

2. **经济方面的利益冲突** 新药或新器械的临床研究通常是由药品公司或生物技术公司资助的。这些公司是有明确的商业利益的。从伦理学来考虑,临床研究与商业公司的这种经济联系可能会导致研究设计和实施的偏差,有可能过高估计阳性结果或者不发表阴性结果。如果研究者及其家族拥有或准备拥有研制新药或新器械商业公司的股票,那么如果研究表明这些药物或器械是有效的话,这些研究者除了在临床研究中获得补偿之外,还会获得巨大的经济利益回报。但是如果研究表明这些药物或器械是无效的话,他们就可能丧失收入颇丰的回报。

目前,商业对科学的影响和腐蚀,使利益冲突问题日益突出,一些研究者为了获取企业的研究基金或为了个人的丰厚报酬,有意无意地迎合企业的商业需要,损害了科学的真实性和客观性,促使一部分研究者不去致力于诚实艰苦的研究工作,而想通过不正当手段和种种"捷径"来谋求个人发展。对于这些利益冲突,从事临床研究的研究者应当有清醒的认识并认真对待。

从事临床研究的研究者可以通过充分地消除潜在的偏差来应对一些利益冲突。以下是一些对于利益冲突情况的回避方法。

(1)尽量缩小利益冲突:在设计很好的临床试验中,事先采用一些标准化措施有助于控制利益冲突。研究者施行对受检者的干预时可以采用盲法,来防止评价结果时发生偏差。建立一个所有成员都没有利益冲突的、独立的资料和安全监察委员会,来进行中期资料评估,如果所得资料能提供令人信服的证据表明干预是有益或有害时,就可以做出中止研究的决定。对研究资助、摘要和手稿进行同行评审的过程也有助于消除研究的偏差或伪造资料。

医师应当尽可能地将他(她)在临床研究项目中的研究者作用与治疗患者的临床医师的作用区分开。应当由研究团队中其他成员来处理知情同意的讨论以及复查受试者。

如果临床研究是由药品生产公司资助时,研究者需要在合同中明确地表示在接触原始资料和统计学分析资料时不能受到限制;能够自由地发表研究结果,而不论发现研究的药物是否有效。研究者应当负有伦理学责任来严格地做好临床研究的全部工作。研究的申办者应当对论文文稿进行评论,提出建议,但是不应拥有否决或审查发表文章的权力。

(2)将竞争或冲突的利益进行公开:在进行临床研究时,研究者需要向可能的受试者公开利益冲突。通常医学期刊在接受或发表临床研究论文时需要作者公开利益冲突。虽然这种做法是一个简单的措施,但它可能避免研究者发生常难以评价的利益冲突问题。

(3)禁止参与一些会导致利益冲突的活动:如临床研究的研究者及其家庭成员不要拥有生产临床研究中药品或器械公司的股票。

(三)作者的署名

临床研究的结果常常以论文的形式在学术期刊公开发表。论文作者的身份会提高研究者的声望,增加获得晋升和研究基金的机会,因此研究者们会热切地希望成为论文的作者,得到参加研究工作的功绩。在这方面作者和出版者都具有伦理义务,主要是回报公正原则,要求适当地分配研究工作的功绩。在作者的身份方面常见的主要问题是出现荣誉作者(honorary authorship)及影子作者(ghost authorship)。荣誉作者是指对论文的内容只有很少或没有贡献的作者,又称礼物性作者(gift authorship)。影子作者是指对论文做出了实质性贡献,但没有被列入作者名单的人。这些人常常是药物公司的雇员或公共关系官员。这些做法损害了理应给做出贡献者的"功绩分配",也使对论文真实性和客观性应当承担责任的人不在作者的名单中。针对这些情况,一些杂志要求一篇论文的署名作者必须对论文做出直接和实质性贡献,并要求递交论文时所有署名作者签署一封信件,保证署名作者都被征得同意,都同意定稿。

论文的共同署名确定参加临床研究的人员在研究中的贡献和功绩,也赋予他们对研究资料和结论的真实性和客观性所应当承担的责任,但是当发现一些论文出现弄虚作假或剽窃等不端行为时,其中一些共同署名者否认他们了解或参与不端行为,这就提出了论文共同署名作者的责任问题。应当说共同署名者不一定都会有意欺骗,但是他们"粗心大意",没有了解他们署名论文的正确性,因此他们负有"粗心大意"的责任。如果他们接受"荣誉作者"的署名,他们对虚假陈述也应当负有责任。

第五节 临床研究中其他的一些伦理问题

(一) 随机双盲对照临床试验

虽然随机双盲对照试验是估计干预作用的最严格设计,但是由于受试者采用的治疗方法是随机给予的,因此就出现了特殊的伦理问题。通过随机来分配治疗方法的伦理学基础是保障受试者的安全而不致被伤害。通过设计方案中所列的试验组和对照组的疗效来验证其间的差异,这也就是说,现有的证据并没有证明在试验组和对照组中哪个组的疗效更好一些。而且,一个经常在主管医师指导下进行治疗的受试者认为,必须要接受随机分配的安排。

对照组的适当干预也会出现伦理的问题。根据不伤害的原则,从已经知道有效的对照组中退出试验是有问题的。然而,对于患者并没有产生危险的短期研究中,例如对于轻度高血压和轻度疼痛的研究中,应用安慰剂对照也是合理的。应当向可能的受试者告知除研究项目外还有的有效治疗方法,例如采用非药物干预的基础治疗方法。这样方符合伦理学的原则。

在临床试验中,如果已经显示出一种治疗方法更为安全或更为有效后,继续进行试验就不符合伦理学原则。有些试验由于受试者入选率低、选择的结果变量发生率低,或者由于受试者失踪率高,在可以接受的一定时间框架内不能回答研究的问题,那么继续进行这样的试验也是错误的。在临床研究中由独立的资料和安全监察委员会进行的中期评估能够决定这一试验是否提前中止。研究者本身由于可能存在着利益冲突,所以不能进行这样的中期分析。在研究方案中应当写明有关研究中期进行资料检查和停止试验的统计学规定。

(二) 对于以前收集的样本和资料的研究

对于以前收集的样本和资料进行研究有可能获得有意义的发现,例如对贮存的生物标本进行 DNA 检测有可能确定发生某种疾病可能性的基因,或者发现对某种特殊治疗反应更好的基因。有许多理由允许这类试验不需要获得受试者的知情同意,例如这类研究不会对受试者产生身体的伤害,而且进行这类试验时要求从受试者那里获得知情同意就会使研究不可能进行。

但是,这类研究在特定的条件下也会出现伦理问题。如在医疗过程中收集这类标本,像施行外科手术获得肿瘤标本时,患者也签署了一般的知情同意,允许这些标本用于研究,但他们并不清楚以后要做何种研究。进行这类研究时，有可能会泄露受检者的秘密，导致名誉受损或受到歧视。即使受试者个人没有受到伤害，有时会造成一个群体受到伤害。历史上曾经发生过遗传学研究导致优生学的滥用，强制对精神障碍患者实施节育。目前认为，如果在研究中能对个人信息进行适当的保密，这类研究免签知情同意书是可以接受的。在今后收集生物学标本时所签署的知情同意书中，应当包含让受检者同意在今后可以利用这些标本进行更广泛研究的条款。

（三）遗传学研究

在临床研究中应用 DNA 分析越来越多，从而产生了有关保密的伦理学特殊问题。研究者需要决定，他们是否将向受试者公开研究的遗传学试验结果。如果试验结果是相当有根据和准确而可以公开时，应当请受试者选择是否接受或不接受这些结果的选择，而且在公开结果前让受试者接受遗传咨询服务。另外，研究者也需要决定是否提出他的亲戚进行试验和随诊的建议。在一些病例中，受检者可能与他的亲戚很疏远，而不希望将结果告诉他们。在这种情况下，应当尊重患者的隐私。只有当公开这些信息可使第三方采取行动而极大地减少严重伤害的危险时，公开信息才是正当的。但是在研究项目中，很少会符合这些标准。

在基因"治疗"的临床研究中，会出现利益冲突和知情同意等伦理问题。如果主要研究者也正好是开发这种基因"治疗"的生物技术公司负责人时，研究者就有可能低估这种治疗不良反应的证据，而忽视知情同意过程中有关试验危险的叙述，或忽视受检者实验室检查异常的结果，从而导致对受试者伤害的危险。对于这些伦理方面的问题，在试验的设计和施行的过程中应当充分注意。

（四）研究受试者的报酬

由于参加临床研究的受试者花费了时间，为试验做出了努力，产生了交通费用等开支，因此获得一些经济补偿是合理的。通常的做法是对于非常不方便或具有一定风险的临床试验支付相当高的补偿。这种做法也许会产生不恰当激励受试者参加研究的伦理学问题。如果在一个临床试验中支付高额补偿费，就可能会使人做出冒险参加试验的决定，这有违伦理学的原则。为了避免这种不恰当的影响，建议根据受试者的实际花费和参加试验所用的时间来适当地补偿。

（廖晓阳　赵家良）

第八章 临床科研设计的基本原则与方法

临床科研设计的基本原则主要有三条,即:随机化原则、设立对照原则和盲法原则。此外,还有试验前组间主要基线状况可比性的原则。上述基本原则的最主要目的,是防止在复杂的临床研究中,研究结果受若干已知的或未知的偏倚因素的干扰,使研究的结果和结论真实可靠,能够经得起临床实践的检验。为此,本章将重点介绍上述原则以及在科研设计中实施这些原则的方法。

第一节 随机化原则

一、概述

随机化(randomization)是临床科研的重要方法和基本原则之一。在科研设计中,随机化的方法有两种形式。

(一)随机抽样

在临床科研工作中,由于人力、物力和财力以及时间的限制,同时按照临床科研设计的要求不可能把全部、各种类型的、符合纳入标准的目标人群的患者都纳入课题中进行研究,只能按照研究的需要,选择一定数量的患者作为研究对象。这就需要采用随机化的抽样方法,使目标人群中的合格研究对象,具有同等被选择的机会参与研究,以反映目标人群的总体状况,并避免选择性偏倚(图 8-1)。例如,一项有关多囊卵巢综合征患病率的横断面研究,在某市 9 个区中采用多阶段随机整群方法抽取 5 个社区作为样本进行研究。

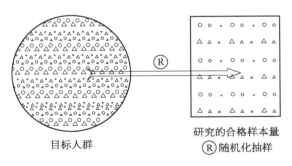

目标人群

研究的合格样本量
Ⓡ随机化抽样

图 8-1 随机抽样模式图

(二)随机分组

即将抽取的样本(或连续的非随机抽样的样本)应用随机化方法进行分组,使样本中的所有研究对象都有同等的机会进入"试验组（experimental group）"或"对照组（control group）"接受相应的处理。特别是研究对象被分层（stratifying）后的随机分组，能使组间已知的或未知的影响因素达到基本一致，从而增强组间的可比性（图 8-2）。

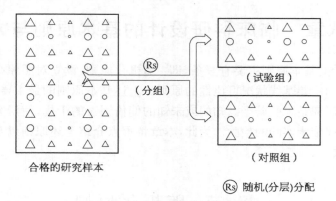

（分组）

（试验组）

（对照组）

合格的研究样本

Ⓡs 随机(分层)分配

图 8-2 随机化分组模式图

实施随机化的原则，最重要的就是为了防止人为主观因素对研究对象选择或分组的干扰，包括来自研究者或被研究者的两个方面的人为干扰，从而避免选择性偏倚的影响。但应注意，随机化不是"随意"，更不是"随便"。目前，有些研究者对上述两个随机化的概念仍存在混淆，如一研究报道"分别随机抽取 23 名研究对象作为试验组和对照组"，该研究者实际是将随机抽样误认为随机分组。为此，本节就随机化的方法阐述如下。

二、随机化的方法

当应用随机法时，首先要确定随机抽样或分组的基本单位，在临床研究中，通常有两种：第一，单个个体（individual unit）：即将单个患者作为随机化的单位。绝大多数临床试验属于这种情况，从目标人群中随机抽样若干合格的研究对象（个体水平），再将他（她）们逐一随机分配到各自的组中，并接受相应的试验或对照处理。第二，群体单位（cluster unit）：即将多个相似个体组成一个特殊群体，再以这些群体为抽样单位，随机化的单位，而非单个个体，例如：将一个家庭、一个小组、一个班、一个工厂、一个乡镇或一个城市的街道办事处，作为一个随机化抽样或随机分组的独立单位，被选取的各个群体中所有符合研究设计要求的个体成员，都将作为研究观察的对象，这在有关疾病的流行病学调查或群体性病因及危险因素研究中颇为常用。常用的随机方法分述如下。

（一）简单随机法

简单随机法（simple randomization）有抛硬币法、抽签、掷骰子、查随机数字表、电子计算机或计算器随机法等。对于抛硬币法、抽签法、掷骰子等简单随机法，现在临床研究中基本上不采用，故不叙述。现以随机数字表法为例。在临床随机对照试验中，如果样本量不大，仅在一个研究单位进行时，采用随机数字表法是十分可行的。具体操作的方法是应用"随机数字表"（表 8-1）中任一行或列中的数字，依照表内的顺序排列（如：1～10；11～20……），同时与研究对象入组先后顺序的序号（如：1～10；11～20……）相匹配，查看与研究对象所匹配的随机数字的奇偶性。如设计方案预先确定"奇数"为试验组，那么"偶数"则属于对照组了。通常累积一定数量时，则"奇数"和"偶数"的个数大致相当。

表 8-1 随机数字表

编号	1~10					11~20					21~30					31~40					41~50				
1	22	17	68	65	84	68	95	23	92	35	87	02	22	57	51	61	09	43	95	06	58	34	82	03	47
2	19	36	27	59	46	13	79	93	37	55	39	77	32	77	09	85	52	05	30	62	47	83	51	62	74
3	16	77	23	02	77	09	61	87	25	21	28	06	24	25	93	16	71	13	59	78	23	05	47	47	25
4	78	43	76	71	61	20	44	90	32	64	97	67	63	99	61	46	38	03	93	22	69	81	21	99	21
5	03	28	28	26	08	73	37	32	04	05	69	30	16	09	05	88	69	58	28	99	35	07	44	75	47
6	93	22	53	64	39	07	10	63	76	35	87	03	04	79	88	08	13	13	85	51	55	34	57	72	69
7	78	76	58	54	74	92	38	70	96	92	52	06	79	79	45	82	63	18	27	44	69	66	92	19	09
8	23	68	35	26	00	99	53	93	61	28	52	70	05	48	34	56	65	05	61	86	90	92	10	70	80
9	15	39	25	70	99	93	86	52	77	65	15	33	59	05	28	22	87	26	07	47	86	96	98	29	06
10	58	71	96	30	24	18	46	23	34	27	85	13	99	24	44	49	18	09	79	49	74	16	32	23	02
11	57	35	27	33	72	24	53	63	94	09	41	10	76	47	91	44	04	95	49	66	39	60	04	59	81
12	48	50	86	54	48	22	06	34	72	52	82	21	15	65	20	33	29	94	71	11	15	91	29	12	03
13	61	96	48	95	03	07	16	39	33	66	98	56	10	56	79	77	21	30	27	12	90	49	22	23	62
14	36	93	89	41	26	29	70	83	63	51	99	74	20	52	36	87	09	41	15	09	98	60	16	03	03
15	18	87	00	42	31	57	90	12	02	07	23	47	37	17	31	54	08	01	88	63	39	41	88	92	10
16	88	56	53	27	59	33	35	72	67	47	77	34	55	45	70	08	18	27	38	90	16	95	86	70	75
17	09	72	95	84	29	49	41	31	06	70	42	38	06	45	18	64	84	73	31	65	52	53	37	97	15
18	12	96	88	17	31	65	19	69	02	83	60	75	86	90	68	24	04	19	35	51	56	61	87	39	12
19	85	94	57	24	16	92	09	84	38	76	22	00	27	69	85	29	81	94	78	70	21	94	47	90	12
20	38	64	43	59	98	98	77	87	68	07	91	51	67	62	44	40	98	05	93	78	23	32	65	41	18
21	53	44	09	42	72	00	41	86	79	79	68	47	22	00	20	35	55	31	51	51	00	83	63	22	55
22	40	76	66	26	84	57	99	99	90	37	36	63	32	08	58	37	40	13	68	97	87	64	81	07	83
23	02	17	79	18	05	12	59	52	57	02	22	07	90	47	03	28	14	11	30	79	20	69	22	40	98
24	95	17	82	06	53	31	51	10	96	46	92	06	88	07	77	56	11	50	81	69	40	23	72	51	39
25	35	76	22	42	92	96	11	83	44	80	34	68	35	48	77	33	42	40	90	60	73	96	53	97	86
26	26	29	13	56	41	85	47	04	66	08	34	72	57	59	13	82	43	80	46	15	38	26	61	70	04
27	77	80	20	75	82	72	82	32	99	90	63	95	73	76	63	89	73	44	99	05	48	67	26	43	18
28	46	40	66	44	52	91	36	74	43	53	30	82	13	54	00	78	45	63	98	35	55	03	36	67	68
29	37	56	08	18	09	77	53	84	46	47	31	91	19	95	58	24	16	74	11	53	44	10	13	85	57
30	61	65	61	68	66	37	27	47	39	19	84	83	70	07	48	53	21	40	06	71	95	06	79	88	54
31	93	43	69	64	07	34	18	04	52	35	56	27	09	24	86	61	85	53	83	45	19	90	70	99	00
32	21	96	60	12	99	11	20	99	45	18	48	13	93	55	34	18	37	79	49	90	65	97	38	20	46
33	95	20	47	97	97	27	37	83	28	71	00	06	41	41	74	45	89	09	39	84	51	67	11	52	49
34	97	86	21	78	73	10	65	81	92	59	58	76	17	14	97	04	76	62	16	17	17	95	70	45	80
35	69	92	06	34	13	59	71	74	17	32	27	55	10	24	19	23	71	82	13	74	63	52	52	01	41
36	04	31	17	21	56	38	73	99	19	87	26	72	39	27	67	53	77	57	68	93	60	61	97	22	61
37	61	06	98	03	91	87	14	77	43	96	43	00	65	98	50	45	60	33	01	07	98	99	46	50	47
38	85	93	85	86	88	72	87	08	62	40	16	06	10	89	20	23	21	34	74	97	76	38	03	29	63
39	21	74	32	47	45	73	96	07	94	52	09	65	90	77	47	25	76	16	19	33	53	05	70	53	30
40	15	69	53	82	80	79	96	23	53	10	65	39	07	16	29	45	33	02	43	70	02	87	40	41	45
41	02	89	08	04	49	20	21	14	68	86	87	63	93	95	17	11	29	01	95	80	35	14	97	35	33
42	87	18	15	89	79	85	43	01	72	73	08	61	74	51	69	89	74	39	82	15	94	51	33	41	67
43	98	83	71	94	22	59	97	50	99	52	08	52	85	08	40	87	80	61	65	31	91	51	80	32	44
44	10	08	58	21	66	72	68	49	29	31	89	85	84	46	06	59	73	19	85	23	65	09	29	75	63
45	47	90	56	10	08	88	02	84	27	83	42	29	72	23	19	66	56	45	65	79	20	71	53	20	25
46	22	85	61	68	90	49	64	92	85	44	16	00	12	89	88	50	14	49	81	06	01	82	77	45	12
47	67	80	43	79	33	12	83	11	41	16	25	58	19	68	70	77	02	54	00	52	53	43	37	15	26
48	27	62	50	96	72	79	44	61	40	15	14	53	40	65	39	27	31	58	50	28	11	39	03	34	25
49	33	78	80	87	15	38	30	06	38	21	14	47	47	07	26	54	96	87	53	32	40	36	40	96	76
50	13	13	12	66	99	47	24	49	57	74	32	25	43	62	17	10	97	11	69	84	99	63	22	32	98

　　如某一随机对照试验拟将纳入的合格研究对象 12 名,随机分配至试验组(A)或对照组(B)进行试验,各组要求均 6 名,现用随机数字表完成随机分组。具体操作法:第一步先将研究对象依入组顺序编号 1～12 号;然后随意选取随机数字表的某行或某列,如表 8-1 的第 26 行第一列数字为起始点,将表内的随机数字从"26,……,06"止共 12 个数字,分别与研究对象的顺序匹配(表 8-2),其中奇数 A 组为 5 名;偶数 B 组为 7 名,两组的研究对象不相等,需从偶数 B 组中调一名到奇数 A 组。这可不能随意地"对调",究竟该把 7 个奇数组中的哪位调到 A 组里去呢? 这里仍要应用随机法,办法就是查原行随机数字表的第 13 号顺序数字为"57",然后用奇数 B 组的 7 去除,余数=1,这时就将 B 组的第一号对象调入 A 组,于是各组的例数均等为 6 位了。如各组例数不相等,则依法类推下去,直到各组例数调整相等为止。

表 8-2 应用随机数字表法随机分组示范表

纳入对象的编号	1	2	3	4	5	6	7	8	9	10	11	12
随机数	26	29	13	56	41	85	47	04	66	08	34	72
初步归组	B	A	A	B	A	A	A	B	B	B	B	B
调整后归组	A	A	A	B	A	A	A	B	B	B	B	B

　　经随机分组调整后,则列出随机分组结果表 8-3,将试验组或对照组研究对象入组的序号分别注明,并对号入组。

表 8-3 12 名研究对象随机分组表

组　别	被纳入研究对象编号					
A 组	1	2	3	5	6	7
B 组	4	8	9	10	11	12

(二) 电子计算机或电子计算器随机分配法

　　由于计算机技术和信息科学的高速发展,现在国内或国际上开展的大型多中心随机对照试验,均由研究中心实行计算机控制的中心随机或系统随机分组,以确保随机分组质量。此外,如用计算器内设的随机分配系统,其中的随机编码 0.000～0.999,也可实施随机分组。如果设 0.500 或 0.500 以下的编号为试验组(即 0.001～0.500),那么大于 0.500 就属于对照组(0.501～0.999)。这样每当接纳一位合格的研究对象时,按一下计数器的随机编码键,低于或等于 0.500 的范围就纳入试验组,高于 0.500 的就分配到对照组,这个办法十分简便。

(三) 分层随机分配法

　　临床随机对照试验往往多为中小样本量的试验。为保证试验组间的样本既在数量上力求一致,又要能够消除有关影响结局的试验外因素之干扰,从而增强组间基线的可比性。为此,在随机分配样本时也可用分层随机法(stratified randomization)。例如:某一新药与旧药对冠心病治疗的随机对照试验,按设计要求最低样本量为 100 例。临床所见冠心病患者,并发高血压和高胆固醇血症者十分多见,而这两种主要并发病,既是冠心病发病的危险因素,同时又影响着试验的结局(疗效与预后)。如果试验设计要列入这两种并发病作为排除标准的话,在实际操作中就会大大地限制样本的来源,同时也将造成试验样本代表性变差。为了解决这些矛盾,可采用分层随机法。在设计中将高血压和高胆固醇血症作为试验的分层因素(stratified factor),将纳入试验的冠心病患者先作分层,然后再将他(她)进行随机分组(图 8-3)。

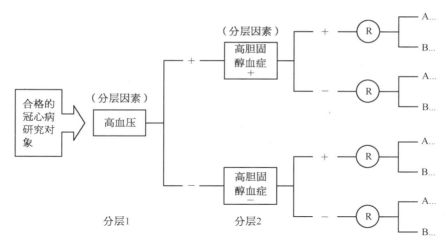

图 8-3　分层随机分配图示

　　分层后随机分配的样本,能使各组的试验对象在主要的分层因素的分布上维持基线状态平衡并增强可比性。对于分层以及分层因素的选择应遵循以下原则:第一,影响试验结局的主要可能因素(如性别、年龄等);第二,影响被研究疾病的危险因素或预后的因素(如像冠心病发病及影响预后的高血压、高胆固醇血症、糖尿病等);第三,分层因素应尽可能选择最主要者,并且限制最小化,如果分层过多则最终使样本离散度过大,有可能造成最后分组困难的局面。

　　对大样本的大型临床随机对照试验,例如数百例乃至千例以上的课题,就不必采用分层随机法分配样本,也不一定刻意地追求试验前组间基线的一致性。因为当样本足够大时,组间的基线状况就逐渐趋于平衡,而且,大型随机对照结束时,可以在本课题内从专业角度,找出可能影响事件发生的有关危险因素或影响疗效的因素,进行统计学分层分析处理,从中发现导致某种(些)结果差异的原因,对分析与评价研究结果(证据)甚有意义。此外,即使中等样本(>40 例)未作分层分配样本的随机对照试验,当存在着某种(些)因素影响研究结果的差异时,对研究结果也同样可以做统计学分层分析。但要注意,临床研究中不宜纳入过多的因素进行过量的分层分析,否则,将会引出不恰当的结论而产生误导的错误。

　　(四)区组随机法

　　所谓区组随机法(block randomization)是先将研究对象分为不同区组,然后再对每一区组内的个体进行随机分配。在临床研究中,每一区组的研究对象数一般按组别的固定倍数来确定。如研究分为两组,则区组例数可选 2、4、6、8 等,随着区组例数增大,研究对象在分配时的排列组合将越来越复杂,通常采用的区组例数为 4。首先,研究对象按进入试验的先后顺序,每 4 位作为一个区组,然后再对每一区组内的 4 个研究对象进行随机分组。区组随机分组的特点之一就是分组后各组人数相等。但当样本量偏小时,也可能出现 2 组例数不等的情况,必须进行适当调整。

　　这里需要注意:每个区组的研究对象以 4 人为宜,如数目过多则会造成过多的排列组合,且易出差错,同时该法也会失去本来意义。例如,在一项有关新型复方口服避孕药有效性和安全性的多中心、随机、开放、阳性药对照临床试验中,纳入 840 例研究对象,同时在 20个研究中心进行。由于研究涉及的人员较多且样本量大,为避免选择性偏倚,同时保证试验组和对照组纳入研究对象的数量可比,研究应用 SAS 统计软件在计算机上产生随机编码,采用区组随机法,以 4 人为一区组纳入并顺序编号合格的研究对象,其编号与随机编码相对应,将研究对象分为试验组和对照组。

（五）系统随机抽样法

所谓系统随机抽样(systematic randomization sampling)即先将总体的观察单位按某一特征的顺序(如按入院先后顺序)编号,再根据抽样比例将其分为若干部分,先从第一部分随机抽取第一个观察单位,然后按一固定间隔在第二、第三等各部分抽取观察单位组成样本。例如:拟调查某一地区 AIDS 病的患病率状况,有时涉及多个省和地区,无法进行普查普调,现设计以各地的村镇或城区街道办事处为抽样调查的独立单位,如一个省所涉及的村与街道办有 100 个,采用系统随机法抽样,其抽样数需占 20%,于是将这 100 个单位可分成 10 个 1 组,并按顺序 1～10,11～20,21～30……91～100 共 10 个组,现在每个组应随机抽样 2 个村(街道)。如用抽签法,第一次抽样为"2",那么这 10 组中所有编号"2"者即为调查单位;第二次抽签如为"9",那么 10 个组中的有"9"号者亦为调查单位,于是抽取 10 个"2"号村(街道)和 10 个"9"号村(街道)共计 20 个村(街道),占设计需要的总数 20%。

（六）多级随机抽样法

多级随机抽样法(multi-stage randomized sampling)多用于大范围的疾病调查以反映该范围有关疾病的总体状态和问题,可为疾病防治决策提供良好的信息。它是将调查的地区/单位,按所属建制体系的从上到下的单位分级,逐级地按设计要求进行随机抽样,直至最终的独立调查单位为止,故称多级随机抽样法。例如:一个项目拟借助国家妇幼卫生保健网的网点设置构架,在西部 12 个省中采用整群随机抽样的方法,将西部 12 个省按 GDP 分为 3 层后,在各层中分别随机抽取 2 省,共抽取 6 省。此 6 省内再各随机抽取 2 市(共 12 市);12 市中再随机抽取 2 县(共 24 县),以此类推,逐级抽样,以抽取具有代表性的基层妇幼卫生工作部门和育龄期妇女,通过对工作人员进行妇幼保健知识和技能培训,对育龄期妇女进行孕期保健知识的普及,以达到降低我国西部地区的孕产妇死亡率和围产儿死亡率。这是按省、市、县、区进行逐层、多级随机抽样的范例。

（七）半随机法

所谓半随机法(quasi-randomization)即是按入组研究对象生日的奇或偶数,或者按就诊号、住院证的奇或偶数,分别纳入试验组或对照组,虽然有点随机的意思,但不完全,故谓半随机法,该方法容易产生一定的偏倚。例如,口服补充钙剂预防儿童佝偻病的研究在一社区进行,研究人员按住址的单双号将研究对象分为试验组和安慰剂对照组,如果单号或双号向阳(背阴),则该"向阳"组的研究对象可能受较多的日照,因此,可能对研究结果产生影响。

三、随机化的隐匿

在临床研究中,尽管上述随机化方法,对防止主观偏倚影响研究结果有一定的积极意义,但进一步研究发现,一旦研究者知晓第一个入组对象的分组情况后,往往可以"猜中"后续研究对象的组别;也有一些临床研究,随机化方案的设计者和执行者为同一单位甚至为同一(组)人,此时的随机化并未充分发挥其应有的作用。例如,当研究人员即是方案设计者、也是研究执行者时,为得出试验措施有效的结论,可能人为地影响研究对象的入组顺序,从而导致病情重的患者进入对照组而病情轻的患者入试验组,同时,对试验组的对象予以更多的关注，导致研究者在执行研究任务中的若干测量性偏倚，从而影响研究质量，为了克服这种弊端，提出了随机化隐匿（concealment）和隐匿的若干措施。

隐匿是指在研究设计阶段采用某种方法隐藏分配序列，使其他研究人员和研究对象不能预测研究对象的具体入组情况。因此，他（她）所观测患者经干预后的一切反应都能如实记载，可更好地防止测量偏倚，提高证据的真实性。

随机化隐匿的方法有多种，可视具体情况创造性地应用。有关大型多中心随机对照试验，如本身采用中心电话随机化分组系统，其隐匿措施是颇为理想的；对于中、小型随机对照研究之随机化隐匿，一般可由药剂师控制随机分配方案，也可将随机分组编号放入避光信封密封，当接收研究对象时，对号启封入组等。例如，在产前补充多种微量营养素的双盲随机对照研究中，由一位研究人员在设计阶段完成计算机随机分组后即隐藏随机序列，由未参加试验的人员创建"患者编号和药物编号对应表"，药师将试验组及对照组药物分别灌装入盒并标明研究中心编号、参与者序号和过期日期，盒中药物大小、形状、味道和颜色上无区别。研究对象的编号与药物编号相对应，研究开始后即按患者编号依次给每位入组对象发放相应药盒，故无法预测研究对象的分组情况，直至最后一名合格对象随访完成后揭盲。

临床科研设计之所以将随机化方法及其隐匿作为第一原则，其重要意义在于：第一，通过随机化分组，可使纳入的研究对象之若干重要临床特征保持组间相对均衡，增加可比性；同时在试验中可能存在的有关混杂因素（包括已知或未知者），也可因为随机分组，达到组间平衡而消除干扰，因此，有利于获得真实的结果。第二，可防止研究者的主观任意性及由此在研究过程中产生的选择偏倚或测量偏倚，从而也有利于获得真实的研究结果。

第二节　对照原则

一、设置对照的理由

（1）临床医疗诊治所使用的各类措施或药物，往往是临床医师共识为好的或比较好的，故采纳应用。但是真好或假好？好的程度各自如何？都需要在临床研究或医疗实践中，通过若干观察研究，对其利弊进行比较才能得结论。所以，没有确切的对照比较是不能下结论的。

（2）临床医学研究又是实用性质的科学范畴，它总是在不断探求比目前所应用更有效、更安全或更低廉的措施或药物，以提高临床诊治水平，何谓更有效、更安全、更低廉，这就需要有科学的比较对照才可能得出科学的真实结论。

（3）鉴于临床患者的病情轻重不一，患者对治疗反应又受病理、生理、心理和社会等诸多因素的综合影响，即使是同一治疗药物和措施，其客观效果往往不尽相同。因此，在临床试验中，为求得不同的干预措施之效果的真实性，在设置对照比较组时，也应该要求组间患者的临床特征具有相对均衡性，否则，即使设有"对照"，其"对比"的作用将降低。比如，某些减肥药与安慰剂比较时，应注意两组体重一致。如果减肥药组的体重本身明显低于安慰剂组，即使减肥药无效，经过短时间的观察后，减肥药组的体重也可能低于安慰剂组，得出减肥药好于安慰剂的错误结论。

（4）临床试验在设置对照组、进行观察研究时，除干预措施或试验药物这一研究因素不同外，所有其他与治疗相关因素以及环境条件，都应保持试验组和对照组一样，至少没有差异的显著性。此外，研究人员对各组研究对象应一视同仁，在服务和关怀以及观测指标等方面，都应保持一致，以防人为偏倚的影响。如减肥药物的疗效观察中，除减肥药和安慰剂在两组不同外，两组的饮食、运动量等应保持一致，不能一组多一组少，如减肥药组的饮食限量少于对照组，而运动多于对照组，这样也会造成减肥药效果好的假象。

（5）设置对照组时，对照目的应该明确。务必要有明晰的课题设计以及科学假设（scientific hypothesis）依据。如雌孕激素分别减量的新型口服避孕药的临床研究中，其对照药物应选择现已上市并广泛使用的相同雌孕激素但剂量较大的口服避孕药，以比较两者的避孕效能和副作用发生率。

基于以上理由，在临床研究设计中，一定要依据课题的研究性质，设计好对照组。

二、对照组的类别

根据临床试验设计方案的类别以及临床研究课题性质要求的不同，在设计对照组时，可分别采取不同的适合于本课题的对照形式，这里就对照设计的类别，分别叙述如下。

（一）按临床研究设计方案的分类设置对照

1. 同期随机对照（concurrent randomized control）   同期随机对照，这种对照组的设计与设置，于临床试验设计中是最为科学的对照组，特别是通过随机分配的隐匿措施，可以避免若干人为的或未知的偏倚与混杂因素的干扰，使对照组和试验组都有可能获得真实的试验观测结果，有利于获得真实的研究结论（证据）。

这种对照组有以下特点：① 对照组患者的诊断标准、纳入和排除标准与试验组一致；② 对照组与试验组中的患者都是同期随机分组的，而不是随意或先后分组的；③ 对照组和试验组的受试干预是同期并行的，而不是在不同时期先后进行的；④ 对照组与试验组的受试对象所接受的干预试验，是在同一环境下进行的（如住院或门诊或社区），而不是在不同环境条件下做同期对照的；⑤ 除干预因素不同外，对照组与试验组的多种"待遇"均一致。

2. 前-后对照（before-after control）与交叉对照（cross-over control）   前-后对照指的是在一个患者身上，分别分为前、后两个治疗试验阶段，前后分别实施试验措施（药物）和对照措施的观察，其间需设一个"洗脱期"，即当前阶段试验（或对照）疗程结束后即停药，并按该药之半衰期的倍数（通常为 5 个半衰期）让药物从体内排尽以消除影响，然后再开始后一阶段的试验（或对照），待疗程结束后，行前后效果的比较，予以分析评价。这种对照的设计，一般都是在同一患者身上进行的，因而叫做自身前后对照设计（before-after study in the same patient），至于治疗与对照措施或先或后，可用随机法确定。这种试验方案常用于慢性病患者的对照观察，例如：比较两种不同的气管扩张剂治疗慢性支气管炎患者的疗效时，即可采用自身前后对照的试验设计方案。如果自身前后对照设立两个组，并且同步进行试验的话，其间仍设计"洗脱期"。于是两组的前后阶段，都要分别接受试验和对照措施，这样就构成两组试验与对照的交叉结果，因而称之为"交叉对照"（cross-over control），即两组自身前后对照。

3. 配对对照（matching control）   在临床试验中，有关因素对发病或治疗效果或预后的好坏可能产生混杂（confounding）效应，影响研究结果的真实性。为了消除其影响，使组间平衡,在设计对照组时,选择可能的混杂因素(如年龄、性别等)或有关危险因素作为配对因素(matching factor)实行配对,这种对照组则称之为"配对对照"。

配对对照多用于回顾性的病例-对照研究设计方案,根据研究课题病例来源的情况,以1:1或1:2配对设计为多见,最多的对照组配对不宜超过1:4。过度配对并不能提高研究效能,反而会增加负面影响。例如:研究重度子痫前期患者的发病病因时,按年龄1:1配对选取对照者,分别检查病例及对照组胎盘组织中某些前炎症细胞因子的表达水平,以探讨其与重度子痫前期发病的相关性。

4. 非随机对照(non-randomized control) 即对照组的研究对象系"自然"构成的一组群体,他们不是人为规定的、使用某种对照因素而入组或是未接触过"某种致病性的危险因素",或者因病自愿接受某种药物治疗等而作为对照组,与条件一致、研究目的和设计相同而"自然"构成的试验观察组,进行同步性、前瞻性的观察研究。这种非随机对照,常见于病因学或疾病预后或治疗性研究的有关队列研究(cohort study)中对照组的设计。例如:研究口服避孕药的静脉血栓栓塞风险时,以服用口服避孕药的妇女作为试验观察队列,以使用避孕套避孕的妇女作为对照组。

5. 历史对照(historical control) 即将某种疾病在既往一段规定的历史时期内的治疗效果作为"历史对照",再与现阶段相同的时间段里的治疗效果进行对照比较,以评价历史性的进步程度或存在的问题。由于当代科技的发展,诊疗技术水平的逐年进步,尽管既往历史资料可靠,在做历史性对照研究设计时,与当今诊疗技术相比,历史诊疗技术已无光彩可言,何况历史资料有时存在着许多偏倚或缺失,故与当今的资料往往不大可比。

(二)依干预措施的性质设置对照

1. 安慰剂对照(placebo control) 安慰剂系设计外观、色泽、气味、制剂以及用法和用药途径,均与试验药物相一致,但没有药效的一种制剂,将其用于试验的对照组之对象,与具有药效的试验组进行对照比较。

安慰剂多采用淀粉、葡萄糖或蔗糖制成,如为注射制剂则采用生理盐水。安慰剂对照往往被用于当前尚无有效药物治疗的某种疾病,但现今又被基础医学研究出可能有效的某药物,且经临床一期证明为安全,需要设安慰剂对照与这种新药进行临床二期试验的情况。

安慰剂本身与"真药"外观一样,对照组对象服用后,在心理上有种被治疗的反应,因而可以出现一定的"疗效"和"药物不良反应",故称安慰剂效应。安慰剂对照的设置,一定以不违背医德为前提。

2. 有效对照(effective control) 所谓有效对照,指的是所设置的对照组,其研究对象所接受的治疗药物,是当前临床公认的有效药物,故称为"有效对照组"。它常常是临床试验某一种"新型制剂"或为旧药的改型,或为创新药物,可能较旧的有效药物更有效更安全。因此,当开展这类新药临床试验时,就可采用旧药作为"有效对照"进行对比性研究。如前述新型复方口服避孕药有效性和安全性的三期临床试验,对照药物为已上市的口服避孕药,而试验药物是将该药物成分中的雌、孕激素分别减量1/3的新药。这样做的目的在于了解药物减量后是否还可以在减少副作用的同时维持原来的避孕效果。

在现代临床研究设计中,除了符合"全或无"的规律可不设对照组外,通常应根据课题的研究性质,设计既符合科学性而又可行的合理对照,方能提高研究质量,无对照组的临床研究通常不会是高质量的研究。

第三节 盲 法 原 则

一、盲法的作用

临床科研设计的另一原则是盲法,其主要目的是使研究的观测执行者和受试者均不知道接受试验的组别和干预措施的具体内容,使他(她)所反应的或观测记录到的临床现象和资料以及分析的结果,都不受主观意愿所左右,能实实在在地记录客观而真实的状况,进而保障研究结果的真实性。

盲法绝非"盲目"地进行临床试验,它是在伦理学原则规范化的前提下,设计出的有关盲法的临床试验,有着一系列的原则和具体执行的方法学要求。因此,一旦呈现某种异常治疗反应,经试验专家组讨论审核并证实后,为了受试者的利益可以"破盲",甚者,也可能终止整个试验。如美国妇女健康启动计划中,本应治疗观察 8 年,然而,当研究进行到 5.2 年时,发现 EPT 使用者的浸润性乳腺癌的发生率超过研究设定的范围,该项临床试验的安全监察提前终止了 EPT 组研究。

二、盲法具体分类

(一) 单盲(single blind)

所谓单盲是指仅仅受试的研究对象处于盲态,他(她)既不知归属于何组(治疗组或对照组),也不知道自己应用的具体药物(治疗药物或对照药物),但是研究人员却非盲者,此就谓之单盲或称单盲试验。

单盲有简单易行且研究人员知情而便于应对处理,特别是对有可预知的某种试验药物之不良反应,有利于早期发现和早期处理,维护受试对象之安全性等优点。

单盲最大的缺点是研究人员总是期望新试验之结果优于对照组,于是对试验组的对象往往给予过多地关注或热情,容易出现各种测量性偏倚。此外,受试对象也可能出现"面子效应",报予过分的"良好反应"等,这种自觉或非自觉的影响,在无形中就会夸大试验组的效果,以至于使研究的结果不同程度地偏离其真实性。例如,激素替代治疗绝经后综合征的随机对照研究中,以 Kupperman 评分评价试验组和对照组的疗效,研究人员予以试验组研究对象更详细更耐心地访谈,导致该组研究对象更易于得出疲乏无力、皮肤刺痛等主观症状好转的结果,从而,可能人为因素地夸大试验组的疗效。

(二) 随机双盲法(randomized double-blind)

在通常的随机化分组临床试验组中,一为试验组,另一为对照组。在双盲法的随机对照试验中,研究执行者和受试的研究对象双方都不知道谁属治疗组,谁属对照组。当然更不知道所接受的试验药物究竟是试验的治疗药物抑或为对照剂,反正其制剂外观和疗法都一样。这就叫做随机双盲对照试验(randomized double blind controlled trial)。

执行双盲法的临床试验设计时,应注意以下事项:① 设计中应有科学严密的管理执行制度和可行的操作方法。对全部受试对象应执行严格规范化的观察和认真记录,尤其是注意试验的药物不良反应,严重者需"破盲"。② 如果试验药物和对照药物,从药物本身要求有不同用法的时候,如:T 治疗(试验组)为每日 1 次,而 C 治疗(对照组)为每日 2 次,除两种制剂外观保持一致外,还要做一种与试验制剂一样的安慰剂与 T 匹配,以保证"双盲"的进行。③ 如果试验制剂与对照制剂本身难以一致的时候,为保证"双盲"则采用"双盲双模拟法",如试验组为:试验制剂(片剂)＋对照安慰液体制剂;对照组为:对照制剂(液体)＋试验安慰片剂。模拟剂无论是片剂或是液体制剂,其外观、色泽均要求与其相应的模拟试剂没有差别,保证盲法,在执行中应编号以防混淆误用。④ 严格的监督检查制度和定期检查回报制度,以保障"双盲"顺利执行。⑤ 有时某种试验制剂有特异反应,而非严重的药物不良反应,对有经验的临床医生往往难以"双盲",例如:β 神经受体阻滞剂之心率减慢;血管紧张素抑制剂之咳嗽反应等。如有类似情况,在执行双盲法时则应予适当处理。

(三) 三盲(triple blind)

所谓三盲,是在"双盲"试验的基础上,加上试验的数据处理和资料统计分析及其评价的"一盲",故为"三盲"。在很多大型多中心随机对照试验中,全部的试验数据及其分析处理,往往都是由专门的、以统计学家为首的研究资料收集管理组织所承担,是独立于临床试验执行机构之外的。因而,就构成了研究执行者和受试对象之外的一方,他们(资料统计分析者)仅限于知晓不同的组别资料,却不知不同组别所接受的是何干预措施(试验或对照)。在这种"盲法"下统计分析全部试验结果,就能保证实事求是地反映出真实的结果。"三盲"法临床试验所获之证据,当然是更可信的。至于中、小型的临床试验是否需要"三盲"试验,当然要依据具体的课题及其现实情况而定。

这里应该指出的是,如果"单盲"临床试验,甚至是"双盲"执行不严格,往往第一手的观测资料或数据就存在或多或少的测量性偏倚。这时,即便做了所谓"资料的盲法分析",其价值也不会有什么意义,因为资料本身就有一定的乏真实性。

第四节　验前基线可比性

大多数的临床试验属于中、小型的临床研究,由于样本量不多,加之临床患者病情的多样性和复杂性,因此,对于纳入试验的受试对象,组间有关样本数量,有关影响疗效或预后的主要临床特点的基本情况,即组间的临床基线(clinical baseline)应该设计得相对一致,不应出现显著的差异性,这样才具备组间的可比性。例如,在拉贝洛尔和硝苯地平治疗子痫前期的对照研究中,两组研究对象的轻度和重度患者的病例数应相等或相近,从而使两组对象在研究前的基线水平可比。

当然,如是数百例以上的大型临床试验,则不一定追求验前基线的可比性,因为它在试验结束后,可视具体情况,做必要的分层分析以弥补。

本章所涉及的临床研究设计的原则,将在本书有关内容中联系具体情况进行科学应用,但是从科研设计的方法学角度看它们确有"纲领性"作用。因此,深刻地理解和应用有着十分重要的意义。

(许良智　王家良)

第九章　临床研究对象组间基线的
均衡性分析与控制方法

临床研究中的基线(baseline)是指处理措施实施之前,被研究对象的基本情况。与之相关的均衡性原则是指除了处理因素不同外,其他对观察结果有影响的因素应尽量一致或均衡。如在临床试验中,两组间的比较,不单是两组观察结果间的分析对比,还要考虑在试验开始之前,两组的基本数据是否具有可比性,只有两组的资料数据均衡,才能保证结果分析的可靠性和科学性。这些基本数据资料即为基线资料。在进行基线均衡性分析时,必须要有完整的基线资料,如年龄、性别、种族、社会经济特征、病程、病情(轻、中、重型)、危险因素或影响预后的因素、并发症等。

第一节　基线资料的均衡性分析

在科研工作中,无论是进行实验设计、论文撰写还是对科研论文进行评阅,均应对研究对象的基线资料或是文献中提供的基线资料进行分析,以便明确两组间的可比性及其对结果的影响程度。

(一) 基线资料的界定及其范围

基线资料包括各种临床特征和可能影响预后的因素,其来源于病史询问、体格检查和实验室检验,按照研究性质与病种的不同要求,所测定的资料数据可以是数值变量资料,也可以是等级资料,如病情的轻、中、重或疾病的临床分期或是否暴露于非研究的危险因素等。无论哪种类型的资料,必须在开始干预措施之前,对试验组与对照组之间的各项重要资料进行均衡性分析,只有两组间的基线均衡,才有可能说明组间观察结果的差异是由于不同的干预措施造成的因果关联。

(二) 随机对照试验同样需要做基线的均衡性分析

一般来讲,随机化分配可使试验组与对照组之间,研究对象各项资料的分布基本平衡,但不是绝对的,尤其是样本量小的情况下,不能保证两组的基线完全一致。基线状况在一定程度上反映了随机化的好坏,不能认为随机分配后,治疗组和对照组的资料就一定平衡,随机分配只能避免选择性偏倚。因此,有人认为随机分组后,可以不做基线的可比性分析,这种看法是不恰当的。例如:在心肌梗死后应用阿司匹林治疗的研究中,有 4 500 例的大样本,经随机分配后作基线资料分析时,发现试验组仍然具有较多的危险因素(JAMA,1980,243:661-669)。

(三) 如何进行基线的均衡性分析

了解基线资料是否有统一的制定标准,是否有统一的测量方法,是否进行了随机分组,是否考虑了基线资料的变异情况、两组资料进行统计学分析时是否有统计学意义等,这些都是基线均衡性分析需要考虑的内容。

　　基线资料的可比性在非随机对照研究中更为重要,因为其中可能增加了很多人为的偏倚。评估两组间的可比性,最简单的方法是比较两组间(或多组间)有关变量是否分布均匀,并常用均数、中位数、构成比或其他指标进行比较。但需确定某项变量是否与结果或预后有关,不宜将比较的因素安排过多,否则分组很难达到平衡一致。

　　目前基线资料可比性的检验方法常用的是假设检验。基线资料的比较,依据数据类型、数据分布、样本量大小和试验设计,合理选择统计学方法(参见本书第二十六章)。例如,在十二指肠溃疡的治疗研究中(中华内科杂志 1991,30:226),用随机方法分组,治疗组 94 例,对照组 106 例。分组后的一般资料及溃疡病灶的情况,都做了基线的比较(表9-1,表9-2)。性别为二分类变量资料,使用 χ^2 检验;年龄为等级资料,选用秩和检验;不良嗜好,如是否吸烟,采用 χ^2 检验;溃疡灶数采用 χ^2 检验;第一溃疡长径、第二溃疡长径虽属于等级资料,但基线均衡性分析的目的是考核两组的构成有无差异,仍使用 χ^2 检验或 Fisher 确切概率法。

表9-1　两组患者一般情况比较

	治疗组		对照组	
	n	(%)	n	(%)
患者数	94		106	
性别				
男	73	77.7	79	74.5
女	21	22.3	27	25.5
年龄(岁)				
18~30	18	19.1	27	25.5
31~40	35	37.2	38	35.8
41~50	19	20.2	20	18.9
51~60	15	16.0	13	12.3
61~70	6	6.4	6	5.7
>70	1	1.1	2	1.9
嗜好				
吸烟	49	52.1	69	65.1
饮酒	9	9.6	4	3.8
饮茶	42	44.7	52	49.1

表9-2　两组患者十二指肠溃疡状况

	治疗组		对照组	
	n	(%)	n	(%)
溃疡灶数				
单个	88	93.6	92	86.8
两个	6	6.4	14	13.2
第一溃疡长径(mm)				
3~5	42	44.7	51	48.1
6~10	44	46.8	48	45.3
>10	8	8.5	7	6.6
第二溃疡长径(mm)				
3~5	2	2.1	8	7.5
6~10	4	4.3	5	4.7
>10	0	0	1	0.9

以上两组的基线资料比较,经统计学处理各项指标都是 $P>0.05$,说明在实施治疗之前两组情况没有显著差别,组间的基线具有可比性。

(四) 基线不均衡的处理

如上所述,假如在基线均衡性分析中,发现有个别或少数几个指标在组间不均衡(假设检验有统计学意义),提示可能为研究中的混杂因素,在分析主要结局指标及次要结局指标时应予以控制,如使用多元统计方法(参见本书第二十六章)。

第二节　基线资料均衡性的控制方法

(一) 规范受试对象的纳入/排除标准

基线资料均来自受试对象,如果选择不当,两组之间的基线就会有很大的差别,因而制订研究对象的纳入/排除标准是保证基线一致的第一步。

研究对象的选择标准,在有明确的诊断标准(金标准)的前提下,要根据研究课题的性质制订相应的纳入/排除标准,这样就可使纳入的研究对象具有一致的条件。如了解不同治疗方法对不孕症的疗效时,我国对不孕症的诊断标准为规律性生活且未避孕者未孕 2 年,而国际上对不孕症的时限规定为 1 年,为此,在研究设计阶段就必须制订统一的纳入标准,不能有的按照 1 年,有的按照 2 年。

(二) 制订统一的检测标准

为使基线能真实反映研究对象的实际情况,必须制订统一的检测标准。例如一次血压测定结果是否能反映真正的血压水平? 如果是多次测定,到底哪一次应作为基线数据? 是以最低的为准还是以平均血压为准? 测定血压在什么时间为妥? 有无统一规定? 在研究开始前,都应制订统一的检测标准,这样对降压药的疗效评估结果才是可靠的。

(三) 防止向均数回归

测定个体的某些生物学数据,往往不恒定,例如血压、脉搏等,但经多次测定很少出现极限值,而是趋向于该数据的均数,在统计学上称为“向均数回归”(regression to the mean)。因此,所测定的数据离总体均数越远,则数据变异的倾向性就越大;换言之按初选标准选择研究对象时,越接近极限值的研究对象,在以后的测定时,向均数回归的程度就越大。例如,研究者拟评价降压药的效果,仅测量一次血压,就将舒张压高于 95 mmHg 的病例纳入试验组,给予药物治疗,结果大多数患者均有下降。在分析时应考虑到有均数回归现象的干扰,在试验组不应单纯以治疗前、后的血压测量值进行比较,而必须与对照组血压下降的幅度来做比较,才能说明药物的真正疗效。在高血压研究中,为减少“向均数回归”现象的影响,有两种方法。其一,初选纳入病例中,不选用近极限值的病例;其二,是多次测定血压(不是连续测定),只纳入第二次或第三次舒张压超过 95 mmHg 的患者,这样可更客观地评估高血压患者的真实治疗效果。

(四) 减少基线资料的变异

当测定基线数据后与处理措施执行之间,相隔时间不宜过长,否则在此期间有些数据可能发生改变。待结果分析时,研究者将难以确定这些改变是研究对象在措施执行前发生的,还是执行措施的结果。如一项对降糖药的研究,在录入基线资料时采用第一次测量空腹血糖的结果 11 mmol/L,如果经过 2 周后才开始进行口服降糖药治疗,在这 2 周内,患者注意饮食控制及体育锻炼,那么可能在口服降糖药前空腹血糖就已降至 9 mmol/L,最后统计结果可能夸大降糖药的效果。

　　倘若在取得基线资料后、在开始实行处理措施前这段时间内,患者已经产生了不良结局,如患者将接受某类型手术,在手术前 3 例患者已死亡,若此 3 例发生在分组之前,可将此 3 例排除,不作为研究对象;如果发生在分组之后,但治疗措施尚未开始,则此 3 例患者应保持在相应组内,作无效处理,但需注明未能接受干预措施。

　　需要注意的是,在某些特定的、可能引起基线变异的时期测得的数据结果是不宜作为基线资料的。如卵巢癌的患者肿瘤标记物 CA125 水平会升高,但是炎症也可能轻度升高,就不宜将患者炎症期所测得的数值作为基线资料。

(五) 必要时分层后随机分组

　　在临床研究中,不论是随机分组或非随机对照试验,对影响治疗结果的主要危险因素或影响预后的预后因素,有时组间不可能分布平衡,因而会使基线资料出现差别。为避免上述情况的发生,在设计阶段研究者应将重要的危险因素或预后因素作为分层因素,将患者进行分层后,再进行分组。例如:了解术后放疗治疗宫颈癌的研究中,两组患者的临床期别、病理类型、年龄等在两组间均衡分配,但未考虑有无淋巴结转移(宫颈癌为临床分期,未将淋巴结转移规定在分期之中),而淋巴结转移是一项影响预后的重要因素,倘若淋巴结转移在两组间分布不均衡,将影响最后结论的可靠性和科学性,所以应按有无淋巴结转移先分层,然后再做随机分配,这样就可以保持两组基线的平衡。

　　总之,在进行临床研究前,应明确基线的重要性及其对结论的影响,无论是否随机分组,均须要对试验组及对照组基线资料进行均衡性、可比性检验,以保证科研结果的科学性及可靠性。

(郭红燕　王觉生)

第十章　临床科研设计与实践中常见的偏倚因素

任何临床试验性或观察性研究都会不可避免地受到有关偏倚（或称偏差）的影响，并且这些影响会在研究的不同阶段和环节中发生，从而影响研究结果的真实性（validity）。因此，为了获得真实性高的研究成果，保证研究的高质量和高水平，认识影响研究质量的有关偏倚因素，联系临床研究课题的实际，从研究设计、执行和总结分析的整个过程中，制订防止偏倚的有关措施是本章的主要目的。

（一）偏倚的定义

当临床研究的结果与其真实值之间出现了某种偏离的现象，即称为偏倚（bias）。偏倚具有一定的方向性，可使研究结果高于或低于真实值。例如，研究者选择病情较轻、治疗反应及依从性均较好的病例进入观察组，则其观察效果总会比真实结果要好。反之，如果进入观察组的晚期重病例较多，造成与治疗组间的不均衡，其结果必然会较真实的结果差。可见，偏倚是影响临床研究质量的重要因素之一，但它又是可以预防和控制的。因此，认识和分析偏倚，研究控制偏倚因素的方法和策略，具有极其重要的意义。

（二）产生偏倚的原因和类型

偏倚可由很多原因引起，也可以出现在临床研究的各个阶段，可由研究者或研究对象的主观原因所致，也可由某些尚未了解而未予以重视的因素引起。例如，一项有关绝经后妇女激素替代治疗的随机对照开放性研究，未采用盲法，研究的结局观察指标主要为一些绝经后的主观自觉症状，对照组采用已上市使用多年的"倍美力"进行干预，相对于口服新型中成药胶囊的试验组，对照组的研究对象知晓其所用药物的情况，更易于记录下良好的更年期症状改善情况。从而，由研究对象的主观原因造成测量性偏倚，高估了对照药物的疗效，而低估了试验药物的疗效，以致可能得出"假阴性"的试验药物研究结果。在另一项有关口服避孕药物静脉血栓栓塞风险的病例对照研究中，所纳入的对照组有相当一部分人是静脉血栓栓塞患者的亲朋好友。由于她们对静脉血栓栓塞有所认知，可能会影响其生活方式，例如对照组人群可能更加注重控制体重等高危因素，降低静脉血栓发生的风险，而使结果向口服避孕药物增加静脉血栓栓塞风险的方向偏移，夸大了口服避孕药物增加静脉血栓的风险值。

偏倚按其在临床研究过程中出现的阶段，可归纳为三种主要的类型。① 选择偏倚（selection bias）：主要发生在研究病例募集的初始阶段。② 测量偏倚（measurement bias）：发生在临床研究观察过程中，对观察组及对照组的观察力度存在差异而造成观察结果的人为差异。③ 混杂偏倚（confounding bias）：发生在对观察结果的分析阶段。由于混杂因素的存在，使研究结果偏离真实情况，可以通过统计学方法进行测量并能获得一定程度地纠正。

1. 选择偏倚　在研究的初始阶段，由于研究者的偏见或特别的兴趣，有意识地去选择符合自己企求的研究对象，不正确地组成了观察组及对照组，使两组患者在观察开始时就已存在除诊疗措施以外的差异。由于研究前的基线状况不一致，而直接导致最终结果的不同，这种现象并非诊疗措施的效果；或是由于研究设计方案缺陷，使研究对象不能充分代表总体目标人群，而使研究结果偏离真实值。现举例说明如下。

（1）组成成员偏倚（membership bias）：英国百万妇女研究（million women study，MWD）在 1996 年至 2001 年纳入 120 万名 50～64 岁英国妇女进行队列研究，调查多类肿瘤的发病率、死亡率及其危险因素。研究每 3 年对妇女进行一次乳房照片检测，结果表明：激素替代治疗增加妇女患乳腺癌的风险。然而，该队列研究在起始时，并未排除已患乳腺癌的患者，进行研究第 1 年检出的乳腺癌不可能是激素替代治疗所致，故研究结果受偏倚因素的影响，可能高估了激素替代治疗的乳腺癌风险。

（2）诊断信息偏倚（detection signal bias 或 unmasking bias）：在选择纳入观察病例时，可因某种与观察内容无直接关系的症状或体征，加速或促成本病的发现，而错误地判定因果关系。例如某研究观察绝经后妇女服用雌激素与子宫内膜癌发生的关系。结果显示服用雌激素可增加子宫内膜癌的发生，并将服用雌激素定为发生子宫内膜癌的危险因素。后经分析发现，服用雌激素可引起绝经后妇女不规则的子宫出血，而子宫出血作为一种诊断信息，可使其及时就诊而增加了发现子宫内膜癌的机会。当以刮宫或手术确定子宫内膜癌为纳入对象时，再分析其是否服用雌激素，则未发现两者有明显因果关系（表 10-1）。

表 10-1　对同一批患者按两种方式研究绝经后妇女服用雌激素与子宫内膜癌的关系

组　别	以阴道出血纳入观察病例 子宫内膜癌			以病理诊断纳入观察病例 子宫内膜癌		
	有	无	合计	有	无	合计
服用雌激素	45	7	52	59	42	101
未服用雌激素	72	110	182	89	106	195
	117	117	234	148	148	296
			$OR=9.8$			$OR=1.7$

2. 测量偏倚　测量性偏倚发生在对观察组及治疗组进行测量观察的过程中。由于研究人员对两组的观察强度和频度存在差异，或者试验人员对试验非规范化操作，或影像学医生对影像学资料的判断或量化存在差异，导致最终的评价结果偏离真实的情况。现举例予以说明。

（1）疑诊偏倚（diagnostic suspicion bias）：两项巢式病例对照研究分别应用美国和英国的人群数据库资料进行口服避孕药静脉血栓栓塞风险的研究，发现含屈螺酮的口服避孕药的血栓风险高于含左炔诺孕酮的口服避孕药。然而，此类数据库资料在验证静脉血栓诊断的正确性方面存在弊端，例如数据库中的部分妇女仅凭小腿肿胀即判定为静脉血栓，而未采用超声等检查手段加以确认。并且，在美国和英国，人们被舆论灌输了屈螺酮较易引发静脉血栓的观念。这种先入为主的观念使临床医生更容易对屈螺酮使用者进行血栓的筛查，更加注意和更加频繁地仔细搜集静脉血栓的证据，增加了发现病例的机会，人为造成两组的差异。因此，前述研究结果可能受诊断率偏倚的影响，扩大了含屈螺酮口服避孕药物的血栓风险值。前述英国百万妇女研究在研究过程中，激素替代治疗者进行乳房照片检测的频率也较对照者高，因此，增加了乳腺癌患者的发现概率。

此种偏倚亦常发生在临床病理学家或影像学家对检查结果的解释和判定环节。对某些不太肯定的发现,他们会受到已知的临床情况的影响,做出符合临床要求的解释,故亦称期望偏倚。例如:一结肠癌术后 3 年的患者,右卵巢再次发现一巨大的囊实性肿块,予以手术切除后行病理检查,结果表明为腺癌,但免疫组化结果难以判定其肿瘤来源,故病理科医师结合其既往病史,推断其可能为继发性卵巢癌,原发灶可能来源于肠道。然而,该病例的临床表现不支持其为肠道来源的继发性卵巢癌,该病例的肿瘤单发于一侧卵巢,且呈囊实性,与通常所知的肠道来源的继发性卵巢癌不同,后者易发于双侧卵巢且为外观多呈肾形的实性肿块。

(2) 沾染性偏倚(contamination bias):此种偏倚亦发生在临床研究的观察阶段。由于对照组成员意外地服用了观察组的药物,导致两组最后的结果差异缩小。亦可能因观察者已知哪些是观察组的患者,而给予了更多的关照和咨询,导致直接提高了诊疗的反应。或由此关照使被观察者会采用一些影响疗效的协同措施,导致疗效的提高而偏离了真实的结果。对后一类情况称之为干扰性偏倚(co-intervention bias)。例如,在来曲唑和克罗米芬(氯米芬)促进多囊卵巢综合征患者排卵的对照研究中,部分研究对象因对生育的迫切需求,而同时自行服用了促排卵的中药,从而对研究结果产生了干扰。

3. 混杂偏倚(confounding bias) 混杂偏倚简称混杂,虽可存在于整个临床研究中,但却在临床研究结束后的资料分析阶段被发现和分析出来。由于同时存在两种以上影响研究结果的因素混杂在一起,可能错误地判定最终结果是由某一单一因素引起,并因此会夸大其效果,导致与真实值的偏离。混杂亦可因某种降低疗效的因素存在,而使最终疗效减小,也有可能将没有作用的混杂因素错误地判定为有效。从严格的定义上,混杂因素本身应是一种独立的危险因素。它虽不是观察研究真正要评价的对象,但它应与最终结局有关。例如:美国妇女健康启动(women's health initiative,WHI)研究结果表明:雌、孕激素联合治疗方案增加绝经后妇女患乳腺癌的风险。该研究纳入 50~79 岁的绝经后妇女,平均年龄为 63~65 岁。然而,年龄越大,心血管疾病和乳腺癌的风险本身也就越高。许多妇女在进入研究时已处于上述疾病的亚临床状态。因此年龄是影响该研究结果的一个重要的混杂因素。

一项队列研究调查服维生素 E 能否减小心肌梗死的危险。结果见表 10-2。

表 10-2 心肌梗死发生与维生素 E 的关系研究

分 组	心 肌 梗 死	
	有	无
服维生素 E	400	600
未服维生素 E	600	400

$RR=0.67$

研究结果提示服用维生素 E 者,发生心肌梗死的相对危险度较低,为心肌梗死之保护因素。但研究者同时调查了此组人群吸烟的情况,结果显示在未服用维生素 E 组中吸烟者明显高于服维生素 E 组(可能对健康更重视),再观察吸烟与心肌梗死的关系如下(表10-3)。

结果显示,无论是否服用维生素 E,吸烟者均有发生心肌梗死的较高危险。如控制吸烟因素再分析维生素 E 与心肌梗死的关系如下(表 10-4)。

表 10-3　吸烟与心肌梗死的关系分析结果

分　组	服维生素 E 组 心肌梗死		未服维生素 E 组 心肌梗死	
	有	无	有	无
吸　烟	240	30	580	300
不吸烟	160	570	20	100
	$RR = 3.64$		$RR = 3.88$	

表 10-4　维生素 E 与心肌梗死的关系分析(吸烟分层后)

分　组	吸烟者 心肌梗死		不吸烟者 心肌梗死	
	有	无	有	无
服维生素 E	240	30	160	570
未服维生素 E	580	300	20	100
	$RR = 1.32$		$RR = 1.27$	

显示服维生素 E 并非为心肌梗死的保护因素,在此研究中吸烟成为重要的混杂因素。如以吸烟作为观察的危险因素,其结果见表 10-5。

表 10-5　吸烟与发生心肌梗死的关系分析

分　组	心　肌　梗　死	
	有	无
吸　烟	820	330
不吸烟	180	670
	$RR = 3.38$	

结果显示吸烟者发生心肌梗死的危险,至少较不吸烟者高 3 倍。

混杂作为一种偏倚可以预防和控制,在设计阶段对重要混杂因素应通过纳入/排除标准或制订适当的配对因素予以控制;而对于未知的混杂因素则可通过严格的随机分组,使组间之影响互消;如未能避免而影响最终结果,可通过分层分析或校正分析的方法进行处理。现以分层分析(Mantel-Haenszel 法)举例说明。某一病例对照研究结果显示口服避孕药与心肌梗死有关,具体结果见表 10-6。

表 10-6　口服避孕药与心肌梗死的关系分析

分　组	心　肌　梗　死		
	有	无	合计
口服避孕药	29	131	160
未服避孕药	205	1 655	1 860
合　计	234	1 786	2 020

计算其 $\text{crude } OR = \dfrac{ad}{bc} = \dfrac{29 \times 1\,655}{205 \times 131} = 1.79$

因考虑心肌梗死与年龄有关,年龄可能为重要混杂因素,故按年龄分层分析见表 10-7。

表 10-7　口服避孕药与心肌梗死的关系分析(按照年龄分层)

分　　组	25～29 岁组 心肌梗死		30～34 岁组 心肌梗死		35～39 岁组 心肌梗死		40～44 岁组 心肌梗死		45～49 岁组 心肌梗死	
	有	无	有	无	有	无	有	无	有	无
口服避孕药	4	62	8	33	5	22	6	9	6	5
未服避孕药	2	224	12	390	20	378	70	362	101	301
合　计	292		443		425		447		413	

按 Mantel-Haenszel 公式计算：

adjusted OR 为：

$$OR_{MH} = \sum \left(\frac{aj\,dj}{Nj} \right) \bigg/ \sum \left(\frac{bj\,cj}{Nj} \right)$$

$$= \frac{\left(\frac{4 \times 224}{292} \right) + \left(\frac{8 \times 390}{443} \right) + \left(\frac{5 \times 378}{425} \right) + \left(\frac{6 \times 362}{447} \right) + \left(\frac{6 \times 301}{413} \right)}{\left(\frac{62 \times 2}{292} \right) + \left(\frac{33 \times 12}{443} \right) + \left(\frac{22 \times 20}{425} \right) + \left(\frac{9 \times 70}{447} \right) + \left(\frac{5 \times 101}{413} \right)}$$

$$= 4.79$$

结论为 crude OR(1.79)≠adjusted OR，表明有混杂存在，且年龄为重要的混杂因素。进一步可计算 crude OR 值是否在 adjusted OR 的 95% 可信区间内，以判定两者差异有无统计学意义。如有统计学意义，则说明混杂确实存在。

aOR_{MH} 的可信区间：$aOR^{\left(1 \pm \frac{Z_a}{\sqrt{\chi^2_{MH}}}\right)}$

分层前：$\chi^2_{MH} = \dfrac{(|a - Ea| - 0.5)^2}{Va}$

分层后：$\chi^2_{fMH} = \dfrac{\left[\left| \sum a - \sum (Ea) \right| - 0.5 \right]^2}{\sum (Va)}$

表 10-8　病例对照分析表

暴露因素		病　例	对　照	$\sum$
	＋	a	b	m_1
	－	c	d	m_2
	合计	n_1	n_2	N

$\sum a$ 为分层后各四格表中 a 之和，Ea 为 a 格的期望值 $\dfrac{m_1 n_1}{N}$，$\sum$(Ea) 为分层后各四格表计算的 Ea 之和，$\sum$(Va) 为分层后和四格表计算 Va 之和，Va 为四格表中的方差值 = $\dfrac{m_1 m_2 n_1 n_2}{N^2(N-1)}$

代入前式计算 $\chi^2_{fMH} = 41.09$

aOR 的 95% 可信区间为：$4.79^{\left(1 \pm \frac{1.96}{\sqrt{41.09}}\right)} = 4.79^{(1 \pm 0.305\,7)}$，即 $2.97 \sim 7.73$。因 $cOR =$

1.79，不在 aOR 的 95% 可信区间之内，表明差异有统计学意义，显示有混杂存在。

以上是按偏倚的出现和发现时间进行分类，并举例说明其特点。在临床研究中，已报道有多达 30 种以上不同特点的偏倚存在，充分显示了偏倚存在的普遍性。鉴于偏倚可对临床研究结果产生严重影响，因此预防和控制偏倚具有重要的意义。

（三）预防和控制偏倚的策略

偏倚可发生在临床试验的全部过程中，如未能防控则无法纠正和克服，它将使整个临床研究结果偏离真实性，从而完全失去其应用价值。因此，应充分认识各类偏倚的特点，采取针对性的防控措施，使之对临床试验结果的影响减到最小，力求最终结果的真实可靠。常用控制偏倚的方法如下。

1. 设计方案的选择　在研究初始，组成具有良好可比性的观察组和对照组十分重要，亦是控制偏倚最关键的阶段。采用随机对照试验的研究方案，特别是将适合的研究对象分层后再随机分配入组，可以确保观察组及对照组在基线特点上保持相似。若再加以双盲方法下进行观察测量，则可最大限度地避免偏倚的影响。实现观察组及对照组良好的基线可比性以及对两组病例衡量观察上的均衡性，是采用随机双盲临床试验获得真实结果的保证，亦是此种设计方案论证强度最高的原因。

但是前已述及，如为确保观察、对照组间的可比性，特别是在无法纳入足够大量的病例时，常会采用严格的纳入标准，将研究对象限制于较典型的、对治疗反应及依从性好的病例，在有经验的专家的密切监控下，即一种较理想的试验情况进行观察，使临床研究接近于典型的假设验证性试验。该类试验虽易于实施，但研究结果的外部真实性有限。这类研究结果仅反映特定的条件和特定的观察对象显示的效果，缺乏对整个疾病群体在常规条件下的效果。除非扩大观察对象的数量，实现不同病情观察者的分层，或者进行不同病情观察者的多个随机对照试验，亦可对相关的随机对照试验进行荟萃分析。实际上，临床受到诸多因素限制，做随机对照试验是有一定难度的。虽然其对防止偏倚因素的影响最好，而采用何种临床试验的方案，更重要的是取决于试验的目的及需要解决的问题。

队列研究虽为前瞻性的临床观察方法，因较难达到观察队列与对照的均衡可比性，受混杂干扰等影响的机会亦较多，难以控制偏倚因素的影响。除非加上其他的防控措施，如严格的纳入标准、配对队列组成等增加可比性的方法。例如：美国在 12 万余名护士中进行队列研究，探讨牛奶与乳腺癌发病的关系，追踪从 1980 到 1996 年，其中有效的研究人数为88 691人，其间共 3 482 人发生乳腺癌，未发现牛奶摄入量与乳腺癌相关联。该项目纳入护士这一特殊人群进行研究，研究对象的依从性较其他研究对象好。

回顾性的病例-对照研究，如选择对象和配对合理，资料收集完整可靠，采用正确的统计分析方法，仍可能限制偏倚因素的影响，或通过分析将混杂因素显示出来。

叙述性研究完全无法避开偏倚因素的影响，其结果很少有实际应用价值。除非是观察临床上对常规治疗未能改善严重预后的病例，显示观察的干预措施明显改善了预后，如降低了显著的病死率。此种较强大的治疗效果则较少受到偏倚的影响。

2. 严格限制的纳入标准　对纳入研究的观察对象明确地限制在某一特定范围内，特别要注意对最终治疗效果影响较大的一些重要因素，如年龄、性别、病程、病情、文化教育水平等。纳入对象的限制，可明显减小观察组和对照组间的差异，限制和消除偏倚的影响。但这种严格的限制使观察的结果，只能代表某一组特定的人群，常不能反映疾病不同病情患者的全貌。换言之,虽然得到了对比组患者的较真实结果,但仍未能显示此种措施的真正总体疗效。即随着限制条件的增多,使整个临床研究愈来愈接近于功效性观察试验。例如:前述美国妇女健康启动的研究对象平均为 63～65 岁。由于年龄越大,心血管疾病和乳腺癌的风险也就越高。50 岁妇女多种疾病的绝对风险仅为 60 岁妇女的一半,是 70 岁妇女的 1/4。因此,该研究的结果即无法推广应用于 50 岁年龄组妇女这一激素替代治疗的常用人群范围。

3. 盲法衡量及观察结果 盲法是最有效地防止测量性偏倚的方法。因为观察者和被观察者都不知晓两组患者各自接受的是何种治疗药物,亦不可能按意向进行干预。即使可能有某种沾染或干扰发生,但它在两组观察者中的发生频度和强度亦是相似可比的。例如,在临床研究中为避免病理学家或影像学家判定结果的主观影响,最好的方法是让他们在不知晓临床诊治情况下做出客观的判定。

4. 配对 配对是在病例-对照研究中最常用的方法。对观察组的对象,按相同的特点选择其对照组的成员。配对因素主要是对疾病的发生、转归、预后密切相关的因素,诸如性别、年龄、病情等。理论上配对的因素愈多,则对子内的个体差异愈小,愈有利于观察。但实际研究中配对过多会造成对象选择困难,使研究无法找到足够的配对者而难以进行。配对亦难以做到观察组与对照组的完全相似(理论上只有无遗传变异的单卵双胎能达到近乎完全相似),其间总会存在一些差异,虽不同程度地影响最终结果,配对的因素都是已知的一些因素,而对那些潜在的、未知的因素(如个体对某种药物的反应性)因事先无法知道,亦无法配对。因此,配对只能尽可能地减少偏倚对最终结果的影响。

5. 标准化法 标准化法采用较重要因素,即平衡观察组与对照组中影响最终结果的某一偏倚因素,使之达到接近真实的结果。例如观察某所县级医院与一所省级医院颅脑外伤的病死率,结果发现如表 10 - 9。

表 10 - 9 某县级和省级医院颅脑外伤的病死率比较

病 情	省 级			县 级		
	例数	死亡数	病死率(%)	例数	死亡数	病死率(%)
重	500	30	6	400	24	6
中	400	16	4	800	32	4
轻	300	2	0.67	1 200	8	0.67
合计	1 200	48	4	2 400	64	2.6

初步结论为县级医院的脑外伤病死率低于省级医院。进一步分析发现,如按不同病情分别统计,两级医院的脑外伤病死率并无差别。而造成两医院总病死率差异是由其患者的组成不同所致,显然由于县级医院的轻病例较多,直接造成总病死率偏低,即所谓的组成成员偏倚所致。标准化法即是将其不同病情的脑外伤患者按标准比例计算,如轻、中、重各占 1/3,或轻型占 1/5、中重型各占 2/5,使病例的组成完全一致。按此计算的结果如下。

省级医院病死率为=(30/500×1/5)+(16/400×2/5)+(2/300×2/5)=3.07%
县级医院病死率为=(24/400×1/5)+(32/800×2/5)+(8/1 200×2/5)=3.07%

标化结果显示,两医院脑外伤病死率的标准化率并无差异。

6. 分层抽样及分层分析 分层方法亦是控制偏倚的重要手段。在研究初始,采用分层随机可使观察组和对照组组成更加相似,有效防止选择性偏倚。而在统计阶段的分层分析,既可显示不同临床特点患者的真实效果,又能显示出重要的混杂因素。

(四) 偏倚与机遇的区别

1. 机遇的定义　机遇(chance)又称概率(probability),是指某一事件发生的可能性大小。当某一事件的出现是由概率的影响而发生时,就称为机遇。试以抛掷硬币为例,由于出现正面或反面的结果是相互排斥的(mutually exclusive),出现正面就绝不可能同时有反面出现。如果我们无限制地抛掷下去,会发现正面和反面出现的次数会逐渐接近,最终达到各占一半。换句话说,出现正、反面的概率均是 50%。但是当抛掷的次数有限时,会发现两者出现的次数有明显差异。如抛掷 10 次后,可能会出现正反面比为 3∶7,甚至 1∶9 的悬殊结果。出现这种与真正最后结果的差异,就是受机遇的影响。它并非是我们要观察的内容引起的(如抛掷的高度、方向等),而是由结果出现的概率本身造成的,故称机遇。机遇的大小常用 P 来表示,它的数字是 0 到 1(或 100%)之间。0 表示事件不可能出现,1 表示事件必然发生,其间则表示事件发生的概率。在临床研究时,不可能在某一疾病所有患者群进行观察,而只能抽样进行。这就与抛掷硬币一样,会因抽样人数有限,使不同临床特点的患者被抽取的机会不相同,即使再用随机分配的方法,亦无法做到观察两组对象的均衡。因此,机遇又称为抽样误差或随机误差,严格说,只要我们无法对所有患者进行观察,就不能避免机遇的影响。实际临床研究中,强调观察人数要达到基本要求的样本量,主要就是要保证将机遇的影响控制在可接受的允许范围。如统计学上的 $P<0.05$ 或采用 95% 可信区间,即是要求因机遇影响而出现假阳性错误的概率不超过 5%。这是对研究结果真实性的基本要求。

2. 偏倚与机遇　机遇与偏倚是影响临床研究质量的两大要素,直接影响到临床研究结果的重复性和真实性。机遇和偏倚存在于任何一种类型的研究中,亦对临床研究的各个阶段均存在影响。两者常同时存在,对其研究和加以区分的目的,是因为两者控制的方法不尽相同。

理论上偏倚可以通过完善的设计、正确客观的衡量观察以及适当的分析方法来加以避免或清除。其中,严格的随机对照研究,对已知和未知偏倚因素的控制是最有效的。如果偏倚一旦发生,并对结果产生了影响,虽可加以分析,但已无法消除和纠正。对偏倚的控制应在研究设计之初就予以防止。

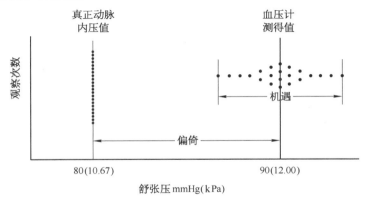

图 10-1　偏倚与机遇的关系及区别

　　机遇是任何抽样研究都不可避免的。虽然经适当的研究设计,特别是扩大样本的数量可以减少其影响,并由统计学方法估计其大小,限制其在容许范围内。只要不是建立在整体人群上的观察研究,机遇影响是无法避免的。

　　现以血压测定为例,显示偏倚和机遇的关系及区别。用袖带式直立血压计测定血压,虽严格注意测定的各种条件,当反复测定时,所得的血压值总会有些差异,它们总是在一定的范围内上下波动,这就是机遇的影响。由袖带式血压计测得的数据与直接由动脉内测得的数值,会有一定差值。如以动脉内测得值作为真值,则用袖带血压计测得的数值与它的差值就是偏倚。

(许良智　雷秉均)

第十一章　临床科研中的文献检索与分析评价

21世纪是信息和知识爆炸的时代,这在生物医学领域表现得尤为突出,如全球每年有数百万篇文献发表在2万余种生物医学杂志上。如何从众多的医学刊物和数据库中快速、有效地查寻临床相关领域的研究文献,这对繁忙的临床医生而言无疑是一种挑战。况且在临床实践中,为掌握学科发展的历史、现状和把握未来发展方向,更新知识结构,一个临床医生每天需要不间断地阅读20篇左右的专业文献。因此,掌握快速检索、阅读和评价临床医学文献的基本原则和方法并将真实、有价值的研究结果应用于临床医疗实践、科研和医学教育之中,无疑是每一位临床医务工作者、科研人员所必备的基本技能。

第一节　医学文献的检索

一、医学文献检索的概述

文献是指以文字、图像、公式、视频与音频、代码等形式,将信息、知识记录或描述,加以存储、传播的一切载体。在医学领域,为保存和传播科研工作者和临床医务人员积累的丰富知识和经验,更需要用文字、图形、符号、声频、视频等手段将这些医学资料记录到各种载体之上,因此,医学文献就是记录有医学相关知识或信息等一切载体的总称。

(一)医学文献的类别

1. **按照文献内容、结构和性质分类**

(1)一次文献:一次文献即原始研究文献(primary article),是研究者根据自己的工作实践经验和科研成果写成的原始论文,包括期刊论文、研究报告、学术会议论文和学位论文等。高质量的一次文献,其内容常有原创性,记录有新发明、新发现、新理论、新见解等,是医学发展、科学进步的标志,也是重要的临床证据来源。

(2)二次文献:二次文献即检索工具,是对一次文献进行收集、分析、整理后,根据其外部或内部特征(篇名、作者、作者地址、刊名、年、卷、期、页、分类号、内容摘要等)按一定的规则加以编排,供读者检索一次文献使用,包括目录、索引、文摘等形式,是进行文献检索的必要工具。

(3)三次文献:三次文献是在利用二次文献的基础上,对一次文献的系统阅读、综合分析、加工提炼以及概括论述,包括综述、评论、述评、教科书、专著、参考书、进展、学术动态、年鉴、临床指南等,多由某一领域的专家完成,可以帮助了解某一学科或专题的过去、现在和未来的发展趋势。

除此之外,还有零次文献,即未经正式发表或未进入社会交流的最原始文献。如设计草图、实验记录、草稿、会议记录、内部档案等。

2. **按照载体类型、实际内容和出版形式分类**

(1)书写型文献:专指手工书写与抄写的文献,如病历、实验原始记录、设计草图等。

(2) 印刷型文献：印刷型文献是以纸张为载体的出版物，是记录知识信息的传统方式。便于阅读、贮存和传播；缺点是随着文献量的激增，占用空间多，检索难度加大。印刷型文献包括：图书（教材、图谱、专著、论文集、丛书、字/词典、百科全书、年鉴、手册、指南、目录、图表等），期刊（杂志、学报、通报、综述、述评、文摘、索引等），特种文献资料（如科技报告、学位论文、技术档案等）。

(3) 缩微型文献：缩微型文献是以感光材料为载体，利用摄影技术将文献记录在胶卷或胶片上，其特点是：体积小、容量大、成本低，便于复制、携带、保存，节省空间，但必须借助专用阅读机方能使用。

(4) 视听型文献：视听型（声像型）文献是将文献记录在磁带、录像带、幻灯片、光盘上并配上声音，视听型文献生动、形象、容易保存、可反复使用。随着医学技术的快速发展，此类文献越来越多，但视听型文献同样需要借助录音机、录像机、幻灯机和 VCD 机或计算机等辅助器材。

(5) 机读型或电子型文献：机读型（电子型）文献是将文献记录在磁盘、光盘等载体上，以电子信息的形式存储和传播。具有存储量大，检索方便、快速、高效等特点。目前已成为主要馆存文献类型且有逐步取代印刷型文献之势。

（二）医学文献的检索策略

医学文献检索是指利用书目、索引、文摘等检索工具或根据原始文献所附的参考文献查寻感兴趣和所需要的文献资料。检索策略是为了实现检索目的而制订的检索计划或方案，用于指导整个检索过程。具体见图 11 - 1。

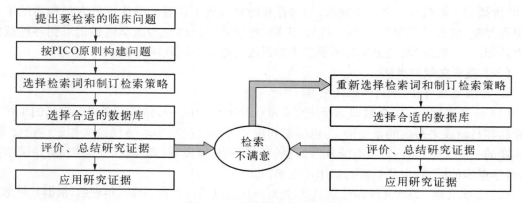

图 11 - 1　医学文献的检索策略

（三）检索的基本步骤和方法

检索文献前应根据检索主题和学科范围，选择合适的检索工具，再确定检索标识和选择检索途径，最后检索文献以及获取原始文献。

1. 选择检索工具，确定检索方法　如检索乙胺碘呋酮治疗心律失常并发症的文献，可限定学科范围为心血管疾病和药物学，进而选择《美国医学索引》《荷兰医学文摘》中有关学科范围的相关分册。不同的检索工具，收录的方式不尽相同，因而检索的方法和途径也各异。常用的检索方法包括以下四种。① 顺查法：按时间顺序由远及近逐年查找文献的方法，该方法漏检率低且能系统、全面地了解某研究课题的过去、现状以及发展趋势和演变过程，但费时费力。② 倒查法：按逆时间顺序由近及远逐年查找文献的方法，能短时间内了解某课题的最新研究动态,但易造成漏检。③ 抽查法:集中检索学科发展高峰时期及其前后阶段的文献资料,能在较短时间内获得较多的文献资料,掌握学科发展的基本情况。④ 追溯法:在不借助检索工具的情况下,根据原始文献所附的参考文献进行追溯查找,此法检索带有一定的片面性,漏检率较高。

2. 检索途径　常用的检索途径包括以下几种。① 书名途径:利用书、刊、杂志名称查找文献,是最方便的途径。② 著者途径:按文献著者和编者的姓名查找文献的方法。③ 序号途径:利用文献的各种代码、数字编制的索引查找文献的方法,如专科号、科技报告的序列号等。④ 分类途径:根据文献主题内容所属的学科属性分类编排的检索途径,此法简明易记,层次分明,检索容易,但涉及相互交叉的学科或亚专业时,特异性不强。⑤ 主题途径:按主题词的字顺排列,便于查找与主题词相关内容的文献。其特点是专业性、直观性及通用性强,表达概念准确灵活,虽不如分类法系统、稳定,但能适应交叉学科的课题检索。⑥ 关键词途径:是直接从文献题目(题内关键词)或文摘和正文中(题外关键词)抽取的、具实质性意义的词语,因其未经规范化处理,不受主题词表的限制,著者选词可能不尽相同,从而影响查准率和查全率。

3. 检索技术　为了保证文献检索的查全率、查准率,检索时应注意以下几方面。① 采用多种检索工具查寻:任何一种检索工具都未能实现生物医学杂志的全覆盖,且检索工具有综合性和专业性之分,专业覆盖面、文献收录类型、语种不同,建议根据检索主题进行选用。② 与专业检索人员协作:文献检索专业人员业务熟练、检索效率高,但不熟悉临床专业知识,对各学科间存在的同义词、近义词的取舍有一定的难度,最好与临床医务人员协作、共同完成检索,可提高检索的敏感性和特异性。③ 正确选择检索词:选择检索词前应充分了解检索主题内容,根据规范化的检索语言如医学主题词表(MeSH)并结合能反映主题实质内容的词(非规范化检索语言,如关键词)确定检索词,同时还要考虑同义词、同音词、多义词、同形异义词、近义词等,以避免漏检。

4. 查找文献,获取原始文献　在确定检索工具、检索途径和方法、检索年限和语种、检索词后,通过各种书目索引编辑说明、分类表、主题词表、工具书等查找文献,进而获取原始文献。

二、手工检索工具

检索工具是按学科及其相关主题进行收录、编排,并给予文献检索标识的二次文献,具有存储、检索和报道信息的功能。手工检索工具多以期刊式或卡片式为主。除直接采用国外的检索工具和各种期刊的索引外,我国也编制了中文的手工检索工具,现将常用的检索工具简介如下,详细内容请参考相关的医学文献检索专著。

(一) 国内医学文献的手检工具

1.《中文科技资料目录》(医药卫生分册)　是我国目前唯一比较全面报道国内医学文献的检索工具,创刊于1963年,为双月刊,1984年改为月刊,每月收编国内医学及与医学相关的期刊、汇编、学术会议资料约300种,报道题录约4 000条,每年最后一期有年度主题累积索引。主要有分类及主题两种检索途径。

2.《中国医学文摘》　是中国科技情报编辑出版委员会批准出版的国内医学文摘检索刊物体系,按学科出版了中医学、内、外、儿、计划生育妇产、耳鼻咽喉、眼、皮肤、口腔等学科及卫生学、肿瘤学、老年学、基础医学、放射诊断学、护理学和检验与临床共16个分册,采用文摘、简介和题录的形式收录我国公开出版的医学期刊和学报文献,全面及时报道了我国医学各学科的进展。检索时,先确定检索主题的学科范畴,再选择相应分册,最后可从分类或主题或著者途径检索文献。

(二) 国外医学文献的手检工具

1.《国外科技资料目录》(医药卫生分册) 是我国自编的、旨在查找国外医学文献的主要检索工具,由中国医学科学院医学信息研究所编辑、出版和发行。主要收编英、法、德、日、俄文医学期刊 500 余种,包括 WHO 推荐的核心医学期刊 200 种,WHO 出版物 10 种,美国《医学索引》未收录的期刊 64 种等。每年收录题录 6 万条,将文献题名译成了中文,检索分为分类途径和主题途径两种。

2.《国外医学》 是由中国医学科学院医学情报所组织编辑的大型医学情报刊物,按专业分为 44 个分册,采用综述、译文、文摘三种形式,全面介绍国外医学各领域的新进展、新技术、新成就,检索途径包括分类途径和主题途径两种。

(三) 国外医学文献的常用手检工具

1. 美国《医学索引》(*Index Medicus*, IM) 由美国国立医学图书馆(National Library of Medicine, NLM)编辑出版,是世界广泛使用的大型医学文献检索工具。收录了世界各国 40 余种文字出版的生物医学期刊及相关科技期刊 3 148 种,并以题录形式报道期刊上的论文、综述、编辑部社论、传记等文献资料,年文献报道量 20 万～30 万条。采用计算机技术出版印刷本 IM 后,其索引与原始文献的时差一般为 3～6 个月,最短仅 1 个月。IM 为月刊,每年 12 期,1989 年后每期为两个分册。第一册(Part 1)为主题索引部分(subject section),按检索词的英文字母顺序编排,副主题词按字顺列于各主题词下。第二册(Part2)为著者索引部分(author section)和医学述评题录(bibliography of medical reviews),著者索引按著者姓名(姓在前、名在后)的字顺排列,医学述评题录专门报道近期医学期刊上的综述和述评性题录。NLM 在 IM 12 期出齐后,将全年文献题录内容按主题、著者和述评分别集中,重新按字母顺序排列,编辑出版累积医学索引(CIM)。1963 年 NLM 采用计算机技术建立了"医学文献分析和检索系统"(Medical Literature Analysis and Retrieval system, MEDLARS),1971 年发展为联机检索(MEDLARS on line, MEDLINE)。IM 的编制简单,只有主题索引和著者索引两条检索途径,在主题词和著者下均编列文献题录。近年由于光盘数据库 MEDLINE 和网络免费资源系统 PubMed 的应用逐渐普及,IM 已于 2004 年底停刊。

2. 荷兰《医学文摘》(*Excerpta Medica*, EM) 1947 年创刊,是一种文摘型英文医学文献检索工具,按学科分册出版,共有 42 个分册。EM 收录世界 110 多个国家和地区的 3 500 多种期刊,其中包括许多未被其他生物医学数据库收录的、欧洲和亚洲出版的重要期刊,每年报道文献约 35 万条,所收录的文献,75% 原文为英文。EM 除印刷版外,还以光盘形式出版发行。EM 提供三种检索途径:分类途径、主题途径和著者途径。

3. 美国《生物学文摘》(*Biological Abstracts*, BA) 由美国生物科学情报社(Biosciences Information Services, BIOSIS)编辑出版。1926 创刊,1972 年至今为半月刊,12 期 1 卷,每年 2 卷。BA 收录近 110 个国家、地区的近 7 000 种用 41 种文字发表的期刊,内容涉及生物学、基础医学、临床医学等多个方面,与 IM 和 EM 相比更侧重于医学基础和理论研究。年文摘量近 40 万条。除印刷型外,BIOSIS 还出版 BA 磁盘、磁带和光盘,供联机和光盘检索。BA 每期主要由文摘和索引两部分组成,卷索引是当卷各期索引的累积,没有文摘,BA 的检索途径有五种：主题分类途径、著者途径、生物分类途径、属类途径、主题途径。

4. 美国《科学引文索引》（*Science Citation Index*，SCI）　是美国科学情报研究所（Institute for scientific Information，ISI）编辑出版的一种新型题录或检索工具，由美国发明家尤金·加尔菲德（Eugene Garfield）创立。与传统的分类法和主题法不同，它通过"引文"关系找出与某一检索主题有关的大量文献，了解文献被他人引用的情况，掌握某位学者、某机构、城市、国家的学术活动和科研水平，为文献检索开辟了新途径，已成为世界上很有权威的刊物之一。SCI 创刊于 1961 年，现为双月刊，每期分 5 个分册，还出版年度累积索引和 5 年累积索引。SCI 收录了英美等 40 余个国家 37 种文字的 3 700 多种出版物，主要是期刊，也有会议录、专著丛书、图书等。SCI 将收录的出版物所刊登的文献和文献后所附的参考文献一一摘录下来，然后按一定格式、关系进行编排，由三部分组成：引文索引（citation index）、来源索引（source index）和轮排主题索引（permuterm subject index）。SCI 的检索途径有五种：引文索引检索、专利引文索引检索、轮排主题索引检索、来源索引检索。SCI 历来被公认为全球最权威的科学技术文献的索引工具，打破了传统的学科分类界限，从多维网络的角度反映了学科之间相互交叉、相互渗透的关系。

三、计算机检索

随着计算机技术的诞生和信息技术的发展，信息储存、传输和利用进入了一个崭新的阶段。计算机检索就是借助于计算机设备进行人机对话的方式进行检索。由于计算机检索系统贮存信息量大，检索速度快，使人们逐步摆脱耗时、费力、低效的手工检索。快速、高效的联机检索克服了时空障碍，极大提高了获得最新信息的能力。

（一）计算机检索方式

1. 脱机检索（off-line retrieval）　是 20 世纪 60 年代开始应用的检索系统，用户不需要自己操作计算机，而是将检索要求送往检索中心，由专职检索人员进行检索。由于是委托他人进行检索，用户不能在检索过程中与主机进行"对话"和浏览文献，及时修改检索策略以获取理想的检索结果，可能会影响检索质量。20 世纪 70 年代初逐渐停止了此种检索方式。

2. 联机检索（Online retrieval）　是指信息用户使用终端设备（包括终端、调制解调器和打印机），运用规定的指令输入检索词和检索策略，再通过国际或国内通信网络与相关信息检索系统的计算机直接联结进行"人机对话"，从而从信息检索系统的数据库中查找所需信息。根据通信网络跨越的地域大小和检索终端与联机检索系统相隔距离的远近，联机检索又分为国际联机检索和国内联机检索。

（1）国际联机检索：是指联机通信线路至少跨越两国，并且终端与联机检索系统主机分别在不同国家的联机检索过程，往往需要使用国家公共数据网和卫星通信。国际联机的实施，克服了地理位置上的障碍，消除了时间上的延迟现象，检索者只要具备终端设备，即使远离大型图书馆，也能检索到世界上最大图书馆具有的丰富资料和数据，使检索者能及时获得最新的医学文献资料。同时，"人机对话"方式使检索者可根据要求随意修改检索策略，达到很高的查全和查准率。目前，世界上与医学有关的常用联机检索系统有 DIALOG 系统和 MEDLARS 系统。前者是世界上最大的联机信息检索系统，医学中常用的四大检索工具美国《医学索引》、荷兰《医学文摘》、美国《生物学文摘》、美国《化学文摘》在 DIALOG 系统中都有相应的数据库和文档。后者是全球最权威、最大的医学文献联机检索系统，提供 40 多个医学专业数据库。

（2）国内联机检索：国内联机检索服务中心的数据库来源有两类：一是引进国外著名联机系统的部分实用数据库，如从 NLM 引进了 MEDLARS 系统中最大的数据库 MEDLINE；二是自建的中国文献资料数据库，如中国生物医学文献库等。

3. 光盘检索（CD-ROM SEARCHING）　随着计算机贮存技术的发展，可将数据储存在体积小、密度高的高密度光盘只读存储器上制成光盘数据库，使需要联机检索的数据库也可通过光盘检索来实现。我国常用的医学光盘数据库有 MEDLINE 光盘、美国生物学文摘光盘（biological abstracts on CD，BA on CD）、荷兰医学文摘光盘、中文生物医学文献数据库光盘（CBM disc）等。

因计算机检索获取的文献数量可能巨大，建议选择专用文献管理软件，如 Reference Manager、ProCite、EndNote 等组织和管理检索文献。即将从国际国内联机或光盘检索系统上套录下来的文献数据拷入或用键盘录入软件中，重新排序生成索引，建立个人的文献数据库或专题数据库，供自己或他人在科研、临床、教学中反复使用，可节省费用和大量检索时间。

（二）常用计算机检索数据库

1. MEDLINE　MEDLINE 数据库是 MEDLARS 系统中最大和使用频率最高的数据库，也是检索世界生物医学文献资源最主要的数据库之一。该库包含三大检索工具的内容：美国《医学索引》《国际护理学引》《牙科文献索引》，收录了 1950 年以来出版的近 5 000 种生物医学期刊的文献题录和文摘，涉及基础医学、临床医学、护理学、口腔医学、兽医学、卫生保健及预防医学等学科领域。MEDLINE 的文献标引采用叙词法，其采用的《医学主题词表》与美国《医学索引》相同。

MEDLINE 的检索可采用联机检索、光盘检索。近年来隶属美国国立医学图书馆的国家生物技术中心开发的免费 PubMed（http：//www. ncbi. nlm. nih. gov/pubmed/）网络检索系统，可检索 MEDLINE 数据库。MEDLINE 数据库已被全世界多家出版商转换，包括 SilverPlater、Cambridge、DIALOG、OVID 和 EBSCO 等公司，因此通过上述公司的产品也可上网查寻。MEDLINE 联机检索和光盘检索使用的检索系统不同，但检索方法、检索途径基本一致。

（1）主题词检索：主题词（MeSH）检索最为常用，包括使用单个主题词检索、多个主题词检索和主题词组配副主题词检索。单个主题词检索是指在词表中查到最能表达检索课题意义的主题词，输入该词后即可获得所需文献。同时，采用主题词加权检索可增加命中文献的准确度，主题词扩展检索扩大了检索范围，可将主题词本身及其所有各级下位主题词标引的文献一并查出；多个主题词检索应用于课题比较复杂，有多个概念，需同时用两个或多个主题词才能满足检索的要求。此时需按检索要求运用逻辑运算符 AND、OR 和 NOT；主题词组配副主题词检索主要用于提高检索的查准率与缩小检索范围。副主题词可从副主题词表中选取，主题词可以和一个或多个副主题词组配。

（2）自由词检索：MEDLINE 中的自由词来自标题、文摘、主题词片段、化学物质名称片段。MEDLINE 数据库所有文献题录的题目、文摘中的实体词都可用来检索。自由词检索也可采用单个或多个自由词检索。

（3）限制检索：是指对检索课题进行某一方面的限定，如限定检出文献的语种、出版年限、特定期刊、文献类型、文摘等，旨在提高检索结果的准确性。

（4）著者检索：根据著者姓名进行检索。

2. EMBASE EMBASE 为荷兰医学文摘（EM）的书目型数据库，EMBASE 相当于欧洲版的 MEDLINE，它和 MEDLINE 收录的杂志既有重叠，又有不同。该文献数据库的收录重点是药物和药学，与药物有关的内容超过 40%，同时也收录包括健康政策、药物和酒精依赖、心理学、法医学以及污染控制等医学相关领域。检索方法、检索途径与 EM 基本一致。

3. Cochrane 图书馆 Cochrane 协作网（Cochrane Collaboration, CC）是由全球临床医学家、方法学家和系统综述使用者等联合建立的一个国际组织，旨在通过制作、保存、传播和更新医学各领域的系统评价（systematic review），为临床医疗实践和卫生决策提供可靠的科学依据，以改进临床医疗实践和指导临床研究的方向，有效利用有限的卫生资源为人类健康服务。Cochrane 协作网的电子刊物 Cochrane 图书馆（*Cochrane Library*）通过软盘、光盘和网络（http：//www. thecochranelibrary. com/）将系统评价向全球推广，一年发行四期。目前 Cochrane 协作网主要对有关治疗、康复的随机对照试验和诊断试验进行系统评价。Cochrane 图书馆包括六部分数据库：① Cochrane 系统评价数据库（Cochrane database of systematic review，CDSR）；② 疗效评价摘要数据库（Database of Abstracts of Reviews of Effectiveness，DARE）；③ Cochrane 临床对照试验中心注册库（Cochrane Central Register of Controlled Trials，CENTRAL）；④ Cochrane 评价方法学资料库（Cochrane Methodology Database，CMD）；⑤ 卫生技术评估数据库（Health Technology Assessment Database，HTA）；⑥ 英国国家卫生服务部经济学评价数据库（NHS Economic Evaluation Database，NHS EED）。Cochrane 图书馆数据库的检索类似于 MEDLINE，可采用 MeSH、自由词等进行检索。

4. 中国生物医学文献数据库 中国生物医学文献数据库（CBM）是中国医学科学院医学信息研究所开发研制的综合性医学文献数据库。该数据库收录了 1978 年以来 1 600 多种中国生物医学期刊及汇编、会议论文的文献题录，范围涉及基础医学、临床医学、预防医学、药学、中医药学等生物医学相关领域。该文献数据库与 MEDLINE 光盘检索系统兼容，其检索运算符及功能也与 MEDLINE 光盘相似。检索系统具有主题词表、中英文主题词轮排表、分类表、期刊表、索引词表、作者表等多种词表辅助检索功能，检索入口多，检索功能完备。

5. 中文生物医学期刊数据库 中文生物医学期刊数据库（Chinese Medical Current Contents，CMCC）是解放军医学图书馆研制开发的书目型中文生物医学文献数据库，也是目前检索国内生物医学文献常用的光盘数据库之一。CMCC 收录了 1994 年以来国内正式出版发行的生物医学期刊和一些自办发行的生物医学刊物 1 400 余种的文献题录和文摘。范围包括基础医学、临床医学、预防医学、药学、医学生物学、中医药学、医院管理及医学信息等生物医学相关领域。从 1994 年后 CMCC 与 CBM 收录内容大部分相同，因此检索 1994 年后的中文医学文献可任选其一即可。鉴于 CMCC 数据更新周期为 2 周，若检索最新报道的生物医学文献，建议使用 CMCC。

6. 中国期刊全文数据库 中国期刊全文数据库是中国知识基础设施工程（China National Knowledge Infrastructure，CNKI，http：//www. cnki. net/index. htm）中最重要的数据库。CNKI 是目前全球最大的、连续动态更新的中国期刊全文数据库，收录了自 1994 年以来（部分可回溯至 1979 和创刊年）国内 8 200 多种重要期刊，内容覆盖自然科学、工程技术、农业、哲学、医学、人文社会科学等各个领域，全文文献总量 2 200 多万篇。该数据库集题录、文摘、全文文献信息于一体，实现一站式文献信息检索；具有知识分类导航、检索入口众多等功能。

7. 中文科技期刊数据库 中文科技期刊数据库(VIP)是由重庆维普资讯有限公司开发的一种综合性文献数据库,收录了 1989 年以来 8 000 余种中文科技期刊,涵盖自然科学、工程技术、农业科学、医药卫生、经济管理、教育科学和图书情报等七大专辑。该数据库在高校一般设有镜像站点或远程访问方式。

（三）如何提高计算机检索的查全率和查准率

进行文献检索时,应尽可能兼顾查全率和查准率,以提高检索效率。

1. 扩大检索范围,提高查全率 当命中的文献记录太少时,可使用以下方式提高查全率。① 用主题词表(Thesaurus)检索。如使用所选主题词的上位词进行检索、对主题词进行扩展检索、选用多个主题词检索、选用全部副主题或对副主题词进行扩展检索、选用词表提示的相关词或以前的检索词进行检索等。② 用自由词检索。若一个检索概念是由几个自由词组成的一个语句,应选用能表达该概念的、最少自由词组合进行检索,这是因为一个语句中自由词的数量与其检出的文献量成反比。③ 增用"OR"运算符。用"OR"运算符可选择新的检索词,也可把同等或同义的检索词叠加组合后进行检索,从而扩大检索范围。④ 加用截词。对检索词的词根或词尾加上截词符" ＊ "进行扩展检索,也可扩大检索词的范围,减少漏检。但用截词法比较耗时,且容易产生假命中,应谨慎使用。⑤ 用通配符检索。用通配符"?"加在检索词中进行检索,可检索出拼法不同而意义相同或相近的词,从而提高查全率。

2. 缩小检索范围,提高查准率 若检出文献量太大,可用以下方法来缩小检索范围,提高查准率。① 用主题词表检索。如选用主题词专指性不强,且该词下还有下位词,可选用下位词检索。② 选准副主题词进行检索。③ 应用限定字段检索。限定的字段包括 TI(题名)、AU(著者)、PY(出版年)、CP(出版国)、AB(摘要)、MESH、PT(出版类型)等。若要提高通过主题词检索的准确性,可将检索结果限定在关键主题词字段进行检索。④ 加用运算符。提高查准率的常用运算符有 AND、WITH、NEAR、NOT 等。

四、如何快速查寻相关的最佳文献资料

原哈佛大学医学院院长 Sydney Burwell 博士曾说过:"医学生在学校接受的知识,10 年后有一半可能是错误的,而可悲的是没有人能预测哪一半是错误的。"因此,为掌握学科发展的历史、现状和发展趋势,更新知识结构,避免过时、错误知识的误导,繁忙的临床医生需要不断查寻新的文献资料,特别是在众多的医学刊物和数据库中快速、有效查寻相关领域的最佳信息。

（一）明确需要解决的临床问题

查寻文献资料的第一步就是要提出需要解决的临床问题,明确该问题是一具体的临床问题,如"糖尿病患者伴有高血压,严格的降压治疗能否改善生存率或延缓并发症的发生等",还是一普遍性的问题,如"高血压患者的降压治疗",这对合理选择文献数据库十分重要。在此基础上,应进一步明确每一个问题所涉及的研究对象、暴露因素或干预措施、所关心的研究结果和研究设计方案等,以指导查寻、选择和评价文献资料。

（二）尽可能采用计算机检索

针对提出的临床问题,可通过以下几种途径获得答案:咨询同事或专家、查阅教科书或专著、手工查阅相关杂志和计算机检索相关文献数据库。咨询同事或专家是快速、有效获取信息的方法,却受被咨询者知识水平和更新程度的制约,有一定的局限性;教科书或专著由于出版周期长,知识更新慢。虽然某些专著在网上定期更新有关内容,却不能保证所更新内

容的真实性和可靠性；手工查阅相关杂志能较快获得最新信息，却受到杂志种类的限制，难以查到急需的资料，手工检索也非常费时、费力；随着计算机技术和网络技术的迅速发展，计算机检索越来越受到人们的欢迎，成为首选。目前多数的期刊已可从网上查寻，只要掌握基本的技巧，即可快速、方便、高效的检索到相关文献资料。

（三）尽可能查寻专业数据库

MEDLINE 是世界上最大的生物医学文献数据库，覆盖了从基础研究到应用研究的各个医学领域。尽管 MEDLINE 数据库中收录了各相关专业的资料，但有时却难以快速获得真正需要的文献资料。因此，使用专业数据库更方便，易获得与专业直接相关的文献资料。目前，某些信息公司已着手将 MEDLINE 按专业进行分类，以方便查寻。倘若缺乏专业数据库，MEDLINE 仍不失为最常用的信息检索源。

（四）尽可能查寻最佳文献数据库

由于医学文献类型及数量的层出不穷，临床医生应改变传统的文献查寻方法和技巧，进行梯度检索，以便快速、高效地获取最佳证据资源。最佳证据资源（Best-evidence resources）是指采用明确的方法，对研究证据的科学性和临床相关性进行严格评价后建立的数据库。加拿大临床流行病学与医学信息家 R. Brian Haynes 提出了 6S 证据模型。该模型是由最早的 4S 模型、5S 模型衍化而来。6S 类证据依次为系统类证据（systems，如计算机决策支持系统 CDSS）、指南类证据（summaries，如循证临床实践指南 CPG）、集成类证据（synopses of syntheses，如 DARE、提要类循证医学杂志系列等）、系统综述类证据（syntheses，如 Cochrane 系统评价/综述）、原始研究提要类证据（synopses of studies，如 *handbook of clinical practice*），原始研究类证据（studies，如 ACP JC＋等）。这 6 类证据均由专业组织或机构分别从专业和方法学质量两个角度进行严格评价后经筛选提炼而来，证据质量一般较高。需要注意的是，6S 类证据因入选标准较高、筛选制作要求较为苛刻，同时耗时耗力，生产数量比较少，临床实践中有关病因、诊断、治疗、预后问题，多数情况下并无现成的 6S 类证据可供参考，仍需以传统的、未经严格评价的医学文献为主。

第二节　文献检索实例演示

一名 64 岁的肥胖男性，曾试用多种减肥方法，但效果不佳。他给医生看了一则关于"壳聚糖（chitosan）减肥"的报道，希望了解该药减肥疗效和安全性的信息。而临床医生对此药不甚了解，决定检索相关文献以明确该药的疗效和安全性，然后再给患者建议。

（一）提出可回答的临床问题

根据患者的需求，该临床医生希望查寻文献所涉及的问题为：与安慰剂比较，壳聚糖能否降低肥胖患者的体重？（In obese patients, does chitosan, compared to a placebo, decrease weight?）

（二）将提出的临床问题按照 PICO 原则分解

所谓 PICO 原则，是指将提出的临床问题按照四要素进行分解：即研究对象或研究问题（population/problem，P）、干预措施（intervention，I）、对照措施（comparator，C）和结局（outcome，O），旨在帮助制订检索策略，以便高效快速检出相关文献资料。上述临床问题按照 PICO 原则分解结果如表 11－1。

表 11-1 PICO 原则分解结果示例

PICO 项目	PICO 结果
population/problem	obese patients
intervention/indicator	chitosan
comparator	placebo
outcome	decrease weight

(三) 根据 PICO 结果确定检索词和检索策略

本实例仅检索英文数据库,检索词和检索策略分别如下。

1. **检索词** 包括 chitosan、obese、overweight、weight、kilogram 和 placebo。

2. **检索策略**
　　#1　chitosan
　　#2　obes * OR overweight
　　#3　weight OR kilogram *
　　#4　placebo
　　#5　#1 AND #2 AND #3 AND #4

(四) 确定拟检索的数据库并应用上述检索策略

此为治疗问题,考虑可用的数据库资源和快速、高效获得所需信息,拟检索下列数据库。

1. Cochrane library 采用上述检索策略,检索 2009 年第 2 期 Cochrane 图书馆,结果如下。① Cochrane Reviews:3 篇,其中"Jull AB, Ni Mhurchu C, Bennett DA, Dunshea-Mooij CAE, Rodgers A. Chitosan for overweight or obesity. Cochrane Database of Systematic Reviews 2008,Issue 3."与拟解决的临床问题最为接近。② Other Reviews:1 篇,为"Ernst E, Pittler M H. Chitosan as a treatment for body weight reduction:a meta-analysis. Perfusion. 1998;11(11):461-465."与拟解决的临床问题也相关,但发表时间太久。③ Clinical Trials:发现 7 篇原始研究(略)。

2. PubMed 打开 PubMed(http://www. ncbi. nlm. nih. gov/)界面,选择"clinical queries",在"Search by Clinical Study Category"检索窗口输入检索策略"chitosan AND (obes * OR overweight) AND (weight OR kilogram *) AND placebo",在"Category"选择"therapy",在"Scope"选择"narrow, specific search",检出 6 篇相关文献(检索时间 2009 年 5 月 25 日)。

若选择"clinical queries",再在"Find Systematic Reviews"检索窗口输入检索策略"chitosan AND (obes * OR overweight) AND (weight OR kilogram *) AND placebo",共检出 4 篇文献,其中 3 篇为系统评价,为同一作者在 2005 年发表的 2 篇和 2008 年更新的 1 篇,这与从 Cochrane 图书馆检出的结果相同(检索时间 2009 年 5 月 25 日)。

(五) 评价和应用文献解决提出的临床问题

从上述两个数据库检出的文献,进一步采用临床流行病学和循证医学的原则和方法,对其真实性、临床重要性和适用性展开严格评价,如果质量高且有临床应用价值,则有利于明确壳聚糖减肥的疗效和安全性,假如文献纳入的研究对象与个案中的患者情况相似,则可适用于该患者。

第三节　医学文献的分析评价

医学文献的评价主要包括真实性评价、重要性评价及适用性评价,用以依次回答下列问题:研究结果是否真实可靠? 有多大临床意义和实用价值? 用于临床实践的可行性及适用程度如何? 其中研究结果的真实性和重要性是文献评价的重点,只有真实、可靠、重要的研究结果才有利用价值。下面分别就原始研究文献和二次研究文献的评价原则加以阐述。

一、原始研究文献的评价原则

原始研究文献主要包括病因学研究、诊断试验、治疗性研究和预后研究等类型,其评价基本原则,见表 11-2。

表 11-2　原始研究文献的评价原则

评价项目	病因学研究	诊断试验	治疗性研究	预后研究
真实性	除暴露的危险因素/干预措施外,其他重要特征在组间是否可比? 结果测量是否客观或采用盲法? 是否随访了所有纳入的研究对象,随访时间是否足够长? 研究结果是否符合病因的条件?	诊断试验是否与金标准进行独立、盲法比较? 研究对象是否包括了各型病例? 新诊断试验结果是否影响金标准的使用?	研究对象是否随机分配?基线是否可比? 随访时间是否足够长? 纳入的所有研究对象是否均进行了随访并纳入结果分析? 是否采用盲法? 患者接受的其他治疗方法是否相同?	研究对象的代表性如何? 是否为疾病的同一时期? 随访时间是否足够长? 是否采用客观标准判断结果? 是否校正了重要的预后因素?
重要性	暴露因素与结果的关联强度如何? 关联强度的精确度如何?	是否报告了诊断试验的似然比或提供了相关数据资料?	治疗措施的效应大小如何? 治疗措施效应值的精确性如何?	研究结果是否随时间改变? 对预后估计的精确性如何?
适用性	研究结果是否可应用于当前患者? 患者发生疾病/不良反应的危险性如何? 患者对治疗措施的期望、选择和价值观如何? 是否有备选的治疗措施?	诊断试验的重复性如何? 能否满意用于当前患者? 诊断试验结果能否改变患者结局?	研究结果是否可用于当前患者? 治疗措施在本医院能否实施? 患者从治疗中获得的利弊如何? 患者对治疗结果和治疗方案的价值观和期望是什么?	研究中的研究对象是否与当前患者相似? 研究结果是否能改变对患者的治疗决策和能否向家属解释?

(一) 真实性评价

真实性(validity)评价是评价的核心。真实性指该研究本身的研究方法是否合理,统计分析是否正确,结论是否可靠,研究结果是否支持作者的结论等。如果真实性有缺陷,则无须谈论其他方面的价值和意义。

(二) 重要性评价

一旦研究结果被证实是真实可靠的,需要进一步对其展开重要性(importance)评价。重要性指研究结果本身是否具有临床价值。重要性评价主要是围绕结局指标自身的重要性及其估计结果的实际价值等进行综合评估。不同的研究问题其评价标准和指标有所不同。例如：治疗性研究可采用相对危险降低率、绝对危险降低率、NNT 等判断其临床价值，而诊断试验则应用特异度、敏感度、似然比等指标。

（三）适用性评价

适用性（applicability）评价是指研究结果针对不同人群、不同地点和具体病例的推广应用价值。适用性评价主要考虑当前病例与文献中研究对象特点是否类似及患者价值观对证据应用的影响。适用性评价可借助下列一些现成工具。

1. "PROGRESS"评测清单 "PROGRESS"评测清单提出了 8 个可能影响适用性的因素：地点 P（place，如乡村、城市、市中心）、种族 R（race）、职业 O（occupation）、性别 G（gender）、宗教信仰 R（religion，如文化差异）、教育程度 E（education）、社会经济地位或状况 S（social-economic status）和社会环境 S（society，如周围邻里的支持与帮助、个人声誉）。将所获研究文献逐一按上述 8 大要素进行比对，可得到相关研究的适用性评价结果。

2. INCLEN/KMP 适用性评价工具 INCLEN/KMP 协作组（InterNational CLinical Epidemiology Network，Knowledge Management Project，INCLEN/KMP）根据不同设计方案提出了适用性评价工具系列。例如：专门用于评价随机对照试验适用性的工具，见表 11-3，设置了 4 个条目，分别考察研究疾病特征、患者特征、并发症和组间可比性对研究结果的影响。

表 11-3　随机对照试验适用性评价工具

标　　　准	解　　　释	评 价 技 巧
研究疾病是否存在生物学差异，导致不同的治疗效果	疾病可能在名称上相同，实际上在生物学上有很大不同。例如，与津巴布韦相比，菲律宾的疟疾患者对治疗的敏感性有所不同；黑人高血压患者与白人相比，治疗效果可能有差异	查找有关疾病生物学与病因学方面的描述性研究证据
患者是否存在生物学差异从而影响治疗效果	即使疾病的生物学特征相同，不同患者的治疗效果也存在差异。如患者在药物代谢方面可能存在遗传差异	查找描述不同患者治疗效果差异性的研究证据
患者是否存在并发症以致显著影响治疗效果	即使疾病的生物学特征与患者的治疗效果相同，但由于患者存在一些并发症也会影响诊断或治疗效果。例如：营养不良患者的接种免疫效果差	查找有关疾病并发症影响诊断或治疗效果的描述性研究证据
目标人群中未治患者的阳性事件发生率是否与研究中的对照组不同	基线危险度不同，将导致绝对危险度、NNT、成本效果等估计值变化显著	从现有临床试验、队列研究或流行病调查结果中查找目标人群阳性事件的基线发生率证据

二、二次研究文献的评价原则

主要包括系统综述、临床实践指南等二次研究文献的评价原则。在此仅以系统综述为例加以阐述。

（一）真实性评价

系统综述的真实性评价需要兼顾两方面：一是考虑所纳入原始研究的自身质量；二是考虑二次研究过程，如检索、筛选、汇总等环节是否科学严格，也可选用一些现成的评价工具，如 OQAQ、AMSTAR 等。其中 OQAQ 量表（Oxman-Guyatt Overview Quality Assessment Questionnaire）是评价系统综述真实性的常用工具，它主要针对系统综述中容易产生偏倚的几个关键环节进行评价,包括如下问题:① 围绕研究问题是否采用了检索策略查找原始文献? ② 文献检索是否全面系统? ③ 是否报告了文献的纳入标准? ④ 可能出现的文献选择偏倚是否被避免? ⑤ 是否报告了纳入文献的质量评价标准? ⑥ 是否采用合理方法评价了纳入文献的真实性? ⑦ 是否报告了文献结果的汇总分析方法? ⑧ 针对研究问题,纳入文献结果的汇总分析是否合理? ⑨ 最终结论是否有数据或分析结果支持? ⑩ 对该系统综述质量的总体评分是多少?

(二) 重要性评价

一旦二次研究结果被证实是真实可靠的,需要进一步对其重要性展开评价,主要包括对结局指标及其效应量的评价。

1. 结局指标重要性评价　主要围绕结局指标自身的重要性及其估计结果的实际价值等进行综合评估。例如,GRADE 工作组建议采用三类 9 级法判断结局指标对患者的重要程度。第一类(7～9 级)为临床决策必须考虑的关键且重要结局;第二类(4～6 级)代表重要但非关键结局;第三类(1～3 级)为不太重要的结局。这些结局指标重要性的具体分级,见表 11-4。例如,肾功能衰竭伴高磷血症患者进行降磷治疗可能出现的结局包括:因病死亡、发生心肌梗死、骨折、因软组织钙化导致的疼痛以及出现腹胀等不良反应。重要的关键指标有 3 个:死亡、心肌梗死、骨折。腹胀等不良反应对医患双方的影响均不明显,为不重要指标。

表 11-4　结局指标重要性分级表

重　要　性	重要性分级	决策价值与意义	结　局　指　标
关键且重要指标 7～9 级	9 8 7	影响决策的关键要素	因病死亡 心肌梗死 骨折
重要但非关键指标 4～6 级	6 5 4	影响决策的重要 但非关键因素	疼痛
不重要指标 1～3 级	3 2 1	对决策者和患者影响 不大的因素	腹胀

2. 结果重要性评价　在确定重要结局指标的基础上,继续考核效应量大小及其精度,进而围绕效应量从统计学意义和临床意义两方面进行综合判断。具体有以下几种情况。

(1) 当效应量无临床意义时,即使 P 值再小,也无临床应用价值;

(2) 当某种研究结果既有临床意义,又有统计学意义时,即能做出重要性结论;

(3) 仅有临床意义而无统计学意义时,不能盲目否定其临床价值,应计算其 II 型错误或检验效能;

(4) 若研究结果既无临床意义,又无统计学意义,则其重要性可忽略。

(三) 适用性评价

若将上述真实性好且有重要临床价值的研究结果在临床实践中加以应用和推广,同样应结合自己患者的实际病况和接受意愿、现有医疗条件和知识技能水平以及社会经济状况的承受能力等,对其临床适用性展开评价,如计算其成本-效果(cost-effectiveness)、成本-效益(cost-benefit)以及成本-效用(cost-utility)等,使那些成本低、效果佳的研究成果,得以推广应用。

需要注意的是,当前高质量的研究文献多来源于发达国家,其人种、社会环境、经济水平、医疗条件乃至生物学因素等与发展中国家差异较大。因此,评价其适用性,更要结合不同的国情、种族及患者特点,切不可生搬硬套,要具体问题具体分析,方可做出是否适用的决策。

第四节　医学文献的应用

随着人口的不断增长、年龄老化、新技术和新药物的层出不穷以及人们健康需求的不断增长,有限卫生资源与无限卫生需求之间的矛盾日益突出,成为全球性的问题。作为一个人口众多的发展中国家,我们面临的挑战更为巨大。因此,将临床研究结果应用于临床医疗实践、卫生决策、临床科研、医学教育、医疗保险及新药开发等方面,以提高我国有限卫生资源的利用率,是 21 世纪医学发展的必然趋势。

(一) 医学文献与临床医疗实践

随着循证医学(evidence-based medicine,EBM)的兴起,强调任何医疗决策的制订应遵循和应用科学研究结果。在疾病的诊断和治疗过程中,应将个人的临床专业知识与现有的最好临床科学研究结果及患者的选择结合起来进行综合考虑,为每个患者做出最佳的诊治决策,这是对传统医学模式(即根据医生的经验、直觉或单纯依靠病理生理机制进行医疗决策)的挑战。医学文献,特别是高质量的原始研究文献及其系统评价对改进和规范医务工作者医疗实践行为的影响愈来愈突出。例如:心肌梗死患者如果发生室性心律失常,其猝死的危险性明显增高,因此从发病机制来看,临床医生有充足的理由使用抗心律失常药物抑制室性心律失常的发生。然而长期大规模的随机对照试验发现,Ⅰ类抗心律失常药物虽然使心肌梗死后患者的室性心律失常受到抑制甚至完全消失,却导致患者的死亡率明显增加,长期疗效并不理想,这一研究结果动摇了传统的、单纯依靠病理生理机制选择治疗药物的临床实践行为。随着 Cochrane 协作网的建立和系统评价方法学的成熟,各国的临床医学专家正联合起来,利用现有的医学文献,采用系统评价的方法重新评估过去的一些治疗措施和诊断技术,肯定了某些有效的疗法和技术,否定了无效甚至有害的疗法和技术,被认为是临床医学发展史上的一个重要里程碑。例如:一篇有关为低血容量、烧伤和低蛋白血症患者常规补充白蛋白的系统评价发现,该种疗法导致英格兰和威尔士的死亡人数每年增加 1 000～3 000人,这一结果引起了临床医生、科研人员和卫生决策者的极大关注,并呼吁禁止盲目使用白蛋白。英国伦敦 St. George 医院根据 Cochrane 系统评价结果改变了急性哮喘的治疗方案,预计一年可节约成千上万英镑。可见,高质量的医学文献不仅可帮助临床医务工作者选择安全、有效的治疗措施,同时也可降低医疗费用,使医疗决策更趋科学化。

(二) 医学文献与临床科研

临床科研要具有先进性和新颖性,研究人员必须查寻、阅读和评价相关领域的文献资料,掌握研究课题的历史、现状、发展趋势、存在问题,提出选题/立题的依据,避免重复前人的工作。如果前人已将问题圆满解决,则没有必要重复研究;如果在分析、评价医学文献时发现其方法学方面存在缺陷,导致研究的可信度低,则可采用更科学、论证强度高的研究方法进一步验证过去的结论。例如:随机对照试验被公认为评价干预性措施的"金方案"。如果评价某种药物的疗效时未随机分配研究对象或未采用对照,则难以避免偏倚、混杂因素的影响,无法确定药物本身的真实效果,此时即可改进设计方案做进一步的研究。另外,在评价药物的疗效和安全性时,不能只观察某些生化指标的改变和近期的副作用,而应包括远期疗效和不良反应的评价,特别是临床终点指标如死亡率或某些并发症的发生率。例如,第一代短效二氢吡啶类钙拮抗剂硝苯地平虽能有效降低血压水平,但却增加患者发生心肌梗死和死亡的风险。

目前许多国家都非常重视高质量医学文献在临床科研中的价值。在丹麦,每一位科研课题申请者必须对所有相关文献进行评估;英国国家医学研究会资助的临床试验,要求申请者回答是否已有相关的系统评价及其结论如何,并邀请系统评价的作者参与临床试验申请书的评审;我国卫生部的招标课题,也要求申请者进行查新,充分利用现有的文献资源,以避免重复研究。此外,从医学文献的阅读中,研究人员还可学习到如何选题、立题,如何选择论证强度高、可行性好的设计方法,如何选择和分配研究对象,如何避免偏倚、混杂因素的影响,如何正确运用统计学方法以及如何撰写高质量的科研论文等,对提高临床科研质量很有帮助。

(三) 医学文献与医学教育

教科书是由学术造诣较高的专家、学者编写,具有一定的权威性,对于医学生掌握各种疾病的共同规律和特性是十分必要的,但由于出版周期较长,常难以反映学科的新进展以及新药物、新技术的发展情况。因此,医学教育者也应经常阅读和收集医学文献资料,首先更新自己的知识,才能将有关领域的新技术或方法、新干预措施或诊断技术、对疾病规律的新认识等传授给医学生。

此外,有关医学教育改革的文献资料越来越多。医学教育者应学习他人的教学方法和经验,明确教师的作用不单是传授知识,而应培养学生主动学习的能力,使其成为终身的自我教育者。例如,以问题为基础的循证医学教学方法改进了传统的教学模式,它以解决临床问题为出发点,提出一整套从临床实践中发现问题,查寻现有的最好研究依据,评价和综合分析获得的依据及正确应用文献结果以指导具体患者的诊断、治疗和预后的理论和方法,将其应用于医学教育中,可充分调动学生学习的主动性,使医学生在以后的生涯中掌握如何主动学习以获得新知识、新技术的方法,如何解决临床实践中遇到的具体问题,有助于培养医学生树立正确、科学的医学观,规范其今后的临床实践行为。

(四) 医学文献与卫生决策

由于人口老龄化、新技术和新药物的产生以及人类健康需求的不断增加,使有限卫生资源与无限增长的卫生需求之间的矛盾日益突出,要求各级卫生管理人员制定卫生决策时应以科学可靠的研究结果为依据,严格评价新技术、新药物和卫生服务设施的疗效,安全性和成本效果比,合理分配卫生资源,提高有限卫生资源的利用率。目前许多国家在制定卫生决策时均要以医学文献资料特别是系统评价为依据,如 Peter Langhorne 关于中风的系统评价影响了苏格兰地区的卫生决策,澳大利亚利用系统评价结果制定了晚期乳癌的临床实践指南。

21 世纪是信息技术的时代,要成为合格的 21 世纪人才,医务工作者必须借助于现代信息技术,掌握查寻、评价和应用现有医学文献的方法和原则,丰富、更新知识结构,顺应医学模式转变和时代发展的要求,实现临床医疗实践和卫生决策的科学化。

(李　静　康德英)

第十二章 临床科研计划书(标书) 撰写的原则与方法

临床科研设计书或称标书是临床科研工作的第一道工序,是保证临床科研工作顺利进行和取得成功的必要条件。那种认为不需要撰写临床科研设计报告书即可以做好临床科研,或认为临床科研是走一步看一步的做法都是不正确的。科研拨款制度改革后,国家、部门和单位都引入招标竞争机制、基金合同制,因此在申请科研基金之前,都必须撰写完整的临床科研设计报告,也称科研投标的标书。无论是研究生的研究课题或科研基金会的投标课题所书写的临床科研设计报告都必须经过同行专家的评议,以修改报告书或批准中标标书。例如,国家自然科学基金医学科学部评审时要求重点评价以下指标:① 科学意义和应用前景,着重评议项目的研究价值;② 学术思想的创新性;③ 研究内容是否合适,研究重点是否突出,所选择的关键问题是否准确;④ 总体研究方案是否合理,是否可行;⑤ 项目组成员的研究能力、研究基础、人员组成、实验条件等。

临床科研设计报告的撰写要符合投标的要求。一份完整的临床科研设计报告书应包括如下内容:立项依据、科研目的、科研假设、设计方案、研究对象、样本大小计算、干预措施、研究因素和研究方法、资料收集和分析、研究质量控制、创新点、预期结果、前期研究基础(预试验)、时间进度、申请人介绍、经费预算等,最后撰写设计书的摘要,以下将逐一阐述相关内容。

(一) 立项依据或研究的背景资料(research background)

立项依据应提供课题的背景资料。这是临床科研设计报告书中最重要的部分之一,作为计划书的核心和灵魂,所占篇幅较大,一般要求 2 000~4 000 字。书写之前要查阅大量的文献资料,须详尽掌握近年来国内外该研究领域的信息和研究动向,确保研究题目是最新的、没有过多重复的、有研究价值的。同时要十分明确"想从该研究中获得什么结论"。

首先,必须阐明所研究的疾病是否是常见病、多发病、危害人民健康较大的疾病,这是选题的原则之一,因此要将所研究疾病的疾病负担阐述清楚,可参考专著,例如《全球疾病负担和危险因素》(*Global Burden of Disease and Risk Factors*)、《慢性病经济负担》(*The Economic Burden of Chronic Disease*)或世界银行编制的世界发展年度报告等,计算所损失的伤残调整寿命年、被研究疾病的疾病负担排位等(参见本书第二至第四章)。

第二,要阐明该病的研究现状,国内外的研究动向,尚存在什么问题,从而可以了解所研究的课题是处于国际先进水平还是国内领先水平,你所研究的课题和该病研究所存在的问题有何联系,是解决这些问题中哪些具体方面。不要泛泛而谈该研究领域的背景资料,应具体结合你自己的研究课题,特别是介绍与你的课题相关的背景内容。

第三,必须讲清楚你所研究课题的意义,讲清所研究的临床问题是什么? 是有关诊断方法、治疗措施、病因研究还是预后的研究? 文献中对该领域的论述如何? 国内、外对该问题研究的深度和广度怎样? 哪些方面已有定论,哪些方面尚有争议,有待于进一步研究。本课题主要是解决哪方面的问题? 研究重点是什么? 这些问题的解决对临床上有何理论方面和实践方面的意义和价值？是否有预期的经济效益和社会效益？如果已有一定的科研假设，应当详细描写假设的科学依据等。例如，临床治疗性研究，按照赫尔辛基宣言必须有动物实验证实有效、安全才能用于人体试验，有这方面的文献证据是否足够？任何临床研究都以不能损害患者为原则，要有足够的应用于人体治疗的生物学依据，包括药代动力学资料等。如已有其他的临床研究，必须写明这种治疗方法的临床意义如何，最好将下列指标的分析结果写在立题依据中，包括：① 相对危险降低率，通常要在25%～50%或50%以上才能认为有临床意义；② 绝对危险降低率，其值越大，临床意义也越大；③ 为了挽救一个患者免于发生严重的临床不良事件，需要治疗具有发生此类危险性患者的总人数(number needed to treat, NNT)，可用这三个指标来衡量这种治疗方法的临床意义如何，此外，还应当包括临床经济价值如何，进而说明该治疗方法有无研究价值。

总之，在立项依据这部分中必须将该课题研究的重要性、该课题研究的理论意义和实践意义以及处于国际和国内的水平讲清楚，使人们了解该课题研究的必要性和重要性。

立项依据的最后要列出最新的主要参考文献，一般在15～30篇，如果有课题小组成员发表的相关文献应尽量列入其中。

(二) 研究目的 (research objectives)

为引人注目最好将研究目的用最简洁的文字列出。例如："调查再生障碍性贫血的发病率和发病因素""比较三种铁剂治疗缺铁性贫血的疗效和不良反应""评价血清运铁蛋白受体在铁缺乏症中的诊断价值"等。这些亦可分主要研究目的和次要研究目的逐一列出。主要研究目的不宜过多，一般以 1～2 个为宜。

(三) 科研假设 (research hypothesis)

科研设计报告中科研假设的撰写非常重要，因为整个科研过程实际就是论证科研假设的过程。科研假设的书写，可分无效假设 (H_0) 和备择假设 (H_1) 分别列行书写，例如某课题"雷公藤多苷治疗成人晚发自身免疫性糖尿病的疗效研究—随机、安慰剂对照、双盲临床试验"采用治疗前后 C 肽差值作为主要观察指标，其科研假设书写如下。

H_0：雷公藤多苷组治疗前后 C 肽的差值＝对照组治疗前后 C 肽的差值。

H_1：雷公藤多苷组治疗前后 C 肽的差值优于对照组治疗前后 C 肽的差值。

研究假设也就是拟解决的关键科学问题，也可以用最简短的 1～2 句话表达，例如"研究雷公藤多苷治疗成人晚发自身免疫性糖尿病的疗效，观察治疗前后 C 肽差值有无变化"，但不如用 H_0 和 H_1 表达清晰。

(四) 设计方案 (design)

设计方案首先应该简明地描述研究什么，包括研究设计类型、研究参加者、暴露、研究策略、干预或治疗和结局。例如：重工业区和非工业区居民肺功能下降的"观察性研究"，外周血管移植患者局麻和全麻发生术后肺炎感染率的"随机临床试验"。设计方案常用一句话描述怎样、何时、谁、在哪儿、进行什么研究 (how, when, who, where, what)。

详细的设计方案中包括设计方案类型、研究地点、研究对象、医学伦理、样本量、干预方法、主要观察指标、次要观察指标、资料收集和统计、技术路线图、关键技术和可行性分析等，通常占整个标书的最大篇幅，为 4 000～8 000 字，要求详细、可行。

1. 设计方案类型　描写临床研究课题设计的基本方案常需应用下列名词或术语：干预试验或临床试验，随机对照、非随机同期对照或历史性对照，前后对照、交叉对照试验或安慰剂对照,单盲或双盲,横断面研究或诊断试验研究,病例对照研究或队列研究,成本-效果分析或成本-效用分析等(参见本书第八、第十四至第二十四章)。为了表达清楚,应画出设计流程图,设计流程图的绘制应结合课题参照图 12-1 格式绘制。

2. 研究地点(setting) 研究设计报告中必须将研究地点写清楚,是在教学医院进行的研究课题,或在市级医院、区级医院或街道医院进行研究,是在住院患者中进行研究或门诊患者中进行研究,是否系多中心研究,如是则须写清楚是哪些单位参加。因为研究场所不同,可影响研究结果。一般教学医院的研究资料可靠,诊断确实,但集中的病例常是疑难杂症,轻型的病例较少。门诊病例常依从性差,住院病例则依从性较可靠,这些均可直接影响研究结果。

3. 研究对象(patients/participants) 课题研究报告必须写明目标人群、样本人群、纳入标准、排除标准及患者入组时的一般资料等,还必须描写研究对象,即患者的来源,系从三级医院来或基层医疗机构中来,或是从人群中来,如是门诊患者或是住院患者。这些患者是怎样选入作为研究对象的,是连续样本或是随机样本,还是随便选择的研究对象,是否选用志愿者? 入选患者的诊断标准是什么,是公认的标准或自己制订的? 排除标准是什么? 对入选的标准要做具体规定,包括性别、年龄、民族及一般临床特征。如设对照组,则须描写对照组的来源和条件。如采用随机化方法分组,则要详细说明随机化的具体方法,是简单随机化、区组随机化或分层随机化? 是否应用随机数字表或计算机产生随机数字? 如何执行随机化方法? 如何进行随机化方法的隐藏? 如采用配对方法来平衡观察组和对照组非处理因素,则必须说明配对条件和比例。若是人群中的抽样调查,则要描写该人群的人口资料,抽样人群占整个人群的比例等。最后,尚须叙述为减少选择对象时的偏倚所采取的各项措施(参见本书第五章)。

例如,前述课题"雷公藤多苷治疗成人晚发自身免疫性糖尿病的疗效研究"其研究对象书写格式。

目标人群:湖南长沙地区处于非胰岛素依赖型糖尿病(NIDDM)的成人晚发自身免疫性糖尿病(LADA)患者。

样本人群:凡符合以下纳入标准且志愿参加者。

纳入标准:① 糖尿病诊断须符合 1999 年 WHO 糖尿病诊断标准;② 发病年龄>14 岁;③ 起病 6 个月内无糖尿病酮症酸中毒;④ 谷氨酸脱羧酶(GAD)抗体阳性或胰岛细胞抗体(ICA)阳性;⑤ 空腹 C 肽>200 pmmol/L。

排除标准:① 继发性糖尿病及线粒体基因糖尿病;② 合并严重的系统性疾病及感染;③ 最近两个月服用免疫调节剂;④ 对雷公藤过敏;⑤ 白细胞减少和血小板减少;⑥ 肝、肾功能异常;⑦ 妊娠及哺乳期妇女。

4. 医学伦理(ethics) 伦理问题是医务人员对被研究者的职业道德。所有以人为对象的研究必须符合《赫尔辛基宣言》和国际医学科学组织委员会颁布的《人体生物医学研究国际道德指南》的道德原则,即尊重人格、公正和力求使受试者最大限度受益和尽可能避免伤害。伦理委员会与知情同意书是保障受试者权益的主要措施。人体试验的方案需经伦理委员会审议同意并签署批准意见后方能实施。人体试验的临床科研设计报告书应附有伦理委员会签署的批准同意书及知情同意书的全文,后者应写明受试者参加试验是自愿的,在试验任何阶段有权随时退出试验而不会遭到歧视或报复,其医疗待遇与权益不受影响,参与试验

A. 描述性研究(descriptive study)

B. 前后对照研究(before-after study)

C. 病例对照研究(case-control study)

D. 队列研究(cohort study)

E. 随机对照临床试验(RCT)

F. 交叉对照试验(cross over design)

图 12-1　常用设计方案流程图

　　N 为研究对象;Ne 为合格的研究对象;E 为暴露;NE 为无暴露;D 为有病;ND 为无病;R 为随机分组;O 为观察期或治疗组;W 为洗脱期

及在试验中的个人资料均属保密,写明试验目的、试验的过程与期限、检查操作、受试者预期可能的受益和可能发生的风险和不便,并应告知受试者可能被分配到试验的不同组别,如发生与试验相关的损害时,受试者将获得治疗和适当地补偿。如采用双盲法,则须有专人监督整个临床试验,在临床试验过程中患者发生的问题都须及时报告和处理。对于对照组的患者,除了试验因素之外,其他任何治疗、护理及观察条件,应保证与试验期患者享受同等待遇和关照,要同等重视其安全。

安慰剂对照,要视疾病的特点、性质而定,勿滥用,以防损害医德及危害患者。对设计报告书的内容,均应按要求实事求是撰写,不能有任何虚假不道德的行为(参见本书第七章)。

5. **样本大小的确定**(sample size estimation) 正确计算样本量是临床科研设计中的一个重要问题。若样本量过少,往往容易得假阴性结果,检验效能低,影响结论正确性;若样本量过大,会增加临床研究的困难,造成不必要的人力、物力、时间和经济上的浪费。样本大小计算就是要在保证科研结论具有一定可靠性的条件下,确定的最小观察例数。

样本量计算方法可借助于公式或查表法或统计软件。样本大小的估计取决于下列因素:① 第一类错误概率 α,有单侧与双侧之分,α 越小所需样本越大,一般取 $\alpha=0.05$ 为宜;② 第二类错误概率 β,$1-\beta$ 即为检验效能-把握度(power),β 为单侧,$1-\beta$ 是证实备择假设 H_1 正确的能力,一般 β 定为 0.1 或 0.2,β 值越小,检验效能越大,样本数量也越大;③ 允许误差 δ 或差值,一般根据文献报道、预试验与研究实际要求由研究者自行规定,此规定应合理;④ 总体标准差或总体率 π,一般是查阅文献或做预试验所得,亦可做合理的假设。也要将计算样本大小的公式列在标书中。计算出的样本大小,还应考虑失访等因素,适当增加 10%～20% 为宜(参见本书第六章)。

6. **干预方法**(intervention) 必须详细介绍研究中的干预措施,如治疗性研究中所使用的干预药物的药名,不仅要写出化学名,还要写出商品名,是何药厂产品,批号多少,有些中药还要写出产地。治疗方案如剂量、疗程、用药途径、注意事项都必须明确规定。治疗前的条件也要明文规定,如需要停用有影响的其他药物要多少时间才可进入试验等。在干预过程中遇到的不良反应如何处理,以保证试验顺利进行。在什么情况下停止试验也要写清楚,以便于执行。

如用安慰剂对照,需要介绍安慰剂的制备情况,如何保证和研究药物一样,包括外形及味道等。采用盲法要讲清是单盲或双盲,如何保证盲法的实施。

介绍干预方法时还需要介绍在干预试验过程中如何提高研究对象的依从性,如何衡量依从性,采用什么测定方法衡量依从性等(参见本书第八、第九章)。

7. **研究因素**(study factor) 所研究的观察指标有哪几项,为什么选择这些观察指标,多少时间随访一次,一共几次,如何记录观察结果。如观察指标是实验室项目,应详细描写试验方法,包括所使用仪器的型号、出厂号及地址,试剂的全称、商品名、生产厂家以及试剂如何应用,多少剂量,试验操作方法;如果是成熟的试验方法,则应注明该方法的出处;如是研究者创造的或修改过的应写明操作步骤。如研究变量是暴露因素或危险因素,应写明这些研究因素的定义,如"吸烟"是采用 Doll 与 Hill 的标准,"月经过多"是采用自订的依据月经周期长短、持续时间、有否血块、应用卫生巾数量综合制订的标准,对这些研究因素应采用公认的定义。此外,还必须写明如何提高观察指标的真实度和可靠度,是否采用盲法判断结果,是否有相应的质控措施等。

终点指标最好采用客观的指标,对终点指标应该应用公认的判断标准,如治愈、缓解、有效或生存率等都必须写出具体判断标准。一些中间指标,如心律失常的减少,血脂、血压的降低,并不能替代终点指标,如心血管疾病的发生或脑卒中等,选择时要慎重。

研究观察指标应该明确分为主要观察指标和次要观察指标,根据主要研究指标来确定样本量和患者招募方案,次要研究指标是一些感兴趣的问题,但不是主要研究问题。例如:研究雷利度胺作为多发性骨髓瘤自身造血干细胞移植后维持治疗的疗效,主要观察指标为无进展生存期(PFS),次要观察指标为反应率、无事件生存期(EFS)、总体生存期(OS)。PFS定义为从随机化开始到疾病进展或任何原因的死亡。EFS定义为从随机化开始到疾病进展、发生第二原发肿瘤或任何原因的死亡。OS定义为从随机化开始到任何原因的死亡。

8. 资料收集和分析(data collection and analysis) 资料和数据的收集方法应详细介绍,是通过医院已有的病史资料或制订调查表直接向患者询问调查? 如是采集实验室数据,须介绍标本采集方法和时间,以保证实验室数据采集的正确性,如被检对象某些情况可影响检测结果,则须制订相应措施以控制这些影响因素。在科研设计报告书后应附有该课题研究所用的调查表和观察表,并且要附有填写这些调查表的须知及计算机编码的说明。如进行询问调查,应注明调查者,对调查者是否经过培训,并且在科研设计报告之后应附调查须知,对如何减少调查时询问者偏倚做出必要规定。如是临床经济学分析,须说明这些费用数据的来源,直接成本和间接成本的计算方法和过程。

盲法是一种重要的设计,盲法可以减少测量偏倚。在流行病学和观察性试验中经常发生偏倚,尽管没有治疗分组,但如果研究者知道某些危险因素或其他影响结果的关键因素,可能在结局的判断上存在偏倚。避免这种情况发生的最好方法是对判断结局的研究人员施盲,即不提供所有无关的信息给他们,只提供判断结局的标准。

对数据处理和分析要注明采用何种软件进行数据处理? 正态分布资料和非正态分布治疗分别采用什么统计学方法? 是选用单因素分析还是多因素分析? 对混杂偏倚,是采用分层分析还是logistic回归模型进行多变量分析? 生存数据采用log-rank分析和COX回归分析(参见第二十六章)。

(五)质量控制(quality control)

科研设计报告书须对课题研究的条件进行分析,包括研究人员的素质和经验,技术力量是否充沛,实验室的条件和仪器设备是否可以胜任此项研究,可否保证科研的质量。此外,尚须介绍为完成该项研究还有哪些薄弱环节会影响科研质量,特别是可能产生的偏倚有哪些? 对选择性偏倚、测量偏倚、混杂偏倚等须逐项进行讨论,并提出克服这些薄弱环节和防止这些偏倚出现所采取的措施,从而保证科研实施过程的质量。随机分组可以减少选择性偏倚,盲法可以减少测量偏倚,配对、分层、多因素分析可以控制混杂偏倚(参见本书第九、第十章)。

(六)预期结果(planned outcomes)

科研设计报告书中应阐明预期的研究结果。因为当课题完成后获得的研究结果和预期结果不相同,则须分析其原因。预期结果除了包括实验结果外,还包括能获得的经济效益、社会效益和人才培养。

(七)前期研究基础或预试验(pilot study)

包括前期研究、已发表的相关论文和工作条件。科研设计能否获得预期结果,在书写科研设计报告时是难以预测的。因此,为保证科研工作能按要求顺利进行,有必要安排一个预试验。预试验是采用少量研究样本,按照设计报告书上所规定的要求进行操作,以发现设计报告书上制订的各种实施项目是否切合实际,核实样本的估计是否合适等。经过预试验发现问题,然后再来修改科研设计报告,使之更切合实际。对科研设计报告书上预试验一项,要详细介绍已经取得的成果、存在的问题、希望解决哪些困难,准备采用什么具体措施来解决这些问题和困难。

如果已经有相关的论文被发表,一定要列出并做简单介绍,放上重要的图表,使评阅人认可前期工作,并认为研究设计内容可以正确实施和获得可靠的预期结果。

工作条件包括已具备的实验条件、尚缺少的实验条件和拟解决的途径,包括利用国家实验室、国家重点实验室和部门重点实验室等研究基地的计划与落实情况。

(八)管理和时间安排(administration and time table)

在科研计划中,对主要科研人员职责,尤其是项目负责人的职责必须明文规定。对收集与管理资料、记录科研试验日志等均应有明确的分工。如是协作课题,协作部门应订立科研协作合同书,写明各自在科研实施中的任务、课题进展中各自的职责、成果的享有及论文发表排名次问题等,以保证科研工作顺利执行。

在科研的内容、方法、指标明确后,可根据工作量大小来安排总进度和年度计划进度、阶段小结时间和总结的时间等,以便主管部门检查。

(九)经费预算(budget)

科研经费是进行科研工作必不可少的条件,我国是发展中国家,各种科研基金经费都不会多,往往不足以购置较多大型的仪器设备。因此科研基金往往资助那些有条件的单位,因此申报时需要写明申请科研经费单位现有仪器设备,特别是课题所需的各种仪器设备。如国家自然科学基金会要求经费预算项目包括以下几方面。① 科研业务费:包括收集资料、统计分析和参加学术会议交流等支出;② 实验材料费:包括试剂、购买动物和检验费等;③ 仪器设备费:只允许添置小型仪器及一些消耗品;④ 实验室改装费:即为完成本课题实验室要做某些改装所花费的费用;⑤ 协作费:和外单位或本单位其他实验室协作需要支付的协作费;⑥ 劳务费:给直接参与实验的人员、研究生的费用;⑦ 管理费:指院校科研管理部门所要提取的科研管理费。

(十)申请人简介

包括申请人和项目组主要参与者的学历(从大学本科开始)和研究工作简历,近3年来已发表的与本项目有关的主要论著目录和获得学术奖励情况及在本项目中承担的任务。论著目录要求详细列出所有作者、论著题目、期刊名或出版社名、年、卷(期)、起止页码等;奖励情况也须详细列出全部受奖人员、奖励名称等级、授奖年等。

重点强调科研工作经历和成果,已发表的论文特别是SCI论文收录情况。让评阅者评议后认为申请人有强大的组织能力和科研能力,课题成员小组有能力完成课题,获得预期结果。

(十一)设计书摘要

多数标书要求撰写摘要,并有字数限定,如国家自然科学基金项目的摘要要求小于400字符。虽然摘要放在标书的最前面,但应该完成整个标书撰写后最后写摘要,提纲挈领地总结研究内容。摘要撰写内容包括:前期研究基础,在此基础上提出的研究问题或假设,通过哪些方法来验证研究假设,预期研究结果,研究意义和价值。

(十二)其他注意事项

撰写标书前要仔细阅读课题申请指南,符合指南的要求和理解其精神,然后再写标书。以下是一份成功的申请书的必备条件,在写申请书前、后均应该仔细核对是否做到了,做到了就离成功不远了。

(1)问了一个正确的问题。

(2)了解资助机构的性质。

(3)有良好的合作团队。

(4)申请书的表达、书写没有问题。

(5)强调了前期工作。

(6)是一个可行的研究。

(7)经过院校学术专家委员会的同意。

(8)对自己的研究有信心。

撰写标书或科研计划书不是一蹴而就的,应围绕上述 8 项条件逐一、反复检查与修改完善,力求不留遗憾。

(王小钦)

第十三章　临床科研论文的撰写原则与方法

如果您在临床科研的实践中,能学习、掌握和应用临床流行病学的理论、知识和方法学,密切地联系临床实际以指导自己的科研实践:能选好有价值的课题,明确待解决的临床问题和研究目的;能进行严格的科研设计;选择合适的研究对象;采用的干预与对照措施又科学合理,符合伦理学原则;实践中又能防止若干偏倚因素对干预措施和观测指标的干扰,使得研究的结果真实可靠;对所获得的研究资料的整理分析,采用统计学方法做得合理可靠;对研究的结果又能用公认的严格评价的原则和标准,进行客观地临床科学评价,从而使得自己的临床研究成果,在真实性、重要性以及适用性等诸方面能获得一个科学合理的结论。同时,还要明确是否仍有存在的问题以及尚有值得进一步探讨的方向等。

如果您所承担的科研课题在结束之际,以上诸方面的问题都能明确回答,而且了如指掌,那么,一篇或系列高质量学术论文的形成,就有着十分丰富的资源和基础了。但是,如何写好临床科研学术论文,本章将提供一些原则与方法供读者参考。

第一节　临床科研论文质量的基础

(一) 学术质量的基础

临床科研论文的学术质量,首先取决于研究课题本身的学术价值与研究结果对疾病防治的实用价值,这是重要的学术基础;第二,研究的干预措施或因素要具有科学性、创新性、有效性和安全性;第三,研究的设计与方法要科学可靠;第四,在研究的执行中要严谨而不能随意,资料的收集整理以及统计分析要准确无误,并能排除有关偏倚因素的干扰。这样才可获得真实的研究结果。对于研究结果应该用有关的质量标准,进行严格评价(critical appraisal),从而才能保证研究结论的真实性(validity)。这些就是科研论文的学术质量基础。

(二) 学术论文的医德基础

临床医学论文的源泉来自对患者诊疗和防病的医疗实践,论文的读者或应用者是临床医生、医学生以及研究人员,当然还有患者。对论文报道的结果,如果读者认为有用,就可能被施用于患者的诊断与治疗。因此,凡涉及论文报告的成果应该是真实的,如果研究成果的报告不真实可靠,甚者是有意造假,则其后果一是害了无知的读者,二是害了信假为真的直接受害者——患者! 三是害了造假者——论文的作者自己。所以,这里对临床医学论文就提出了一个严肃的医德问题。

为了确保临床研究论文的真实性,防止因考虑不周而涉及医德问题。首先,研究人员应有崇高的道德修养,在进行医学研究的时候要学习与应用正确的临床科研方法学,始终贯穿实事求是、一丝不苟的研究工作作风,防止无意识的观测差误,确保研究结果的真实性。尽管如此,医学期刊编辑部要求作者投稿时要附上伦理委员会审查通过的意见,否则不予接稿,以防违反医德,对患者和读者带来伤害。

(三) 精湛的论文写作基础

有了好的研究课题,获得了可靠的资料以及相应的结果后,应用学术论文的形式进行表达,写作的基础自然是十分重要的问题。

1. 语文文字的表达　论文是用文字形式来表达的,用词要简明准确,问题的阐述要富有逻辑性,层次分明、论证严谨、说理清楚、文体流畅,切忌废话或夸张性的描述,要重学术性。

论文中对不同的问题或结果的描述要注意分段,不要写过长句,否则可能会引起歧解;要准确无误地使用计量单位,一定要标准化,以利于国际上的学术交流。

2. 图表的设计与应用　为了准确地表达研究结果及其意义,在学术论文中往往采用某些图表和文字相结合的形式进行表达,互补增辉,以增强论文的科学性和可读性。图表的本身是形象化了的科学语文。因此,在设计与应用中,一定要坚持简明和突出重点的原则,要规范化,通常要求平均每一千字的内容不要超过一个图表,避免使用过多,导致论文庞杂。

第二节　论文撰写的格式和内涵

国际医学杂志编辑委员会(International Committee of Medical Journal Editors, ICMJE)讨论制定了医学论文的统一格式和要求,包括题目、摘要、前言、材料和方法、结果(图和表)、讨论、致谢、参考文献。目前不同研究设计的论文有不同的写作指南或规范,可以通过网络免费获取(表13-1),最著名的是随机对照试验的报告标准(CONSORT),见表13-2,分为清单和流程图两部分。CONSORT声明尚有多种扩展版,如群组随机试验、非劣效性和等效性试验、非药物治疗、草药干预以及实效性试验的各种CONSORT扩展版等。在科研设计和论文写作之前应该认真阅读和理解,论文完成后也应检查是否都报告了相应内容。现以临床试验为例,阐述论文撰写的格式和内涵。

表13-1　不同类型研究的报告指南或规范

研究类型	声明	来源
随机对照试验	CONSORT	www. consort-statement. org
诊断试验评价	STARD	www. stard-statement. org
观察性研究	STROBE	www. strobe-statement. org
非随机研究	TREND	www. cdc. gov/trendstatement
随机对照试验的 Meta 分析	PRISMA	www. prisma-statement. org
观察性研究的 Meta 分析	MOOSE	www. consort-statement. org/resources/downloads/other-instruments/
诊断试验评价的 Meta 分析	QUADAS	Whiting PF, Rutjes AWS, Westwood ME, et al. QUADAS-2: a revised tool for the quality assessment of diagnostic accuracy studies. Ann Intern Med, 2011, 155: 529 - 536
基因危险度预测研究	GRIPS	Janssens AC, Ioannidis JP, van Dujin CM, et al. Strengthening the reporting of genetic risk prediction studies: the GRIPS statement. Ann Intern Med, 2011, 154: 421 - 425

表 13-2 随机临床试验的报告规范——CONSORT 2010

论文章节/主题	条目号	对照检查的条目	报告页码
文题和摘要			
	1a	文题能识别是随机临床试验	_____
	1b	结构式摘要,包括试验设计、方法、结果、结论几个部分(具体的指导建议参见"CONSORT for abstracts")	_____
引言/前言			
背景和目的	2a	科学背景和对试验理由的解释	_____
	2b	具体目的和假设	_____
方法			
试验设计	3a	描述试验设计(诸如平行设计、析因设计),包括受试者分配入各组的比例	_____
	3b	试验开始后对试验方法所做的重要改变(如合格受试者的挑选标准)并说明原因	_____
受试者	4a	受试者合格标准	_____
	4b	资料收集的场所和地点	_____
干预措施	5	详细描述各组干预措施的细节以使他人能够重复,包括它们实际上是在何时、如何实施的	_____
结局指标	6a	完整而确切地说明预先设定的主要和次要结局指标,包括它们是在何时、如何测评的	_____
	6b	试验开始后对结局指标是否有任何更改,并说明原因	_____
样本量	7a	如何确定样本量	_____
	7b	必要时,解释中期分析和试验中止原则	_____
随机方法			
序列的产生	8a	产生随机分配序列的方法	_____
	8b	随机方法的类型,任何限定的细节(如怎样分区组和各区组样本多少)	_____
分配隐藏机制	9	用于执行随机分配序列的机制(例如按序编码的封藏法),描述干预措施分配之前为隐藏序列号所采取的步骤	_____
实施	10	谁产生随机分配序列,谁招募受试者,谁给受试者分配干预措施	_____
盲法	11a	如果实施了盲法,分配干预措施之后对谁设盲(例如受试者、医护提供者、结局评估者)以及盲法是如何实施的	_____
	11b	如有必要,描述干预措施的相似之处	_____
统计学方法	12a	用于比较各组主要和次要结局指标的统计学方法	_____
	12b	附加分析的方法,诸如亚组分析和校正分析	_____
结果			
受试者流程(极力推荐使用流程图)	13a	随机分配到各组的受试者例数,接受已分配治疗的例数以及纳入主要结局分析的例数	_____
	13b	随机分组后,各组脱落和被剔除的例数并说明原因	_____
招募受试者	14a	招募期和随访时间的长短,并说明具体日期	_____
	14b	为什么试验中断或停止	_____
基线资料	15	用一张表格列出每一组受试者的基线数据,包括人口学资料和临床特征	_____
纳入分析的例数	16	各组纳入每一种分析的受试者数目(分母)以及是否按最初的分组分析	_____
结局和估计值	17a	各组每一项主要和次要结局指标的结果,效应估计值及其精确性(如 95% 可信区间)	_____
	17b	对于二分类结局,建议同时提供相对效应值和绝对效应值	_____
辅助分析	18	所做的其他分析的结果,包括亚组分析和校正分析,指出哪些是预先设定的分析,哪些是新尝试的分析	_____
危害	19	各组出现的所有严重危害或意外效果(具体的指导建议参见"CONSORT for harms")	_____

（续表）

论文章节/主题	条目号	对照检查的条目	报告页码
讨论			
局限性	20	试验的局限性,报告潜在偏倚和不精确的原因以及出现多种分析结果的原因(如果有这种情况的话)	――――
可推广性	21	试验结果被推广的可能性(外部可靠性,实用性)	――――
解释	22	与结果相对应的解释,权衡试验结果的利弊并且考虑其他相关证据	――――
其他信息			
试验注册	23	临床试验注册号和注册机构名称	――――
试验方案	24	如果有的话,在哪里可以获取完整的试验方案	――――
资助	25	资助和其他支持(如提供药品)的来源,提供资助者所起的作用	――――

（一）题目和作者

论文的题目必须醒目、简单、扼要,一目了然,字数不能太多,以 20 个汉字以内为宜,并且标题的表达方式要能吸引读者,同时文题要相符,题目不能太大超越了文章的内容。标题不可缩写,但可以有副标题,副标题常常是将主要研究方案列出附在主标题之后,如"强力新甘草甜素治疗慢性肝炎的疗效观察：随机、双盲、对照研究",对随机对照试验的研究题目,一般要求副标题必须加上。

作者姓名在文题下按序排列,作者单位名称及邮政编码脚注于首页左下方。作者应是：① 参与选题与设计,或参与资料的分析和解释者;② 起草或修改论文中关键性的理论或其他主要内容者;③ 能对编辑部的修改意见进行核修,在学术界进行答辩并最终同意该文发表者。仅参与获得资金或收集资料及对科研小组进行一般管理的人员不宜列为作者,对这些人员的贡献应列入致谢部分。作者署名的排列顺序,依其贡献大小决定,对上述三条作者条件的规定,凡署名的作者均必须具备,对文章中各主要结论,至少有一位作者负责,也就是通讯作者。集体署名文章必须注明对该文负责的关键人物或执笔人。

（二）摘要和关键词

摘要放在论文正文的最前面,但应该在完成整篇论文后撰写。摘要分为格式化摘要(structured abstract)和非格式化摘要。

按照国际医学期刊的统一要求,国外期刊大多采用 Haynes RB 等提出的摘要格式,即包括目的(objective)、设计(design)、研究场所(setting)、患者或其他研究对象(patients or other participants)、干预措施(interventions)、主要结果的测量方法(main outcome measures)、结果(results)及结论(conclusion)共 8 项。我国国家级医学期刊,通常都要求中、英文摘要,而且多数采用了结构式摘要,但大多简化为：目的、方法、结果和结论 4 部分,并采用第三人称撰写,不用"本文"等主语,文字要言简意赅,字数为 250 字左右。第一次出现的缩写一定要先交代全称,以后才可以用缩写。

其中,"目的"主要介绍研究背景和研究目的,一般用 1～2 句话概括。"方法"主要介绍设计方案、研究对象、干预方法、主要和次要观察指标等。"结果"部分包括纳入研究的人数、纳入分析的人数、主要观察指标,一定要有具体数据和可信区间,重要的不良反应。"结论"中不写具体数据,是对结果的总结和解释。如果是临床试验,需写出临床试验注册号。最后在摘要下面标出 3～5 个关键词(key words)。"关键词"的标注旨在作为主题索引,便于读者检索文献,因此要求尽可能准、全,要求标出文章所研究和讨论的重点内容,仅在研究方法中提及的手段不予标出。尽量使用美国国立医学图书馆编辑的最新版 Index Medicus 中医学主题词表(MeSH)内所列的词。如最新版 MeSH 中尚无相应的词,可选用直接相关的几个主题词组配,如无法组配则可选用最直接的上位主题词,必要时可用适当的习用自由词。

(三) 序言或引言(introduction)

论文开始部分称为序言、引言或前言,中文论文一般不主张将"序言或引言"列为标题,只是有那么几段文字将正文引出,字数不宜过多,一般为 300~500 字。序言部分主要讲清楚所研究问题的来源、背景及本文的研究目的。所研究问题可来源于文献复习,也可从临床实际工作中提出。要求在序言部分简明扼要说明:所要研究的是什么问题,问题的来源,拟解决哪个问题。有时一项科研工作已持续多年,论文是前一阶段的工作总结,则要说明该项研究的总目标,以前发表的论文已解决了其中的某个问题,本篇论文是准备解决其中哪个具体问题。

引言的写作一般遵照"从大到小""由面到点"的方式,例如比较急性髓细胞白血病的 2 种治疗方案的疗效,先简单介绍急性髓系白血病常用的治疗方法和治疗现状,再介绍存在的问题以引出本研究的问题,最后介绍本研究的目的和假设。

总之,要把写这篇论文的目的性写清楚,使读者看了一目了然,知道本文所研究问题的来源和重要性以及研究目的是什么。引言部分的内容不能和文中任何部分重复,初写者常将引言部分内容和讨论部分重复,这是不允许的。

(四) 材料与方法(material and methods)

论文正文的第二部分"材料与方法",也有称"对象与方法",通常将"材料与方法"用黑体字列为标题。这部分是论文的重要组成部分,所占篇幅最大,一般分析性和实验性研究大约需要 1 500 字才能写清楚,约占正文的 1/3 篇幅。需要详细撰写的理由是:使读者能重复以及便于审稿者复核。撰写的内容如下。

1. 研究对象

(1) 研究对象入选的方法:即如何从目标人群选入样本人群,撰写时应使用下列名词:随机样本(random sample)、选自人群的样本(population-based sample)、转诊样本(referred sample)、连续样本(consecutive sample)、志愿者样本(volunteer sample)及随便抽取的样本(convenience sample),将研究对象的来源介绍清楚,除了用来估计抽样误差外,尚能帮助读者了解论文结论的适用范围。

(2) 诊断标准和纳入/排除标准:如有公认诊断标准应写明出处,切不可笼统地冠以"全部研究对象符合全国统一诊断标准"等。

(3) 入选研究对象的样本数:如有拒绝入选者应注明人数。写出计算样本量的具体方法和依据,如一项随机对照研究,两组主要观察指标缓解率分别为 25% 和 20%,$\alpha = 0.05$,$\beta = 0.1$,双侧检验,则每组样本量约为 1 500 例,考虑失访率 10%,增加到每组 1 650 例。

(4) 研究对象的一般特征:包括年龄、性别、民族及其他重要特征。

(5) 研究对象的分组方法:是否随机分配,采用何种随机分配方法:简单随机化、区组随机化或分层随机化,切不可简单地写"随机分组"一句话。随机分配方案隐藏机制和如何实施随机化。

2. 研究方法

(1) 基本设计方案应写明,撰写时可用下列名词:如治疗性研究应使用"随机对照试验""非随机对照试验""交叉对照试验""前后对照试验""双盲""安慰剂对照"等术语;诊断研究应使用"金标准对照""盲法"等名词;预后研究应使用"前瞻性队列研究""回顾性队列研究""起始队列"(inception cohort)等名词;病因研究应使用"随机对照试验""队列研究""病例对照研究""横断面研究"等名词;描述性研究应写明是"病例分析""普查""抽样调查"等;临床经济学分析应写明"成本-效果分析""成本-效用分析""成本-效益分析"等。

（2）研究场所要写清楚,"人群或社区""医学中心""基层医院""门诊""住院"等。

（3）试验的措施及执行方法应详细交代;用于患者的药物应写明化学名、商品名、生产厂名,中药还应注明产地,并详细说明每日剂量、次数、用药途径和疗程;试剂应写明生产厂家名,试验方法如是作者新建立的要详细介绍,老的方法应注明出处,所采用的仪器须注明型号及生产厂名。

（4）资料收集方法:盲法的具体实施情况应交代,包括安慰剂的制作,保证盲法成功的措施等。写明是对研究对象、观察医师或统计人员实行了盲法,属于单盲或双盲临床试验。

（5）测量指标及判断结果的标准,主要观察指标和次要观察指标要明确。确定暴露及疗效标准等都要有公认的标准,如缓解的标准、生存时间是从哪一天开始算起、无病生存的定义是什么。

（6）控制偏倚发生所采用的措施,参见本书第十章。

3. 统计分析方法　包括统计软件、具体采用何种统计方法,正态分布和非正态分布治疗的统计,计数资料的统计方法,多因素分析方法,亚组分析和校正分析(参见本书第二十六章)。

（五）结果（results）

结果是论文的核心部分,须将观察结果或试验结果实事求是地撰写清楚,用全文的1/3～1/4篇幅书写这部分内容。材料和方法中列出的观察指标,都要在结果中有所交代,即使是阴性结果,也应该交代,否则会认为是选择性报道(selective report)。

（1）数据表达要完整:列出随机分组例数和纳入分析的例数,报告结果的例数与入选研究对象的例数应吻合,剔除例数与剔除理由应交代,失访数及因其他原因退出数量也应写清楚,如有数据不全应做解释。临床试验应该按照 CONSORT 声明的要求画出受试者流程图（图 13-1）。

（2）如进行两组比较,应列出两组除研究因素以外的其他临床基线情况(base line),并进行均衡性试验,两组是否可比(参见本书第九章)。

（3）科研设计时确定的科研假设及主要测量指标,如在结果部分做了变动应做解释和说明。

（4）统计处理注意事项:应报道绝对数,如 10/20 例,而不能只报告 50%病例;应用的变量性质、均数、百分数、率、比例等应正确,选择的各种统计分析方法要正确,复杂的统计分析要做解释;应同时报道 95%可信区间(95%CI)和 P 值,不能只报告 P 值,应同时报告统计量,如 t 值、F 值等。如统计处理无显著性差异,应指明是否有临床意义(参见本书第二十六章)。

（5）诊断试验的研究应报告敏感度、特异度、预测值、似然比及受试者工作特征(ROC)曲线(参见本书第二十九章)。

（6）结果部分的表达形式可分文字部分和图表部分。文字表达和图表表达不要重复,能够用文字表达清楚的就不用图表。文字表达应当是要点式叙述,可分几项撰写,每一项报告一组数据,使读者看了一目了然。图表的表达应符合统计学的规定,具有自明性,即不看文

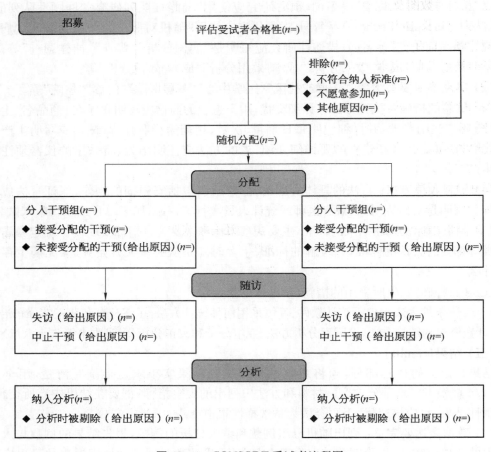

图 13-1 CONSORT 受试者流程图

字,就能够看懂要说明的问题。

(7) 统计表的结构应包括标题、横标目(表达研究和观察项目)、纵标目(表达横标目的各个统计指标),横标目列在表的左侧,纵标目列在表的上端;标目内容一般应按顺序从小到大排列,指标的计算单位须注明,表内数字必须正确,小数的位数应一致;线条不宜过多,表的上下两条边线可用较粗的横线,一般采用三横线表(顶线、表头线、底线),如有合计可再加一条横线隔开,但不宜用竖线(表 13-3);说明不列入表内,可用"﹡"等符号标出写在表下面。

表 13-3 急性髓系白血病不同年龄组缓解(CR)率的比较

年龄分组(岁)	总 例 数	CR 例数(%)	χ^2	P 值
15~24	175	107(61.1)		
25~34	280	156(55.7)	2.98	>0.05
35~44	332	179(53.9)		
45~59	296	159(53.7)		

(8) 统计图比统计表更便于理解与比较,但统计图中不能获得确切数字,所以不能完全代替统计表。图的标题应置于图的下端,图有纵轴和横轴之分,两轴应有标目,标目应注明单位,横轴尺度自左至右,纵轴尺度自下而上,尺度必须等距,数值一律由小到大,一般纵轴尺度必须

从 0 点起始(对数图及点图等除外)(图 13-2),图中用不同线条应注明,图的长、宽比例一般以 7:5 为宜。常用的统计图有直条图、圆形图、百分直条图、线图、直方图、点图等。直条图利用直条的长短来表达按性质分类资料各类别的数值,如疾病分类、性别、治疗效果等,表示它们之间的对比关系。圆形图和百分直条图适用于百分构成的资料,表示事物各组成部分的构成情况(图 13-3)。线图是用线段的升降表示一事件随另一事件的变化趋势,用于连续性变量(图 13-4)。直方图用于表示连续性病例的频数发布,横轴为连续变量,纵轴为频数或频率。直条图和直方图适用数据不同,前者 X 轴为分类变量,直方图为连续变量(图 13-5)。点图用以表示两种事物的相关性和趋势,一般横轴代表自变量,纵轴代表因变量。其他还有箱式图、误差条图等,包含较多的统计信息,也可以选择。

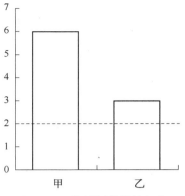

图 13-2 统计图的纵轴起点应为 0 示意图

如果以 2 为起点,给读者甲和乙相差很大的错觉

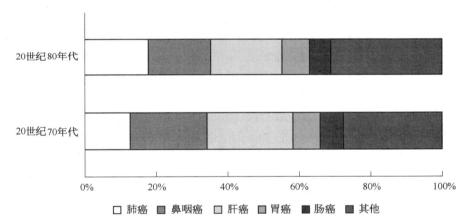

图 13-3 20 世纪 70 和 80 年代某地常见肿瘤发病构成比较(百分条图)

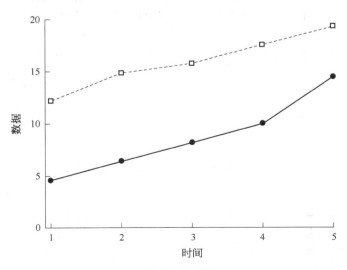

图 13-4 线图

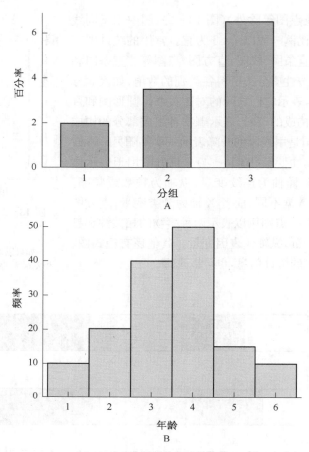

图 13-5 直条图和直方图

A. 直条图,表示 3 组的有效率;B. 直方图,表示 1~6 岁儿童某病的发生数

(六) 讨论(discussion)

这是非常重要的部分,是全篇文章的精华所在。讨论是为了寻找事物之间的内在联系,可把本文取得的结果与文献或过去的工作进行对比,寻找其间的关系,讨论所引用的文献材料应尽量抽象概括,而不是抄袭别人的文献资料。讨论部分是从理论上对试验和观察结果进行分析和综合,为文章的结论提供理论依据。讨论部分可以结果部分为基础和线索进行分析和推理,表达作者在结果部分所不能表达的推理性内容。讨论的内容应当从试验和观察结果出发,实事求是,切不可主观推测,超越数据所能达到的范围。写好这部分很大程度上取决于文献复习的数量、作者的分析能力等,切忌将讨论部分写成他人文献的综述。归纳起来,讨论部分应表达下列内容。

(1)应紧密结合本文研究所获得的重要发现以及从中引出的结论进行讨论,而不是重复结果部分的内容。特别是要对新的发现、文献尚未报道的内容进行深入讨论,包括可能的机制、临床应用范围以及从研究结果对总体的推论。必须强调应紧密结合本文发现进行讨论且所作的推论必须恰当。

(2)应讨论本文发现和文献报道同类研究的结论有何不同,哪些文献是支持本文发现的,哪些文献报道与本文结论不同,解释为什么会不同。切忌冗长的文献综述式的阐述,应紧密结合本文发现进行讨论。

（3）应对本文研究不足之处进行讨论，特别是可能存在的偏倚以及偏倚的来源等；对本文研究的内部真实度和外部真实度进行讨论。

（4）提出有待解决的问题、今后的研究方向和问题，要肯定本文的结论尚须进一步研究哪些项目等。

（5）最后一段可以写 100～200 字的结论，进一步概括主题，提出明确结论，提出问题，展望未来。

（七）致谢（acknowledgements）和利益冲突（conflicts of interest）

不符合作者条件，对本文有贡献的人员放在致谢部分，涉及具体个人时，需获得本人书面同意。

利益冲突声明也可以放在这部分，或单独列在后面。当接收了医药公司或其他来源的资助，可能影响到研究的行为和研究结论时，应该写明。例如：研究经费由×××医药公司提供，但公司未参加研究设计、资料收集、数据分析和结果解释。

（八）参考文献

依照其在文中引用的先后顺序用阿拉伯数字标出，尽量避免引用摘要作为参考文献，也不要引用未公开发表的文章及私人提供的个人信息，不要把相关文献中的参考文献不经阅读而"转引"。参考文献中的作者，1～3 名全部列出，3 名以上只列前 3 名，后加"，等"。外文期刊名称用缩写，以 Index Medicus 中的格式为准，中文期刊用全名。每条参考文献均须录起止页。举例如下。

[1] 王小钦，林果为，王军，等. 上海地区急性白血病患者五年生存率及预后因素分析. 中华内科杂志. 1999,38：827 - 831.

[2] You CH，Lee KY，CHey WY，et al. Electrogastrographic study of patients with unexplained nausea，bloating and vomiting. Gastroenterology，1980，79：311 - 315.

[3] 汪敏刚. 支气管哮喘. 见：戴自英主编. 实用内科学. 8 版. 北京：人民卫生出版社，1991，833 - 840.

[4] Weinstein L，Swartz MN. Pathologic properties of invading microorganisms. In：Sodeman WA Jr，Sodeman WA，eds. Pathologic physiology：mechanisms of disease. 8th ed. Philadelphia：Saunders，1974，457 - 472.

第三节　论文撰写的注意事项与投稿要求

一、注意事项

（一）论文撰写的禁忌

（1）对所探讨的问题认识和理解不深不透或缺乏逻辑联系时，不要动笔写论文。

（2）对资料处理和分析不当或者有误时切忌撰写论文。

（3）切忌弄虚作假，哗众取宠，否则会造成严重不良的恶果。

（4）对引用的文献资料，务必进行严格的科学评价，切忌不加批判地引用错误或不当的文献，传播谬误。

(二) 论文撰写技巧

论文撰写不是一蹴而就的,同样需要进行筹划与准备,一般分为 4 个阶段:酝酿准备、拟定提纲、完成草稿、最后定稿。其中在酝酿准备阶段,需要明确主题,将研究的结果资料进行消化、提炼。在此阶段,文献复习很重要,通过参阅大量文献,以发现自己的研究结果与文献报告中的相同与不同之处,从而避免重复,启迪思维,发现创新;随后以原研究方案为基础,构思文章的布局、段落,拉出框架,拟定出论文的大纲;进而按照医学论文要求的撰写格式,在写作大纲的基础上将具体内容和资料逐段充实,完成论文初稿;初稿仍不是最终产品,需要反复对论文的题目、内容、格式、逻辑、语言、文字、数据、图表、参考文献等做通篇检查,确认全篇的内容是否上下连贯、前后统一,最后完成定稿。

二、投稿要求

投稿国外杂志时需要按照稿约规定,依照下列顺序整理好再投稿,现在一般为网上在线投稿。① 给编辑的信:Cover letter;② 题目页:Title page;③ 摘要和关键词:Abstract and Key words;④ 引言:Introduction;⑤ 材料和方法:Materials and Methods;⑥ 结果:Results;⑦ 讨论:Discussion;⑧ 致谢:Acknowledgments;⑨ 参考文献:References;⑩ 表格:Table;⑪ 图:Figures;⑫ 图注:Legends for figures。

给编辑的信即投稿信,主要说明该文的题目和创新点,是首次发表还是重复发表,或已将其中某一部分投寄到别处。注明稿件属于该期刊的哪一类文章。声明可能导致权益冲突的经济关系或其他事宜。推荐的审稿人或需回避的审稿人。说明原稿已经所有作者阅读认可,所有作者均符合作者资格以及是否愿意支付版面费用等。

题目页包括论文题目,所有作者的姓名和所在单位,有些杂志希望提供作者的最高学历。通信作者,包括姓名、通信地址、电话、传真号码、Email 地址。资助基金、药物、仪器和其他资助的来源、项目名称。提供页头题目(running head),有些杂志需要作者提供非常简短的放在页头或页脚的能概括该研究主要内容或研究方向的小题目,小于 40 个字符(包括字母和空格)。提供全文的字数,但不包括摘要、致谢、图的注解和参考文献的字数。注明文章中图和表的数量。

表格和图不放在正文内,放在参考文献后面,单独成页,图注放在图的后面,也要单独成页。要求文字用 12 号字体,用双倍行距等。

上述各部分的内容是撰写临床科研论文的基本原则与方法,掌握和应用它是十分有用的,但这些并不是僵化的,而是随着人们认识的日趋深化而不断发展着的。只要人们具备良好的科学素质,有着设计严格的有价值的研究课题和研究方法,在实践中就可以获得真实可靠的研究结果。加之掌握和应用严谨的科学逻辑思维和写作方法,完全可以期望写出高质量、高水平的学术论文,为人类的临床医学知识宝库添砖加瓦,将有价值的科研成果转化为人类的知识财富,应用于防病治病的医学实践,定会促进人类的健康事业。

(王小钦　王家良)

第二篇　临床科研设计的方案与应用

　　临床科研设计的方案选择与应用,取决于研究课题本身的性质和特点。

　　临床研究的问题十分丰富多彩,例如:以研究的性质而论,有探讨病因与危险因素的;有研究新的诊断性试验的;有研究新的治病与防病措施的;有研究如何改善患者的预后、提高生存质量、促进康复的;还有研究如何选择分析治疗效果高和成本低的卫生经济学分析评价,以及权衡不同诊治疾病的措施之利弊,而进行利多弊少医疗诊治决策分析者。此外,以研究时点分,则有前瞻性的、回顾性的以及断面性的研究项目等。因此,根据不同性质的问题,选择不同的研究设计方案,是研究者必须掌握的科研设计基本功。

　　对于研究设计方案的选择,需注意两点:即科学性和可行性,前者最为重要,因其涉及临床科研课题研究结果的科学性和真实性,然而也必须联系研究实施的环境和条件,看看自己设计的科学方案,是否有可行性,如果与实际情况不符合,则缺乏实施研究的可行性。因此,再科学的设计方案也只能是纸上谈兵!

　　面对临床科研的具体问题,一定要在设计的时候,选择好科学、合理且又在实践中可行的设计方案。在临床研究设计之中,有关"顶层设计"论的说法欠妥(参见 CE 学会成立 20 周年论文集),所谓"顶层"的概念与定位,在临床医学的研究中既不明白,也不存在。

　　在临床医学研究中,往往有着某种特殊的情况存在,即如果遇到某一难治或"绝症"之病,经某种干预性治疗而能绝境重生或者痊愈,证明准确可靠且又能被重复验证者,即使是病例报道或叙述性报道,而非为某一研究设计方案执行之结果,亦当肯定。当然这类特例,再经科学设计实施研究,被证明属实者,自当在科学性和临床意义上升格。

　　本篇将各种不同类型的设计方案,从它们的特性、要素、标准、有关结果指标的统计分析及其适用范围等方面,予以详述,供读者在其拟研究探讨课题时,特别是在设计方案的选择和应用方面,予以参考。

第十四章　随机对照试验

第一节　概　　况

随机对照试验（randomized controlled trial，RCT）是采用随机分配的方法，将合格研究对象分别分配到试验组和对照组，然后接受相应的试验措施，在一致的条件下或环境中，同步地进行研究和观测试验效应，并用客观的效应指标对试验结果进行科学的测量和评价。

R. Fisher 于 1926 年首次将随机对照试验模式应用于农业实验，1946 年随机对照试验开始用于临床研究中治疗措施的疗效评价。1946 年先后进行了两个随机对照试验，分别评价链霉素治疗肺结核以及免疫方法治疗百日咳的效果，两个随机对照试验结果先后于 1948 年、1951 年发表。近 50 多年来，随着理论和方法的日趋成熟，随机对照试验被公认为评价干预措施疗效的金标准或标准方案而广泛应用于临床研究中，为疾病治疗、预防和康复提供了大量真实、可靠的证据。特别是在以下几个方面表现得尤为突出。

1. 既往认为有效的治疗措施经随机对照试验证实无效　过去，某种治疗措施或药物是否应用于临床实践，主要取决于专家或顾问的意见。而临床医师选择治疗措施也主要根据个人既往治疗患者的成功经验或对疾病的病理生理学机制的理解，至于某种治疗措施的真正疗效或副作用有多大，受哪些因素的影响，难以进行科学的评价。在临床实践中，某些治疗措施的效果非常明显，医生根据临床经验即可进行判断，如青霉素治疗大叶性肺炎，外科手术治疗阑尾炎等。但慢性非传染性疾病，因其为多因素致病，其治疗措施的疗效并不十分显著并受多种因素的影响，如患者个体的疾病特点、经济和社会因素、医疗水平等，要明确某种治疗措施对该病的确切疗效，有必要进行严格评估。例如，赛庚啶（cyproheptadine HCL）和异丁嗪酒石酸盐（trimeprazine tartrate，通用名阿利马嗪）曾被广泛用于治疗慢性严重瘙痒，但随机对照试验证明，两种药物的疗效与安慰剂相似。表明并无真正的疗效，从而有助于否定被临床认定的"有效药物"。

2. 病理生理机制推论有效的治疗措施，经随机对照试验证实无效或甚至有害　由于疾病发病机制的复杂性和认识水平的局限，单纯根据疾病的病理生理机制、实验室研究结果推断某种干预措施在人体的疗效，有时可能误导。例如，从疾病的病理生理进程来看，心肌梗死患者发生室性心律失常是猝死的重要危险因素，因此有充足理由对此类患者常规使用抗心律失常药物，但随后的随机对照试验（cardiac arrhythmia suppression trial，CAST）证明，抗心律失常药恩卡尼（encainide）和氟卡尼（flecainide）虽然可减少 MI 后频发、复杂室性期前收缩或非持续性室性心动过速的发作，却明显增加患者猝死和死亡的风险；短效二氢吡啶类钙拮抗剂硝苯地平虽然能有效降低血压，却可增加发生心肌梗死和死亡的风险且药物剂量越大、风险越大。因此，要明确某种治疗措施的短期和长期疗效或副作用，必须进行以人体为研究对象的临床试验。

3. 其他类型的研究设计方案可能夸大或缩小治疗措施的真实效果　由于临床研究的复杂性,研究的质量也受多种因素的影响,如设计方案的科学性、研究对象的选择和分配方法、是同期对照还是历史对照、是否采用盲法测量结果、是否控制各种偏倚因素的干扰等。1977年,Chalmers 对 32 篇抗凝剂治疗急性心肌梗死的临床试验进行了分析和评价,其中 6 篇 RCTs,8 篇非随机临床对照试验(controlled clinical trial,CCT),18 篇历史对照试验(historical control trial,HCT),与 RCTs 比较,死亡的相对危险度降低率在 HTCs 和 CCTs 中分别夸大了 35% 和 6%;1982 年,Sacks 对 50 篇 RCTs 和 56 篇 HCTs 进行了比较分析,结果发现,79% 的 HCTs 证明新的治疗方法优于传统治疗方法,仅 20% 的 RCTs 证明新的治疗方法优于传统治疗方法。可见,由于各种因素的影响,可能导致临床研究结果偏离真实的情况。

因此,为了对疾病的防治性研究获得真实可靠的研究结果,促进防治疾病水平的真正提高,学习、掌握与应用科学的随机对照试验的设计方法十分重要。

第二节　应　用　范　围

随机对照试验虽被公认为"治疗性研究的最佳设计方案",但并不能适用于所有临床研究和解决所有的临床问题。在某些情况下,使用随机对照试验是不可行和不恰当的,如诊断试验准确性的研究、疾病预后的自然病史等。随机对照试验目前主要应用于以下三大领域。

(一)临床治疗或预防性研究

随机对照试验最常用于治疗性或预防性研究,借以探讨某一干预或预防措施(药物、手术、介入治疗、康复措施、筛查方法等)的确切疗效,为正确的医疗决策提供科学依据。参见本书第三十章。

(二)在特定的条件下,可用于病因学研究

多数情况下,病因学研究不适于采用随机对照试验,将某种致病因素和危险因素施加于人体,进行致病效应的研究是违背医学伦理的。例如,要了解吸烟在肺癌发病中的作用,不可能人为设计一随机对照试验,将原本不吸烟的研究对象随机分配入吸烟组和不吸烟组,随访数年,比较两组肺癌发生率,来探讨吸烟与肺癌发病的因果关系。

然而在某些特定的条件下,随机对照试验也可用于病因学因果效应研究。但应用的前提是:人们在生活或临床工作实践中,当常规接触的某种因素疑其有可能对人体有致病效应,可是又缺乏科学依据的时候,在符合伦理的条件下,采用随机对照试验进行因-果效应的研究也是可行的。如果已有研究证明某一因素对人体有害,就不允许将该因素用于人体进行随机对照试验。

例如,妇产科为预防早产儿因缺氧带来的大脑损害和对今后智力发育不全的影响,曾对早产婴儿均施以高浓度的氧气疗法,几乎被常规应用。后来发现经此治疗的婴儿,出现了眼晶体后纤维组织增生,导致不同程度的视力障碍,严重者失明。经分析推论,认为可能与高浓度氧疗有关,为证实这种因果效应,于是采用了随机对照试验,一组早产儿继续用高浓度氧疗,另一组则用低浓度氧疗。经追踪观察分析,上述视力障碍确与高浓度氧疗有关,于是,临床上就淘汰了这一疗法。后来,这一病征,被命名为特里综合征(Terry's syndrome)。

(三)非临床试验的系统工程

随机对照试验还可应用于非临床试验的系统工程如教育学和农业。例如,要评价循证医学教育模式与传统医学教育模式的教学效果,可将条件相似的班级随机分配进入任何一组,课程结束后进行短期或长期教学效果的评估。

第三节　随机对照试验的设计原则和模式

临床科研设计的基本原则主要有随机化原则、设立对照原则和盲法原则。此外,还有试验前组间主要基线状况可比性的原则。随机对照试验(RCT)很好地执行了随机、盲法、对照等基本原则,是确保 RCT 科学性的基础。

(一) 随机对照试验的设计原则和特点

1. 研究对象随机分配入组,避免选择性偏倚　随机对照试验中,采用随机化的方法制订分配方案,并对分配方案进行隐藏,使合格的研究对象均有同等机会进入试验组或对照组,不以研究人员或研究对象的主观意愿为转移,可避免选择性偏倚的干扰(参阅本书第八章)。

2. 增强组间的可比性　在随机对照试验中,采用随机化方法分配研究对象,在样本量足够的情况下,可使已知和未知、可测和不可测的但影响疗效或预后的因素在组间分布中维持相对均衡,从而有利于基线的可比性。若样本量不太大,随机分配研究对象,不能保证影响预后的主要因素在组间都均衡分布,导致基线不可比,此时对某些严重影响预后的已知因素,可采用分层随机方法,保证该因素在组间可比性。

3. 试验对象的特点　进入干预性随机对照试验的对象,一定是需要进行治疗的,不治疗通常对患者的健康不利。对于某种自限性疾病,不需特殊治疗且在较短期间就可以痊愈者,显然就不适宜选作研究对象,因为如将其纳入研究,或许会出现与治疗无关的假阳性反应。

用于病因或危险因素致病效应的随机对照试验的观察对象,在试验开始前,肯定不应患有被该病因或危险因素所致的靶疾病。否则,又可以引出错误的阳性结论。所有参与随机对照试验的研究对象,根据伦理原则,患者应知情并自愿,不应强迫参加。

4. 试验的同步性,条件的一致性　随机对照试验的两组(或多组)对象,均应同步性地开展研究,不能先作试验组,后作对照组,或者相反;而且试验的条件和环境,应保持一致,不能将试验组患者作住院治疗,对照组作门诊治疗,或者相反。因为两组对象的试验观察,在时相上的不同步,环境条件的不一致,显然会影响研究的结果,从而有可能得出错误的结论。因此,随机对照试验,一定要强调同步性和环境的一致性。

5. 试验期间的一致性　对试验组和对照组的对象,试验期间应保持一致,这是随机对照试验的又一特点。不能使试验组观察期长于对照组,或者相反,因为两组观察期间不一致,本身就可以造成试验结果的差异,导致研究结论偏离真实性。

6. 研究结果于试验结束时方可获得　随机对照试验系前瞻性研究,试验结果一定是试验对象接受相应研究措施之后,并经历了一段效应期,方可获得阳性或阴性的结果。

因此,与回顾性研究相反,试验开始时并没有研究的结果。倘若在试验之初就出现了试验终点观察的结果者,要注意偏倚因素的影响。例如,应用青霉素和安慰剂对乙型溶血性链球菌感染者预防风湿热发作的随机对照研究,在青霉素组,有的在用药后第二天,出现了急性风湿热发作的反应,显然就不能下青霉素预防风湿热无效的结论。因为发病者于试验初就处于风湿热的亚临床期而未被发现，这种试验初出现了试验"结果"系为试验对象选择偏倚造成的。

7. 保证统计分析结果的真实性　由于采用随机化原则，获得的资料结果往往真实可靠，受偏倚因素影响小，使得统计分析的结果更真实、可靠。

（二）设计模式

随机对照试验的设计模式如图14-1。试验的研究对象必须采用公认的诊断标准确定，可从患病群体（目标人群）中随机抽样，也可来自住院或门诊的连续性非随机抽样的样本，再根据试验设计中确定的纳入和排除标准，选择符合标准且自愿参加试验的患者，采用明确的随机化方法将合格的研究对象随机分配入试验组或对照组，接受相应的干预措施，经过一段恰当的观察期后，测量治疗后的效果。根据结果的资料类型，采用相应的统计学方法进行分析、处理以评价干预措施的真实疗效及其组间差异。

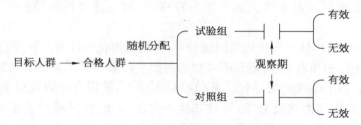

图 14-1　随机对照试验的设计模式

第四节　随机对照试验的主要优缺点

随机对照研究作为临床医学研究中论证强度最高、设计最佳的设计方案，具有某些优点，也存在某些缺点。

（一）优点

（1）组间可比性好：随机分配研究对象，特别是在某些情况下，按影响结果的某些重要因素将研究对象进行先分层再随机分配进入试验组和对照组，使组间的基线状况保持相对一致，增加可比性。

（2）防止选择性偏倚好：采用随机分配和分配方案的完善隐匿，在选择和分配研究对象时可以较好地防止人为因素的影响，即使存在不为人知的偏倚或混杂因素，也可能维持组间的相对平衡。

（3）研究对象的诊断确切：对被研究的对象，采用严格、统一的诊断、纳入和排除标准，有利于读者验证研究结果和确定研究结果的推广应用价值。

（4）盲法衡量和分析结果，结果更真实、可靠：随机对照试验中，如果能够采用盲法测量研究结果，则可避免研究人员和患者所导致的测量性偏倚对结果的影响，增加结果的真实性和可靠性。

（5）高质量的单个RCT，可成为系统评价的可靠资源。

（二）缺点

（1）随机对照试验比较费时，人力与财力支付较大。

（2）随机对照试验常常有严格的纳入、排除标准，使入选的研究对象具有良好的同质性，但也导致其研究结果的代表性和外部真实性受到一定的限制。

（3）安慰剂不恰当的应用、对照组措施选择不当或让受试对象暴露于某种有害致病危险因素，则会违背医德。

第五节　随机对照试验结果的分析原则

任何研究在设计之初就应根据研究目的，确定需要收集哪些资料、采用何种统计方法，否则有可能在进行结果分析时才发现某些重要的信息未收集，造成不必要的重复或难以弥补的损失。

一、随机对照试验的统计分析原则

在分析随机对照试验结果时，可采用两种方式进行统计分析：一是意向治疗分析（intention-to-treat analysis），另一种为解释性分析（explanatory analysis）。

（一）意向治疗分析

"意向治疗分析法"用于评价多种治疗策略（而非治疗措施本身如药物本身）中哪一种更好，其基本原则为：结果分析是根据受试对象随机入组的情况，不管研究对象随机分配后是否接受随机分配的治疗措施、是否完成治疗或违背治疗方案，所有入选的研究对象均要纳入结果分析中，研究对象当初分配在哪一组，结果分析时就应在哪一组（如图 14‐2）。

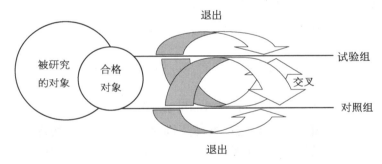

图 14‐2　意向治疗分析示意图

在随机对照试验中采用"意向治疗分析"有两个目的。首先，维持随机化原则的优势，即保证组间基线情况的可比性，否则会失去随机分配的意义和价值。例如：将心绞痛患者随机分配入内科治疗组和外科手术组，比较两种治疗方案的疗效。如果分配入手术组的患者转为接收药物治疗并死亡，而分析时将此例患者从手术组排除，则可能过低估计手术治疗组的死亡率。其次，意向治疗分析允许不依从者和违背治疗方案者的存在，在分析结果时根据具体情况进行处理，这与临床实践中某些患者违背医师制订的治疗方案是相似的，因此，"意向治疗分析"最适合于评价治疗措施效果的随机对照试验，但是如果违背治疗方案的患者太多，假阴性的概率会增加。

（二）解释性分析

"解释性分析"用于评价治疗措施本身的疗效（效能），其基本原则为：根据患者随机分组后实际接受的治疗措施进行分析，即患者接受的是哪一种治疗措施，就纳入哪一组分析，不考虑随机分配时的入组情况。例如：如果患者随机分组时分在对照组，但实际接受的是治疗组措施，则统计分析时就纳入治疗组进行分析（如图 14－3）。

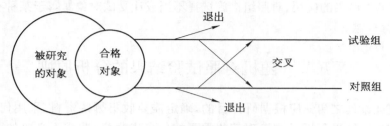

图 14－3 解释性分析示意图

"解释性分析"时，如果违背随机分配情况的患者太多，则影响组间可比性和结果的真实性、可靠性，并失去随机分配研究对象的意义，使最初设计的随机对照试验变为队列研究。

二、病因/危险因素的 RCT 因果分析

评估病因或危险因素的致病效应最基本的指标就是发病率，并采用相关指标比较暴露于可能致病或危险因素的试验组和对照组发病率的差异，如计算相对危险度、归因危险度及其 95% 可信区间，还应计算病因学分数，作为评价致病效应的依据。

由于致病危险因素作用于人体，导致机体的发病，除内在的因素外，还可能与一些生物性、生理性及外环境等因素作用有关。因此，在致病危险因素研究方面，宜做多因素分析。例如研究冠心病的发病因素，涉及的性别、年龄、脂血症、高血压病、糖尿病、神经精神类型、吸烟等，分析其相关因素及其在发病中的意义，不仅在研究病因，而且在防治决策方面，均有重要意义。

三、治疗性研究效果的评估

随机对照试验中，应根据研究目的、资料的种类（分类或连续变量资料）、研究的分组数、资料的分布（正态或非正态分布）、影响研究结果的相关因素等，选择相应的统计学方法，如 χ^2 检验、秩和检验、t 检验、方差分析及其两两比较、多因素分析、时效分析等（参见本书第二十六章）。

（一）连续性变量资料

如果两组比较的随机对照试验结果采用连续性变量表示且测量了治疗前和治疗后的数据，如果满足正态或近似正态分布，可采用治疗后两组结果的均数进行比较，或者每组治疗前后差值的均数进行比较。例如，采用 A 和 B 两种降压组治疗高血压病患者，结果比较时，可采用 A2 与 B2 的均数进行比较，也可采用（A1－A2）与（B1－B2）差值的均数进行比较。如果不满足正态分布条件，则可考虑采用秩和检验分析结果。

表 14-1 降压药 A 和 B 治疗高血压患者的疗效比较

治 疗 组 别	治疗前血压	治疗后血压	治疗前后血压差值
治疗组 A	A1	A2	A1－A2
治疗组 B	B1	B2	B1－B2

如系多组连续性变量的比较,则可采用方差分析或秩和检验,首先比较总体有无差异,如果总体有统计学差异,则再做组间的两两比较。

(二) 分类资料

如果采用二分类资料评估干预措施效果,将试验组和对照组的结果分别填入相应的表格内,对两种干预措施的疗效进行分析和比较。两组疗效比较可采用 χ^2 检验(表 14-2),进一步分析相对危险度、相对危险度降低率、绝对危险度降低率、多减少一例不良事件发生需要治疗同类疾病患者的人数(number needed to treat, NNT)等(表 14-3)。

表 14-2　二分类变量结果分析四格表

组　别	结　果		合　计
	有　效	无　效	
试验组	a	b	a+b
对照组	c	d	c+d
合　计	a+c	b+d	n

表 14-3　二分类随机对照试验结果治疗效果评估

指　标	计　算　方　法
相对危险度降低率(*RRR*)	(对照组事件发生率－治疗组事件发生率)/对照组事件发生率
绝对危险度降低率(*ARR*)	对照组事件发生率－治疗组事件发生率
需要治疗的人数(NNT)	1/(对照组事件发生率－治疗组事件发生率)

例如,采用手术和药物治疗冠心病患者的随机对照试验,结局指标为死亡(表 14-4)。则手术组的病死率为 a/(a+b),药物组的病死率为 c/(c+d),则可根据表 14-3 公式计算各指标。

表 14-4　手术和药物治疗冠心病患者结果分析

	结　果		合　计
	死　亡	存　活	
手术组	a	b	a+b
药物组	c	d	c+d
合　计	a+c	b+d	n

(三) 相关性分析

当某一干预措施发生的结局与某种因素有关时,可做相关性分析。如疗效与剂量的关系、与疗程的关系、与患者年龄的关系等,均可做线性相关分析。

(四) 多因素分析

干预措施的效果往往与多种因素有关,例如患者的年龄、病情、病程、药物剂量和疗程、有无并发症和并存症等,弄清这些有关因素的影响和程度,对指导临床实践有重要意义。

(五) 时间-效应分析

对于慢性疾病的 RCT 研究,往往需要长时间随访并评估不同疗效随时间的变化趋势。例如,对颈内动脉粥样硬化引起的脑动脉狭窄的血管病变,造成患者偏瘫或暂时性脑缺血发作或死亡,20 世纪 60 年代起曾推崇采用颞浅动脉与大脑中动脉吻合的同侧颅外-颅内动脉搭桥(EC-IC)术,以防止脑卒中发生和降低其病死率。后经 1 377 例患者的国际多中心协作的随机对照研究,将 EC-IC 搭桥组和内科治疗的效果进行比较并随访达 60 个月,结果证明两组在卒中发病率、暂时性脑缺血发作率、病死率等方面的结果最终均无统计学差异,且术后的早期,外科治疗组的卒中和病死率还高于内科组(图 14-4)。可见,如不做治疗后效果的趋势分析和比较,就不能得出正确的结论。

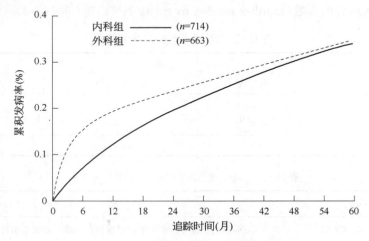

图 14-4 EC-IC 搭桥术累计卒中发生与病死率

第六节 其他类型的随机对照试验

(一) 半随机对照试验

半随机对照试验(quasi-randomized control trial)与随机对照试验设计相似。唯一区别是试验对象分配方式不同。它是按半随机分配方式,即按试验对象的生日、住院日或住院号等末尾数字的奇数或偶数,将试验对象分配到试验组或对照组,接受各自的试验措施。例一研究将 62 名符合酒精依赖及急性酒戒断综合征标准的患者,按入院顺序随机分成两组,奇数为观察组,偶数为对照组。

半随机对照试验由于分配方式的关系,容易受选择性偏倚的影响,造成基线情况的不平衡,因此,虽然花费的时间、精力、财力并不亚于随机对照试验,其结果的真实性和可靠性却不及随机对照试验,建议不要采用。目前国际 Cochrane 协作网将半随机对照试验当做非随机同期对照试验对待。

(二) 非等量随机对照试验

非等量随机对照试验(unequal randomization control trial)指试验对象按一定比例(通常为 2∶1 或 3∶2)随机分配入试验组或对照组。主要应用于新药疗效验证时,由于患者来源和研究经费有限而研究者希望尽快获得结果。例 Salisbury 等采用 2∶1 比例将研究对象随机分配入试验组和对照组。

但随着试验组病例数的增多,Ⅱ型错误率也会相应增大,检验效能会随之降低,特别是当试验组的病例比例超过 75% 时,检验效能明显降低(图 14-5)。

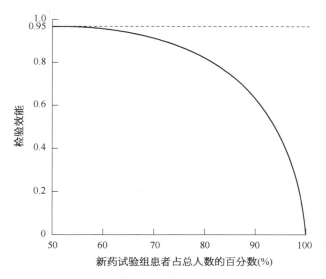

图 14‑5　试验组样本比例增加与检验效能下降关系

（三）整群随机对照试验

多数随机对照试验的随机分配单位为单个患者,但在某些特殊情况下,以单个个体为分配单位并不合适。例如,沈晓明等在研究健康教育对轻中度铅中毒儿童干预作用时,是根据儿童所在幼托机构的自然班级或小组,采用整群随机划分为试验组和对照组,然后对试验组儿童的家长进行健康教育。倘若采用单个个体为分配单位,同一班的儿童既有试验组,又有对照组,家长间如果互相交流,则健康教育组的家长可能把所接受的健康教育信息无意间传递给非健康教育组的家长,于是就会发生沾染和干扰,影响研究结果。

在上述情况或相类似的有关试验中,显然单个体不宜作为试验的分配单位。于是,就可以一个家庭、一对夫妇、一个小组甚至一个乡镇等作为随机分配单位,将其随机地分配入试验组或对照组,分别接受相应的措施,进行研究。此类试验称为整群随机对照试验(cluster randomized control trial)。

整群随机对照试验在设计上与一般随机对照试验一样,不同之处在于因随机分配的单位不同,导致样本含量的计算和结果的分析方法有所差异,所需样本含量较大。

（四）单个患者的随机对照试验

某些长期治疗的慢性疾病患者,往往服用多种药物,其中有的是有效和该用的;有些可能是无效的,甚至是有害的。然而久病的患者,都会自认为统统是需要的和有益的,不愿抛弃。作为临床医师,总希望用药要有目的性和针对性,既要注重效果,也要防止毒副效应,保证对患者安全有效。但是,从特殊个体的特点而言,来自 RCT 的平均结果,往往不一定适用。

对于患慢性疾病的单个患者,采用单个患者的随机对照试验,以确定多种治疗措施中哪一种对其有效,以避免服用多种药物、浪费经费和受某些无效甚至有害药物的影响。

1. 定义　单个患者的随机对照试验(number of one randomized control trial, n-of-1 trial)是针对单个患者,采用多种药物实施的随机对照试验,以筛选出对该患者有确切疗效的药物。

2. *方法*　将所有"有效"的药物与其安慰剂配对,以每对药物为一个单位,采用随机分配的方式决定每对药物的使用顺序;对每对药物,同样以随机分配的方式决定试验药物和安慰剂的使用顺序。依药物疗效发生和达到稳定所需的时间来决定药物的观察期,所有的试验药物观察期应保持一致,以便比较。通常采用双盲法,以利于试验结果的评价。对 n-of-1 trial 的统计分析一般选用配对设计的统计方法,如配对 t 检验等。

3. *应用范围*　适用于慢性复发性疾病,如:冠心病的心绞痛,偏头痛,支气管哮喘等;或者患者服用多种药物,但不明确哪一种有效、哪一种无效;或者作用迅速、不同阶段间无后遗效应的干预措施。

第七节　随机对照试验进展

一、随机化问题

随机化原则(randomization)是临床科研的重要方法和基本原则之一,有两种形式:随机抽样(random sampling)和随机分配(random allocation)。而随机对照试验中的"随机"是指随机分配研究对象,使试验组和对照组中某些主要的已知和未知因素、可测和不可测因素在组间达到基本相似,同时避免研究者或受试者主观意愿的干扰。然而,随机分配并不能绝对保证组间基线的完全相似,特别是在样本量较小时,此时组间的差异是单纯由机遇引起的。因此,在小样本研究中,为了使已知、对研究结果影响明显的因素在组间达到平衡,需要采用分层随机方法分配研究对象。

但是随机分配方法的成功实施,除了产生不可预测的随机分配序列外,还要对产生的分配方案进行完善的隐藏(allocation concealment),即随机分配受试对象的过程中,受试对象和选择合格受试对象的研究人员不能预先知晓随后患者的分配方案,目的在于防止选择性偏倚。

(一) 为什么要隐藏随机分配方案?

随机分配序列产生后,受试对象入组的情况就已确定。如果产生分配序列与选择、分配合格受试对象入组的研究人员是同一人,或者产生的分配序列表保存在选择和分配受试对象入组的研究人员手中,原则上此研究人员就会预先知道下一个合格受试对象的入组情况。因此,研究人员为了让具有某种特征的受试对象接受某种干预措施以获得有益于该种干预措施的结果,就有可能改变随机分配序列,不按照事先产生的分配序列分配受试对象,导致选择性偏倚。为此引入了随机分配方案隐藏的概念。有研究发现,与分配方案隐藏完善的试验相比,未隐藏分配方案或分配方案隐藏不完善的试验,常常夸大治疗效果 30%～41%。

(二) 隐藏随机分配方案的方法

如何进行随机分配方法的隐藏? 首先,产生随机分配序列和确定受试对象合格性的研究人员不应是同一个人;其次,如果可能,产生和保存随机分配序列的人员最好是不参与试验的人员。常用的方法有:

1. *中心电话随机系统*(central telephone randomization system)　当研究人员确定受试对象的合格性后,通过电话通知中心随机系统,中心随机系统记录下该受试对象的基本情况后即通知研究人员该受试对象的入组情况。此种随机系统也可采用网络进行。

2. 药房控制随机分配方案(pharmacy control of allocation) 随机分配方案的产生和保存是由药房控制。研究人员将合格受试对象的情况通知药房后,药房负责人员即将入组情况告之研究人员。

3. 编号或编码的容器(numbered or coded container) 常用于药物临床研究中。根据产生的随机分配序列,将药物放入外形、大小相同并按顺序编码的容器中。研究人员确定受试对象的合格性并将其名字写在容器上,然后将药物发给受试对象。

4. 按顺序编码、密封、不透光的信封(serially numbered, opaque, sealed envelopes) 产生的随机分配序列被放入按顺序编码、密封、不透光的信封中。当研究人员确定受试对象的合格性后,按顺序拆开信封并将受试对象分配入相应的试验组。此种分配方案隐藏方法仍可能受偏倚因素的影响,除非保证研究人员在按顺序拆开信封前将合格受试对象的姓名和详细情况写在合适的信封表面上如力敏型记录纸或者信封内有复写纸。

(三)随机分配方案隐藏与盲法

随机分配方案隐藏不应该与盲法混淆,两者的目的、作用阶段和可行性是不一样的。随机分配方案隐藏是为了避免选择性偏倚,作用在受试对象分配入组前,在任何随机对照试验中都能实施;而盲法是为了避免干预措施实施过程中和结果测量时来自受试对象和研究人员的偏倚,作用于受试对象分配入组接受相应干预措施后,并不是任何随机对照试验都能实施。如比较外科手术和内科药物治疗某种疾病的疗效,随机分配方案隐藏是可行的,而盲法却难以实施。但在某些情况下,分配方案隐藏与盲法也可能为一连续的过程,如在药物临床试验中。

尽管采用真正随机的方法产生不可预测的随机分配序列与随机分配方案的隐藏同等重要,甚至有研究者认为后者比前者更重要,但目前的随机对照试验多数在报告的方法部分未描述或未详细描述产生分配序列的具体方法,更未说明是否进行分配方案隐藏。例如,一研究观察肝素预防过敏性紫癜性肾炎(HSPN)的临床有效性和安全性,作者采用区组随机方法将过敏性紫癜患儿分为肝素治疗组和对照组,但却未说明区组数是多少及实施细节。而更多的研究只是在文中描述"采用随机方法将患者分配入试验组和对照组",没有任何具体方法的描述。因此,为了帮助读者理解随机分配序列的实施方法及其正确性,应在文章中描述谁产生的随机分配序列?谁纳入受试验对象?谁分配受试验对象入组?如果产生随机分配序列者与分配受试对象入组者为同一人,必然导致偏倚。

二、临床试验注册

理论上,任何临床试验包括 RCT 完成后,无论其结论是阳性或阴性,均应发表,以帮助临床医生正确判断干预措施的疗效和安全性。但事实上,50%以上的临床试验从未发表;即使发表的 RCT 文献中,阳性研究结果发表的机会更多、发表的速度更快和发表的刊物影响因子更高,重复进行低质量研究并不少见,研究设计与实施脱节,如 40%～60%期刊文献改变了原来设计中的主要结局指标等,浪费了大量有限的卫生资源和研究资源。为解决此全球普遍性的问题,早在 20 世纪 60 年代,人们就认识到临床试验注册制度的重要性,英国、美国、加拿大、澳大利亚、丹麦等国家陆续成立了 480 家临床试验注册库,但各注册库在注册目的、内容、质量和开放程度等方面存在差异,需要有统一机构进行领导、协调和规范。为此,由世界卫生组织(WHO)牵头并负责组织和管理,于 2004 年开始启动建设 WHO 国际临床试验注册平台(International Clinical Trials Registry Platform,ICTRP)。目前 WHO 在全世界建立了 14 个一级注册机构,负责临床试验注册并颁发唯一的统一临床试验注册号,其宗旨是尊重受试对象知情权,避免不必要的重复研究、规划新研究,提高临床研究的效率;同时增强临床试验设计和实施方法的透明度,多方征求意见,完善试验方法;另外也提供一种鉴别和预防漏报、过度报告试验结果的机制。为保证此过程的实施,国际医学杂志编辑委员会(ICMJE)宣布,从 2005 年 9 月 13 日起,ICMJE 成员杂志只发表在临床试验注册机构注册的临床试验。

所谓临床试验注册,是指任何临床试验在纳入第一个自愿参与者之前应将试验的设计、实施、监管和研究结果的相关信息(按照 WHO 基本要求的 20 条)在国际认可的注册机构中注册,使公众可通过公共信息传播渠道免费获取临床试验的基本信息,实现研究设计、实施过程和结果的透明化,并可溯源。详细请见 ICTRP 网址(http://www.who.int/ictrp/en/)。中国临床试验注册中心(http://www.chictr.org/)于 2004 年开始筹建,2007 年经国家卫计委认可,成为 WHO ICTRP 第四个一级注册机构。

三、随机对照试验报告规范

随机对照试验是验证干预措施疗效的标准设计方案,而要正确理解和判断随机对照试验结果的真实性,读者必须了解其设计方案、实施过程、分析方法和结果解释。为此,要求作者必须完整清晰地表述这些内容,否则会造成 RCT 结果难以甚至无法解释。Schulz 等早在 20 世纪 90 年代早期,评价了四种妇产科杂志 1990—1991 年度发表的 206 篇随机对照试验,结果仅 66 篇(32%)报告了随机分配方法的产生过程,47 篇(22.8%)报告了随机分配方案的隐藏方法。他的另一篇评价文章发现,缺乏随机分配方案的隐藏方法和未采用盲法分别导致治疗效果被夸大 41% 和 17%。

因此,20 世纪 90 年代中期,由临床试验专家、统计学家、流行病学家和生物医学杂志编辑组成的两个独立工作小组共同组成国际小组,制定了报告临床试验的统一标准(Consolidated Standards of Reporting Trials,CONSORT),用以提高平行随机对照试验的报告质量。该声明第一版于 1996 年发表在 JAMA 上,2001 年和 2010 年发表了修订版(http://www.consort-statement.org),现仍在不断更新和发展。最新版的 CONSORT 包括一个流程图和一个 25 条目的清单。

CONSORT 一经发表,立即获得国际医学杂志编辑委员会、科学编辑委员会和世界医学编辑联合会等的响应和支持,并被世界 500 余家一流医学杂志引入稿约(包括 167 家高影响因子杂志),指导研究者、医务人员、同行评审专家和杂志编辑及卫生决策者提高对临床试验的报告质量、鉴别能力和评价水平,大大提高了文章和杂志的质量。一项评价 1994 年 3 种杂志发表的 71 个 RCT 的研究发现,其中 43 个(61%)未清楚报告分配方案隐藏。在他们要求作者按 CONSORT 报告 RCT 4 年后,未清楚报告分配方案隐藏的文章比率降到 39%(30/77)。

目前 CONSORT 不只是针对两组比较的随机对照试验,已成为 CONSORT 系列,包括针对不同设计方案(整群 RCT、非劣效和等效 RCT、实效性 RCT)、不同干预措施(草药、非药物和针灸的 RCT)和不同资料(不良反应和摘要)的随机对照试验。

(李 静 王家良)

第十五章　非随机同期对照试验

第一节　非随机同期对照试验的概述

(一) 定义

非随机同期对照试验是指试验组和对照组同时期进行研究,但试验开始前的分组并不是根据随机化的原则进行,而是根据研究者或患者意愿进行分组(参见本书第十四章)。

由于临床治疗手段的某种特殊性,或者患者对某种治疗措施(药物)的主观选择性,或者临床上对某种疾病具有两种或以上治疗手段而为患者备选(如甲亢的^{131}I与内科药物治疗)等。因此,对于有些疾病的临床治疗性试验并不完全适宜做随机对照试验。

例如:对于早期发现适宜做手术根治的恶性肿瘤患者,就不宜做手术或非手术治疗的随机对照试验;又如经冠状动脉造影确诊有冠脉严重狭窄而适宜做冠脉介入治疗或搭桥术治疗的冠心病患者,通常就不宜将他们做冠脉介入或非介入性药物治疗的随机对照试验等。在以上或类似的情况下又鉴于相关的干预措施具有一定的风险性,例如患者不愿意承担风险,而又愿意选择现存的颇为安全的药物疗法者,此时做临床研究则可选择非随机同期对照试验的研究设计方案。另外,新药上市后的长期监测、新的医疗设备应用后再评价也可选择非随机同期对照试验。

非随机同期对照试验的设计原理与队列研究设计相似,即将符合纳入标准的合格的研究对象,按照自我对试验措施(如手术)或对照措施(非手术、药物)的选择,分成试验组与对照组,分别接受各自的干预性治疗试验,其设计模式与结果分析,也与队列研究相似(参见本书第十八章队列研究)。

(二) 设计模式

见图 15 - 1。

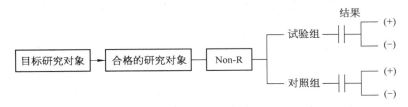

图 15 - 1　非随机同期对照试验设计模式

(三) 结果分析

如系两组连续性变量的比较,则可采用成组 t 检验、方差分析或秩和检验。如果采用二分类资料评估干预措施效果,则将试验组和对照组的结果分别填入相应的表格内(表 15 - 1),对两种干预措施的疗效进行分析和比较。两组疗效比较可采用χ^2检验,进一步分析相对危险度、相对危险度降低率、绝对危险度降低率、多减少一例不良事件发生需要治疗同类疾病患者的人数(number needed to treat,NNT)等。鉴于非随机同期对照试验中组间基线往往不可比,而干预措施的效果往往与这些因素有关,例如患者的年龄、病情、病程、药物剂量和疗程、有无并发症和并存症等,弄清这些有关因素的影响和程度,对指导临床实践有重要意义。考虑使用多因素分析方法。

表 15-1 非随机同期对照试验结果分析

组 别	结 果		合 计
	+	−	
试验组	a	b	a+b
对照组	c	d	c+d

(四)特点

优点:非随机同期对照试验在临床研究中颇为常见与适用,容易被研究者或患者所接受,可行性好,假若这种研究的样本量大且做了相关分层分析,其研究结果仍具有重要临床意义。

缺点:由于非随机分组不可避免地存在选择性以及测量性偏倚的影响,研究结果与结论的真实性自然不如随机对照试验。

第二节 非随机同期对照试验的设计要求和偏倚控制手段

非随机同期对照试验虽为前瞻性的临床研究方法,但因较难达到试验组与对照组的均衡可比性,受混杂干扰等影响的机会亦较多,在设计时应特别注意控制偏倚和混杂因素,可采用诸如严格的纳入标准、配对、分层、盲法、均衡化分析等措施,以最大限度地减少或消除偏倚因素对结果的影响。

(一)限制

在设计过程中,对研究对象的选择条件加以限制,认为某些因素可能是潜在混杂因子,在选择研究对象时应对此加以限制,如年龄、性别、病程、病情、文化教育水平等。纳入对象的限制,可有效减小试验组和对照组基线间的差异,限制和消除偏倚的影响;但这种严格的限制有可能使样本的代表性变差,观察结果难以推广应用。

(二)配比或配对

对入选的研究对象,按一些因素相同或相近的原则进行配对或配比。这些配对因素主要是对疾病的发生、转归、预后密切相关的一些已知因素,诸如性别、年龄、病情等。理论上配对的因素愈多,则对子内的个体差异愈小,愈有利于观察。但实际研究中配对过多会造成对象选择困难。

(三)分层

分层方法亦是控制偏倚的重要手段。在试验设计阶段,采用分层可使试验组和对照组组成更加相似,有效防止选择性偏倚。而在统计分析阶段的分层分析,既可显示不同临床特点的患者的真实效果,又能显示出重要的混杂因素。如要比较一所省级医院和一所县级医院颅脑外伤的病死率,不能单纯统计病死率,还应考虑到颅脑外伤的轻重程度分层比较,这样的比较才更为客观。

（四）盲法

盲法可以克服可能来自研究者或受试者的主观因素所导致的测量性偏倚,使研究结果较为真实无偏。如让未直接参与临床决策的研究者来完成病例报告表(CRF)的填写,由不参与临床试验的统计人员完成临床数据的统计分析等。

（五）均衡化处理

在统计分析阶段,若结果提示两组或多组的基线资料不一致,即存在某些可能影响疗效的混杂因素时,考虑使用统计方法加以校正,如协方差分析(混杂因素为数值变量资料)、Logistic 回归分析、COX 风险比例模型等。这些方法可在控制多个混杂因素的影响下较好地观察干预措施的真实效果。近年来,在流行病学研究领域提出的倾向评分(propensity score)法,可同时处理多个混杂因素,使组间实现均衡可比,已有不少成功的范例。

不可否认的是 RCT 能够最大限度地克服各种偏倚,减少随机误差对研究结论的影响,但 RCT 并非普遍适用,临床研究者应根据具体的研究目的、特定的研究条件恰当地选用科研设计方案。在 RCT 难以或无法实施时,应重视非随机同期对照试验在临床研究中的应用。同 RCT 一样,它在临床医学研究中也是不可或缺的。在一些特定条件下,设计良好的非随机同期对照试验甚至能弥补 RCT 的不足,得到较为真实可靠的研究结果。

（王家良　丁士刚）

第十六章　临床综合治疗干预方案的设计

在临床面临较为复杂的慢性疾病或者尚无特效治疗的某种疾病的治疗性研究中,常常不可能做单一性的干预而需要做多种措施的同时处理,其中包括研究措施在内,这就需要进行临床综合性治疗方案的设计。这种研究设计远比单纯性干预试验复杂得多,现就有关研究方案的设计做如下探讨。

第一节　临床综合治疗干预方案的设计要求

有关综合治疗干预研究已被广泛应用于临床医疗以及健康促进政策或项目评估等领域。规范综合干预临床研究、提高综合干预临床研究的质量和效率迫在眉睫。

(一) 什么是综合干预性治疗方案

迄今为止,综合干预的内涵和外延并不明确。基于近年的研究成果和研究进展,通常将综合干预分为两种类型:一类干预措施虽是单一的,但影响该干预措施效应的因素众多,这些因素对结局产生影响,可称之为复杂性干预。如针刺治疗,尽管手段单一,但存在诸多影响针刺效果的因素,这些因素同样是多水平的,可在不同层面上产生影响力。与干预实施者有关的因素包括针具、配穴、得气性质、针刺手法、留针时间等,与患者相关的因素,如病情、体质、情绪等,除此之外,气候、环境等外部因素也可能影响针刺效果;另外一类是多种相关干预措施联合使用,它们共同对结局起作用,将之称为复合性干预。简单地说:① 多种相关干预措施的组合;② 干预措施单一而影响因素较多,满足上述条件之一者,即可认定为"综合干预"。

临床研究中的综合干预性治疗方案,指的是同时采用了多种干预措施或药物对患者进行治疗性研究或医疗,这些干预措施(药物)的共同组合则称之为"综合干预性治疗方案"。例如:对于恶性肿瘤治疗的手术根治＋联合化疗＋放射治疗;白血病的多种药物组成之联合化疗;急性心肌梗死患者的多种基础性治疗＋介入疗法或溶栓治疗;卒中单元治疗等,此外对于某些难治性疾病的中西医结合治疗等。这些所谓综合性干预疗法(方案),都是源于临床医疗实践,同时又在临床研究中所总结和发展起来的,并且还需在临床研究实践中不断地完善和提高。

(二) 综合性干预治疗方案的临床应用特点

实施综合性干预治疗方案是有其临床应用特点的,并不是对任何疾病的研究或干预都适用的,如果是颇为单纯的疾病,例如无并发症的轻—中型的高血压病,乃至于糖尿病等,如施以单一的研究措施(药物)或治疗可能获取好的结果时,则就不宜采用综合性干预治疗措施(如多种药物等),当然从广义角度而言像宣传教育、改善不良生活习惯与营养状态等也可称之为"综合干预",不过,从临床干预治疗的角度,则为专注疾病治疗的本身。因此,综合干预治疗的临床应用特点,可归纳为以下几方面。

1. 慢性危害较重的疾病　临床研究所面对的若干慢性、危害性较重的疾病,如像心脑血管疾病、恶性肿瘤、慢性阻塞性肺病等,其临床病情、病理学损害往往颇重且复杂,在治疗方面需要针对具体病情采用多种特异的或非特异性的干预治疗措施,而且有关措施也许缺乏足够的"最佳证据"的依据,但又可能处于不能不用的困境,甚至通用的某一措施(药物)非但无益,反而有害。因此,无论从创新或去伪存真的角度对综合干预性治疗措施或方案的研究,对于若干慢性疾病的干预性治疗是十分重要的。

2. 尚乏特异性疗法的疾病　对于目前尚乏特异性疗法的疾病,在临床干预性治疗或研究中,往往适宜做"综合性干预",例如:艾滋病、病毒性肝炎等,尤其是当其发展到若干并发症之临床阶段,尤为需要综合性处理。

3. 突发性传染/流行性疾病　当突发性传染病(已知或未知病因)发生并造成传播流行时,应根据控制传染源—切断传播途径—提高机体免疫力 3 个重要环节予以综合干预,对于临床则应在控制传染源方面对患者进行正确诊断,有效地治疗或研究(综合性干预),以达到消灭传染源之目的。

4. 从疾病自然史的角度予以综合干预　按照疾病自然史的规律,特别是对慢性非传染性疾病预防,如心脑血管疾病的预防(治疗),从宏观角度采取Ⅰ、Ⅱ、Ⅲ级预防的综合干预措施,进行科学研究和干预,具有非常重要的意义。① Ⅰ级预防:采用多种综合干预措施用于相应的健康人群,预防发病。② Ⅱ级预防:采用相应的综合干预治疗措施,用于已发病的但无并发症的患者,促进康复,防止恶化。③ Ⅲ级预防:采用综合干预治疗措施,用于具有并发症或重症患者。促进康复,防止死亡或病残。

5. 综合性治疗方案的构成特点　关于综合性干预治疗方案,在临床研究中进行制订的时候,通常应考虑两大构成部分。

(1) 基础的共性成分:即针对被研究疾病之具体临床状况,构建设计出共性基础部分,例如:急性心肌梗死患者的溶栓疗法的研究,其研究对象为急性心肌梗死的患者,病情颇为危重,常伴有心功能不全,低血压或心律不齐等。其治疗方案的共性成分,务必应用控制或预防心衰、抗心律失常、纠正低血压或抗心源性休克等药物及相关的支持治疗等,因为这些综合干预措施适合所有急性心肌梗死患者,不过仅仅是程度不同而已,因此称之为基础共性成分。

(2) 特异的干预治疗措施(成分):在临床综合干预治疗性方案中,其特异性干预成分是指重点研究的措施或药物(含试验研究药物或对照药物)在综合治疗的基础上,所设计的探讨特异性干预治疗成分的疗效和可能伴发的不良反应。像上述急性心肌梗死患者溶栓疗法的研究,是在上述基础治疗的条件下,研究特异的溶栓治疗效果及其可能发生的有关不良反应。

(三) 综合性干预治疗的优势

设计综合性干预治疗方案进行研究一定要有其优势。例如:它可以优于单一性的治疗效果(如 AMI 溶栓疗法);或者中西结合治疗优于单纯西医治疗(如肿瘤化疗＋放疗,采用中西医结合疗法降低不良反应、提高生存质量、延长生存期等),乃至于中医的药物治疗加针灸、按摩疗法的综合干预卒中患者,促进功能康复优于自然康复等。总之,在设计综合干预治疗方案时,一定要有明确的干预优势。

关于综合性干预优势,一定要有非综合干预或单一干预措施相比较,而且要有其显著优势水平(疗效差异的显著水平)的科学假设(scientific hypothesis),这在设计方案的制订中是很重要的。

（四）综合性干预措施的纳入条件

在制订综合性干预治疗方案时，其纳入的任一干预性措施都应该具备相应条件，而不应为随意的组合。

1. 科学性、安全性和有效性   纳入综合性干预治疗的有关措施或药物，无论是共性基础部分还是特异性的干预措施或药物，首先要有科学依据，其次对患者应具安全性和有效性，且应利大于弊。

2. 综合干预措施（药物）证据的来源   纳入综合性干预方案中的措施或药物，按照循证医学的原则与方法，应取当前研究中被证明是最佳成果（证据），应用于临床综合干预实践，然而，要设想均能符合最佳论证强度的干预措施，往往不太现实，因为临床医学毕竟属于实用科学，许多被认为行之有效的措施，往往离不开传统的临床经验积累。因此，有些干预措施也会来源于传统的经验医学之范畴。不过，这类干预性措施，至少应该具有专家水平之共识标准。这在中医药研究中所制订或设计的对某种疾病之综合性干预方案，则尤为突出，即在辨证论治、理法方药方面应具备相应依据。

（五）综合性干预治疗方案的设计与应用的目的

1. 指导临床医疗实践，提高医疗水平   如像临床指南的制订与应用。对此，应联系有关疾病的防治实践，找出有针对性拟解决的具体问题，并围绕具体的问题检索和收集相关文献；然后，应用临床流行病学所拟定的评价质量标准，进行严格评价（critical appraisal），并将优质的文献集中，做系统评价（systematical review），以获得内、外真实性好的证据，用于综合干预治疗方案的制订，并提供临床应用。

2. 设计综合性干预治疗方案，用于临床治疗性研究   当面对慢性复杂性疾病的防治进行临床研究时，仅仅给予单一性的干预措施是不可行的。因此，一定要根据临床病情的特点，设计出具有针对性的综合干预治疗方案，付诸临床试验方能达到预期的前瞻性研究创新和发展提高之目的。如前所述，这类研究性质的综合性干预治疗方案，即包括基础性的共性成分以及创新性试验的干预措施两部分。

（六）研究的框架模型

国际上对综合干预的研究目前尚处于起步阶段，综合干预的定义至今还未得到统一，研究的方法学上亟待突破和创新。随着综合干预方面的研究日益受到关注，相关的方法学阐述和实证性研究也逐渐增多，现就较为主流的综合干预研究理论模型（MRC）简述如下。英国的医学研究理事会（Medical Research Council，MRC）于 2000 年发布了《综合干预随机对照试验的设计和评价框架》，该框架首次明确提出了综合干预的定义：综合干预是建立在许多成分基础上的，这些成分可以独立作用或者相互依赖，成分通常包括行为、行为参数（如频率、时间）、组成方式、实施这些行为的具体细节（如医生的类型、环境和场所）等，并进一步将综合干预的研究流程分为五个阶段。① 理论期：该阶段主要探索相关的理论，确保选择最佳综合干预和提出理论假设；② 建模期：旨在确认综合干预的成分与潜在结局间的作用机制；③ 探索性试验阶段：通过试验探索综合干预的固定和可变成分；④ 证实性 RCT 研究阶段：通过 RCT 试验对有效要素进一步进行证实；⑤ 长期观察期：在没有对照情况下的长期观察，以明确在真实世界下综合干预的效果能否重现。2008 年 MRC 又对其框架进行了修订，更新了研究指南，该指南更强调从实际出发，提出设计和评价是一个循序渐进的过程，研究的设计类型也不再局限于随机对照试验,而更加注重实用性。

（七）综合性干预治疗方案设计模式

关于综合性干预治疗方案的设计模式,首先应选定适宜综合干预治疗的疾病及其相应的目标患病群体;其次按照设计的纳入标准和排除标准,选择合格的研究对象,纳入科研课题实施的试验之中,对所有被纳入的试验对象,均需根据其具体的病情,分别接受基础的共性部分干预性治疗;在此基础上,则可按照随机化分配的方法,将他(她)分配到试验组或对照组接受特异性干预措施或对照的试验性治疗;观测规定的时期之后,按照终点事件指标的标准,确定其阳性或阴性结局,最终进行临床和统计学分析和评价。

为了进一步阐明该模式,列举急性心肌梗死患者静脉溶栓治疗随机对照试验为例,研究的目标患病群体为冠心病急性心肌梗死患者,纳入的合格研究对象均系急性发病 12 小时以内的患者,进入试验后均接受基础共性治疗药物:包括抗心绞痛硝酸类血管扩张剂、钙离子拮抗剂、β受体阻滞剂、血管紧张素酶抑制剂、抗血小板药物等以及抗心衰或抗休克处理;特异干预措施则为金葡菌激酶或重组组织型纤维蛋白溶酶原激活剂(rt-PA)分别用于试验组或对照组,用于比较冠脉再通之及时效果,然后观察两组的病死率与严重心脏事件发生率,借以评价不同溶栓制剂的终末效果(图 16-1)。

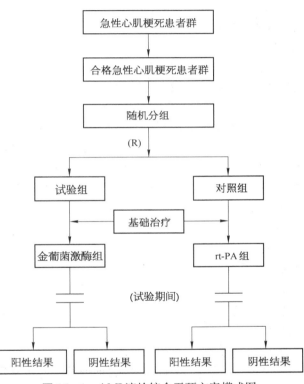

图 16-1　AMI 溶栓综合干预方案模式图

将模式图的终末结果数据填入表内,可做统计学显著性检验,分析其总体差异的显著性,由于综合性干预治疗的对象病情复杂且其基础共性治疗中往往存在着若干个体的差异,因此,对研究结果进行适当的相关分层分析,排除有关混杂因素的干扰,对取得真实的研究结论至关重要。

表 16-1　综合性干预治疗结果分析表

组　　别	结　　果		合　　计
	+	−	
试验组	a	b	a+b
对照组	c	d	c+d

此外,根据试验组和对照组相关数据,同时做临床意义的分析与评价亦相当重要,如计算 ARR、RRR、NNT 以及 ARI、RRI 和 NNH 和它们的 95%CI 对指导临床价值的评价具有十分重要意义。

（八）综合性干预治疗方案的优缺点

综合性干预治疗方案的最大优点是适合于临床颇重而复杂疾病的研究，这是单一性干预研究所不能解决的问题，因为它可发挥多种有效综合干预的优势，同时在这个基础上又增加创新干预措施，这既可保证患者的安全，也可促进创新性进步，从而有利于临床医学进步和医疗水平的提高。此外，在研究实践中也有良好的可行性。

缺点方面在于多种干预成分的共用，很难避免混杂偏倚的影响。

第二节　临床综合治疗干预研究的常用设计方案

鉴于经典的随机平行组设计往往不适合综合干预研究，现有一些改良的设计模式可供选择，如群组随机对照设计、群组设计、适应设计、N-1设计、富集设计、阶梯式设计等；也可针对多年积累的宝贵经验、临床经验总结的实际，选用观察性研究方法。

（一）实效性随机对照试验（pragmatic randomized controlled trial, PRCT）

随机对照试验是干预性研究设计的首选金方案。RCT方案通过随机分组、设立对照、实施盲法，可有效防止若干混杂或偏倚因素的干扰，同时能确保研究对象具有一定的代表性以及基线可比性等特点，因此，获得研究结果的真实性最佳，被誉为临床试验的金标准方案。随机对照试验既可以用于某种药或措施的临床治疗性试验，又可以用于群体性疾病的预防性试验。在较为复杂的RCT治疗性试验中，以实效性随机对照试验（pragmatic randomized controlled trial, PRCT）最为常用。实效性随机对照试验是为指导现实中的临床和卫生服务决策而设计的，正日益受到关注和使用，PRCT评价的不是某项干预措施的特异性贡献，而是该措施的实施所能引起的总效果，具有三个特征：① 纳入多样化的研究对象；② 比较临床上可行的两种或多种处理措施，适合综合干预的评价；③ 可评价多种健康相关结局（参见本书第十四章）。

（二）群组随机对照试验

涉及群体的干预技术，如行为干预或宣传教育等，大多属于综合干预。若随机分配单元为个体研究对象，容易出现沾染或干扰问题。为避免出现偏倚，随机单元可以考虑使用群组而非个体。与以病患个体为随机分配单位的多数随机对照试验不同，群组随机对照试验（cluster randomized controlled trial）是在某些特殊情况下，以多个个体组成的小群体作为分配单位，进行随机分组。群组随机对照试验在设计上与一般随机对照试验一样，不同之处在于因随机分配的单位不同，可导致样本含量和结果分析方法有所差异，所需样本含量较大（参见本书第十四章）。

（三）适应设计的临床试验

经典的RCT因其准入条件比较严格，实用性较差。同时为避免伦理学问题或出于依从性的考虑，有时可以根据研究对象的意愿或偏好，进行适应式的随机临床试验。适应设计是指在临床试验开始后，根据试验前期积累的信息，在不破坏其效度和整体随机性情况下动态修改试验设计某些方面：包括调整样本量、修改组间治疗分配比例、增加治疗组、调整试验总体设计（入选/排除标准）等。在适应设计中，最常见的类型称为患者偏好式试验设计，分为部分随机偏好设计（partially randomized preference design）和完全随机偏好设计（fully randomized preference trial）两种。其中，完全随机偏好设计是采用经典的随机对照试验设计样式,在获得参与者的知情同意后、随机分组前这一时段,记录研究对象的偏好,然后综合考虑治疗方法和患者偏好两个因素对数据进行分析。完全随机偏好设计可以考察偏好对治疗的影响,也可以了解治疗和偏好之间是否存在交互效应。部分随机偏好设计是分层进行的,首先对没有强烈偏好的患者进行随机分组,而对有强烈偏好的患者采用其偏好的治疗方式,进而通过比较有偏好者和无偏好者的治疗效果,探索偏好与患者特征之间的关系。由于部分随机偏好设计考虑了患者的个人偏好,可大大提高受试患者的依从性以及研究证据的外部真实性。不足之处在于:① 由于考虑了患者的偏好,可能存在未知的或者难以控制的混杂因素。② 在试验过程中,患者的偏好也可能会随时间变化。③ 鉴于患者选择进入试验不同组别的人数难以确定,无法估计试验的成本和时间。

(四) N-1 设计的临床试验

单病例随机对照试验并非适合于所有疾病以及所有干预措施的研究,它仅适用于某个慢性病患者,因同时服用多种有效或无效药物而需要进行的筛选抉择试验。因此,要充分考虑研究的需要性及可行性等(参见本书第十四、第三十章)。

(五) 富集设计的临床试验

富集设计(enrichment design),又称为招募富集(enriched enrollment),旨在临床试验中先行对研究对象进行筛选完成富集化,富集后的样本只纳入那些在一定范围内有可能出现靶反应的个体或在预试验中显示具有较好靶反应的个体。进入临床试验的样本不再是一个随机样本,而只是对综合干预较为敏感的部分患者。富集化后的样本再进行随机分配,将研究对象随机分到有效的综合干预组、安慰剂组或阳性对照组。富集化可以确保样本对象具有一定程度的聚集性:如参与随机分配的对象均罹患所研究疾病,进入导入期的患者疾病稳定且具有统一的衡量标准;研究对象的安慰剂效应不明显;疾病的严重程度比较一致;无掩盖靶效应的特定因素存在等。

(六) 阶梯式试验设计

阶梯式试验设计是指在规定的时间范围内,每一个时间点都有新的参与者(包括个体或组群单元)按照一定的顺序接受干预。在阶梯式试验设计中,所有参与者均接受干预,但时间顺序是随机分配的。阶梯式试验设计适合于:① 已知某种干预是有效的,若不对患者进行干预,则不符合伦理原则。② 由于诊治方案、实际操作或经济因素的限制,干预只能分阶段进行。阶梯式试验设计的优点是减少了组群间效应的影响,同时符合伦理学要求;其缺点是:需设置多个干预时间点,持续周期较长,增加了统计学分析的难度。

(七) 大型注册研究(registry study)

注册研究是一种介于传统的系列病例分析和基于人群的观察性研究之间的临床研究方法,本身属于一种大型前瞻性队列研究方法。注册研究将严格的方法学研究和计算机技术有效地结合,按照统一的数据收集格式前瞻性的采集患者发病情况、症状、临床过程、治疗方法、各种结局,综合分析影响结局的相关因素,并且可作为临床研究工具而被广泛使用。注册研究要求多学科人员共同参与,包括临床医生、护士、流行病学专家、统计学专家、计算机专家等。由于注册研究预设的纳入/排除标准比较宽泛,尽量收集真实临床实践中的病患,具有很好的代表性,但要注意大型注册数据库的建立,不仅需要大量的人力和物力,也需要高昂的经费支持。

(王家良　康德英)

第十七章 交 叉 试 验

交叉设计(cross-over design)在临床研究中属于一级设计方案,它是对两组被观察对象使用两种不同的处理措施,然后将两种处理措施互相交换,使两组中每例观察对象都能接受到两种处理措施,最后将结果进行对照比较的设计方法。通常此种研究方法应用于临床慢性病或慢性复发性疾病的治疗性研究中。

(一) 概述

在临床治疗性试验中,经常是选用两组病例,采用两种不同的处理措施,然后比较两组病例间的疗效差异,每一个病例只接受其中一种处理措施,这种方法属于两组病例间的比较(between patients comparison)。比如前面所讲的RCT(参见本书第十四章)及后续将介绍的临床对照试验,都是这种类型。但是,在某些情况下,为了更确切地进行药物疗效的比较,而又不增加样本数量,可给同一患者分别使用两种或两种以上的药物,让患者做自身比较(within-patient comparison),这就是交叉设计的基本出发点。

本设计要使同一受试者接受两种不同处理措施,最后将结果进行比较。由于每个受试者或先或后都接受了试验组或对照组的处理或治疗,因而受试者没有必要分层,至于受试病例谁先进入试验组或对照组,可由研究者安排(非随机),亦可采用随机的方法对受试者入组的先后顺序进行安排,后者可称为随机交叉设计(randomized cross-over design)。

基于交叉设计的临床试验可分两个处理阶段,两个阶段之间有一个洗脱期(wash-out period),旨在使第一阶段的药物效应完全消失后,再进行第二阶段的处理,否则第一阶段的药物效应必然会对第二阶段的初期效应产生影响,另一方面也可避免患者的心理效应。洗脱期的长短视不同的处理措施而定,需要结合药物的半衰期,一般来讲至少需要 5 个半衰期的时间,从理论上来判断这时体内药物浓度,只有给药时的 3.125% 浓度水平。鉴于患者的体质、肝肾功不尽相同,有时要做血中药物浓度监测来决定,或者适当延长洗脱期,以免第一阶段未代谢清除的药物影响第二阶段,夸大第二阶段的疗效。

例如:试验组先使用 A 药,用药的周期由研究者设定,停药后经洗脱期则再投给 B 药,而在对照组则先投给 B 药,洗脱期后再使用 A 药。在试验组用药顺序为 A→B,对照组则为B→A,最后比较其效果。

因交叉设计的临床试验是在同一个体内进行两种药物的效果比较,所以容易保持一致性,消除个体差异,而且病例数量相对较少。但因观察期间延长,导致依从性下降;或因各个体的偶发事件,产生干扰,甚至失访的概率也相应增大。

(二) 应用范围

本设计方案的适用范围相对有限,临床上并非所有疾病都能进行交叉试验研究,主要集中在慢性疾病的治疗效果观察,特别适合症状或体征在病程中反复出现的慢性疾病,如溃疡病、支气管哮喘和抗高血压药物的筛选以及对症治疗药物或预防药物的效果观察等。

对于具有发病急、病程短等特点的一类疾病,如败血症、大叶性肺炎等,要想在同一病例中进行两种治疗方法的对比,显然不可行,此类疾病不适合进行交叉试验。

此外,该设计方案要求患者进行自身比较,旨在消除个体差异。例如,哮喘患者中观察解痉平喘药物对肺功能第一秒最大呼气量(FEV_1)的改变,由于患者间 FEV_1 的差别很大,有些在正常预计值低限,有的较预计值降低 50% 甚至 70%,组间无法保持基线平衡,但交叉设计可以消除 FEV_1 值的个体差异,这是其他临床对照试验方法无法相比的。

(三) 设计方案

交叉试验设计有两种分组方法,一种是随机交叉试验,另一种是非随机交叉试验。前者可减少人为的偏倚以及药物的顺序效应,但无论采用哪种分组方法,每位受试者都要交叉接受两种不同的治疗措施。甲组先执行方案 A,乙组先执行方案 B,两组同期进行,然后交换并观察各个时期的效果。

1. 设计模式

(1) 随机交叉试验:如图 17 - 1 所示。

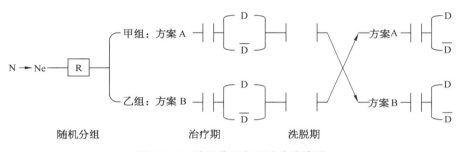

图 17 - 1　随机分组交叉试验设计图

(2) 非随机交叉试验:如图 17 - 2 所示。

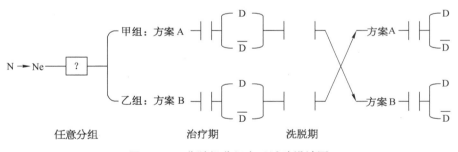

图 17 - 2　非随机分组交叉试验设计图

本设计方案的特点是每位受试者都要接受两种不同的治疗措施,都有两种治疗结果。

2. 结果分析　交叉设计试验中的每位受试者,都要先后接受两种治疗措施,都会得到两种治疗结果,形成了自身对照,因而其结果的分析,应采用配对卡方检验。配对卡方的四格表方法如下(表 17 - 1)。凡方案 A 及方案 B 都有效的病例列入 a 格,方案 A 有效、方案 B 无效者列入 b 格,方案 A 无效、方案 B 有效者列入 c 格,方案 A 及方案 B 均无效者列入 d 格。

(四) 统计分析方法

1. 定性资料的分析　因为每一位受试者要先后接受两种药物治疗或处理措施,所以每位受试者均可得到两种结果,自身就是一个"对子",故在统计处理时采用配对卡方检验。如表 17 - 1 所示,每一个数字实质上是代表两种结果。配对卡方检验公式如下。

表17-1 配对卡方四格表

方案A		方案 B		合 计
		有效	无效	
方案A	有效	a	b	a+b
	无效	c	d	c+d
	合计	a+c	b+d	n

$$\chi^2 = \frac{(|b-c|-1)^2}{b+c}, \text{自由度} = 1 \qquad (式17-1)$$

实例：药物预防 HIV/AIDS 患者两性霉素 B 发热反应的随机对照交叉试验[广西医学 2013;35(5),545-547]。

本文的目的是评价盐酸异丙嗪、氢化可的松预防 HIV/AIDS 患者两性霉素 B 所致发热反应的效果。每例患者在连续 2 次静脉滴注两性霉素 B 前(间隔 24～48 h),分别接受两种不同药物进行预防治疗。A 组(38 例):静脉滴注两性霉素 B 前 20～30 min 肌注盐酸异丙嗪,记录静脉滴注两性霉素 B 过程中患者的体温改变及临床症状,不论有无预防效果,在下次静脉滴注两性霉素 B 前 20～30 min 均改用氢化可的松静滴,观察记录同前。B 组(38 例):静脉滴注两性霉素 B 前 20～30 min 氢化可的松静滴,记录静脉滴注两性霉素 B 过程中患者的体温改变及临床症状,不论有无预防效果,在下次静脉滴注两性霉素 B 前 20～30 min 均改用肌注盐酸异丙嗪,观察记录同前。如出现两性霉素 B 所致发热反应则判定为预防无效,反之,则预防有效。两组观察结果,见表 17-2。

表17-2 两种药物预防 HIV/AIDS 患者两性霉素 B 所致发热反应效果配对四格表

组别	A组(n=38)		B组(n=38)		合计(n=76)	
	HC 有效	HC 无效	HC 有效	HC 无效	HC 有效	HC 无效
PH 有效	28	2	24	4	52	6
PH 无效	5	3	6	4	11	7
χ^2 值	0.571		0.100		0.941	
P 值	0.449		0.751		0.332	

注：HC:氢化可的松;PH:盐酸异丙嗪。

经配对卡方检验 $\chi^2 = 0.941$, $P > 0.05$,说明两种药物在预防 HIV/AIDS 患者两性霉素 B 所致发热反应的效果差别无显著意义。

2. 定量资料分析 交叉试验所取得的数据很多时候是定量资料,如血压改变、血糖变化等,可采用差值 t 检验、交叉试验的方差分析或交叉试验的秩和检验进行比较。有关交叉试验的方差分析与秩和检验,请参阅本书第二十六章如何正确选择统计分析方法。

例如采用交叉试验方法,使用两种药物治疗高血压患者,其结果分析的方法,首先应计算先用方案 A(甲组)治疗前后每例患者血压的差值和后用方案 A(乙组)治疗前后每例患者血压的差值,然后分别计算差值均数及标准差,采用差值 t 检验了解先用方案 A 或后用方案 A 之间效果有无差别,一般应无差别。其次计算先用方案 B(乙组)与后用方案 B(甲组)各病例之间的差值及差值 t 检验,了解两者之间的差异有无显著性。最后计算同病例对不同药物效果的比较,如表 17-3 所示。将甲、乙两组中使用方案 A 的病例合并,同时将甲、乙两组使用方案 B 的病例也合并,分别计算各例的血压差值及不同方案中差值均数和标准差,然后用差值 t 检验,验证两种治疗方案在同病例中是否有差别,用以判断药物的疗效。在本设计中因为同病例可消除个体差异,更能正确判断两种方案的治疗效果。

表 17-3　两种方案的差值均数和标准差

使用方案 A 所有病例	使用方案 B 所有病例
差值均数　$\overline{X}_1$	差值均数　$\overline{X}_2$
标准差　　S_1	标准差　　S_2
病例数　　n_1	病例数　　n_2

此外,显著性检验除了差值 t 检验之外,还可使用交叉试验的方差分析。

(五) 优缺点

1. 交叉试验的优点

(1) 每位受试者都先后接受两种方案的处理,得到两种结果,故可减少样本数量。

(2) 患者自身先后做了两种疗效的比较,因而消除了个体差异。

(3) 随机分组可避免人为的选择性偏倚。

2. 交叉试验的缺点

(1) 应用范围受限,只能用于慢性复发性疾病的对症治疗。

(2) 用药周期较长,患者失访、退出、依从性降低等事件的概率增加。

(3) 倘若患者的症状不复发,如溃疡病或支气管哮喘,则第二阶段开始时间可能远远超过洗脱期所需的时间,拖延了研究周期。

(六) 思考题

(1) 根据你对学科领域的了解,交叉试验研究可用于那些临床病例?

(2) 交叉试验研究最大的优点是什么?

(3) 交叉试验研究设计中要注意的重点是什么?

(吴尚洁　王觉生)

第十八章 队列研究

第一节 概 述

一、定义及原理

(一) 相关概念

队列研究(cohort study)是将人群按是否暴露于某可疑因素及其暴露程度分为不同的亚组,追踪其各自的结局,比较不同亚组之间结局频率的变异,从而判定暴露因子与结局之间有无因果关联及关联大小的一种观察性研究(observational study)方法。这里观察的结局主要是与暴露因子可能有关的结局。

流行病学中的队列表示一个特定的研究人群组。根据特定条件的不同,队列可分为两种情况:一是指特定时期内出生的一组人群,叫出生队列(birth cohort);另一种是泛指具有某种共同暴露或特征的一组人群,一般即称之为"队列或暴露队列",如某时期进入某工厂工作的一组人群。根据人群进出队列的时间不同,队列又可分为两种:一种叫固定队列(fixed cohort),是指人群都在某一固定时间或一个短时期内进入队列,之后对他们进行随访观察,直至调查终止,成员没有无故退出,也不再加入新的成员,即在观察期内保持队列的相对固定;另一种叫动态人群(dynamic population),是相对固定队列而言的,即在某队列确定后,原有的队列成员可以不断退出,新的观察对象可以随时加入。

(二) 原理及结构模式

基本原理:队列研究的基本原理是在一个特定人群中选择所需的研究对象,根据目前或过去某个时期是否暴露于某个待研究的危险因素,或其不同的暴露水平而将研究对象分成不同的组别,观察随访一段时间,检查并登记各组人群待研究的预期结局的发生情况(如疾病、死亡或其他健康状况),比较各组结局的发生率,从而评价和检验危险因素与结局的关系。如果暴露组(或高剂量暴露组)某结局的发生率明显高于非暴露组(低剂量暴露组),则可推测暴露与结局之间可能存在因果关系。在队列研究中,所选研究对象必须是在开始时没有出现研究结局,但有可能出现该结局(如疾病)的人群。暴露组与非暴露组必须有可比性,非暴露组应该是除了未暴露于某因素之外,其余各方面都尽可能与暴露组相同的一组人群。

队列研究方法与病例对照研究方法是分析流行病学中的两种重要方法,它与病例对照研究一样,主要用于检验病因和预后假设。使用这种方法可以直接观察到人群暴露于可疑病因因素后疾病的变化规律及其结局,通过比较暴露和非暴露人群发病率和死亡率的差别来确定危险因素与疾病的关系以及对预后的评价。队列研究的结构模式见图 18-1。从队列研究的基本原理及其模式图中可以了解队列研究具有以下几个基本特点。

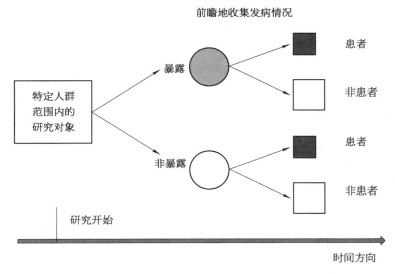

图 18-1 队列研究的结构模式

1. 属于观察法 队列研究中的暴露不是人为给予的,不是随机分配的,而是在研究开始前就已客观存在,这一点与实验性研究有本质区别。

2. 设立对照组 队列研究作为一种分析流行病学研究方法区别于描述流行病学的根本特点就是设立对照组以利于比较。对照组的选择有多种方法,对照组可与暴露组来自同一人群,也可以来自不同的人群。

3. 由"因"及"果" 在研究过程中先确知其因(暴露因素),再纵向前瞻观察而究其果(发病或死亡),这一点与实验性研究一致。

4. 能明确暴露与疾病的因果联系 由于研究者能切实知道研究对象的暴露状况及随后结局的发生且结局是发生在有确切数目的暴露人群中,所以能据此准确地计算出结局的发生率,估计暴露人群发生某结局的危险度,因而能判断其因果关系。

二、目的和用途

1. 检验病因假设 多数情况下队列研究用来研究一种暴露与一种疾病的关联,但它也可同时观察某种暴露因素对人群健康的多方面影响,检验多个假说。

2. 描述疾病自然史 队列研究可观察到疾病的自然史,即疾病从易感期、潜伏期、临床前期、临床期到结局的整个自然发展过程。

3. 预防、治疗及预后研究 有时在随访人群中研究对象可能受各种因素的影响而自行采取一种与暴露致病作用相反的措施,出现预防效果,这种现象称为"人群的自然实验"。此外,队列研究还可研究某种疾病的长期变动趋势,为制订新的预防规划、治疗方案或康复措施提供依据。

三、队列研究的种类

(一)三种基本的队列研究

根据怎样取得资料,队列研究可分为三种,三种方法的示意图见图 18-2。

  1. 前瞻性队列研究(prospective cohort study)   研究开始时暴露因素已经存在,但疾病尚未发生,研究的结局要前瞻观察一段时间才能得到,这种设计模式称为前瞻性队列研究,也叫同时性或即时性(concurrent)队列研究。它所需观察时间往往很长,要对研究对象进行定期随访。这是队列研究的基本形式,见图18－2的右半部分。前瞻性队列研究最大的优点在于不论暴露或结局资料,研究者都可以亲自监督获得一手资料,偏倚较小,而且可根据在随访期间暴露的变动情况选用适当新的检测方法和观察指标。这种研究设计类似于干预试验,在因果关系推断上作用较大,但前瞻性队列研究属于规模巨大的研究,需要观察大量人群并长期随访以获得相对稳定的发病率,经费开支巨大,整个研究的组织与后勤保障工作也很复杂。

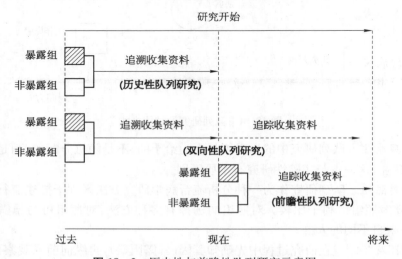

图 18－2   历史性与前瞻性队列研究示意图

  2. 历史性队列研究(retrospective cohort study)   研究开始时暴露和疾病均已发生,即研究的结局在研究开始时已从历史资料中获得,研究对象的确定与分组是根据研究开始已掌握的历史资料,这种设计模式即为历史性队列研究,也称为非同时性或非即时性(nonconcurrent)队列研究。这种研究方法无须等待疾病的发生,暴露和结局资料可在短时间内搜集完,并且可以同时进行,但应注意其观察性质仍属前瞻观察,见图18－2的左半部分。历史性队列研究在研究开始时,暴露和疾病均已发生,可迅速得到研究结果,大大节省了时间、人力和物力。因此这种研究适宜于诱导期和潜伏期长的疾病,并且也常用于具有特殊暴露职业人群的研究,但因资料积累时未受到研究者的控制,内容未必符合要求,所以历史性队列研究仅在具备详细、准确而可靠的文字资料的条件下才适用。譬如具备医院的病历、出生记录、工厂的档案和车间的工作记录等资料。

  3. 双向性队列研究(ambispective cohort study)   也称混合性队列研究,即在历史性队列研究之后,继续进行一段时间的前瞻性队列研究,见图18－2的上半部分。这种研究方法兼有上述两法的优点,在一定程度上弥补了两者的不足,在实际工作中的适用范围较广。

  例如Cornfild(1962)应用队列研究方法,观察研究血清胆固醇水平对冠心病的影响。作者根据血清胆固醇水平,将1329名40～59岁的男性人群分为两组。一组756人,为暴露组,胆固醇水平等于或高于220 mg/dl;一组573人,为非暴露组,胆固醇水平低于220 mg/dl。对两组人群随访观察6年,并记录该期间内两组人群冠心病发病人数,结果如下(表18－1)。

表 18-1　冠心病与血清胆固醇关系

血清胆固醇	发　病	未发病	合　计
≥220 mg/dl	72 (a)	684 (b)	756
<220 mg/dl	20 (c)	553 (d)	573
合　计	92	1 237	1 329

　　6 年观察结果:高血清胆固醇组(暴露组)发病 72 人,低血清胆固醇组(非暴露组)发病 20 人,两组的冠心病发病率分别为:高血清胆固醇组 9.52%(72/756),低血清胆固醇组 3.49%(20/573),$P<0.01$,两组冠心病发病率差异有极显著统计学意义。$RR=2.7$,说明暴露组发生冠心病的危险度是非暴露组的 2.7 倍。

　　又如一项肝病与肝癌关系的历史性队列研究。江苏省启东县人民医院,将 1964—1972 年所有的门诊病例中诊断为肝炎、肝硬化的患者进行了登记,各形成一个群组,并以未患肝病的呼吸系统患者为对照组,各组病例除了所患疾病不同外,其他各种因素(年龄、性别、文化程度等)要尽量齐同。然后在群组中回顾性调查 1964—1972 年 8 年间的肝癌发生情况,并前瞻观察了 1974—1976 年 2 年期间肝癌发病情况。8 年历史性队列研究结果提示,肝病患者发生肝癌的危险性明显高于呼吸道患者,相对危险度为 10.76,其中慢性肝炎相对危险度为 12.17,肝硬化为 37.29,急性肝炎为 4.01 与 4.39(黄疸型与无黄疸型)。2 年前瞻性队列研究结果提示,肝炎患者发生肝癌的相对危险度为 9.12,其中急性肝炎为 4.38,肝硬化为 54.42。由该例看出,8 年的历史性队列研究结果与 2 年前瞻性队列研究取得的结果相比较,除肝硬化组肝癌发生率有差异外,其余各组均接近,说明历史性队列研究所获得的资料是可信的(表 18-2)。

表 18-2　启东县人民医院肝炎、肝硬化患者与呼吸道患者中肝癌发病率

疾病类型	1964—1972 年			1974—1976 年		
	人年	肝癌发病率(‰)	RR	人年	肝癌发病率(‰)	RR
呼吸系统疾病	1 0521	0.86	1.00	3 769	0.26	1.00
全体肝病	8 744	9.26	10.76	3 800	2.37	9.12
急性黄疸型肝炎	3 999	3.50	4.01	3 510	1.14	4.38
急性无黄疸型肝炎	2 870	3.83	4.39			
慢性肝炎	191	10.47	12.17	78	0	
肝硬化	1 684	32.07	37.29	212	14.15	54.42

(二) 在队列研究基础上发展的新的研究方法

　　1. 巢式病例对照研究(nested case-control study)　是 Mantel 于 1973 年提出的一种将队列研究和病例-对照研究结合起来的方法,即在队列研究中插入一个病例-对照研究,特别适用于研究因素包括有复杂生化分析的队列研究。其基本方法是首先进行队列研究,收集所有观察对象的暴露信息及有关的基线资料,随访结束后以队列中的病例为病例组,并按一定条件在同一队列中选择对照,进行病例对照研究(参见本书第二十一章)。

　　2. 病例队列研究(case cohort study)　是 1975 年 Kupper 提出的。其基本方法是在随访开始时,按一定的比例选择一个简单随机样本,组成研究对象。全队列中的病例无论是否被选进随机样本,均将他们作为研究对象。研究对象由两部分组成,即最初选择的随机样本

和全部病例(参见本书第二十一章)。

第二节 队列研究的设计原则与实施

(一)研究方法选择的指征

队列研究能证实疾病的因果联系,但实施起来较为复杂,难度较大,因此应事先周密考虑一些设计问题,以提高工作质量和效率。

1. 前瞻性队列研究应考虑因素

(1)是否有明确的假设供检验之用,暴露因素是否已找准。

(2)所研究疾病的发病率或死亡率是否不太低,如不低于 5‰。

(3)是否明确规定了暴露因素,有无把握获得观察人群的暴露资料。

(4)是否明确规定了结局变量,如发病或死亡,有无确定结局的简便而可靠的手段。

(5)有无把握获得足够的观察人群并将其清楚地分成暴露组与非暴露组。

(6)观察人群能否大部分被长期随访下去并取得完整可靠的资料。有无足够的人、财、物力支持此长期工作。

2. 历史性队列研究应考虑的问题 除上述前五点外,还应考虑是否有足够数量的、完整可靠的记录或档案材料。对于一些不符合要求的记录,有无办法进行弥补或补充。

(二)暴露问题

1. 暴露(exposure)的定义 队列研究是根据是否暴露于危险因素而对研究对象进行分组的,因此弄清楚暴露的含义才能准确把握队列研究。在流行病学研究中,暴露(exposure)是指研究对象接触过某种待研究的物质(如重金属)、具备某种待研究的特征(如年龄、性别及遗传等)或行为(如吸烟)。暴露在不同的研究中有不同的含义,暴露可以是有害的,也可以是有益的,但都是需要研究的。

2. 暴露因素的规定 暴露因素是泛指各种会影响人体健康的具体的物理、化学和生物因素。通常把导致疾病事件增加的暴露因素称为危险因素(或致病因素),把导致疾病事件降低的暴露因素称为保护因素。暴露因素的含义是相对的,它既可以是某种疾病的致病因素或保护因素,也可以是另一暴露因素的后果,即疾病。例如,高血压是脑血管病的暴露因素,但它也可能是遗传或营养等其他暴露因素所产生的疾病事件。这种暴露因素的相对性取决于研究目的和研究者对暴露因素的认识水平。因此,在研究开始前应详细了解所要研究的暴露因素,并给予明确定义,定义越具体越好。例如,成年人高血压的标准是年龄≥18 岁,舒张压>95 mmHg(12.7 kPa)或收缩压≥150 mmHg(20 kPa)连续半年。总之,暴露因素须有明确的规定,包括暴露因素的性质,暴露的时间、频率、强度等。若将暴露因素定量,则应明确其单位。如不易获得准确的定量资料,可将暴露水平粗略地分级。

(三)研究结局

研究结局变量(outcome variable)也叫结果变量,简称为结局,是指随访观察中将出现的预期结果,即研究者追踪观察的事件。结局就是队列研究观察的自然终点,与观察期的终点是不同的概念。结局不仅限于发病,还有死亡或者各种生理生化指标、生存质量的变化;结局变量既可是定性的,也可是定量的,如血清抗体的滴度、血糖、尿糖及血脂等。

结局判定,应给出明确统一的标准,并在研究的全过程中严格遵守。考虑疾病的诊断标准时要注意一种疾病往往有轻型和重型、不典型和典型、急性和慢性等多种表现。因此,应尽量按国际或国内统一的标准判断结局,还要记录下其他可疑症状或现象供以后分析。

队列研究的优点之一是可一次同时收集到多种结局资料,研究一因多果的关系,故在队列研究中除确定主要研究结局外,可考虑同时收集多种可能与暴露有关的结局。

(四) 研究对象的选择

队列研究根据受暴露与否,将研究对象分为暴露组与对照组。研究对象的选择是关键步骤,要根据一定的原则进行。

1. 暴露人群的选择　　通常将暴露人群分为三类:一般人群、职业人群和特殊暴露人群。

(1) 一般人群:即一个范围明确的地区的全体人群或其样本,由具有不同暴露因素的个体组成;适用于同时观察多种暴露和多种疾病间的关系,若着眼于研究一般人群的发病情况,或暴露因素和疾病在人群中常见,不需要或没有特殊暴露人群,就可以选择一般人群作为暴露人群。如美国弗莱明翰(Framingham)地区心脏病研究,该研究的主要目的是在一般人群中前瞻性地观察冠心病的发病率及年龄、性别、家族史、职业、文化水平、国籍、血压、血脂、体力活动、吸烟、饮酒等因素在冠心病发生发展中的作用。实际工作中,常选择有组织的人群团体,如机关、团体、学校或详细可靠的人群资料作为一般人群的特殊形式,提高收集随访资料的效率。

(2) 职业人群:某些职业中常存在特殊暴露因子,使职业人群的发病或死亡率远远高于一般人群,选择职业人群进行研究,便于证实暴露与疾病的联系。如研究联苯胺的致癌作用,选择染料厂工人;研究石棉致肺癌的作用,选择石棉作业工人等。

(3) 特殊暴露人群:指具有特殊暴露经历的人群。如研究电离辐射的危险性选择原子弹爆炸后的存活者、铀矿工人或医疗过程中的暴露者(放疗后的人)。由于人们对某些职业暴露和某些特殊暴露的危险性多半不是一开始就认识到的,一旦认识到了,大多都采取了防护措施以减少暴露,所以一般不易进行前瞻性队列研究,而常使用历史性队列研究。

(4) 有组织的人群团体:可看作一般人群的特殊形式,如医学会会员,工会会员,机关、社会团体、学校或部队成员等。选择这类人群的主要目的是利用他们的组织系统,便于有效地收集随访资料。如 Doll 和 Hill 选择英国医师会员以研究吸烟与肺癌的关系。

2. 对照人群的选择　　队列研究结果的真实性依赖于是否正确选择了对照人群。选择对照组的基本要求是尽可能高的可比性,即对照人群除未暴露于所研究的因素外,其余各因素的影响或人群特征(年龄、性别、职业、民族、文化程度等)都应尽可能与暴露组相同,这称为齐同。对照人群大致可分为以下四种。

(1) 内对照:即先选择一组研究人群,将其中暴露于所研究因素的对象作为暴露组,其余非暴露者即为非暴露组。也就是说在选定的一群研究对象内部既包含了暴露组,又包含了对照组,不需到另外的人群中去找。这样做的好处是,除暴露因素本身外,其他因素可比性较强,研究偏倚较小;选取对照比较省事,并可以无误地从总体上了解研究对象的发病情况。

(2) 外对照:选择人口学特征与暴露组相似的另一个非暴露人群做对照,称为外对照。

在以职业人群或特殊暴露人群为暴露组时,常需选择外对照。如以放射科医生为研究射线致病作用的暴露对象时,可以不接触或极少接触射线的五官科医生为外对照。

（3）总人口对照:用暴露人群所在地区的一般人群的发病率、死亡率或其他结局与暴露组相比较。这种对照统计资料容易得到,但比较粗糙,有时暴露与疾病的联系会被低估。实际应用时,常采用间接标化比(即用暴露组发病或死亡数与用总人口率算出的期望发病或死亡数求标化比)来代替两组率的直接比较。

（4）多重对照:或叫多重对照,即用上述两种或两种以上的形式同时做对照,以减少只用一种对照所带来的偏倚,增强结果的可靠性。

（五）样本大小的确定

队列研究一般很难将全部暴露人群包括在队列研究中,往往需要从实际人群中抽取一定量的样本,此时首先要考虑抽样方法和样本大小。如果暴露人群很小,需要全部纳入研究队列时,也要对所需观察进行估计。

1. 样本含量的计算   在得到了 4 个确定的参数[即非暴露人群发病率 P_0、暴露人群发病率 P_1、显著性检验水平 α 和检验效能$(1-\beta)$]后,可用下列公式 18-1 计算样本量(n)。式中 $Z_{\alpha/2}$, Z_β 为 α、β 所对应的标准正态差(参见本书第六章)。

$$n = \frac{(Z_\alpha\sqrt{2\,\overline{PQ}} + Z_\beta\sqrt{P_0Q_0 + P_1Q_1})^2}{(P_1 - P_0)^2} \qquad \text{(式 18-1)}$$

例如某队列研究欲分析放射线暴露与白血病的关系。已知一般人群白血病发病率是万分之一,放射线暴露者发病率为千分之一。设 $\alpha=0.05$(双侧), $\beta=0.10$(单侧),求样本量。

$$\bar{P} = \frac{1}{2}(0.000\,1 + 0.001) = 0.000\,55, \quad \bar{Q} = 1 - 0.000\,55 = 0.999\,45$$

$$Z_\alpha = 1.96, \quad Z_\beta = 1.28, \quad P_0 = 0.000\,1, \quad Q_0 = 0.999\,9, \quad P_1 = 0.001, \quad Q_1 = 0.999$$

代入公式 18-1,得到:$n = 14\,246.9 \approx 14\,247$ 人

即暴露组和非暴露组各需观察 14 247 人,共计 28 494 人。

除了公式计算,还可以通过查表的方法获得样本含量,只要具备上述四个基本数据,即可从参考书的相应附表中查出所需的样本含量。

2. 确定样本量大小的四个因素   从上述计算样本含量的数学模型中可见样本量的大小主要取决于以下四个因素。

（1）非暴露人群的发病率(P_0): P_0 越接近 0.50,所需样本越小。

（2）暴露人群的发病率(P_1):暴露人群与对照人群发病率之差越大,所需样本量越小。若暴露人群发病率 P_1 不易获得,可设法得到相对危险度(RR),由 $P_1 = RR \times P_0$ 求得 P_1。

（3）显著性水平 α:即假设检验时的第Ⅰ类错误。要求假阳性错误出现的概率越小(即 α 越小),所需样本量越大。通常 α 取 0.05 或 0.01。

（4）检验效能 $1-\beta$:即检验假设时能够避免假阴性出现的能力, β 为检验假设时出现第Ⅱ类错误的概率。若要求 $1-\beta$ 越大,即 β 越小,所需样本量也越大。通常 β 取 0.10。

（六）队列研究基本信息的收集

在队列研究开始实施阶段,必须获得三方面充分细致的基本信息,即与暴露有关的信

息、与结局（疾病或死亡）有关的终点材料和与产生混杂作用有关的因素，为研究对象的分组、研究结局的判定以及各项资料的分析比较打下基础。这三方面信息的获取方式主要有以下几种。

（1）查阅记录或档案：如医院的病案、工厂的工作档案、工作日志等。

（2）访问研究对象或其他能够提供信息者：了解对象的暴露史和疾病史及其他有关资料。

（3）对研究对象进行测定或检查：如测血压、尿糖、血脂，或做体格检查和结局疾病的检查等，后者是为了剔除已患结局疾病的不合格对象。

（4）有时需对环境做调查与检测：目的是确证一项暴露，如对水质进行化验、环境污染的检测及食物成分的测定等。

（七）随访

队列研究资料的收集包括两个主要方面，即基础资料的收集和随访。随访期间由于种种原因某些研究对象脱离了观察，研究者无法继续随访他们，这种现象叫失访。失访会对研究结果产生影响。当失访率＞10％时，应采取措施对其可能产生的影响做进一步估计。若失访过多，如失访率达20％以上，则研究的真实性会受到严重怀疑。因此保证随访成功是队列研究成功的关键之一。一般说来，随访有3个目的：① 确定研究对象是否仍处于观察之中；② 确定研究人群中的各种疾病事件；③ 进一步收集有关暴露和混杂因素的资料。由此可见，随访的对象是所有研究对象；随访内容应与取得基本信息时的完全一样，其具体项目可视研究目的与设计而不同。

由于涉及人时数和发病密度的计算，每个研究对象开始随访和终止随访的日期都应明确规定。随访期的确定应以暴露因素作用于人体至产生疾病结局的一般潜隐期为依据。在随访中会碰到两种情况，即某研究对象出现了预期的结果（称为观察终点），此时就不再对该对象继续随访，而有的研究对象没有出现结局疾病，则对其坚持随访，直到规定的观察期结束（观察终止时间）。另一个应该确定的指标是随访的间隔。如果观察时间较短，在观察终止时一次搜索资料即可；反之需多次随访，其间隔与次数视具体情况而定。如 Framingham 地区冠心病随访研究每 2 年随访 1 次，历时 24 年。英国以医生为对象进行的吸烟与肺癌的队列研究，历时 20 余年，分别于 1957、1966 和 1972 年进行 3 次随访。

随访的方法有：① 利用常规登记的人群和疾病资料随访。在某些发达国家，每个公民都有一个全国计算机联网的个人识别号，可查到有关就业、医疗、死亡等情况。在我国，可利用职工人事登记资料、肿瘤及传染病报告卡、死亡证明等。② 进行特殊安排的随访，如定期家庭访视、电话访问或信访等。必要时也可以进行健康检查、采样检测。随访人员应经过严格培训和考核。

第三节 队列研究资料的分析

（一）分析前的工作

像其他科学研究一样，队列研究在现场获得的一手资料往往不能作为直接分析的资料，须先检查调查表上的数据和资料是否准确和完整，并进行一定的加工、处理，使其便于分析研究。主要包括以下几方面。

(1) 所选的研究对象及其选择方式是否符合研究设计,凡不符合者,应予剔除。

(2) 是否调查了调查表上的全部项目并填写了结果,遇有缺项和漏项应补充调查和填写。

(3) 调查表中所填写的调查资料是否有逻辑性错误,若遇有这类错误应予更正;不合乎要求又无法纠正的表格应剔除。

(4) 对资料分组、归纳或编码、输入计算机,并抽查核对数据输入过程的正确性。如发现有较大的输入错误,应检查核对输入的全部数据并加以改正。

(二) 资料整理

若观察时间较长,难以做到人口稳定,如:观察对象进入队列的时间不一致;由于迁移、死亡或其他原因造成失访等,则应以人时为单位来计算发病率。以人时为单位计算出来的率带有瞬时频率的性质,因此区别于累积发病率而称之为发病密度(incidence density)。对于应计算发病密度的队列研究资料,其资料整理和率的计算,除了将每个观察对象折算成"人年"以代替"人",其余均与累积发病率相同。其资料整理模式如表 18-3,表 18-4 所示。

表 18-3 累积发病率资料整理表

	发病	未发病	合　计	发病率
暴露组	a	b	n_1	a/n_1
非暴露组	c	d	n_0	c/n_0
合　计	m_1	m_0	$a+b+c+d=t$	

表 18-4 发病密度资料整理表

	发病数	人时数(人年/月)	发病密度
暴露组	a	n_1	a/n_1
非暴露组	b	n_0	b/n_0
合　计	$a+b=M$	$n_1+n_0=T$	

(三) 资料的分析

队列研究中资料的分析包括以下三部分:① 计算不同研究队列的发病率或死亡率及其差别的显著性检验;② 计算暴露因素与发病的关联强度,即发病或死亡危险度分析;③ 剂量反应关系的分析。现分述于下。

1. 常用测量指标的定义及计算

(1) 发病率:在资料的整理中已分别叙述了累积发病率和发病密度的概念及其计算方法,不再赘述。值得注意的是这两个指标是队列研究资料分析的基础,应牢固掌握。

(2) 标化(发病)死亡比(SMR):队列研究最基本的测量指标是疾病发病或死亡专率。直接用病例数与总人时数相除得到的粗发病率反映的是随访人群实际的疾病频度。由于暴露组和对照组人群在人口构成(特别是年龄构成)上的差别,不能直接比较粗率,必须对其标准化。

在队列研究中通常是用标准化的发病或死亡的比值来代替率,即以标准年龄发病率或死亡率计算该观察人群的理论发病(死亡)数,再求实际发病(死亡)数与此预期数的比值,即得标化发病比或标化死亡比(*SMR*, standard morbidity ratio 或 standard mortality ratio)。当研究对象数目较少,发病率较低时,无论观察时间长短,都不宜计算率,而以 SMR 来代替。

$$SMR = \frac{\sum Y_{1i}}{\sum (N_{1i} \times R_{0i})} = \frac{总观察发病(或死亡)数}{总期望发病(或死亡)数} \qquad (式 18-2)$$

式中 $\sum Y_{1i}$ 是暴露组总的观察发病(或死亡)数; N_{1i} 是暴露组各年龄段人年数; R_{0i} 是非暴露组按年龄分布的标准发病率或死亡率。

例如,某地按不同年龄分布研究人群发病率的资料(表 18-5)。

表 18-5 某地按不同年龄分布研究人群发病率的资料

年 龄	类 型	一般社会人群	A 暴露人群	B 暴露人群
青年	病例	50	50	5
	人年数	100 000	10 000	1 000
	发病率(‰)	0.5	5	5
老年	病例	400	4	40
	人年数	200 000	1 000	10 000
	发病率(‰)	2	4	4

A 暴露人群 SMR 为:

$$SMR_{(A)} = \frac{50 + 4}{10\,000 \times 0.5‰ + 1\,000 \times 2‰} = 54/7 = 7.71$$

B 暴露人群 SMR 为:

$$SMR_{(B)} = \frac{5 + 40}{1\,000 \times 0.5‰ + 10\,000 \times 2‰} = 45/20.5 = 2.20$$

应该指出,本例中 A、B 两组 SMR 截然不同,并不是因为 A 暴露因素的作用要比 B 因素大,而是因为 A 组青年人比例远大于 B 组所致。所以,若要比较不同暴露人群的发病率或死亡率应用直接标化法,而不能直接比较 SMR,这是该指标的一个局限性。

(3)人时的计算:"人时"是观察人数与观察时间的综合指标。它是研究人群中所有个体暴露于所研究因素的时间的总和,即人数×每人暴露时间=人时数,时间可以是日、月、年中任何一种单位,通常多用人年。计算人时的方法很多,步骤也比较复杂,这里只介绍以个人为单位计算人年的方法。该方法较精确,但费时间,如样本不太大时,可用此法计算,如表 18-6,表 18-7。现在已有专用于人年计算的计算机软件,如 PYRS、OCMAP 等。

表 18-6 3 个研究对象的出生日期与进出研究时间资料

对象编号	出生日期	进入研究时间	退出研究时间
1	1927 年 3 月 21 日	1966 年 7 月 19 日	1977 年 9 月 14 日(迁居外地)
2	1935 年 4 月 9 日	1961 年 11 月 11 日	1973 年 12 月 1 日(死亡)
3	1942 年 11 月 12 日	1970 年 2 月 1 日	1981 年 1 月 1 日(观察结束时健在)

表 18-7 3 例人年的计算

年龄组	对象 1 1927 年 3 月 21 日出生	对象 2 1935 年 4 月 9 日出生	对象 3 1942 年 11 月 12 日出生	暴露人年
25~		1961 年 11 月 11 日至 1965 年 4 月 8 日共 3 年 4 个月 27 天即 3.41 人年	1970 年 2 月 1 日至 1972 年 11 月 11 日共 2 年 9 个月 10 天即 2.78 人年	6.19
30~		1965 年 4 月 9 日至 1970 年 4 月 8 日共 5.00 人年	1972 年 11 月 12 日至 1977 年 11 月 11 日共 5.00 人年	10.00
35~	1966 年 7 月 19 日至 1967 年 3 月 20 日共 8 个月即 0.67 人年	1970 年 4 月 9 日至 1973 年 12 月 1 日共 3 年 7 个月 22 天即 3.65 人年	1977 年 11 月 12 日至 1981 年 1 月 1 日共 3 年 1 个月 20 天即 3.14 人年	7.46
40~	1967 年 3 月 21 日至 1972 年 3 月 20 日共 5.00 人年			5.00
45~	1972 年 3 月 21 日至 1977 年 3 月 20 日共 5.00 人年			5.00
50~54	1977 年 3 月 21 日至 1977 年 9 月 14 日共 5 个月 24 天即 0.48 人年			0.48
累计	1966 年 7 月 19 日至 1977 年 9 月 14 日共 11.15 人年	1961 年 11 月 11 日至 1973 年 12 月 1 日共 12.06 人年	1970 年 2 月 1 日至 1981 年 1 月 1 日共 10.92 人年	34.13 人年

(耿贯一. 流行病学. 4 版. 北京：人民卫生出版社,2000)

（4）率的显著性检验：检验暴露组与对照组的发病（死亡）率是否有显著性差异可采用多种方法。

$$u = \frac{p_1 - p_0}{\sqrt{S_{p_1}^2 + S_{p_0}^2}}$$ （式 18-3）

若观察样本量较大,样本率的频数分布近似正态分布,可用 u 检验。

式中 p_1 为暴露组的率,p_0 为对照组的率,S_{P1} 为暴露组率的标准误,S_{P0} 为对照组率的标准误。求出 u 值后,查 u 界值表得 P 值,按所取得检验水准即可做出判断。

如果率比较低,样本率的频数分布不符合正态分布,可改用二项分布或泊松分布检验,其检验方法可参阅有关书籍。此外,还可以用 χ^2 检验两组的率是否有显著性差异。

$$\chi^2 = \frac{(|ad - bc| - t/2)^2 t}{(a+b)(c+d)(a+c)(b+d)}$$ （式 18-4）

式中 $t = a+b+c+d$

2. **暴露与疾病关联强度的测量**　队列研究的最大特点在于可确证暴露与疾病的因果联系。通常用以下几个指标来表示这种联系的强度。

$$RR = \frac{I_e}{I_0} = \frac{a/n_1}{c/n_0}$$ （式 18-5）

首先,将资料整理成表 18-3 的格式,然后计算下列指标。

（1）相对危险度（relative risk, RR）也叫危险度比（risk ratio）或率比（rate ratio）,均以 RR 表示,它是说明暴露与疾病关联的强度及其在病因学上意义大小的指标。设 $I_e = a/n_1$ 为暴露组的率，$I_0 = c/n_0$，则：RR 表明暴露组发病或死亡的危险是非暴露组的多少倍。

对于 RR 值的大小反映关联强度应根据的标准可参考表 18-8，工作中仍需根据实际情况 RR 值的可信区间来判断其意义。

$$RR_U, RR_L = RR^{(1\pm Z/\sqrt{\chi^2})} \qquad (式 18-6)$$

相对危险度是估价暴露与疾病关联的一个点估计值，考虑到抽样误差的存在，常按照一定的概率（一般为 95%）以区间来估计 RR 总体所在的范围。RR 可信区间上下限的数值即为可信限。其计算公式见式 18-6。

表 18-8 相对危险度与关联的强度

相 对 危 险 度		关 联 强 度
0.9~1.0	1.0~1.1	无
0.7~0.8	1.2~1.4	弱
0.4~0.6	1.5~2.9	中等
0.1~0.3	3.0~9.9	强
<0.1	10~	很强

(Monson RA, 1980)

（2）归因危险度（attributable risk，AR）又叫特异危险度，或叫率差（rate difference，RD），表明暴露组与对照组发病危险相差的绝对值，即暴露者单纯因暴露而增加的发病概率。

$$AR = I_e - I_0 = \frac{a}{n_1} - \frac{c}{n_0} \qquad (式 18-7)$$

或

$$AR = I_0(RR-1) \qquad (式 18-8)$$

RR 与 AR 同为估计危险度的指标，但其实际意义不同。RR 说明暴露使个体比未暴露情况下增加相应疾病的危险程度，是比值；AR 则是暴露使人群比未暴露情况下增加超额疾病的数量。如果暴露因素消除，就可以减少这个数量的疾病。下面以表 18-9 为例说明两者的区别。吸烟对每个受害者来说，患肺癌的危险性比患心血管病的危险大得多，但就整个人群来看，吸烟引起心血管病的死亡率却比肺癌高。前者具有病因学意义，后者更有疾病预防和公共卫生上的意义。

表 18-9 吸烟者与非吸烟者死于不同疾病的 RR 与 AR

疾 病	吸烟者 (1/10 万人年)	非吸烟者 (1/10 万人年)	RR	AR (1/10 万人年)
肺癌	48.33	4.49	10.8	43.84
心血管疾病	294.67	169.54	1.7	125.13

(Lee, 1982)

$$AR\% = \frac{I_e - I_0}{I_e} \times 100\% \qquad (式 18-9)$$

或

$$AR\% = \frac{RR-1}{RR} \times 100\% \qquad (式 18-10)$$

（3）归因危险度百分比（$AR\%$）：Lilienfeld 等称它为病因分值 EFe，是指暴露人群中发病归因于暴露的成分占全部病因的百分比。

（4）人群归因危险度（population attributable risk，PAR）：它说明人群由于暴露于某一危险因子而增加的发病率。PAR 与 AR 不同，因为 AR 仅仅是从抽取的人群资料中计算出来，而研究对象暴露与非暴露的比例不会与目标人群中两者的比例一致，若目标人群中暴露的比例低，尽管 AR 较高，人群中的实际发病者也不会很高，即人群中的归因危险度受人群暴露比例的影响。

$$PAR = I_t - I_0 = AR \times P_e \qquad \text{（式 18-11）}$$

设 I_t 为全人群的率，P_e 为全人群的暴露比例

$$PAR\% = \frac{I_t - I_0}{I_t} \times 100\% = \frac{P_e(RR-1)}{P_e(RR-1)+1} \times 100\% \qquad \text{（式 18-12）}$$

（5）人群归因危险度百分比（$PAR\%$）：PAR 和 $PAR\%$ 取决于暴露因子的流行率和相对危险度两个因素，可用于估计某危险因子对整个人群引起的疾病负担，说明在整个社会的卫生问题中哪些是重要的，在卫生保健工作及卫生管理上意义较大。

例如 Tolonen 关于二硫化碳与冠心病死亡联系的队列研究资料整理见表 18-10，对该资料进行分析。

表 18-10　Tolonen 关于 CS_2 与冠心病死亡联系的研究

CS_2	冠　心　病		合　计	死亡率
	死亡人数	未死亡人数		
暴露组	16(a)	327(b)	343(a+b)	4.7
非暴露组	3(c)	340(d)	343(c+d)	0.9
合　计	19	667	686(n)	

$$\chi^2 = \frac{(|ad-bc|-t/2)^2 t}{(a+b)(c+d)(a+c)(b+d)} = \frac{(|16 \times 340 - 327 \times 3| - 686/2)^2 \times 686}{343 \times 343 \times 19 \times 667} = 7.79$$

$P < 0.01$，暴露组与非暴露组死亡率差异有极显著性，这一结果提示：暴露于 CS_2 与冠心病死亡率有统计学联系。暴露于 CS_2 与冠心病死亡联系强度的估计如下。

$$RR = \frac{I_e}{I_0} = \frac{a/n_1}{c/n_0} = \frac{16/343}{3/343} = 5.3$$

$$AR = I_e - I_0 = 16/343 - 3/343 = 3.79\%$$

$$AR\% = \frac{I_e - I_0}{I_e} \times 100\% = \frac{0.0379}{16/343} \times 100\% = 81.25\%$$

3. 剂量反应关系的分析　与病例-对照研究一样，队列研究往往可以取得某暴露不同等级的资料，这类资料可以用来说明疾病和暴露的剂量反应关系，能检验暴露作用效果趋势的一致性，以增加判断因果关系的依据。其分析步骤如下。

（1）将资料整理归纳成表 18-11。

表 18 - 11　队列研究分级资料整理表

			暴　露　分　级				
	0	1	2	3	4	……	合计
发　病	$a_0(=c)$	a_1	a_2	a_3	a_4	……	m_1
未发病	$b_0(=d)$	b_1	b_2	b_3	b_4	……	m_0
合　计	n_0	n_1	n_2	n_3	n_4	……	t

（2）对表中数据做卡方检验。具体方法参见统计学书籍。

（3）计算各分级 RR,AR 和 $AR\%$ 计算方法同前。

以 1964 年 Doll 与 Hill 关于吸烟与肺癌关系的研究（表 18 - 12）为例，随着吸烟量的增加，几个联系强度指标 RR、AR、$AR\%$ 均增大，呈现出明显的剂量反应关系。

表 18 - 12　吸烟与肺癌的联系指标

每日吸烟量（支）	年死亡率（‰）	RR	AR（‰）	$AR\%$
不吸	0.07	1.0	—	—
1～	0.57	8.1	0.50	87.8
15～	1.39	19.9	1.32	95.0
25～	2.27	32.4	2.20	96.9
全体人群	0.65	9.3	0.58	89.2

（根据 Doll and Hill 1964 年数据编制）

第四节　队列研究中的偏倚及控制

偏倚是影响流行病学研究真实性的重要问题。与其他类型的研究一样，队列研究也会由于研究设计的失误、资料获取的失真或分析推断不当而造成所获结论系统地偏离其真实值，即产生偏倚，从而错误地描述暴露与疾病之间的联系。因此，如果对偏倚的来源和产生原因有比较全面而深刻的认识，就有可能最大限度地减少偏倚的发生，提高研究的价值。在队列研究中常见的偏倚主要有以下几类。

（一）选择偏倚

由于选择研究对象的条件受限制或选择对象的方法有问题，而使研究人群中某个或某些非研究因素的分布与目标人群中该因素的分布不一致，造成研究结果偏离真实情况，就是产生了选择偏倚。选择偏倚发生的原因有：最初选定参加研究的对象中有人拒绝参加了；进行历史性队列研究时，有些人的档案丢失了或记录不全；研究对象由志愿者组成，他们往往是较健康或具有某种特殊倾向或习惯的；早期患者，在研究开始时未能发现，如肿瘤早期；暴露与疾病的规定不明确，有时是执行得不严格等。在进行职业流行病学研究时，由于被选择作暴露组的工人的健康状况优于一般人群，导致暴露组的发病率或死亡率低于一般人群，即发生了所谓的健康工人效应（health worker effect）。发生这种选择偏倚的研究常会低估暴露与疾病的联系（参见本书第十章）。

（二）失访偏倚

队列研究的研究方法决定了它不可避免地要发生失访偏倚，因为在一个较长的随访观察期内,总会有对象迁移、外出、死于非终点疾病或拒绝继续参加观察而退出队列。这种偏倚实质上与选择偏倚相同,即使研究人群与目标人群的人群特征发生了偏差,但它是在追踪随访过程中出现的。一般而言,一项研究的失访率最好不超过 10%,否则其结论的真实性值得怀疑。

（三）信息偏倚

在收集和整理有关暴露和疾病的资料时所出现的系统误差称为信息偏倚。它主要取决于调查的内容,受调查者的素质和合作程度以及资料收集过程中的质量影响。引起信息偏倚最常见的情况有：测量仪器不精确,检验技术不熟练；被调查者故意谎答或不应答；医生诊断偏严或偏松；调查者询问技术不当而诱使被调查者做某一倾向性的回答；长期随访时,使用的调查方法或诊断标准不一致,从而导致错误分类偏倚。

（四）混杂偏倚

在对某病的病因学研究中,当对所关心的某种暴露因素与这种疾病之间的联系定量估计时,由于其他外部因素的影响,致使暴露与疾病之间联系的真实性被歪曲,联系强度被放大或缩小,这种歪曲联系强度的作用被称为混杂作用(confounding effect),产生混杂作用的外部因素称为混杂因子(confounder 或 confounding factor)。混杂作用是在研究的设计阶段未对混杂因子加以控制或分析资料时未能进行正确校正所致,混杂偏倚在研究中可以避免和控制。混杂因子既是疾病的危险因素,又与所研究的暴露因素之间存在统计学联系,且它不是暴露因素与疾病因果关系链上的中间变量。正是由于混杂因子、暴露因素和疾病三者之间的内在关系造成了当混杂因子在暴露组与对照组中的分布不均衡时就会产生混杂偏倚。性别、年龄和吸烟是最常见的三个混杂因子。

（五）偏倚的控制

控制、避免偏倚的发生是研究各种偏倚的最终目的。根据偏倚产生的不同原因可采用相应的办法加以控制：

1. 选择偏倚的控制　严格按规定的标准选择对象,尽量使暴露组与对照组的人群特征相近,尽量使用敏感的疾病早期检查技术。

2. 失访偏倚的控制　主要靠提高研究对象的依从性。在尽量减少失访的基础上,对失访者和已随访者的特征做比较分析,从各种途径了解失访者最后的结局,并与已随访者的最后观察结果做比较,有助于正确估计研究结果的正确性。

3. 信息偏倚的控制　依靠精确的测量,同等地对待每个研究对象,提高调查诊断技术,明确各项标准,严格按规定执行,可有效地减少信息偏倚的发生。

4. 混杂偏倚的控制　在研究者有能力识别混杂因子的前提下,研究设计阶段可采用限制研究对象的选择条件和匹配的方法来控制；分析资料阶段利用分层分析、标准化和多因素分析对混杂偏倚加以控制。

第五节　队列研究的优点和局限性

（一）优点

（1）研究人群定义明确,选择性偏倚较小。

（2）由于是前瞻性的,有可能使测量暴露的方法标准化,以减少观察者、对象和技术变异而引起的误差,又由于事先不知道谁将发病,信息偏倚较小。

（3）可以直接计算暴露组和非暴露组的率,从而计算出 *RR* 和 *AR* 等反映疾病危险关联的指标,可以充分而直接地分析病因的作用。

（4）有可能观察到暴露和疾病在时间上的先后。

（5）有助于了解人群疾病的自然史,有时还可能获得多种预计以外的疾病的结局资料。

（6）可按暴露水平分级,从而有可能观察到剂量-反应关系。

（二）局限性

（1）不适于发病率很低的疾病的病因研究,因所需对象数量很大,难以达到。即使是研究常见病,仍需大量对象,才能获得暴露组与对照组之间有意义的差异。

（2）需要长期随访,对象不易保持依从性,容易产生各种失访偏倚。

（3）研究费时间、费人力、费物力,其组织与后勤保障工作相当艰巨。

（4）研究者虽然可预先根据暴露与否进行分组,但有时难以控制暴露以外的其他特征在两组中的分布而造成混杂偏倚。

（吕　明）

第十九章　前-后对照研究

前-后对照研究(before-after study)在临床研究中,属二级设计方案,是一种前瞻性研究,它是将两种不同的处理措施或两种治疗方法,在前、后两个阶段分别应用于被观察对象,然后对其结果进行比较,而不是同一措施的重复应用。一般来讲选用该方案时,至少要有两种或两种以上的处理措施,待每种措施依次分别使用数日或数周后,将两种措施使用后的结果进行比较分析。执行两种措施之间,由于疾病性质与药物性能各不相同,因此可以不间隔或为期数日的间隔(洗脱期),这完全依照药物的性能和患者机体情况而定,不可能有统一的时间间隔。

(一) 特点

本研究是前瞻性研究,是对两种或两种以上不同处理措施进行比较的好方法。观察对象可以是同病例(自身前-后对照研究),也可以是不同的病例(不同病例前-后对照研究)。前者是受试者自身在前、后两个阶段,对暴露于不同条件下的结果或接受不同处理措施的效果进行比较;此方法可以排除个体差异,对不同处理效果进行评价,取得具有说服力的结论,并且病例数量要求较少。而在不同病例的前-后对照研究中,则只能比较不同处理措施的效果,无法排除由于个体差异所造成的影响。

(二) 应用范围

前-后对照研究多应用于治疗性研究,比较两种不同治疗方案的效果,其中还可对同一方案使用前后的差别进行比较。在前-后对照研究中,通常有两个时间相等的治疗阶段,在前一阶段内,可以使用一般治疗措施(备择方案)或安慰剂,但只做临床观察;在后一阶段则应使用新的研究措施(主研方案),治疗时间应与前一阶段相同,待前、后两个阶段的试验结束时,才算完成了治疗性试验的全过程。如受试者仅接受前、后两个阶段的一种治疗,则做退出处理,不纳入统计分析。

由于同病例前后对照研究中,每个病例必须要经过两个阶段不同的两种处理措施,因此,这种病例必须是病程较长的慢性疾病,或是慢性复发性疾病,如风湿病、溃疡病、支气管哮喘、高血压等。但在不同病例的前-后对照研究中,所需病例则没有疾病类型的限制。

若仅有一种治疗措施,观察治疗前后的效果,则不能称为自身前-后对照研究,例如服降压药后,观察治疗前后血压下降幅度,或抗贫血药物对贫血患者治疗后,观察治疗前后血红蛋白上升的情况,均属于描述性研究,而不能算作同病例前-后对照研究。

(三) 设计方案及方法

前已述及前-后对照研究,可分为自身前-后对照研究和不同病例前-后对照研究,由于这两种设计类型对病例的要求和效果的分析均不一致,因此分述如下。

1. 自身前-后对照研究(before-after study in the same patient)　受试者所患疾病必须是慢性病或慢性复发性疾病,在前、后两个阶段,接受两种不同的处理措施,最后对其效果进行比较分析。因为是同病例、同一个体,因此前后两个阶段病例不需再进行分层,但第一阶段与第二阶段的观察期或用药期必须相等。两阶段之间应有洗脱期(wash-out period),其时间的长短或有无必要设置,应根据药物的半衰期或采用的措施与目的而定。例如,抗心律失常药物对心律失常的控制,抗风湿药物对关节炎症状的控制等,由于药物半衰期不同,为避免药物的重叠效应或残留效应,一般均需要设置洗脱期,其长短则根据药物半衰期及有无残留效应而定,洗脱期一般规定为药物的 5 个半衰期以上,此时药物浓度只有末次服药剂量的 3.12%,但临床医师还应根据该药的排泄途径以及患者的肝、肾功能情况予以确定。

(1)设计模式:见图 19-1。

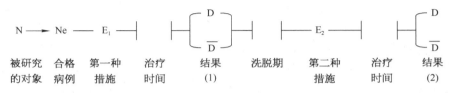

图 19-1 自身前-后对照研究设计示意图

(2)结果分析:见表 19-1。

表 19-1 自身前-后对照研究设计结果分析表

第 一 种 措 施	第 二 种 措 施	
	有 效	无 效
有效	a	b
无效	c	d

观察结果的方向──▶(前瞻性)

对第一种措施及第二种措施均有效者为 a,对两种措施的处理均无效者为 d,只有一种措施有效者分别为 b 及 c。总病例数为 n,每个受试者均经过两种措施的处理,因此上表中每个数据代表两种措施的结果,故对其数据的分析应用配对 χ^2 检验或配对 t 检验。

(3)统计学方法:对于分类变量资料,使用配对卡方校正公式进行配对 χ^2 检验。

$$\chi^2 = \frac{(|\ b-c\ |-1)^2}{b+c} \qquad (式 19-1)$$

对于定量资料,如血压前后的改变,不应笼统计算前阶段血压均数±标准差与后阶段血压均数±标准差来做成组 t 检验。因为是同一病例作两次治疗,为提高检验效能,应采用配对 t 检验。检验步骤为首先计算第一阶段每例患者治疗前后血压的差值(d_1);其次,计算第二阶段每例患者治疗前、后血压的差值(d_2);第三,计算每例患者前阶段差值与后阶段差值的差数($d_3 = d_1 - d_2$);第四,计算全部观察例数差值差的均数与标准差 $(\bar{X} \pm S)$,应用下列公式再做配对 t 检验。

$$t = \frac{|\ \bar{X}\ |}{S\sqrt{n}} \qquad (式 19-2)$$

2. **不同病例前-后对照研究**(before-after study in different patients) 不同病例前-后对照研究中,两种治疗措施的间隔可长可短,长者可相隔数年之久。因此又称历史性对照研

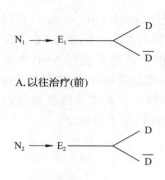

A. 以往治疗(前)

B. 现在治疗(后)

图 19-2 不同病例前-后
研究设计示意图

究(historical control study)。一般是以回顾性的资料作为对照组,以现在开始的前瞻性资料作为试验组。研究对象不是同期的住院患者,前一阶段患者与后一阶段患者之间没有任何联系,因此不能排除组间的个体差异。这种方案多用于治疗效果的研究,也可进行病因学研究。由于是不同时期的患者,比如时间相隔数年或不同季节收治的病例,故在条件允许情况下,应做好前、后病例的分层或配对,以便增加两组之间的可比性。

(1) 设计模式:见图 19-2。

(2) 结果分析:本设计方案是两组不同的病例,在不同时期进行研究的结果比较,故计数资料应做 χ^2 检验,而计量资料应用 t 检验,与自身前-后对照研究的统计分析方法完全不同(表 19-2)。

表 19-2 不同病例前-后对照研究四格表

使用新方案	结　果		合　计(n)
	有　效	无　效	
是(后)	a	b	a+b
否(前)	c	d	c+d

(3) 统计学方法:不同病例前-后对照研究的计量资料用 t 检验,计数资料采用四格表校正 χ^2 检验。其校正卡方检验公式为:

$$\chi^2 = \frac{\left(\mid ad-bc \mid -\frac{n}{2}\right)^2 n}{(a+b)(b+d)(a+c)(c+d)} \qquad (式 19-3)$$

使用此公式计算卡方值较为方便,如系多分类变量资料,则可用行×列 χ^2 检验公式计算。

(四) 实例演示

1. 自身前后对照研究　某煤矿患腰背痛的 400 名工人中,经体育疗法两周后,能坚持每月全勤者 125 人,此后有新的设备进矿,对腰痛患者全部予以为期两周的理疗,则每月全勤人数增加为 280 人,现如何评价理疗效果?

该例中前、后两个阶段的治疗,均为同一批腰痛病的工人,使用两种不同的治疗措施,故属于自身前-后对照研究。在体育疗法的几个月中有 275 人不能坚持全勤,在使用理疗后,则减少为 120 人,是否说明理疗有效?

(1) 设计模式:见图 19-3。

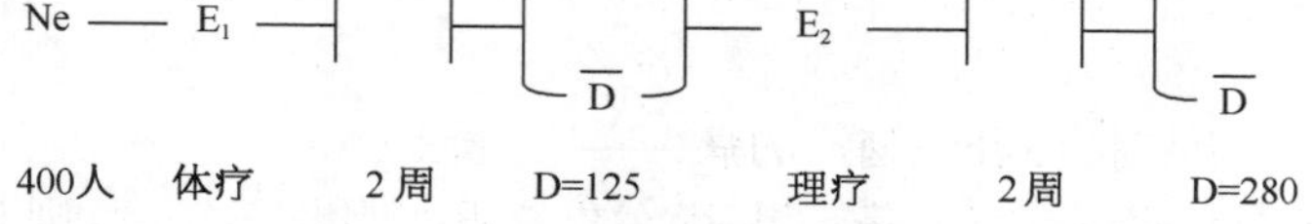

Ne —— $\overline{E_1}$ ｜　｜ $\begin{array}{c}D\\\overline{D}\end{array}$ —— E_2 ｜　｜ $\begin{array}{c}D\\\overline{D}\end{array}$

400人　体疗　2周　D=125　理疗　2周　D=280

图 19-3　自身前-后对照研究设计图

(2) 结果分析:见表 19-3。

表 19-3 前-后对照研究结果分析表

第一种措施 (体育疗法)	第二种措施(理疗)		合　计
	全　勤	未全勤	
全　勤	100	25	125
未全勤	180	95	275
合　计	280	120	$n=400$(对)

$$配对卡方 = \frac{(\mid b-c \mid -1)^2}{b+c} = 154^2/205 = 115.69, P < 0.01$$

结果解释：经自身前-后对照研究证明,第二种治疗措施(理疗)与第一种治疗措施(体育疗法)效果的差别有非常显著统计学意义。

2. **不同病例前后对照研究**　国产新药 14 氨基酸 800(简称 14AA-800)治疗肝性脑病的扩大临床试验研究[中华医学杂志,1984,64(5):280.]。该研究在上海、浙江、福建等地 12 所医院协作进行,对肝性脑病患者除一般常规治疗外,加用新药 14AA-800 静脉滴注共 80 例,其治疗结果与过去在上海瑞金医院使用传统治疗的肝性脑病患者 41 例进行比较。治疗后苏醒为有效,否则为无效。

(1) 设计模式：见图 19-4。

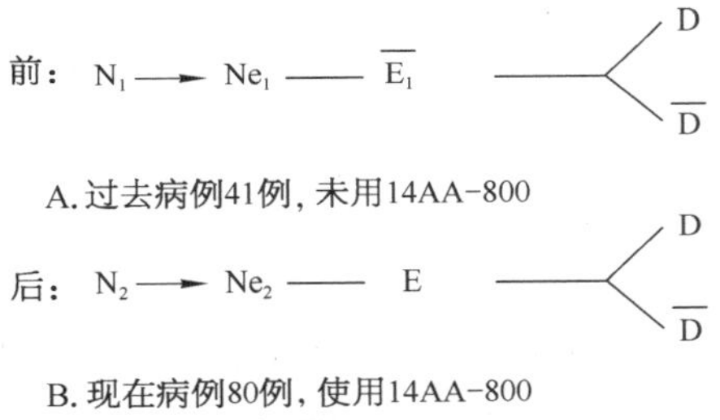

图 19-4 不同病例前-后对照研究设计图

(2) 结果分析：见表 19-4。

表 19-4 结果分析表

使　用 14AA-800	结　果		合　计
	有　效	无　效	
是(后)	53	27	80
否(前)	11	30	41

注：$\chi^2 = 16.91$, $P < 0.01$。

结果解释：本例是不同病例使用肝性脑病传统常规治疗与加用新药 14-AA-800 进行了前、后对比,经 χ^2 检验结果说明加用 14AA-800 之后,对肝性脑病的治疗,确有显著效果。

如果进一步在本例中按照肝性脑病的病因进行分层分析,则可发现新药 14AA-800 只对肝硬化发生肝性脑病的病例有显著效果,而对重症肝炎肝性脑病者,则与过去传统治疗方法的效果没有差别。

肝硬化肝性脑病病例(表 19-5)：

表 19-5　肝硬化肝性脑病结果分析表

使用 14AA-800	结　果		合　计
	有　效	无　效	
是(后)	44	8	52
否(前)	9	17	26

注：$\chi^2 = 19.89$，$P < 0.01$。

重症肝炎肝性脑病(表 19-6)：

表 19-6　重症肝炎肝性脑病结果分析表

使用 14AA-800	结　果		合　计
	有　效	无　效	
是(后)	9	19	28
否(前)	2	13	15

注：$\chi^2 = 1.82$，$P > 0.05$。

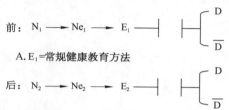

前：$N_1 \longrightarrow Ne_1 \longrightarrow E_1$

A. E_1=常规健康教育方法

后：$N_2 \longrightarrow Ne_2 \longrightarrow E_2$

B. E_2=CDSMP(慢性病自我管理健康项目)方案

图 19-5　不同病例前-后对照研究设计示意图

以上治疗组(使用 14AA-800)，共 $52+28=$ 80 例，采用传统治疗者，$26+15=41$ 例，与分层分析前例数相等。不过，分层后可以进一步明确，14AA-800 只对肝硬化所致肝性脑病有明显的疗效。

又如乳腺癌 PICC 化疗患者 CDSMP 实施效果评价(中国妇幼保健,2012,4:499.)，设计方法见图 19-5，结果分析见表 19-7。

表 19-7　乳腺癌 PICC 化疗患者 CDSMP 实施效果

使用 CDSMP	并 发 症 发 生		合　计
	无	有	
是(后)	84	4	88
否(前)	57	33	90

注：$\chi^2 = 39.615$，$P < 0.01$。

结果解释：经不同病例前-后对照研究，说明对于乳腺癌 PICC 患者 CDSMP 实施确有减少并发症发生的效果。

(五) 优缺点

1. 自身前-后对照研究的优点

(1) 每个病例在整个研究过程中，均有接受新药或新疗法的机会。

(2) 诊断标准、研究措施可以标准化，结果判断有一致的衡量标准。

(3) 自身前-后对照，可消除个体差异而不需分层。所需标本量小，统计学效能较高。

2. 自身前-后对照研究的缺点

(1) 由于进行自身对照的两阶段相隔时间太长，病情轻重不可能完全一致，因此可能影响两个阶段起始点基线水平的可比性。

（2）纳入病种的选择范围受限，只能用于慢性复发性疾病。

（3）洗脱期过长，可能使部分患者的病情加重；洗脱期过短，可因药物的残效作用干扰第二阶段的治疗效果。

3.　不同病例前-后对照研究的优点

（1）同期内任何入组病例，均可得到相同的治疗。

（2）因同期治疗方案只有一个，没有选择性，可高度减少自愿参加者的偏差。

（3）过去的病历资料作为历史性对照的丰富资料，可变得更为有用，既可节约时间，又可节约费用。

4.　不同病例前-后对照研究的缺点

（1）不同病例的情况和试验条件完全不同，因此会增加基线的差别。

（2）过去的诊断治疗水平与现在不同，特别是跨越年度较大的对照研究，偏倚、混杂因素较多。

（3）由于患者不同，故在前、后两阶段的差别无法消除个体差异。

（六）思考题

（1）同病例前-后对照研究，应如何安排实施？据你了解可用于哪些临床病例？

（2）同病例与不同病例前-后对照研究，统计分析的方法有什么不同？

（3）不同病例前-后对照研究，最大的优点是什么？

（吴尚洁　王觉生）

第二十章 病例-对照研究

第一节 概　　述

病例-对照研究(case-control study)是临床医学和流行病学开展病因研究最有实用价值的研究设计方案,它通过严格的对照设置,可以在一定程度上防止混杂因素的干扰,对探讨病因及危险因素,乃至于治疗效果和预后等方面均有重要意义。随着病例-对照研究方法的不断完善和临床科研的需求,其应用范围也在日益扩大。

(一) 概念

病例-对照研究是选择一组患有所研究疾病的人作为病例组,选择一组不患有所研究疾病的人作为对照组,调查这两组人对某个(些)因素的既往暴露情况,比较两组间暴露率或暴露水平的差异,以判断该疾病与这个(些)因素的关系。因为这种研究方法是比较病例组与对照组既往的暴露史,在时间上是"回顾性"的,故又称为回顾性研究(retrospective study)。

(二) 特点

(1) 按发病与否分成病例组与对照组,病例-对照研究是在疾病(事件)发生后进行的,此时已有一批可供选择的病例。然后再选择一组无所研究疾病的人作为对照组。

(2) 调查的暴露情况是由研究对象从现在对过去的回顾。也就是说,我们关注的是研究开始之前,病例组和对照组对所要研究因素的暴露情况。研究者不能主动控制病例组和对照组对研究因素的暴露,因为暴露与否已经既成事实。

(3) 由"果"推"因",研究中是先有结果,即已知研究对象患某病或不患某病,再通过查阅详尽的病历记录,对病例组和对照组进行回忆性询问调查,收集到所需资料,了解两组研究对象中有无与该病有联系的可疑因素的暴露史。

(4) 病例-对照研究受到回顾性观察方法的限制,不能观察到由"因"到"果"的发展过程并证实其因果关系。只能通过两组暴露率的比较来分析暴露与疾病是否有关联。

(三) 应用范围

1. 探索病因和危险因素　临床流行病学对疾病病因和危险因素的研究,常是从临床医师的经验中或回顾性研究中获得线索,并据此形成假设。对这些假设应用病例-对照研究方法进行检验。如果检验结果为肯定,再进一步做前瞻性队列研究;最后还可设计干预实验(intervention trial)来确定某因素是否为该病的真正病因。其中,病例-对照研究应用领域最多的就是疾病发生的危险因素探讨。

应用规范的病例-对照研究方法进行病因调查始于 1926 年的生殖因素与乳腺癌关系的研究。从 20 世纪中叶开始已有大量有关疾病病因的病例-对照研究,如吸烟与肺癌的关系、孕早期服用反应停(沙利度胺)与婴儿短肢畸形等很多经典的病例-对照研究,都为相关疾病的防治起到了决定性的作用。

2. 研究药物的不良反应 药物应用于临床后,对患者可带来有益(疗效)或有害(副作用或毒性)作用。病例-对照研究曾发现口服避孕药易致血栓形成,雌激素易致阴道癌,妊娠期使用庆大霉素易致先天性聋哑等。

当高度怀疑某种药物可能存在某些不良反应时,病例-对照研究常常是切实可行的方法,此时 RCT 等试验性方法会受到医学伦理学的限制而无法实施。如,为了解抗高血压药物与高血压人群中痛风事件风险的相关性,Choi 等人采用病例-对照研究发现:在降尿酸的同时,钙离子拮抗剂和氯沙坦与高血压患者痛风事件风险降低相关。相比之下,利尿剂、β 受体阻滞剂、血管紧张素转换酶抑制剂和非氯沙坦血管紧张素 Ⅱ 受体阻滞剂与痛风事件风险增高相关。

3. 评价治疗效果和判断预后 病例-对照研究对于发生率很低的某些疾病或事件很适用,因为此时很难进行随机对照试验(RCT)。如 Horwitz 用改良的病例-对照研究方法评价了利多卡因控制心肌梗死后心室颤动的作用,解决了研究 30 多年仍无定论的问题。最近 Seto 等学者采用配对病例-对照研究方法探索了乙型肝炎表面抗原(HBsAg)水平的动态变化在患者自发性 HBsAg 清除中的作用,结果发现血清 HBsAg 水平<200 U/ml 和每年下降 $0.5\sim10$ gU/ml 可预测患者在此后 3 年中 HBsAg 清除概率,从而考虑可以作为慢性乙型肝炎患者疗程和停药的指标。

第二节 设 计 模 式

病例-对照研究的基本原理见图 20-1。若病例组某因素的暴露率或暴露水平明显高于对照组且研究过程又无明显的偏倚,则该因素或措施与所研究的疾病有联系。病例-对照研究可分为成组病例-对照研究和配对病例-对照研究(matched case control study)。

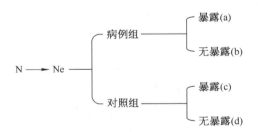

图 20-1 病例-对照研究设计基本原理示意图

N:研究对象,Ne:合格的研究对象

将上述模式中的结果,分别填入表 20-1 内,可分析之。

表 20-1 病例-对照研究的四格表

暴露于某因素史	结 果		合 计
	病例组	对照组	
是	a	b	a+b
否	c	d	c+d
合计	a+c	b+d	n

$$OR = ad/bc$$

1. 成组病例-对照研究 在设计时对病例组和对照组人群在数量上没有严格的配比关系,对照组人群数量可等于、多于或少于病例组人数。

2. 配对病例-对照研究 要求对照组在某些因素或特性上与病例组保持相同,形成匹配关系,而且数量上也要是配比关系,如1:1或1:2等。

第三节 实 施 方 案

一、研究对象的选择

研究对象选择的原则包括两个方面。① 代表性原则:病例组应能代表目标人群中患该病的总体;对照组能代表目标人群中未患该病的总体;② 可比性原则:病例组与对照组在年龄、性别、居住地、社会经济文化等主要人文特征方面应均衡可比。

(一)病例组纳入对象的选择

1. 病例的诊断必须正确 被选择的病例,诊断必须正确可靠,不能将诊断不明或误诊的病例作为"病例组"的研究对象,例如对消化性溃疡的诊断不可单凭病史及体征,而应以胃镜和病理检查为依据;研究高血压病的发病因素时应排除继发性高血压;研究宫颈癌时应以细胞学检查结果为诊断依据,否则会产生错误分类偏倚而低估疾病与暴露因素的关系。

2. 被选择的病例一定具有被调查的"暴露因素" 被选择的病例,应具有暴露于调查(研究)因素的可能性,否则应予排除。例如,探讨口服避孕药物与某些疾病的关系时,对做过绝育术或因其他原因而忌用口服避孕药物者则不能选入。

3. 纳入病例应为新病例 应纳入新病例作为研究对象,以减少回忆偏倚等。

(二)对照组纳入对象的选择

1. 应确诊未患"病例组"的疾病 被选择的"对照",必须确实排除患有所研究的疾病,否则,也会出现错误分类。

2. 具有被研究"暴露因素"的接触机会 "对照组"的研究对象也应具有暴露于被研究因素之可能性。

3. 原则上与病例组对象同源 对照组应与"病例组"同源(医院、社区等)。

病例-对照研究中,对照组的选择非常重要。常易因选择方法不当造成结论夸大或否定的结论。从理论上讲,设立对照组的目的是提供一个做比较用的暴露率,如病例组和对照组对某可疑危险因素的暴露率相同,表明该可疑危险因素与某疾病的发生无关。被选为对照组的条件必须是不患被调查的疾病者;在药物副作用的病例-对照研究的对照组则是不具备该项副作用的病例;在预后研究中可以同一疾病的死亡者作为"病例",痊愈者作为"对照";或有某种并发症者为"病例",而无该项并发症者作为"对照"。

(三)病例组与对照组的比较方式

1. 成组法 按和病例可比的原则,选择一定数量的对照。对照与病例的数量不需成严格的比例关系。此法较配比法易于实施,但不易控制混杂因素。

2. 配对法 每一个病例选择一个或几个对照,使病例与对照配成对(pair),而对照在某些重要特征(如年龄、性别等)方面应与其相配的病例相同或基本相同。这些特征称之为配比因素(matching factor)。通过配对,可使病例组与对照组有可比性,较好地控制混杂因素。

病例与对照的比例,一般为 1 : 1,也可 1 : 2,但不超过 1 : 4。应注意:研究因素不能作为配比因素。配比的因素不宜过多,否则容易发生"配比过度(overmatching)",不仅影响结果的可靠性,而且造成人、财、物的浪费。

(四)病例和对照的来源

病例的来源可有两方面,一是人群中所有的病例,其优点是包括了轻中重各型病例,代表性最好,但必须经过门诊或住院诊治,有确实可靠的诊断依据,符合统一、公认的标准,方可作为研究对象。如符合诊断标准者很多,全部纳入研究则工作量过大,可分别在轻、中、重型中采取分层随机抽样法抽取适当的样本含量;如考虑地区分布因素对疾病发生的影响,还可从不同的地区抽样或随机抽样,增加代表性。另一是参加研究的医院中所有的病例,可在一定的程度上防止选择性偏倚的影响。

对照组原则上应与病例组有同一来源,如同一地区、同一单位、同一家医院。如果欲研究其生产或工作环境对疾病发生的影响,则对照不应来自同一环境,如研究粉尘或噪声与发病的关系,对照不应来自与病例组同一粉尘浓度或同一分贝级别的环境。在报告研究结果时,对病例及对照来源应明确交代,见表 20 - 2。

在病例-对照研究中,有时可设多组对照,如既选医院的患者,又选社区人群作为对照。这不仅扩大了对照的来源,减少偏倚,增强代表性;同时还可研究疾病与被研究因素在不同水平之间的关系或发现另外一些病因线索。

表 20 - 2　病例和对照的来源

病 例 组	对 照 组
在一定范围人群中所有的病例	在该人群中随机抽样的样本
在该人群中的随机抽样病例	在该人群抽样的样本中所有的非病例或人群中的一个子样本
在该人群中各个医院诊断的全部病例	在该人群各个医院中与调查疾病无关的其他病例抽样样本
在个别医院中诊断的所有病例	在同一医院中与调查该病无关的其他病例的样本
在一所或几所医院中诊断的所有病例	与患者居住在同一街区或邻居的居民抽样的样本
以上任何一个方法选择的病例	从兄弟姐妹或患者亲戚、邻居、同学中选取对照

(五)病例组与对照组诊断手段的同一性

在一种疾病的诊断中不同的诊断方法具有不同的敏感度及特异度;如果确定病例与对照的诊断方法或手段不同,则有可能在对照组中混入轻型病例,而影响所检测的暴露率。例如,确定冠心病的诊断采用冠状动脉造影和活动平板试验阳性,而确定对照组仅依赖静息心电图试验阴性结果,则可能在对照组中混入轻型冠心病;又如确定消化性溃疡依靠病史、钡餐检查和(或)胃镜,而确定对照组只凭无典型的疼痛史,则可能在该组中混入无疼痛的溃疡病患者。

(六)病例组和对照组应有统一的纳入和排除标准

患有某病的病例及非病例(对照)不一定都符合研究条件。如研究口服避孕药与缺血性心脏病的关系,在病例组及对照组中均不应把已经手术绝育者以及有服避孕药禁忌者列为研究对象,因为这些人均无服避孕药的可能性。在研究肺癌与吸烟的联系时,患慢性支气管炎的患者不宜作为对照,因为后者与吸烟关系密切。又如要研究服用阿司匹林与某病的关系,则两组中都不应有合并慢性类风湿关节炎(常用阿司匹林)和消化性溃疡(常忌服阿司匹林)的病例;病情过重不能回答问题者在两个组中都应排除。某些疾病的发生与性别、年龄有一定关系,因此两组中的性别及年龄分布应均衡,做到性别、年龄(相差在 5 岁内)、民族、居住地区、入院日期分布相近。

二、样本量的估计

在病例-对照研究的设计中,对两组样本量的估算,也需先掌握或估计 4 种参数,即病例组和对照组各自对被研究因素的暴露率;相对危险度(RR)或比值比(OR);容许的 α 值和 β 值。根据上述参数,应用相应的计算公式估算样本量,也可查表(表 20-3)。病例组和对照组样本含量相等时统计效率最高。估计非匹配设计样本含量的公式如下。

$$n = \frac{(Z_\alpha + Z_\beta)^2 \times 2\bar{P}(1-\bar{P})}{(P_1 - P_0)^2} \qquad (\text{式 } 20\text{-}1)$$

n:样本含量;P_0:对照组暴露率;P_1:病例组暴露率;$\bar{P} = (P_1 + P_0)/2$

其中,Z_α、Z_β 可根据标准正态差简表查出(表 20-4);P_1 可根据 P_0 与 OR 推算,公式如下。

$$P_1 = ORP_0 \div (1 - P_0 + ORP_0) \qquad (\text{式 } 20\text{-}2)$$

表 20-3 病例-对照研究的样本含量

($\alpha=0.05$, $1-\beta=0.90$,双侧检验)

OR	对照组暴露率(P_0)						
	0.01	0.10	0.20	0.40	0.60	0.80	0.90
2.0	3 206	378	229	176	203	347	658
3.0	1 074	133	85	71	89	163	319
4.0	599	77	51	46	61	117	232
5.0	406	54	37	35	48	96	194

表 20-4 标准正态分布的分位数表

α 或 β	Z_α(单侧检验)/Z_β(单侧)	$Z_{\alpha/2}$(双侧检验)
0.001	3.09	3.29
0.005	2.58	2.81
0.010	2.33	2.58
0.025	1.96	2.24
0.050	1.64	1.96
0.100	1.28	1.64
0.200	0.84	1.28
0.300	0.52	1.04

例如:为了研究病毒感染与淋巴瘤的关系,准备开展一次病例-对照研究。已知普通人群中病毒感染率 P_0 约为 10%,OR 预期为 2.0,α 定为 0.05,把握度定为 0.90,用公式法和查表法估算病例与对照的样本量。

已知相关参数:$P_0=10\%$, $OR=2.0$,$\alpha=0.05$,$1-\beta=0.90$

先求 P_1 与 $\bar{p}$

$$P_1 = ORP_0/(1 - P_0 + ORP_0) = 2 \times 0.10/(1 - 0.10 + 2 \times 0.10) = 0.182$$

$$\bar{p} = (P_1 + P_0)/2 = (0.182 + 0.10)/2 = 0.141$$

查表 20 - 3, $Z_{\alpha/2}$ 为 1.96, Z_β 为 1.28。

代入公式得：

$$n = \frac{(1.96 + 1.28)^2 \times 2 \times 0.141(1 - 0.141)}{(0.182 - 0.10)^2} \approx 378$$

即：病例组与对照组所需样本量分别为 378 人。查表 20 - 3 所得也为各需 378 人,与公式法计算一致。

三、资料的收集

1. **资料来源** 主要来源于设计良好的调查问卷,若医院病例记录、疾病登记报告等能够满足研究所需,也可从中摘录,对调查表进行补充。

2. **收集方法** 主要通过询问调查、查阅病历等方法收集资料,最常用的是访谈、信访及电话调查等,还可以通过查阅资料来收集。

3. **调查表设计原则** 调查表的设计绝非易事,一张好的调查表的设计需要临床医学、流行病学、统计学、心理学和社会学的专家共同讨论拟定,并经反复修订和预调查,最终形成后才可以用于正式调查。调查表设计的基本原则包括：① 调查的项目要全而精;② 每个项目都要有明确的定义;③ 所调查的每个因素要有量化标准;④ 项目的提问用语与回答问题的方式要使用封闭式,如二项选择:"是"与"否";⑤ 项目中的问题要易懂,尽量口语化等。如表 20 - 5 所示,表中右侧的方格是用于计算机输入时编码用,调查表所列问题要经过认真考虑,要易于检出您所需要的资料,又需通俗易懂,便于调查员询问时,各种文化程度的病例组和对照组均能理解和回答。

表 20 - 5 吸烟史问卷调查表

吸烟史			
1. 您曾吸过烟吗?	(1) 吸过	(2) 没有吸过	☐
2. 吸哪一种烟?	(1) 有滤嘴纸烟;	(2) 无滤嘴纸烟	☐
3. 一天吸多少支烟?	支		☐☐
4. 吸入深度?	(1) 吸入肺部; (2) 吸入口腔; (3) 不确定		☐
5. 您开始吸烟的年龄	岁		☐☐
6. 如果您现已戒烟,时间有几年?	年		☐☐
7. 回忆过去吸烟史			
偶然吸	有	年	☐☐
经常吸			
<5 支/天	有	年	☐☐
6~9 支/天	有	年	☐☐
10~20 支/天	有	年	☐☐
>20 支/天	有	年	☐☐
8. 共同生活中有谁吸烟?	(0) 无; (1) 配偶; (2) 子女; (3) 其他;		☐

第四节 资料的整理与分析

(一) 资料的整理

对收集到的资料首先要进行全面检查、核对,及时补查漏失项目,将不符合要求的资料剔除或重新补查。利用这个最后机会纠正错误或补救不足,保持资料尽可能的高质量与完整性。将有效的资料采用双人双录入的方式输入计算机中,确保资料正确无误的输入。

为资料的分析做准备,录入数据时并非原封不动将调查表录入,对某些数据需要根据分析工作的要求进行编码和转换,如原发性肝癌的病例-对照研究中,资料的录入有吸烟史的赋值为1,无吸烟史的赋值为0,病例组赋值为1,对照组赋值为0等。

(二)均衡性检验

目的是检验病例组与对照组是否具有均衡性,即在研究因素以外的其他主要特征方面有否可比性。均衡性检验是病例-对照研究资料处理和分析的基础,原则上讲,只有达到均衡性,分析出病例组和对照组的暴露率差异才有意义。对确有统计学上差异显著的非研究因素,在分析时应考虑到它可能对主要关联产生的影响,如果这种不均衡性造成疾病与危险因素之间关联性的低估或高估,下结论时则需要进行必要的说明。

做均衡性检验时应将两组的这些特征逐一加以比较,作显著性检验,计数资料常用 χ^2 检验,计量资料常用 t 检验。如果比较组间无显著性差异,提示两组的可比性较好,表20-6为某研究中病例组与对照组居住年限的均衡性检验,结果显示病例组和对照组在居住年限方面的均衡性是好的。

表20-6　病例组与对照组居住年限的均衡性检验

居住年限(年)	病例组	对照组	计
10～	11	12	23
25～	17	30	47
35～	31	26	57
≥40	60	51	111
计	119	119	238

注:$\chi^2 = 4.81$,df $= 4$,$P > 0.25$。

(三)关联的统计学分析

病例-对照研究的分析方法可从简单到复杂,可先将每一个因素逐个列出 2×2 表,分析每个暴露因素和疾病之间有无联系,这就是单因素分析。单因素分析可作为对各类暴露因素的过筛,决定哪些因素和疾病之间联系具有统计学意义,然后进一步采用分层分析或多变量分析来校正混杂因素的影响,最后过筛出主要危险因素。

1.成组病例-对照研究资料的结果分析　如果设计、资料的收集是按成组比较的方法进行的,结果分析时则要按照成组比较法的要求进行。成组法资料整理的四格表见表20-1。

(1)χ^2 检验:分析暴露与疾病之间是否有统计学关联。基本公式参见统计学专著。

(2)比值比(OR, odds ratio)　病例-对照研究计算的是两组暴露率之间的比值,也称为优势比。OR 值的计算公式为:$OR = ad/bc$。

OR 值表示暴露者患某种疾病的危险性较无暴露者高的程度。当 OR 值>1时,说明暴露因素与该疾病呈正相关,疾病的危险度增加,OR 值越大,危险性越大;OR 值<1时,说明研究因素与该疾病呈负相关,疾病的危险度减少,OR 值越小,保护作用越强;当 OR 值=1或接近于1时,说明暴露因素与患病之间无联系。

例如,表20-7为一项关于吸烟与食管癌关系的病例-对照研究结果整理表。

表 20-7 病例组和对照组的吸烟史比较

吸　烟	病例组	对照组	合　计
有	309	208	517
无	126	243	369
合计	435	451	886

经计算 $\chi^2 = 55.5$，$P < 0.01$。表明吸烟与食管癌的发生有关联,但关联强度如何,还需要进一步计算 OR。$OR = ad/bc = 309 \times 243/208 \times 126 = 2.87$。进一步表明吸烟者患食管癌的危险性是不吸烟者的 2.87 倍。

2. 配对病例-对照研究资料的结果分析　成组资料中的数字表示的是病例组和对照组的人数,而配对资料中的数字则表示的是对子数。对于 1∶1 的配对资料来说,表格中的数字表示 1 个病例和 1 个对照,若为 1∶2 的配对资料,则表示 1 个病例和 2 个对照,在分析资料时,以对子数为基础,不拆开进行分析。

(1) 1∶1 配对的病例-对照研究结果计算方法:1∶1 配对的病例-对照研究最为常用,其资料的整理如表 20-8。

表 20-8　1∶1 配对病例-对照研究结果分析用四格表

对　照	病　例　有暴露史	无暴露史	合　计
有暴露史	a	b	a+b
无暴露史	c	d	c+d
合　计	a+c	b+d	t

χ^2 检验和 OR 值计算公式如下。

χ^2 检验:

$$\chi^2 = \frac{(\mid b-c \mid -1)^2}{b+c} \qquad (式 20-3)$$

OR 值:

$$OR = \frac{c}{b} \qquad (式 20-4)$$

(2) 1∶M 配比的病例-对照研究结果计算方法:M 常见的为 2、3 和 4,M 过大一方面会降低统计效能,另一方面在实际应用中也不容易配到合适的对照。现以 1∶4 配比资料的计算为例,将其列表如表 20-9。

表 20-9　1∶4 配对病例-对照研究结果分析用整理表

病例暴露史	对　照　暴　露　史　4 个均有	3 个有 1 个无	2 个有 2 个无	1 个有 3 个无	4 个均无
有	a	b	c	d	e
无	f	g	h	i	j

χ^2 检验和 OR 值计算公式如下。

$$\chi^2 = \frac{\left[\left|e-E_{(e)}+d-E_{(d)}+c-E_{(c)}+b-E_{(b)}\right|-\dfrac{1}{2}\right]^2}{V_{(e)}+V_{(d)}+V_{(c)}+V_{(b)}} \qquad (式 20 - 5)$$

其中：$E_{(e)}=\dfrac{1}{5}(e+i)$，$V_{(e)}=\dfrac{4}{5^2(e+i)}$；$E_{(d)}=\dfrac{2}{5(d+h)}$，$V_{(d)}=\dfrac{6}{5^2(d+h)}$；$E_{(c)}=$

$\dfrac{3}{5(c+g)}$，$V_{(c)}=\dfrac{6}{5^2(c+g)}$；$E_{(b)}=\dfrac{4}{5(b+f)}$，$V_{(b)}=\dfrac{4}{5^2(b+f)}$

$$OR = \frac{b+2c+3d+4e}{i+2h+3g+4f} \qquad (式 20 - 6)$$

3. *OR* 值的可信区间计算　由于 *OR* 值仅仅是一个点估计值，存在抽样误差。因此，还要计算 *OR* 值的 95％ 或 99％ 可信区间（95％*CI* 或 99％*CI*），表示计算出的 *OR* 值 95％ 或 99％的可信范围是在可信区间之间，计算公式为：

$$OR_{\text{U}}, OR_{\text{L}} = OR^{(1\pm Z/\sqrt{\chi^2})} \qquad (式 20 - 7)$$

OR_{U} 为上限，OR_{L} 为下限，95％ 可信区间时 $Z=1.96$，99％ 可信区间 $Z=2.58$。如果 *OR* 值的可信区间包含 1，则表明暴露因素与疾病的联系不明显或暴露所致疾病的危险性并不明显高于对照。

例如，对表 20 - 7 的资料所得 *OR* 值进行 95％ 可信区间的估计，$OR_{\text{L}}=2.18$，$OR_{\text{U}}=3.78$。表明吸烟者比不吸者发生食管癌风险的 95％ 可信范围在 2.18～3.78 倍之间。

4. 混杂因素作用的估计　病例-对照研究中，为消除混杂因素的影响，经常采用分层法，即可按混杂因素有无分做两层，在每层中比较病例组和对照组中暴露因素的分布（表 20 - 10）。如有若干混杂因素，即可分成若干亚层（如 i 层）。分层后各亚组的 *OR* 经过一致性检验，如一致者，即可计算总的 *OR*，这种方法实际上是对易混淆变量的统计学校正法。系 1959 年由 Mantel 和 Haenszel 提出来的，故称 Mantel-Haenszel 法。所计算出的 Mantel-Haenszel *OR*（简称 OR_{MH}）系对混杂变量校正后的合并 *OR*。如在吸烟和食管癌关系的研究中，考虑饮酒可能是一个混杂因素，那么就可以按饮酒与否进行分层调整，然后计算分层合并后的调整 χ^2 和 *OR* 值，分析消除饮酒作用后，吸烟与食管癌是否仍然存在关联。

表 20 - 10　病例-对照研究分层资料整理表

暴露史	i 层		合计
	病例	对照	
有	a_i	b_i	n_{1i}
无	c_i	d_i	n_{0i}
合计	m_{1i}	m_{0i}	t_i

其合并的 *OR* 和 χ^2 计算方法如下。

$$\chi^2_{\text{MH}} = \left[\left|\sum a_i - \sum E(a_i)\right| - 0.5\right]^2 \Big/ \sum V(a_i)$$

$$OR_{\text{MH}} = \sum (a_i d_i/t_i) \Big/ \sum (b_i c_i/t_i)$$

5. 剂量反应关系的计算方法 在病例-对照研究中研究暴露因素和疾病的联系,除应用上述 χ^2 和 OR 的计算来表示是否有统计学的联系以及联系的强度外,还可以看有无剂量反应关系(dose-response relationship),即是否随着暴露剂量的逐渐增加,其 OR 值也逐渐增高,呈剂量反应关系,这也是病因学研究中非常重要的依据。剂量反应关系有无统计学意义可做下述趋势检验(表 20-11)。例如,1956 年 Doll 和 Hill 在开展男性吸烟与肺癌关系的病例-对照研究中发现,将研究对象按每日吸烟量分为 4 级(0、1~4 支、5~19 支、≥20 支),随着每日吸烟支数的增加,发生肺癌风险的 OR 值从 8.10、11.52,增加到 17.93,趋势 $\chi^2 = 40.01$,$P < 0.01$。表明随着吸烟量的增加,发生肺癌的风险也明显增大,呈现出明显剂量效应关系。

表 20-11 剂量反应关系的趋势检验计算表

暴露水平	病例	对照	共计
X_0	a_0	b_0	m_0
X_1	a_1	b_1	m_1
…	…	…	…
X_i	a_i	b_i	m_i
合计	n_1	n_i	n

χ^2 趋势检验的计算式为:$\chi^2 = [T_1 - (n_1 T_2 / n)]^2 / Var$

其中:$Var = n_1 n_2 (nT_3 - T_2^2)/n^2(n-1)$,$T_1 = \sum_{i=0}^{i} a_i \chi_i$,$T_2 = \sum_{i=0}^{i} m_i \chi_i$,$T_3 = \sum_{i=0}^{i} m_i \chi_i^2$

6. 多变量分析 应用分层分组的 Mantel-Haenszel 方法来平衡混杂因素的作用,只能消除个别已知的混杂因素,需要的样本量大,随着分层的增多,有的格子中甚至会出现零,这会造成计算困难或结果不可靠,而且对连续性的变量只能用等级分层法,常引起不合理的分组。20 世纪 60 年代起 logistic 回归模型(logistic regression model)得到广泛应用,目前已成为现代流行病学危险因素研究的最常用方法之一。在病因和发病因素的研究中,危险因素和疾病的关系是非常复杂的,各种危险因素之间可以互相影响,它们对结果的影响大小也不相同。采用 logistic 回归模型进行多变量分析,能在复杂关系中平衡多种混杂因素的作用,进一步筛选出主要的危险因素,估计各因素的独立或联合作用,并且能够从分层或分组的邻近等级中获得信息,使 OR 值的计算更为可靠。logistic 回归模型分析需要借助于计算机进行复杂的运算。配对资料需要用条件 logistic 回归模型分析,不配对资料可用非条件 logistic 回归模型程序。除此之外,多元回归、逐步回归等均可选用于多因素分析。

第五节 常见的偏倚及控制方法

病例-对照研究是一种回顾性研究,比较容易产生偏倚。因此,识别和控制偏倚在病例-对照研究设计、实施和资料分析的全过程中都是尤为重要的。常见的偏倚包括选择偏倚、信息偏倚和混杂偏倚。

一、选择偏倚

选择偏倚(selection bias)是指由于选入的研究对象和未选入的研究对象在某些特征上

存在差异而引起的误差。

1. 入院率偏倚(admission rate bias) 又称 Berkson 偏倚。当选取医院的患者作为病例和对照时,若对照选自医院的其他病例,可以由于入院率不同,入院者的危险因素在身患多种疾病的患者中会更多些,从而导致结论产生偏倚。为更好地理解 Berkson 偏倚,举例如下。

某项临床研究计划探索 A 病同 C 因素的关系,A 病例取自医院;同时,又从同院某病区随机抽取相应人数的 B 患者做对照。

A 病在人群中约有 5 000 例,B 患者也有 5 000 例,某因素 C 在 A 患者和 B 患者中各占 15%,并假定 A、B、C 三者间无任何关联(表 20-12)。

表 20-12 人群中 C 因素在 A、B 两病患者中的分布

病　　种	有 C 因素	无 C 因素	总人数
A　病	750	4 250	5 000
B　病	750	4 250	5 000

计算 A 病同 C 因素关系的 OR 值:$OR = \dfrac{750 \times 4\,250}{4\,250 \times 750} = 1.0$,表明 C 因素与 A 病无关联,$OR = 1.0$。

现假设 A 病、B 病入院率不同,分别为 60% 及 25%,同时具 C 因素也有一定的入院率,为 40%。现就上述不同的入院率计算住院患者如下。

A 病有 C 因素人数:$(750 \times 60\%) + [(750 - 750 \times 60\%) \times 40\%] = 570$
B 病有 C 因素人数:$(750 \times 25\%) + [(750 - 750 \times 25\%) \times 40\%] = 413$
A 病住院的无 C 因素人数:$(5\,000 - 750) \times 60\% = 2\,550$
B 病住院的无 C 因素人数:$(5\,000 - 750) \times 25\% = 1\,063$

整理上述结果如表 20-13 所示。然后重新计算 A 病同 C 因素关系的 OR 值:$OR = \dfrac{570 \times 1\,063}{2\,550 \times 413} = 0.575$,表明 C 因素存在使 A 病的发病风险降低了 1.738 倍。

表 20-13 医院中 C 因素在 A、B 两病患者中的分布

病　　种	有 C 因素者	无 C 因素者	总人数
A 病(病例)	570	2 550	3 120
B 病(对照)	413	1 063	1 476

从表 20-12,表 20-13 结果看,人群中 A 病同 C 因素本无关联,而以医院病例作为样本所得观察结果 C 因素是 A 病的保护因素。可见入院率偏倚的存在和作用大小。因此,要尽量在一般人群中或在多个医院、多个科室中随机选择研究对象。

2. 现患病例-新病例偏倚(prevalence-incidence bias) 又称 Neyman 偏倚,是指在进行病例-对照研究时,所选择的病例组往往只是研究期间的现患病例,因患该病而死亡的病例或者病程短、症状轻已经病愈的病例常常无法入选,从而影响了样本的代表性。例如,肝癌的研究中,由于不易早期发现而病程又比较短,所选择的往往只是手术和化疗期间的病例。又如在医院内心肌梗死患者中调查大量饮用咖啡者心肌梗死发病的危险性是否提高?得出大量饮用咖啡对心肌梗死发病并无影响的结论。而有作者报道大量饮用咖啡者心肌梗死发病

危险性是对照的两倍,这主要是因为前一研究中50％的心肌梗死患者入院前就死亡了,所调查的对象只是心肌梗死后的幸存者。防止这种偏倚方法应是选择新发病例作为研究对象。

3. 检出症候偏倚(detection signal bias) 也称暴露偏倚(unmasking bias)。主要是由于患者常因某些与致病无关的症状就医,从而提高了早期病例的检出率,致使过高地估计了暴露程度而产生的偏倚。在某病例-对照研究中,发现子宫内膜癌患者发病前使用雌激素者要比对照组高9倍,从而推断服用雌激素可导致子宫内膜癌。但以后许多研究却证实使用雌激素与子宫内膜癌的发病无关,先前的错误结论主要是由于服用雌激素后阴道出血导致就诊机会增多使无症状的子宫内膜癌的检测率提高造成的假象。

克服这类偏倚的方法主要是收集早、中、晚期各类病例。

二、信息偏倚

信息偏倚(information bias)是指在收集资料的过程中由于测量暴露与结局的方法有缺陷而造成的系统误差。这种偏倚既可以来自被调查者,也可以来自调查者本身。

1. 回忆偏倚(recall bias) 病例-对照研究主要是回顾性调查研究对象既往的暴露情况,由于被调查者记忆不准确或不完整造成结论的系统误差。有研究显示,人们对一件普通的事情正常的记忆在两周之后就会逐渐减退,调查时事件的发生不可能全在两周之内,尤其是慢性疾病的发生潜隐期往往在数年甚至数十年以上,这就不可避免地造成了回忆偏倚。这也是病例-对照研究最主要的偏倚和局限性之一。

因此,要尽量选用新病例,利用客观的记录资料,并重视问卷的提问方式和调查技巧。如调查药物服用史可使用药物图片辅助询问,最好有病史卡,服药记录等客观凭证来佐证患者的回答资料,从而减少回忆偏倚对研究结果的影响。

2. 调查偏倚(investigation bias) 病例对照调查时,对两组患者的调查方法不一致造成的系统误差。这种偏倚既可以来自被调查者,也可以来自调查者本身。如采用病史记录作为病例-对照研究分析资料时,常造成此类调查偏倚。因为询问病史的实习医师和住院医师知道某些因素和某病发生有关,因此在询问病例组病史时特别仔细,常有阳性的记录;而在询问对照组的有关某因素时,因为医师们知道该因素和对照病例无关,因此询问马虎,阴性结果多,从而产生偏倚。同样,询问病例和对照的有关病史,询问者知道谁是病例,谁是对照,并且也知道科研的目的,也会产生这类偏倚;或者病例组和对照组使用不同调查员询问病史或对病例和对照询问方式不同,也有可能产生这类偏倚。另外,被调查者对疾病知识了解程度也可发生这类偏倚,例如欲研究类风湿关节炎患者的家族史,发现类风湿关节炎的患者比对照组更有可能提供阳性家庭史。然而,再从病例家中未患该病的同胞兄弟姐妹中调查,则阳性家庭史和对照相比,这种联系就不存在了(表20-14)。

表20-14 不同研究对象对类风湿关节炎家族史的回答结果

类风湿关节炎家族史	类风湿关节炎患者(％)	对照组(％)	类风湿关节炎患者的同胞兄弟姐妹(％)
双亲均有	27	55	50
双亲一方有	58	37	42
双亲均无	15	8	8

要尽量采用客观指标,严格培训调查员,由同一调查员完成病例和对照的调查,引入第三方调查机构采用盲法调查等技术,都是克服调查偏倚的重要手段。

三、混杂偏倚

混杂性偏倚(confounding bias)是指外部变量全部地或部分地掩盖了或夸大了所研究的暴露因素和研究结果间的真实联系。这类偏倚可在资料分析时用统计学的方法发现并加以消除。

1. 配对　配对(matching)是为了消除混杂因素的影响而被经常使用的两种方法。配对方法是为一个病例匹配一个或多个对照,除研究因素外使两组某些因素尽量相同。许多因素可作为配对的条件,如年龄、性别、种族、入院日期、职业等,但和研究因素经常并存的因素切不可作为配对因素,否则要造成配对过度(overmatching)而降低研究效率。

2. 分层　应用分层方法消除混杂因素影响见以下实例。研究饮酒和心肌梗死之间的关系时,发现他们有统计学的联系,见表 20-15。那么吸烟是否为混杂因素? 则可以对吸烟采用分层方法进行分析,见表 20-16。分层分析后发现饮酒和心肌梗死之间并无联系,从而证实吸烟是个混杂因素,因此分层可消除混杂因素的影响。

表 20-15　饮酒与心肌梗死关系的病例-对照研究结果

饮　酒	病例组	对照组	合　计
有	71	52	123
无	29	48	77
合计	100	100	200

$$\chi^2 = 7.26, P < 0.01, OR = 2.26$$

表 20-16　饮酒与心肌梗死关系经吸烟与否分层后的结果

饮酒史	吸　烟		不　吸　烟	
	病例组	对照组	病例组	对照组
有	63	36	8	16
无	7	4	22	44
合计	70	40	30	60
	$OR = 1$		$OR = 1$	

3. 多因素分析　可采用 logistic 回归、多元回归、逐步回归等统计学模型进行多变量分析,从而消除已知和未知的多种混杂因素。

第六节　病例-对照研究的优缺点

(一) 优点

(1) 适用罕发疾病的研究。如研究罕发病采用前瞻性调查方法则需要相当大的样本数,而回顾性调查法就容易做,需要样本少。例如要研究孕妇服用雌激素后胎儿发生先天性心脏病(先心病)的危险性是否增高,假设未服用雌激素的妇女中每产出 1 000 婴儿中有 8 个患先心病,用前瞻性研究则需要调查服用该药的与未服用该药的妇女各 3 889 例,而病例-对照研究则只要调查病例和对照各 188 例即可,因此前瞻性调查所需例数要比病例对照调查多 20 倍。因此有时是罕见病病因研究的唯一设计模型。

（2）适用于有很长潜伏期疾病的研究,即病例、对照调查可不必等待很长时间去观察暴露后是否发病。

（3）研究时间短,所需人力、物力较少,出结果快。

（4）医德问题最少,对患者无危害。

（5）允许同时调查分析多个影响因素。

（6）可以使用病历记录。

（二）缺点

（1）有回忆偏倚,有时某些资料难以从病史和询问中获得,如既往 10 年前农药使用的剂量和持续使用时间。要证实患者告诉你的情况是否真实非常困难,有时几乎不可能。

（2）对照组的选择易有偏倚,有时要选择适当的对照是非常困难的。

（3）不能确定暴露和非暴露人群中疾病的发病率。

（4）只能计算出近似的危险度,即 OR 值。

（5）论证强度不如队列研究高。

（闫永平 林果为）

第二十一章　非传统病例-对照研究

随着临床医学的发展,特别是分子生物学等技术的飞速进步,要求流行病学研究方法要有相应地跟进,以达到方法较简便、偏倚因素较少,节约高效的目的,因而在病例-对照研究中出现了多种改进的所谓非传统病例-对照研究(non-traditional case-control study)。临床上常用的非传统病例-对照研究模式包括:① 巢式病例-对照研究(nested case-control study);② 病例-队列研究(case-cohort study);③ 病例-家庭对照研究(case-family control study);④ 病例-病例研究(case-case study);⑤ 自身交叉对照研究(case cross-over study)。后两种无需要专门设立对照组,又称为单纯病例研究(case-only study)。

第一节　巢式病例-对照研究

(一) 概述

为避免病例-对照研究中众多偏倚的影响,国外流行病学家综合利用队列研究与病例-对照研究的优点,提出了一些混合型的研究设计(hybrid design),1973 年 Mantel 提出的巢式病例-对照研究即是其中之一。这是一种在队列研究基础上的病例-对照研究或队列研究与病例-对照研究结合的设计形式。

(二) 基本原理

巢式病例-对照研究的设计方法是在前瞻性队列研究,包括对全队列人员进行基线调查、拟分析的生物标本如血样采集保存的基础上,进行随访观察,将在随访期间所新发的病例从队列中提出,组成"病例组";同时在同一队列中,对没有发病证据的对象,按病例-对照研究设计的配比要求,用随机或分层随机抽样法从相应的"候选对照"中选择比例不等的对照。然后基本参照一般病例-对照研究或配对病例-对照研究方法进行巢式病例-对照统计分析(表 21-1)。"巢式"在此指病例、对照均来自同一特定队列,犹如出自一巢之鸟之意。

表 21-1　巢式病例-对照研究设计四格表(成组比较格式)

暴露因素	病例组(同一队列)	对照组(同一队列抽取)	合　计
有	a	b	a+b
无	c	d	c+d
合计	a+c	b+d	a+b+c+d=n

$$OR = ad/bc$$

1. 主要研究步骤

(1)明确提出调查研究的目的,通常为确定某种或某几种研究因素在研究疾病中的作用;确定研究对象(通常为一较稳定的高危人群)及样本大小,据此在一个相应社区、集体单位或相关的高危人群中建立一个研究队列,完成基线调查:包括基本人口学数据、暴露因素和相关因素调查,检验标本采集和保存(但不立即检测),现有病例的检出和排除。样本大小需综合研究队列估计发病率、预计随访时间、病例和对照的研究因素暴露率以及设定的统计学指数(如 α、power 等)而做出估计,或参考病例-对照研究确定的病例数、对照数为基础确定之,病例数不足可延长随访期进行补救。

(2) 建立或利用已有的病例发现制度,如病例登记报告、定期主动筛检,对疑似病例应予确诊或否定。

(3) 随访至一定时期,当研究病例积累至一定数量后,按一定条件和比例从同一队列中选取对照。对照为选择时无该疾病迹象者,如能经过检查排除诊断则效果更佳。对照配比条件通常为与病例同性别、年龄相近、基线调查时间和生物标本采集时间相近者。每个病例可选择 1～10 个对照(但最常用的是 4～5 个匹配对照),配比比例则依病例多少及其他参数估计之。

(4) 抽出病例、对照的基线调查资料及相应的生物标本进行盲法检测。

(5) 对所有资料、数据、结果按病例-对照研究统计分析,进行单因素分析、分层分析、剂量效应分析和多因素分析(如 logistic 回归模型等),探讨暴露因素和某种或某几种生物标志与疾病有否统计学联系,偏倚因素、混杂因素的可能作用,提出相应结论。

2. 主要特点

(1) 暴露、发病时序同队列研究,暴露先于发病,符合因果推论要求。

(2) 以人群为基础,收集病例发生前的相关资料,如果以临床病例为队列,则收集并发症发生前资料,这样选择和调查偏倚发生概率较小。

(3) 标本收集先于发病,故反映了发病前该标志物的状态,不受发病后治疗等因素对标志物状态的影响。

(4) 研究样本明显较队列研究小,节约人力、物力,特别适合于分子流行病学研究。

(5) 可利用已建立的队列和相应标本库,无须长期随访,费用则更省。

(6) 临床上为研究疗效、预后,也可利用收治的累积病例及入院初所收集、保存的标本进行。

(7) 不足之处在于新建队列和标本库需要较大的人力、物力,不适于非常罕见疾病的研究。

有人认为,巢式病例-对照研究是一种低偏倚、高效益的研究方法,其论证强度近似于队列研究,使病例-对照研究进入里程碑式新阶段,其 *OR* 值可直接用 *RR* 值表述。

(三) 应用范围

由于巢式病例-对照研究是队列研究和病例-对照研究的结合体,兼备两者的优点,因此受到广泛的关注。其主要用途与病例-对照研究一致,但论证强度明显提高。近年来,在高血压和动脉粥样硬化的危险因素研究,病毒与霍奇金病关系的研究,幽门螺杆菌与胃癌关系的研究,预防用药对老年股骨头骨折的效果以及临床并发症和预后等研究领域发表了大量巢式病例-对照研究报告,截至 2013 年 6 月,在 Pubmed 中可检索到"nested case-control study"达 3 532 篇。现在医院开展的药物副作用监测、医院感染监测以及疗效、预后转归及其影响因素的研究,均可借助巢式病例-对照研究设计模式,使研究质量得以提高。

(四) 研究实例介绍

实例 1: 原发性肝癌与黄曲霉毒素和乙型病毒性肝炎感染关系的研究(Lancet,1992; 339: 943 - 946)。

上海是我国肝癌高发区之一。上海癌症研究所与美国南加州大学医学院癌症研究中心等单位合作开展了一项研究。该研究于 1986 年 1 月至 1989 年 9 月期间从上海市 4 个居民小区抽取 45～64 岁男性 18 244 人组成研究队列,完成基线资料调查,并各抽血 10 ml 分离血清,尿液 25 ml 经离心后取上清,—4℃保存。随访观察至 1990 年 3 月,得 35 299 人年,新发肝癌 22 例,按年龄相差不超过 1 岁、标本收集时间相差不超过 1 个月、同在一居民小区的邻居候选人中随机抽样,前 6 例每例配对照 10 例,余 16 例每例配对照 5 例,共选取对照 140 例。抽出肝癌病例和对照的基线调查资料、随访前采集的血清和尿液标本分别检查 HBsAg 和黄曲霉毒素代谢产物及 DNA 加成物。结果按配对病例-对照研究和条件 logistic 回归统计分析。

结果:对教育水平、吸烟量、吸烟年数、饮酒与否、乙醇摄入量、HBV 感染等变量做单因素分析,仅 HBsAg 阳性的 RR 值为 7.8(95%CI=3.0～20.6)且有显著统计学意义。黄曲霉毒素及其代谢产物指标单因素分析结果如表 21 - 2。表中第二行以下,均为检测阳性例数,同一病例或对照可有两项或以上阳性。包括黄曲霉毒素 DNA 加成物(AFB$_1$- N^7- Gua)在内的多项指标均有明显统计学意义。

表 21 - 2　尿中黄曲霉毒素和 DNA 加成物检测结果

	病例组	对照组	RR(95%CI)
黄曲霉素生物标志阴性	9	87	1.0
AFB$_1$- N^7- Gua	6	11	4.9(1.5～16.3)
AFP$_1$	6	9	6.2(1.8～21.5)
AFM$_1$	6	20	3.0(1.0～9.3)
AFB$_1$	10	41	2.3(0.9～5.9)
任一阳性	13	53	2.4(1.0～5.9)

条件 logistic 回归分析结果见表 21 - 3,仍然是 HBsAg 阳性与尿中黄曲霉毒素、DNA 加成物阳性有显著统计学意义。

表 21 - 3　条件 logistic 回归分析结果

调 查 因 素	调整后 RR(95%CI)
教育水平	0.5(0.1～1.5)
HBsAg	8.5(2.8～26.3)
尿 AFT/DNA-adducts	3.8(1.2～12.2)
吸烟	1.8(0.6～5.6)
重度饮酒(30 g/天)	1.8(0.4～7.4)

进一步对 HBsAg、AFT 两因素的分层分析发现,两因素同时阳性的 RR 值为 60.1 (6.4～561.8),明显大于两因素单独阳性时 RR 的乘积,表现为相乘模式的协同作用,相乘模式协同作用指数 SIM(synergic index of multiplication)= 60.1/(4.8×1.9)= 6.59,见表 21 - 4。

表 21-4 HBsAg 与 AFT 的交互作用分析

HBsAg	AFT(-)			AFT(+)		
	病例	对照	RR(95%CI)	病例	对照	RR(95%CI)
-	4	74	1.0	6	51	1.9(0.5~7.5)
+	5	13	4.8(1.2~19.7)	7	2	60.1(6.4~561.8)

作者认为：① 本研究为 AFT 作为人肝癌病因提供了最直接的分子生物学证据；② 上述结果无明显偏倚可解释，其论证强度近似队列研究；③ 上海市肝癌约 50% 可归因于 AFT；④ 本研究通过一个 18 244 人的队列；随访约 2 年的 22 个病例，实验室仅检查队列中 162 人的标本即完成研究；而 Beasley 在台湾进行的关于 HBsAg 与肝癌关系的队列研究，对 22 707 人的 HBsAg 进行了检查并随访了 8.9 年才得以完成。本研究的耗费和时间均明显低于 Beasley 的研究。

慢性疾病由于潜隐期长，发病率低，故巢式病例-对照研究一般需要一个较大的队列，随访较长时间以收集到一定量的病例。

实例 2：冠状动脉搭桥术后胃肠并发症的风险预测和对预后影响研究(J Am Coll Surg，2004；198：742-747)。

Recht MH 等人采用巢式病例-对照研究方法，做了一项冠状动脉搭桥术(CABG)后胃肠(GI)并发症的危险度评价和对不良结局影响研究，其过程和结果如下。

确定队列：将连续 9 年的 7 345 例住院病例作为观察队列，其中 66 例出现 GI 并发症，采用巢式病例-对照研究，选择 1:5 匹配对照，即每当发生一个 GI 并发症患者时，即从该队列中选择 5 名同年龄未发生 GI 并发症患者作为对照，共 330 例。

资料收集：对研究队列内的每个患者都记录其一般情况，包括 GI 并发症的有关情况(发病过程、病情、治疗过程、治疗方法等)及其他相关信息。共计 11 个危险因素和 14 项结局变量。随访队列中 9 年共发生 GI 并发症 66 例。

结果：单因素分析发现共有 5 个危险因素对预测患者出现 GI 并发症有意义，包括年龄、透析、左心室肥厚、应用抗凝药和急救处理(urgency of procedure)，见表 21-5。

表 21-5 单因素分析 CABG 术后 GI 并发症发生风险的预测因素

因　素	发生 GI 并发症者 (病例组)	未发生 GI 并发症者 (对照组)	P　值
年龄(mean±SD)	71.27±7.78	66.05±10.51	<0.001
吸烟	34/58 (59%)	188/302 (62%)	0.602
既往 GI 病史	18/66 (27%)	72/328 (22%)	0.347
正在应用抗凝药	41/65 (63%)	137/329 (42%)	0.002
透析	3/66 (5%)	2/329 (0.007%)	0.009
左心室肥厚	46/62 (74%)	197/329 (60%)	0.04
急救处理	25/62 (40%)	78/301 (26%)	0.022
合并糖尿病	19/66 (29%)	97/328 (30%)	0.898
合并慢性阻塞性肺疾病	14/66 (21%)	40/329 (12%)	0.051

进一步经多因素分析表明：年龄 >70 岁、急救处理、透析可使 GI 并发症的发生风险增加 3 倍以上。另外，发生 GI 并发症的患者比对照组有更长的住院时间、ICU 停留时间、心肺肾神经系统并发症等不良结局事件，见表 21-6。

表 21-6 单因素分析 CABG 术后 GI 并发症对住院期间结局事件的影响

结局事件	发生 GI 并发症者 （病例组）	未发生 GI 并发症者 （对照组）	P 值
住院时间(mean±SD,天)	28.84±30.19	7.57±4.41	<0.001
ICU 停留时间(mean±SD, h)	355.64±598.39	47.97±97.58	<0.001
手术并发症	7/62 (11%)	18/329 (5%)	0.086
病死率	20/66 (30%)	15/319 (5%)	<0.001
神经系统并发症	37/66 (56%)	41/308 (13%)	<0.001
肺部并发症	55/66 (83%)	101/330 (31%)	<0.001
肺动脉高压	9/61 (15%)	24/297 (8%)	0.101
肾脏并发症	34/66 (52%)	17/330 (5%)	<0.001
二次手术出血	1/66 (2%)	13/330 (4%)	0.33
胸部伤口感染	8/66 (12%)	4/330 (1%)	<0.001

结论：CABG 术后，急救处理、年龄＞70 岁、透析会显著增加 GI 并发症概率；GI 并发症出现对患者预后具有更负面的影响。

利用一定时期临床某种疾病累积病例或健康监测(surveillance)资料建成队列，辅以一定设计要求和相关检测，开展以临床为基础的巢式病例-对照研究，较为经济可行。总之，以医院为基础的巢式病例-对照研究潜力较大。

第二节 病例-队列研究

（一）概述

1986 年 Prentice 著文提出，巢式病例-对照研究虽然结合了队列研究和病例-对照研究的长处；但如果在此队列基础上开展多项研究，每次研究均要选取对照，比较麻烦；况且按配对条件选取的对照，对全队列可能代表性不强，有违病例-对照研究前提。因此，提出在队列建立后，以随机抽样方法或分层随机抽样从队列中抽出一个有代表性的子队列为对照，可解决对照的代表性不佳以及重复选取对照的麻烦；病例组、对照组可能出现的某些不可比因素可通过统计调整解决，命名为病例-队列研究(case-cohort study)。

（二）基本原理

其设计模式如图 21-1。

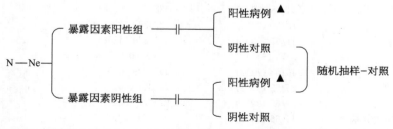

图 21-1 病例-队列研究设计模式图

N：研究对象，Ne：合格的研究对象

资料的整理和统计分析如表 21-7。

表21-7 病例-队列研究统计分析四格表

暴露因素	病例组(1、2、3…)	对照组(子队列)	合 计
+	$a_{(1,2,3\cdots)}$	b	a+b
−	$c_{(1,2,3\cdots)}$	d	c+d

$$OR = ad/bc$$

（三）应用范围

病例-队列研究的应用范围基本与病例-对照研究和队列研究一致。但是,由于该设计方案中不同疾病的病例组共用一个对照组,就可以在一个队列内同时进行多种疾病的病因学研究。

（四）研究实例

实例:河南林县人群血清硒水平与上消化道癌症关系的研究(J Natl Cancer Inst,2000；92:1753)。

为探讨人群血清硒水平与上消化道癌症的关系,中国医学科学院肿瘤研究所联合美国国立卫生研究院(NIH)等专业机构在我国河南省林县开展了一项病例-队列研究。以林县4个乡镇年龄在40～69岁之间的男女共29 584人作为研究队列,对全员进行基线调查,体检排除现患癌后,各抽血10 ml保存备用。采取分层整群抽样法,抽出1 062人作为子队列即对照组。随访期为1985年至1991年,从全队列中共发现各种上消化道癌症1 179例,其中食道癌640例,胃贲门癌435例,其他胃癌104例。排除血样不够或其他原因不合格者100例后,实得1 079例作为病例组。各病例组与对照组人群在年龄、性别之间均衡可比(表21-8)。

表21-8 病例组和子队列对照组之间的年龄、性别分层比较

	对照组 （子队列）	不同癌症病例组		
		食道癌	胃贲门癌	其他胃癌
男性				
平均年龄(SD),岁	57.47 (0.23)	57.67 (0.45)	57.86 (0.46)	59.50 (0.86)
≤50	88	52	37	8
50～60	262	118	117	25
>60	230	116	85	33
小计	580	286	239	66
女性				
平均年龄(SD),岁	54.99 (0.26)	55.21 (0.48)	56.38 (0.57)	55.10 (1.69)
≤50	129	88	36	6
50～60	207	123	77	10
>60	146	93	50	5
小计	482	304	163	21
男女合并				
平均年龄(SD),岁	56.35 (0.25)	56.41 (0.33)	57.26 (0.36)	58.44 (0.79)
总计	1 062	590	402	87

抽出病例组和对照组血样进行硒水平测定,测定结果分为低硒、中低硒、中硒、高硒四级,用COX比例风险模型分别计算 RR 及其95%可信区间,以低硒组 RR 为1,结果如表21-9。

表 21-9 血清硒水平与上消化道癌症发病风险关系(RR,95%CI)

癌症类型	低硒组	中低硒组	中高硒组	高硒组	P
食道癌	1	0.84(0.66~1.07)	0.66(0.52~0.83)	0.56(0.44~0.71)	<0.01
胃贲门癌	1	0.75(0.55~1.03)	0.55(0.40~0.77)	0.47(0.33~0.65)	<0.01
其他胃癌	1	1.20(0.62~2.29)	1.08(0.56~2.06)	1.07(1.55~2.08)	0.96

结果显示,血清硒水平高低与当地食管癌和胃贲门癌发病风险呈明显负相关,缺硒可能是林县上述两种癌症发病率高原因之一,而补硒应列入预防措施中。

巢式病例-对照研究和病例-队列研究虽然都是在队列研究基础上或以一个现成的队列为基础而开展的研究,因后期标本检测和资料处理选择了较小样本,故使研究费用、人力都大为降低,而所获结果与全队列研究结果往往无重要差异。因此在临床和流行病学研究中应用越来越广泛。

第三节 病例-家庭对照研究

一、概述

探索致病基因对阐明疾病的发病机制、确定治疗与预防措施等都具有非常重要的参考价值。连锁分析(linkage analysis)是常用的致病基因定位方法,对于许多符合孟德尔遗传规律的单基因疾病,这种方法非常有效,但对于病因复杂多样的疾病(如糖尿病、冠心病和肿瘤等),由于疾病易感性基因的外显率较低,并且可能是多个基因联合作用而致病,所以连锁分析在多基因遗传疾病易感基因定位研究中的作用非常有限。以人群为基础的关联研究(population-based association study)是连锁分析之外的另一种用来研究特定遗传标志物(genetic marker)与疾病关联的一种方法。近年来,以家系为基础的关联研究(family-based association study)逐渐得到了广泛的应用,常见的病例-家庭对照研究(case-family control study)方法包括病例-父母对照研究和病例-同胞对照研究两种类型。

(一)病例-父母对照研究

病例-父母对照研究(case-parental control study)是以病例的父母双亲为对照,寻找与疾病发生相关的遗传标志或者与之相邻位点上存在连锁不平衡的等位基因,评估环境暴露与基因之间的交互作用。又称为病例-父母三重研究(case-parent trios study)。该类研究设计有以下几个显著特征。

(1)通过使用该设计,可减少由于不同人群遗传结构差异所造成的偏倚,这正是传统病例-对照研究所不能解决的问题。

(2)病例的父母亲比随机在人群或医院中选择的对照具有更高的参与率。

(3)分析方法选用恰当时,病例-父母对照研究设计可以更好地研究基因与基因间、基因与环境因素间的交互作用,而且所需的样本含量较小。

(4)应用该设计方案需要满足两个前提条件,一是所研究人群的遗传方式服从孟德尔遗传规律,也称为 Hardy-Weinberg 定律;二是所研究的遗传和环境因素相互独立。

（5）当所研究的人群不存在遗传结构差异时,病例-父母亲对照研究检验遗传和环境的交互作用效能等于或者高于传统的病例-对照研究。但是当存在潜在的差异时,该设计就要明显优于传统的病例-对照研究设计。

（6）在研究基因与环境联合作用时,病例-父母对照研究可以检测出遗传因素的作用或者与环境的交互作用,但不能单独评价环境因素的作用。

（二）病例-同胞对照研究

病例-同胞对照研究（case-sibling control study）是以患者及患者未患病的同胞作为研究对象,对其进行基因分型调查,通过比较同胞的等位基因或者基因型,探索遗传因素是否与疾病发生相关联。该类研究设计有以下几个显著特征。

（1）对照的资料容易获得。对于许多晚年发作的疾病,选择未发病的同胞比选择患者双亲更容易。

（2）选择患者的同胞作为对照,可以避免人群分层所导致的偏倚。

（3）该设计可以增加资料的质量。由于同一家系里有多个成员填写调查表,因此研究者可以交叉验证患者和同胞所填调查表的某些信息是否一致。

（4）同胞年龄相差较大时,应将年龄作为协变量加以控制。

（5）容易匹配过度。由于同胞对的基因来源于相同的亲代,因而患者和未发病的同胞之间等位基因频率的差别要小于随机人群中抽取的发病和未发病者之间的差别。

二、基本原理

（一）病例-父母对照研究

其基本原理就是以没有关联的患者及其双亲为研究对象,对患者及其父母进行基因分型,并且收集患者的环境因素暴露资料,评估环境致病因素与基因型之间的交互作用。相关的统计学分析方法主要有以下两种。

1. 单体型相对风险法（haplotype relative risk，HRR） 就是从有一个受累子女的核心家系中抽样,以双亲未传递给子女的基因型作为一种虚拟对照,比较患者本身的等位基因的分布和虚拟对照的等位基因的分布,从而估计遗传标记与疾病之间相对风险的一种方法。HRR 分析数据整理见表 21-10。

表 21-10　HRR 分析数据整理表

病 例 基 因 型	虚拟对照基因型		合　　计
	$M_1 M_1$、$M_1 M_2$	$M_2 M_2$	
$M_1 M_1$、$M_1 M_2$	a	b	n_1
$M_2 M_2$	c	d	n_2
合　　计	n_3	n_4	n

在核心家系中,以 P_1 表示受累子女至少携带一个易感等位基因 M 的概率,P_2 表示虚拟对照中至少携带一个易感等位基因 M 的概率。则：$OR = ad/bc$。

2. 传递不平衡检验法（transmission disequilibrium test，TDT） 这种方法评价杂合子型双亲在传递变异等位基因给发病子女时,其传递率是否偏离服从孟德尔遗传规律且没有连锁时的期望传递率。TDT 分析数据整理方法见表 21-11。

表 21-11　TDT 分析数据整理表

传递的等位基因	未传递的等位基因		合　计
	A₁	A₂	
A₁	a	b	W
A₂	c	d	X
合计	Y	Z	N

表 21-11 中,b 为双亲传递 A₁ 的例数,c 为双亲传递 A₂ 的例数。TDT 的计算公式为:
$$TDT=(b-c)^2/(b+c)$$

(二)病例-同胞对照研究

由于患者及其同胞具有相似的遗传背景,因此一些学者提出了使用同胞作为对照来研究疾病关联的一种新设计。其原理就是以患者未患病的同胞作为对照,通过比较同胞的等位基因或者基因型差异,来检测遗传标志物与疾病位点基因关联或者连锁。统计学分析方法主要有以下 2 种。

1. 同胞-传递不平衡检验法(s-TDT)　将每个家系的资料整理为表 21-12。其中,在每个同胞对中,a 表示患者数目,u 表示未患病同胞数目,则所有的同胞数 $t=n+u$。r 表示基因型为 1/1 的数目,s 表示基因型为 1/2 的数目。

表 21-12　s-TDT 分析数据整理表

患病状态	同 胞 数			合　计
	1/1	1/2	2/2	
患病	n_{1i}	n_{2i}	—	a_i
未患病	n_{3i}	n_{4i}	—	u_i
合　计	r_i	s_i	—	t_i

s-TDT 的计算公式为:

$$Z = (Y-A)/\sqrt{Var} \qquad (式 21-1)$$

其中:

$$Y = \sum (n_{1i} + n_{2i}) = \sum a_i \qquad (式 21-2)$$

$$A = \frac{\sum (2r_i + s_i)a_i}{t_i} \qquad (式 21-3)$$

$$Var = \sum au[4r(t-r-s) + s(t-s)]/[t^2(t-1)] \qquad (式 21-4)$$

2. 表型不一致同胞对分析(discordant sib pair analysis, DSP)　常见的有等位基因(基因型)计数法(allele and genotype counting statistics)等。

假设遗传标志位点有 m(≥2)个等位基因。当遗传标志与疾病没有关联时,等位基因在患者和同胞中的计数应该是相等的。因此,该方法通过比较患者及其同胞易感等位基因的计数来检测遗传标志与疾病的关联。

采用两种等位基因计数方法,计数法 1 计算所有的等位基因的数目,计数法 2 只计算患者和同胞遗传标志不同时的等位基因数目。n_{1j} 表示 n 个患者中等位基因 $j(1 \leq j \leq m)$ 的个数，n_{2j} 表示在未发病的同胞中该等位基因的计数。将资料整理为表 21-13。

表 21-13　等位基因计数法分析数据整理表

同胞对编号	患者基因型	同胞基因型	等位基因计数			
			计数法 1		计数法 2	
1	1/1	1/1	1,1	1,1	-	-
2	1/1	1/2	1,1	1,2	1	2
3	1/1	2/2	1,1	2,2	1,1	2,2
4	1/2	1/1	1,2	1,1	2	1
5	1/2	1/2	1,2	1,2	-	-
6	1/2	2/2	1,2	2,2	1	2

三、应用范围

随着分子生物学技术和人类基因组计划的发展，基于家系以患者双亲、同胞等为对照的关联研究得到了越来越多的应用，如先天性唇腭裂、精神分裂症、高血压等疾病，为检测与发病有关的遗传作用发挥了重要的作用。近年来也有采用病例-同胞对照研究进行环境因素与疾病之间关联的研究，如在母乳喂养与 1 型糖尿病关系的研究中，Alves JG 等人以患 1 型糖尿病的儿童为病例组（123 例），未患该病的患儿同胞（123 例）为对照组，回顾性调查了母乳喂养、孕周、出生体重和免疫状况等因素，结果发现未患病组儿童的母乳喂养时间明显长于患病组。研究者认为，与传统的病例对照研究相比，该设计的病例与对照遗传背景和生活环境一致，大大减少了潜在的混杂偏倚。

四、研究实例

实例：干扰素调节因子 6（IRF6）基因多态性与先天性唇（腭）裂关联的病例-父母对照研究（Cleft Palate Craniofac J，2013 Mar 19，DOI：10.1597/12-234）。

我国先天性唇（腭）裂的发生率约为 14.2/万，高于世界平均水平。目前认为其发病是由于遗传和环境因素综合作用的结果。最近一些研究发现干扰素调节因子 6（IRF6）基因的变异可能是重要的遗传因素之一，但研究结果还存在争议。为了探索 IRF6 单核苷酸（SNPs）$rs2235371$ 和 $rs642961$ 的变异与先天性唇（腭）裂发生的关联，北京大学公共卫生学院联合沈阳中国医科大学附属盛京医院通过辽宁省出生缺陷登记系统收集到先天性唇（腭）裂患者 106 例，同时收集到患者的父亲 97 例，母亲 101 例，患者及其父母三方均收集齐的共计 89 例，然后开展了此项病例-父母对照研究。通过收集患者及其父母外周血 5～10 ml，提取基因组 DNA，$rs2235371$ SNP 的基因分型采用 PCR-RFLP 法（PCR-restriction fragment length polymorphism），$rs642961$ 基因多态性采用 ARMS-PCR 法（amplification refractory mutation system-PCR），然后通过传递不平衡检验法（TDT）等统计学方法进行关联分析。

结果：病例组 $rs2235371$ 和 $rs642961$ 基因型和等位基因频率明显高于对照组（表 21-14），进一步通过传递不平衡检验表明（TDT）$rs2235371$ 的主要等位基因（G）和 $rs642961$ 的次位等位基因（A）在病例与其父母亲三方之间的传递存在明显的不平衡性（$P <$

0.05),见表 21 - 15。

表 21 - 14　病例和父母亲 IRF *rs*2235371 和 *rs*642961 基因位点分布比较

家庭成员	*rs*2235371 基因型频率,n,(%)			*rs*642961 基因型频率,n,(%)		
	GG	GA	AA	GG	GA	AA
子女(病例)	57 (53.8)	45 (42.4)	4 (3.8)	31 (35.2)	36 (40.9)	21 (23.9)
父亲	44 (45.4)	45 (46.4)	8 (8.2)	42 (47.7)	29 (33.0)	17 (19.3)
母亲	51 (50.4)	35 (34.7)	15 (14.9)	33 (37.5)	38 (43.2)	17 (19.3)

表 21 - 15　先天性唇(腭)裂患者与其父母间等位基因传递的 TDT 检验

分　　组	*rs*2235371 A 等位基因		P	*rs*642961 A 等位基因		P
	传　递	未传递		传　递	未传递	
唇(腭)裂	48	68	0.024*	78	57	0.014*
唇裂	19	30	0.071	45	31	0.038*
唇裂合并腭裂	33	36	0.533	33	26	0.248

注：* ：$P<0.05$。

结论：作者认为该结果进一步明确了 IRF *rs*642961 和 *rs*2235371 基因多态性在中国北方地区先天性唇(腭)裂发生中的病因作用。本研究设计以患者为病例组,其父亲和母亲为对照组,克服了仅有普通人群为对照可能出现的人群分层的影响,增加了结论的可靠性。

第四节　病例-病例研究

(一) 概述

在病例-对照研究中,有时选择合适的对照颇为不易,特别是在分子流行病学研究中,从无疾病的对照中去获取某种生物标本在医学伦理上存在争议。

既往流行病学病因研究中,偏重于病原学和环境因素的作用。近年来,随着遗传流行病学和分子生物学技术的发展,人们日益重视疾病的遗传病因、遗传易感性,特别是遗传因素与环境因素交互作用的研究,并发现这些作用在诸多疾病的病因中均具有重要意义。经典病例-对照研究固然可以用于分析遗传因素与环境因素的交互作用,但国外流行病学和统计学专家发现并论证了不用专门对照组,而通过对一组环境因素、易感性基因型暴露与否的 4 种不同组合病例数的计算分析,同样可以用于研究疾病的遗传、环境的交互作用,病例-病例研究(case-case study) 即由此而提出。

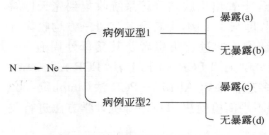

图 21 - 2　病例-病例研究设计模式图

N：研究对象,Ne：合格的研究对象

(二) 基本原理

1. 设计模式　如图 21 - 2。

2. 资料的整理和统计分析　如表 21 - 16。

表 21-16　病例-病例研究统计分析四格表

暴露因素	病例		合计
	亚型 1	亚型 2	
+	a	b	a+b
−	c	d	c+d

$$OR = ad/bc$$

3. 遗传、环境交互作用分析的统计学基础　传统的病例-对照研究遗传、环境交互作用的基本模式如表 21-17。

表 21-17　传统病例-对照研究中基因、环境因素交互作用分析

环境因素暴露	易感性基因型	病例	对照	OR
+	+	a	b	$OR_{ge}=ah/bg$
+	−	c	d	$OR_e=ch/dg$
−	+	e	f	$OR_g=eh/gf$
−	−	g	h	1

表中 OR_{ge} 为环境、基因的联合作用，OR_e、OR_g 分别为环境因素、基因的主效应。

相加模型 $OR_{ge} \geqslant (OR_g + OR_e - 1)$，相乘模型 $OR_{ge} \geqslant (OR_g \times OR_e)$。

相乘模型交互作用指数（synergic index of mutiplication，SIM）的计算公式为：

$$SIM = OR_{ge}/(OR_g \times OR_e) = (ah/bg)/(ch/dg) \times (eh/gf) = (ag/ce)/(bh/df)$$

但在病例-病例研究中，遗传、环境交互作用指相乘模型，其指数计算公式应为：$OR = OR_{ge}/(OR_e \times OR_g) \times Z$

式中 Z 为病例-对照研究中对照组暴露比数与易感基因比数之比，如果病例-病例研究的基本假设即基因型与暴露是相互独立的，则 Z 接近于 1，故 $OR = SIM = OR_{ge}/OR_e \times OR_g$，在病例-病例研究中，其遗传、环境交互作用 OR 值如表 21-18。

表 21-18　病例-病例研究中基因环境交互作用分析

暴露	易感性基因型	
	+	−
+	a	b
−	c	d

$$OR = ad/bc$$

为了检验此统计模型的正确性，现以 Hwang 等关于母亲吸烟、先天性唇（腭）裂与 TGFα (transforming growth factor alpha) Taq1 基因多态性关联的资料为例，予以说明。从表 21-19 中可知，按病例-对照研究，$SIM = OR_{ge}/OR_e \times OR_g = 5.5/(0.9 \times 1.0) = 6.1$；按病例-病例研究，其 $OR = (36 \times 13)/(13 \times 7) = 5.1(95\%CI：1.5 \sim 18.5)$，此值与病例-对照研究的 SIM6.1 较为接近。表 21-19 中对照组吸烟与 Taq1 关系的 $OR = (167 \times 11)/(34 \times 69) = 0.78$，结果说明基因型与暴露因素独立的假说是合理的。

表 21-19　母亲吸烟和 Taq1 多态性交互作用分析

吸　烟	Taq1 多态性	病 例 数	对 照 数	*OR*	95%*CI*
－	－	36	167	1.0	
－	＋	7	34	1.0	0.3～2.4
＋	－	13	69	0.9	0.4～1.8
＋	＋	13	11	5.5	2.1～14.6

（Hwang SJ, et al. Am J epidemiol, 1995）

4. 方法要点及主要特征

（1）病例-病例研究对病例的选择要求如同传统病例-对照研究,以人群为基础的新发病例为首选,这样可使其研究结果的外推性较好。选取一定时期连续新发病例可减少选择偏倚。研究病例如果来自医院现患病例则可能引入某些偏倚,如入院率偏倚。

（2）病例-病例研究假设是基因型应与研究的暴露或环境因素独立,或不影响环境因素的暴露。虽然在多数情况下,此研究假说是能成立的,但有时某些基因型会促进或减少某种环境因素的暴露。例如与乙醇代谢相关的乙醇脱氢酶的变异,被认为是乙醇中毒和酒精中毒性肝病的危险因素。脱氢酶迟缓型代谢基因变异的人饮酒后更易发生颜面潮红反应,因而趋于少饮酒,故在不同人群中,乙醇脱氢酶的多态性与酒精暴露呈负相关。

（3）不宜应用病例-病例研究进行不同环境因素之间的交互作用分析,因为基因型或遗传因素与环境因素之间相互独立的情况比较多见,但不同环境因素之间互相独立的情况则很少见,故病例-病例研究用于不同的非遗传因素的交互作用价值较低。

（4）病例-病例研究的主要优势在于无须专门选择对照组,避免了对照选择不当引起的偏倚和标本收集检测的诸多问题,而且就研究所需病例组样本数而言,也少于传统病例-对照研究,且交互作用估计值精确度较高。

（5）病例-病例研究的局限性主要在于仅能研究遗传因素、环境因素的交互作用,而不能分析遗传、环境因素的主效应或其单独效应。交互作用中也只能分析其相乘模型作用,而不能分析其相加模型协同作用。

（三）应用范围

病例-病例研究主要用于同一种疾病不同病理类型间的不同遗传和环境危险因素探讨,也可用于疫苗效果评价、耐药性和遗传易感性分析等方面。

（四）研究实例

实例:乳腺癌不同亚型与哺乳和孕产次数关联的病例-病例研究（PLoS One,2012,7:e40543.）。

既往报道患乳腺癌的妇女如果雌激素（ER）和孕激素受体（PR）均呈阳性（ER＋/PR＋）,其对激素的治疗反应性和预后均好于 ER－/PR－者,提示这两类乳腺癌的病因可能不同。因此,Redondo 等学者在西班牙开展了一项病例-病例研究。该项研究收集了 1997—2010 年在该地区住院具有病理诊断的 510 例乳腺癌患者,收集其怀孕史、生育史、哺乳史、绝经史、一级亲属乳腺癌史等资料,采用免疫组织化学法（IHC）进行 ER、PR 和 HER2 病理学检测,将 ER＋/PR＋/HER2－定义为 luminal A 亚型,ER＋/PR＋/HER2＋为 luminal B 亚型,ER2－/PR2－/HER2＋为 non-luminal 亚型,ER2－/PR2－/HER2－为 TNBC 亚型。

结果:共有 405 例完成了 ER、PR 和 HER2 指标的检测。71% 为 luminal A,14% 为

luminal B,10% 为 TNBC,5% 为 non-luminal。以 162 例 luminal A 亚型乳腺癌为第一组病例,以 35 例 TNBC 乳腺癌为第二组病例,经多因素 logistic 回归分析表明,哺乳时间长于 7 个月在 TNBC 组明显低于 luminal A 组($OR = 0.25,95\% CI:0.08 \sim 0.68$)。与 luminal A 亚型乳腺癌相比,孕产次数≤2 次和≥3 次但喂奶时间在≥7 个月以上可明显降低发生 TNBC 乳腺癌的风险($OR = 0.09,95\% CI:0.005 \sim 0.54$),见表 21 - 20。

表 21 - 20　不同亚型乳腺癌与哺乳时间和孕产次数关联的分析

	luminal A(n=162)	TNBC(n=35)	OR(95% CI)	P
	n(%)	n(%)	Multivariate	
孕产次数≤2 次				
未哺乳	53 (82.8)	11 (17.2)	1	
哺乳<7 个月	62 (82.7)	13 (17.3)	0.92 (0.36~2.40)	
哺乳≥7 个月	47 (97.9)	1 (2.1)	0.09 (0.005~0.54)	0.009
孕产次数≥3 次				
未哺乳	23 (82.1)	5 (17.9)	1	
哺乳<7 个月	7 (87.5)	1 (12.5)	0.88 (0.04~8.37)	
哺乳≥7 个月	42 (91.3)	4 (8.7)	0.37 (0.08~1.65)	0.406

　　结论:通过采用病例-病例研究表明,与 luminal A 亚型乳腺癌相比,哺乳持续时间较短,尤其是在孕产次数较少时,TNBC 亚型乳腺癌发生的风险更大。

第五节　病例-交叉研究

(一) 概述

　　临床上有许多诱发因素导致的突发事件值得研究,明确诱发因素有利于突发事件的预防,如心肌梗死等。对于这些事件的诱发因素,虽可用传统病例-对照研究,但对照选择不易,如从健康人群中选择对照,愿意合作应答者甚少;从急诊住院患者中选择对照,又往往因某些特征过于集中而产生选择偏倚,而免除选择对照的麻烦和偏倚,正是病例-交叉研究的特性。患者自身对照不需要考虑年龄、性别、文化水平乃至性格类型、对环境变化的反应性等的差异,而这些因素在风险期和对照期又有较好可比性。基于伤病者在有限期间,自身应是最好的对照,故 Maclure(1991)提出一种病例-交叉研究(case-crossover study)设计方法。

(二) 基本原理

　　这种方法的基本步骤如下。

　　(1) 根据研究的目的及其事件可能的相关因素、临床经验和文献资料,确定一个急性事件发作的风险期(hazard period),即可疑危险因素暴露至急性事件发生之间的诱发期(induce period),风险期也可在调查资料分析中选定。如 Mittleman 等研究者在一项关于强体力活动诱发急性心肌梗死的调查资料分析中发现,发作前 1 小时为风险期,所得相对危险度最高,2~5 小时相对危险度明显下降,且趋于稳定,故将风险期选定为心肌梗死发作前 1 小时(图 21 - 3)。

　　研究者仔细调查了患者急性事件发作前风险期内的暴露状况(强度、持续时间等);作为对照,同样调查患者急性事件发生前一天相当于风险期的暴露情况,如风险期为 1 h,则调查

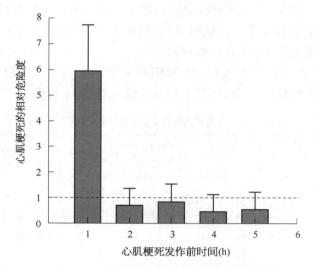

图 21 - 3 不同诱发期的心肌梗死危险性

发作前 24～25 h 时段的暴露强度和持续时间,按自身配对做统计分析。如风险期选定为 2 h,则对照时段为发作前 24～26 h,也可调查患者急性事件发作前 1 周、1 个月、1 年内暴露的次数、持续时间、水平,以达到一定水平才计为暴露,换算成人时暴露次数,计算相对危险度(图 21 - 4)。

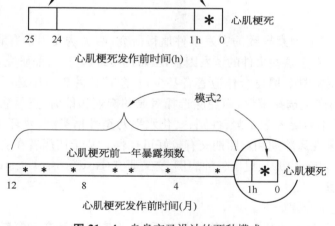

图 21 - 4 自身交叉设计的两种模式

当使用第一种模式,风险期较短(如 1 至数小时),取风险期、对照期相等时,可将调查病例两时段暴露史按配对设计方式归纳成四格表。

(2)用专门的设计表对患者在风险期、对照期内研究因素的暴露频数、水平等尽可能做无偏倚的面谈或通过电话完成。调查员必须经严格培训后上岗,调查时间应尽可能在事件发生诊断基本确定后,如患者本人因伤病重不适于做调查对象,也可以其最了解情况的亲友代之。

(3)调查资料经审查核实后输入计算机以相应软件统计分析之。若调查的为一个风险期和一个相等的对照期,则按表 21 - 21 配对对照研究模式计算其 *OR* 值等相关指标。

表 21-21　病例-交叉研究资料归纳模式

对照期暴露	风险期暴露	
	+	−
+	a	b
−	c	d

$$OR = c/b$$

若使用第二种对照,即以急性事件发作前 1 周、1 个月或 1 年内研究因素通常暴露频数为对照资料,则应按分层分析方法,以每个病例风险期暴露人时、对照期非暴露人时作为一个层,然后按 OR_{MH} 方法计算相对危险度估计值。

(三) 应用范围

主要是用于研究某种或某些危险因素短暂暴露触发急性临床事件,如脑梗死、脑出血、心肌梗死、猝死、消化道出血、交通事故伤、自杀等。

(四) 研究实例

实例:强体力活动引发急性心肌梗死的研究(N Engl J Med,1993,329：1677-1683)。

虽然关于强体力活动可引发急性心肌梗死已有文献描述,但强体力活动作为危险因素的有对照的研究、强体力活动至心肌梗死发生的时间以及通过定期体力活动能否降低其危险性等均未见报告。

为探讨这些问题,研究者从确诊的心肌梗死病例中收集他们心肌梗死发作前 1 小时以及对照期的体力活动情况,进行统计分析。这是一项多中心协作研究,在研究的组织过程中严格培训调查员,对所在医院新入院并符合纳入标准的心肌梗死病例共 1 288 例,调查了他们发病前 1 h 内和 1~26 h、1 年内的体力活动,包括活动的持续时间、活动时刻(钟表时间)、活动强度。并按统一的分级标准评定其活动强度级别(共分 1~8 代谢当量级),最高强度达 6 个代谢当量或更高时,评为强体力活动。统计分析按两种病例-交叉研究设计分别用配对对照和 Mantel-Haenszel(MH)分层分析法进行。

(1) 50 例心肌梗死仅在发作前 1 小时(风险期)有强体力活动史,仅在 1 天前同 1 小时(对照期)内有强体力活动史者 9 例,风险期和对照期均有强体力活动史者 4 例。标准配对对照分析得相对危险度为 5.6,95%CI:2.7~12.8。

(2) 以 1 年内强体力活动频数作为对照值作分层分析,得心肌梗死前 1 小时强体力活动的相对危险度为 5.9(95%CI:4.6~7.7),见表 21-22。除心肌梗死前 1 小时的强体力活动外,心肌梗死前第 2~3,第 4~5 小时的相对危险度均无统计学显著性,说明风险期为 1 h。

表 21-22　体力活动史与发作前 1 h 强体力活动诱发心肌梗死的相对危险性

	例　数	心肌梗死前 1 h 体力活动例数	OR(95%CI)	P
全部病例	1 288	54	5.9(4.6~7.7)	
重体力活动频数(次/周)				
<1	1 027	19	107(67~171)	
1~2	68	10	19.4(9.9~38.1)	<0.001
3~4	40	6	8.6(3.6~20.5)	
≥5	93	19	2.4(1.5~3.7)	

（3）既往每周强体力活动次数与心肌梗死相对危险性关系如表21-22,图21-5。可见,随着每周强体力活动次数增加,风险期内强体力活动诱发心肌梗死的相对危险性逐渐下降,并有明显的剂量效应关系,表明平时体力活动有利于降低由强体力活动诱发的心肌梗死。

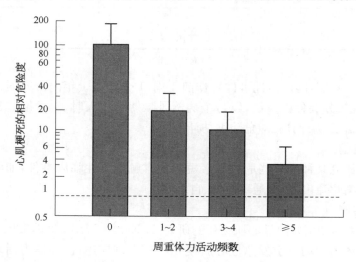

图 21-5 既往重体力活动水平及重体力活动诱发心肌梗死的危险性

在上述"心肌梗死发作因素研究"中,根据情绪应激可能诱发心肌梗死的既往描述性报告,同时还较深入研究了愤怒诱发急性心肌梗死问题。研究对象为43所医院或医疗中心就诊的1 623例符合纳入标准的确诊心肌梗死患者,由调查员根据统一的愤怒分级标准(共分7级),以5级或更高者为愤怒史阳性,时间为心肌梗死前26小时内和既往1年内愤怒的频数。为了对愤怒强度评分量化,使用人格状态特征量表(State-Trait Personality Inventory, STPI)调查了881例心肌梗死患者发作前2 h和前1天的STPI评分,评分高于75％分位者为暴露阳性。根据不同诱发期的相对危险度计算结果,确定以心肌梗死发作前2 h为风险期。对照数据为:心肌梗死前1年内愤怒发生的频数;与风险期相对应的1天前的2 h(即心肌梗死发生前24～26 h期间的暴露情况)。资料统计分析方法同前。危险因素修饰作用分析是通过修饰因子不同水平分层计算愤怒诱发心肌梗死的相对危险度。

（4）结果

1）根据以年度愤怒暴露频率为对照计算,心肌梗死前2 h内为诱发期的相对危险度明显升高,时间再长(心肌梗死前3～5 h)则接近于1,表明诱发期在2 h内。故以后的分析均以2 h为风险期,此时的相对危险度为2.3(95％CI:1.7～3.2)。

2）以心肌梗死发作前1天的对照期暴露与否计算,36例仅在风险期暴露,9例仅在对照期暴露,3例在风险期和对照期均有暴露。标准配对对照分析计算,相对危险度为4.0(95％CI:1.9～9.4)。

3）人格状态特征评分资料分析。风险期愤怒分级与STPI愤怒评分呈中等、但统计学显著相关($r = 0.25, P = 0.03$)。结果提示,愤怒亚组和焦虑亚组患者风险期和STPI评分均值均明显高于对照期,而好奇亚组则无差别。

4）相对危险性修饰因子分层分析:在年龄、性别、临床其他疾病史、用药史等因素中,仅既往心肌梗死和服用阿司匹林的修饰作用具有统计学意义。未用阿司匹林亚组,愤怒后2小时内诱发心肌梗死的相对危险度为 2.9($95\%CI$：2.0～4.1），而服用阿司匹林亚组则为 1.4（$95\%CI$：0.8～2.6）。

　　研究者认为病例-交叉研究虽然也可能存在某些回忆偏倚，但由于调查的是 5 级以上高强度的愤怒，不易遗忘，两种对照(24 h 前对照期，年内平均暴露次数），两种量化方法（愤怒亚组划分和 STPI 评分)所得结果近似，也表明偏倚不大，结果可靠。自身对照两比较时段在被研究的慢性暴露因素是一致的，同一病例对调查表的理解，反应性也不会有很大差别，减少了误差。

（闫永平　李良寿　王　波）

第二十二章 横断面研究

第一节 概 述

(一) 概念

横断面研究(cross-sectional study)又称现况研究,是在特定的时间内研究特定范围的人群中疾病或健康状况的分布,并描述有关因素与疾病或健康状况关系的一种流行病学研究方法。即调查某一时间断面,某一特定范围人群中的个体是否患病、是否具有某些因素(或特征)以及疾病和因素分布的特征及其相互关系,为深入研究提供线索和病因学假设。

由于从时间上来说,横断面研究收集的资料局限于特定的时间断面,所以称横断面研究(cross-sectional study)或横断面调查。从观察分析指标来说,由于这种研究所得到的结局指标一般为特定时间内调查人群某种疾病或因素的现患频率,故也称之为现患率研究(prevalence study)。

(二) 类型

根据横断面研究所涉及的研究对象的范围大小,可分为普查和抽样调查。普查就是全面调查,抽样调查是指某个人群总体中按照一定原则随机抽取部分有代表性的个体进行调查。普查和抽样调查的概念、目的及用途将在横断面研究的主要设计和实施主要步骤中讲解。

(三) 模式

设计模式:如图 22-1。

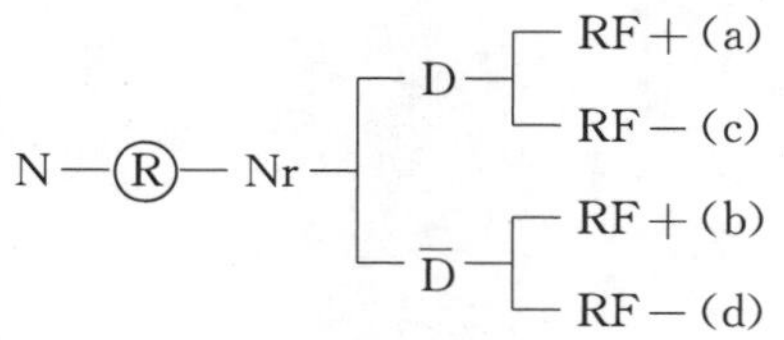

$$N-\textcircled{R}-Nr \begin{cases} D \begin{cases} RF+ (a) \\ RF- (c) \end{cases} \\ \bar{D} \begin{cases} RF+ (b) \\ RF- (d) \end{cases} \end{cases}$$

图 22-1 横断面调查设计模式图

N:调查的整体对象;⑧:调查时的随机抽样;Nr:随机抽取的
调查对象;D:调查时现患病者;D̄:调查时未患病者;RF+:有
某种危险因素暴露者;RF-:无该种危险因素暴露者

(四) 特点

(1) 横断面研究一般不设对照组:横断面研究在设计和资料收集阶段不需要设立专门的对照组,而是根据研究目的确定研究对象后,调查每一个研究对象在某一特定时点的暴露与疾病状态;然而,可在资料整理与分析阶段根据研究对象的暴露特征或疾病状态进行分组比较。

(2) 具有明确的研究时点或时期：横断面研究所关心的是某一时点上或某一特定时期内，某人群中疾病与健康状况、暴露与疾病的联系等。因此，收集资料的时间应尽可能地限制在某一时点或者很短的时期内，如人口普查的时点定于 7 月 1 日 0 时。设定较为严格的时点的目的是保证在调查和收集资料期间，所研究的疾病状态或影响因素不会发生太大变化，以获得较为准确的人群患病或暴露状况。

应该注意的是，横断面研究对每一个体来说，具体的调查时间例如测量血压、体重，并诊断是否患有冠心病的时间不是横断面研究的时点或期间，具体的调查时间应在该横断面研究的时点或时期范围内，或者是具体调查在横断面调查所涉及的时间之后，例如，普查（横断面调查的时点）为某年 7 月 1 日 0 时 0 分，具体人口普查开展时间为 7 月 1 日 0 时 0 分之后的 1 个月内完成。

(3) 先确定人群再确定个体：横断面调查在选择研究人群时，不像病例对照研究或队列研究那样首先考虑每一个体的疾病或暴露状态，再根据疾病或暴露状态确定研究对象及其分组。横断面研究是根据研究的目的确定研究的人群，再查明该人群中每一个体在某特定时点上暴露与疾病状态。

(4) 横断面研究在确定因果联系时受到限制：一般而言，横断面研究所揭示的是暴露与疾病之间的统计学联系，仅为因果联系提供线索，是分析性研究的基础，而不能据此做出因果推断。其理由有两个。第一，在一横断面研究中，暴露（因）与疾病（果）同时出现在某一时点或时期，很难回答是因为暴露于该因素而导致该病，还是由于该病而出现这种因素，即现况研究不能确定暴露与疾病之间的时序关系；第二，在现况研究中，所研究疾病病程短的患者（如迅速痊愈或很快死亡），很难入选到一个时点或一个短时期的研究中，这样的研究包括的是存活期长的患者，而存活期长与存活期短的患者，在许多特征上可能会很不同，这种情况下，经研究发现与疾病有统计学关联的因素有可能是影响存活的因素，而不是影响疾病发生的因素。

(5) 对不会发生改变的暴露因素，可以提示因果联系：尽管横断面调查时调查某一时点疾病与暴露的状态，但对于不会发生改变的暴露，例如性别、年龄、种族、血型等，横断面研究可以提供较为真实的暴露与疾病的时序关系，可以进行因果推论，并且评价这些不会发生改变的暴露因素与疾病的联系时，横断面研究不亚于病例对照研究或队列研究。

(6) 分析和评价指标一般为患病率：横断面研究所调查的患者为特定时点或时期某特定人群中的新旧病例，因此，在一般情况下所得到的疾病频率为患病率。

(7) 定期重复的现况研究（即纵向研究）可以获得发病率资料。

（五）应用

1. 描述疾病、健康状况或某一事件的发生情况及其分布特征　描述目标群体中疾病、健康状况在不同人群、地区和时间的分布情况，是横断面研究最常见的用途。例如，糖尿病在不同人群的患病率；糖尿病患者糖尿病眼病、肾病的患病率。

2. 提供疾病因果关系的线索　疾病的因果关系包括病因、疗效及预后等。有关病因学研究是指，通过描述疾病患病率等在不同暴露因素状态下的分布情况，进行逻辑推理，进而提出有关该疾病可能的病因因素的假设。如通过对冠心病及其危险因素的调查，发现高血压、体力活动缺乏、吸烟等因素都与冠心病有关，从而提出这些因素可能为冠心病病因的假设。再如,有关影响糖尿病肾病发生因素的糖尿病预后因素研究,可通过糖尿病患者调查肾病的患病率及其可能的预后因素,从而提出可能与糖尿病肾病发生有关的因素的假设。因此,横断面研究可用于提出新的关于研究因素与疾病发生、预后等关系的病因、影响因素等假设。

3. **确定高危人群** 确定高危人群是早发现、早诊断、早治疗的首要步骤。横断面研究可以识别某一特定人群中某病的高危人群,针对病因采取有效干扰措施以防止该病的发生与发展。例如,目前已确认高血压是脑卒中的病因之一,在目标人群中开展横断面研究,将该人群中所有高血压患者全部查出,给予有效的血压控制和监测,从而达到预防和控制脑卒中发生的目的。

4. **发现患者、可疑患者和病原携带者** 通过横断面研究,可以在特定人群中发现所有的患者、可疑患者和病原携带者,达到早发现、早诊断和早治疗的目的,提高疾病诊疗的效果。如在男同性恋人群中,开展 AIDs/HIV 筛查。

5. **评价或考核医疗卫生措施的效果** 通过横断面研究,针对某病危险因素采取干预措施,比较干预前后的患病情况,从而评价该措施对该病的预防效果。

6. **为疾病监测提供补充内容或为其他类型流行病学研究提供基础** 疾病监测作为描述流行病学的方法之一,其监测内容不可能包括有关疾病发生的所有内容,部分内容可通过横断面调查来补充。另外,横断面调查所得到的描述性资料及提出的有关某疾病或疾病的并发症有关因素的假设,需要分析流行病学等进一步研究来检验和验证。

第二节 主要设计和实施步骤

良好的设计方案是保证横断面研究成功实施的前提,也是研究获得成功的保证。在实际工作中设计和实施是开展横断面研究的两个主要步骤。横断面调查的实施应严格按设计执行。由于实施是按设计执行的,因此将综合进行讲解。

(一) 明确目的

开展横断面研究,首先要明确研究的目的,研究目的是横断面研究设计的核心,它决定了横断面研究设计的其他内容。在研究设计中,首先必须明确本次现况研究要达到什么目的、解决什么问题、对该问题的进一步研究有什么促进作用。研究者可以根据日常工作中遇到的一些需要解决的问题或难题提出研究的问题及目的,也可以通过查阅文献资料或者两者结合提出科学假设,根据假设提出明确的研究目的。

(二) 确定研究对象

根据研究目的,对调查对象的人群特征、地域范围以及时间点进行明确的规定,并结合实际情况明确在目标人群开展调查的可行性。研究对象可以为某个区域内的全部居民,如齐齐哈尔市富拉尔基区全体居民,也可以是某全部人群的一部分,如老年人,即选择区域内≥60 岁者;也可以为某一特定时点、地点的人员所组成,如某年、月、日某医院的就诊个体;也可以采用某些特殊群体作为研究对象,如采用接触某化学物质的工作者作为研究对象来研究皮肤癌等。

(三) 确定类型和抽样方法

横断面研究分为普查和抽样调查两种。

1. 普查

(1) 概念：普查(census)即全面调查，是指为了解某人群某病的患病率或健康状况，在特定时间对特定范围人群中的全部个体进行调查。

特定时间一般指较短时间。一般为几天或 1～2 个月，最长不宜超过 3 个月。普查强调"特定范围人群的每一个成员"，他们可以是某一地区或某个单位、某年龄组或者从事某种职业人群中的每一个人，也可以是一个集体宿舍、一个家庭中的每一个成员。

普查可以是对某个人群中的某种事件进行的全部调查；也可以是以发现并调查某种人群内某种疾病的全部现患患者，特别是临床前期的患者为目标的调查，这种调查也常称为筛检。

(2) 普查的目的与用途

1) 了解某人群中某种疾病或某危险因素的分布情况：普查可以全面了解疾病在普查范围内的不同地区和人群中的分布，获得疾病患病率和流行特征，为病因研究提供线索，也可为疾病防治工作提供依据。如某人群的高血压、糖尿病、冠心病患病情况，某地区的结核杆菌感染情况等。

2) 早期发现患者，以达到早期诊断和早期治疗的目的：即通过普查，筛检疾病，从而早期发现患者，为提高治愈率，减少病残或减少劳动力丧失提供前提。例如，开展妇女阴道细胞涂片检查，发现早期宫颈癌患者；开展血清抗 EB 病毒抗体滴度的检测，发现早期鼻咽癌患者。

3) 了解慢性感染性疾病的疫情分布：如在血吸虫病流行区开展对血吸虫病普查。

4) 了解人群的营养状况及生长发育情况：如营养状况普查，某农村地区青少年生长发育情况普查等。

5) 了解人体各类生理、生化指标的正常值范围：如血脂、血色素范围，青少年碱性磷酸酶的范围等。

(3) 开展普查所必备的条件

1) 一定有明确的普查目的，如早期发现病例并及时给予治疗等。

2) 所普查的疾病患病率较高，可以在短时间内得到足够的病例，从而有较高的普查效益。

3) 疾病筛检的方法安全、简便，容易被群众接受，同时敏感度和特异度较高。

4) 要有足够的人力、物资和设备用于发现病例并给予及时诊治。

2. 抽样调查

(1) 抽样调查的概念：抽样调查(sampling survey)是指从某个人群总体(即根据研究目的所确定的研究对象的全体)中按照一定原则随机抽取部分有代表性的个体(统计学上称为样本)进行调查，然后用这部分样本的调查结果，推算出人群中某病的患病率或某些特征的情况。在流行病学调查研究中，如果目的不是单纯为了早发现、早诊断、早治疗患者，而是要揭示疾病的分布规律，则可用抽样调查方法进行调查。这是以小测大，以局部估计全体的调查方法。

(2) 抽样调查的原则：抽样调查的关键在于样本的代表性，为了确保样本的代表性，应遵循以下三条基本原则。

1) 随机化抽样：即待抽样的源人群中的每一个对象都有同等的机会被选中作为调查或研究对象。样本的代表性是抽样调查结果是否真实可靠的关键环节，而抽样的随机化原则是确保样本代表性的关键步骤。

2）足够样本量：即样本应达到一定数量。如果样本量太小，抽样误差就比较大，所抽取的样本缺乏代表性，所获得的研究结果精确性差，难以推断总体的情况；此外，样本量越小，检验功效（效能）越低，难以得出应有的差别而出现"假阴性"结果。但如果样本量太大，虽然可以在一定程度上降低抽样误差，但由于研究对象过多，不仅造成人力、物力和财力浪费，而且工作量大，如设计不严格的话，可以影响研究结果的准确性。

3）研究对象变异程度较小：研究对象之间的变异程度越小，所抽取样本的代表性就越好；反之，样本的代表性就相对较差。

（3）抽样调查的用途

1）用于描述疾病或与健康相关事件在不同时间、不同地区和不同人群的分布特征。

2）为研究影响疾病与健康的相关因素提供线索。

3）为制订疾病治疗和预防措施提供科学依据，并用于考核、评价预防措施的效果。

4）可用于衡量一个国家或地区医疗卫生水平及居民健康状况。

（4）常用抽样方法

1）单纯随机抽样（simple random sampling）：也称简单随机抽样，就是使研究人群中的每一个个体都有同等机会被抽中而成为研究对象，是最简单、最基本的抽样方法。

常用的做法是对每个研究对象逐一编号，然后用随机数字表、抽签或通过计算机随机等方法抽取研究对象。例如某班级有 200 名学生，需要从中随机抽取 30 名参加某项活动。第一步先将 200 名学生逐一编号（0～199）；然后查随机数字表，从任意行任意列的一个随机数字开始向任意方向依次读取 30 个随机数，每个都由两位数组成，有相同的数则跳过。所读取的这 30 个随机数就代表被随机抽中的学生。

单纯随机抽样是所有其他抽样方法的基础，不需要专门的工具，对于小样本调查研究其应用简便、易行。缺点是不适于样本量很大的研究，因为抽样前调查者需要知道全部被调查对象的名单及编号，当样本量相当大时，工作量很大，很难做到。这种方法也不适用于那些个体差异很大的研究对象的抽样，因为在这种情况下，需要在样本量很大时才有代表性。在抽样比例较小，而样本量也较小时，用此法所得的样本的代表性较差。

单纯随机抽样的抽样误差，即样本平均值的标准误，可反映调查的精确度，并可估计总体参数。对于定量指标的误差，其计算公式如下。

$$s_{\bar{x}} = \sqrt{\left(1 - \frac{n}{N}\right)\frac{s^2}{n}} \qquad (式 22 - 1)$$

式中，$s_{\bar{x}}$ 为样本均值标准误；s 为标准差；n 为样本大小。

由上式可看出，样本均值的随机误差与调查资料的变异（标准差）大小成正比，与样本大小的平方根成反比。

若计算样本率的误差时，其计算公式如下。

$$s_p = \sqrt{\left(1 - \frac{n}{N}\right)\frac{p(1-p)}{n-1}} \qquad (式 22 - 2)$$

式中，s_p 为样本率的标准误；p 为调查计算出来的阳性率或患病率；n 为该组的调查人数。

随机误差越小,样本均值越接近总体的均值。可通过分层抽样的方法即通过减少调查资料的变异,增大样本量及通过恰当地区分调查对象的特征等方法来减少标准误。

2) 系统抽样(systematic sampling):又称机械抽样,是按照一定顺序,机械地每隔若干单位随机抽取一个单位的抽样方法。做系统抽样时先要决定按什么比例抽样以及从哪个单位开始抽样。例如,总体有 50 000 个单位,决定抽取 1 000 个单位,则抽样比例为每 50 个单位中抽一个。抽样不一定从 1 开始,可以从 1~50 号中随机抽出 1 个作为起点,以后每隔 50 个号再抽一个。

系统抽样的优点有:① 可以在不知道单位数的情况下进行。例如想抽取一年中所有新生儿的一个样本,不必准确了解一年中新生儿数量,可以根据估计而确定抽样间隔;② 在现场中较易进行;③ 样本是从分布在总体内部的各部分的单元中抽取的,分布比较均匀,代表性较好。缺点是:当总体中各单位的分布有周期性趋势时,而样本抽取的间隔恰好与此周期或其倍数吻合,则可能使样本产生偏倚。例如疾病的时间分布、季节性、调查因素的周期性变化等,如果不能注意到这种规律,就会使结果产生偏倚。系统抽样标准误的计算可用单纯随机抽样的公式代替,进而估计样本量。

3) 分层抽样(stratified sampling):是指先将总体按某种特征(如年龄、性别或疾病严重程度)分为若干次级总体(层),然后再从每一层内进行单纯随机抽样,组成样本。

分层抽样又分为按比例分层抽样和最优分配分层随机抽样。按比例分配(proportional allocation)分层随机抽样各层内抽样比例相同,如每层均抽 10% 的研究对象;最优分配(optimum allocation)分层随机抽样,是按特定要求或针对各层的特点,在不同层抽取样本的比例不同。如在一个较大地区调查儿童身体发育的某项指标情况,可划分经济条件好、中、差等几个层,再按各层比例确定抽样的数量。这样就可使每层中观察值的变异度小些,样本的代表性加强,多层间还可做比较分析。

分层抽样的优点:① 分层抽样的精确度比单纯随机抽样要高,因为研究前先将研究人群分层,并要求各层内的个体差异越小越好,而层间差异越大越好,所以可提高整个样本的精确度,抽样误差比单纯随机抽样小;② 若精确度为一定时,其样本量也较单纯随机抽样小;③ 各层之间很容易对比;④ 为适应研究目的,所抽取的各层样本量可做调整。

分层抽样的缺点是所获结论仅适用于分层条件相同的其他对象。另外,由于抽样方法的需要,抽样前要有完整的研究人群的所需资料,所以也增加了工作的难度。

4) 整群抽样(cluster sampling):是从总体中随机抽取若干群组,抽取其中部分群组作为观察单位组成样本,这种抽样方法称为整群抽样。若被抽到的群组中的全部个体均作为观察单位组成样本,称为单纯整群抽样(simple cluster sampling)。例如,要了解某市中学生的健康状况,从该地 10 所中学中随机抽取 3 所中学,对抽取的 3 所中学中的全部学生均进行调查,这就是整群抽样。若通过对已经抽取到的 3 所中学再次抽样后调查部分个体,称为二阶段抽样(two stages sampling)。

整群抽样的特点有:① 易于组织,实施方便,可以节省人力、物力;② 群间差异越小,抽取的群越多,则研究的结果精确度越高;③ 抽样误差较大,故通常在单纯随机抽样样本量估算的基础上再增加 1/2。

当样本量一定时,这四种抽样方法中整群抽样的抽样误差最大,分层抽样的抽样误差最小。研究者可以结合这些抽样方法的优点和局限性以及具体研究情况,综合考虑采用何种抽样方法合适。

5) 多级抽样(multistage sampling):又称多阶段抽样,抽样分两次以上完成,可以在各阶段单独使用上述方法,也可各种方法结合使用,是大型调查时常用的抽样方法。其实施过程为:先从总体中抽取范围较大的单元,称为一级抽样单元(如省、自治区、直辖市),再从每个抽得的一级单元中抽取范围较小的二级单元(县、乡、镇、街道),依此类推,最后抽取其中范围更小的单元(如村、居委会)作为调查单位。

使用多级抽样时,应注意各阶段的连续性。多级抽样可以充分利用各种抽样方法的优势,克服各自的不足,并能节省人力、物力。缺点是在抽样前要掌握各级调查单位的人口资料及其特点,有时十分困难。

(四)确定样本量

样本量是开展抽样调查时必须考虑的问题。样本过大,则工作量过大,浪费人力、物力,而且易因调查不够细致而造成偏倚。样本过小,则所抽出样本的代表性差。

1. 与样本量大小确定有关的因素

(1)预期现患率:预期现患率或阳性率高,所需样本小。

(2)对调查结果精确性的要求:结果的精确性愈高,即容许误差越小,对样本量要求越大。

(3)要求的显著水平(α):α值越小,也就是显著性水平要求越高,样本量要求越大。

(4)把握度(检验效能):要求的把握度越大,所需的样本量越大。

2. 样本量大小的估计 样本量的估计方法主要有两种:一种是计算法,即根据已知条件代入公式计算样本含量,这种方法较常用;另一种是查表法,即根据已知条件查样本例数估计表来确定样本含量,该方法因受到列表的限制,相对少用。

(1)计算法

1)数值变量资料样本量的估计:通过抽样调查了解人群中某些指标(如血压、总胆固醇、身高、体重等)的分布情况和变化规律时,单纯随机抽样样本含量估计的计算公式如下。

$$n = \left(\frac{Z_\alpha S}{d}\right)^2 \qquad (式22-3)$$

式中,n 为样本含量;S 为总体标准差的估计值;d 为容许误差,即样本均数与总体均数的差值,是调查设计者根据实际情况规定的,一般以 10%(0.1)计算或者 95% 可信区间的一半进行估算。Z_α 为检验水准 α 下的正态临界值。

当 α 通常取 0.05 时,$Z_\alpha = 1.96 \approx 2$,上述公式可以写成下式。

$$n = \frac{4S^2}{d^2} \qquad (式22-4)$$

2)分类变量资料样本量的估计:对率(符合二项分布)进行单纯随机抽样时,样本含量估计的计算公式如下。

$$n = \frac{t^2 PQ}{d^2} \qquad (式22-5)$$

式中,n 为样本含量;P 为总体率的估计值,可根据预调查或依据相近地区人群的情况确定;$Q=1-P$;t 为显著性检验的统计量($\alpha=0.05$ 时,$t=1.96\approx2$;$\alpha=0.01$ 时,$t=2.58$)。

当 $d=0.1P$,$\alpha=0.05$ 时,该公式可简化为:$n=400\times\dfrac{Q}{P}$　　　　（式 22-6）

当 $d=0.15P$,$\alpha=0.05$ 时,该公式可简化为:$n=178\times\dfrac{Q}{P}$　　　　（式 22-7）

当 $d=0.2P$,$\alpha=0.05$ 时,该公式可简化为:$n=100\times\dfrac{Q}{P}$　　　　（式 22-8）

在计算样本量估计值时应注意的问题:首先,上述计算公式仅适用于呈二项分布性质的资料,当拟调查的疾病的预期患病率等指标的阳性率不太大或不太小时适用,即要求 $n\times P>5$,$n\times(1-P)>5$。如果 $n\times P\leqslant5$,则宜采用 Poission 分布方法估计样本量,计算公式如下。

$$n=\dfrac{Z_\alpha^2}{4\left(\sin^{-1}\sqrt{P'}-\sin^{-1}\sqrt{P}\right)^2}　　　　（式 22-9）$$

式中,P 同样是估计的总体患病率,P' 是样本患病率,其值由容许误差 d 决定,即 $P'=P\pm d$,Z_α 为检验水准为 α 时所对应的 Z 界值,分为单侧和双侧检验。

此外,如果采用整群抽样方法,由于整群抽样的误差较大,需要在上述样本量估计值的基础上再增加 50%。

（2）查表法

1）二项分布资料样本量的估计:表 22-1 是不同预期现患率(或阳性率)和容许误差时所需的样本量大小($\alpha=0.05$)。但是,如果患病率或阳性率明显低于 10% 时,不能使用此表估计样本量。

表 22-1　不同预期现患率(或阳性率)和容许误差时的样本大小

| 预期现患率 | 容　许　误　差 | | |
（或阳性率）	0.1P	0.15P	0.20P
0.050	7 600	3 382	1 900
0.075	4 933	2 193	1 328
0.100	3 600	1 602	900
0.150	2 264	1 009	566
2.200	1 600	712	400
0.250	1 200	533	300
0.300	930	415	233
0.350	743	330	186
0.400	600	267	150

2）Poisson 分布资料样本含量的估计:如果所研究疾病的患病率很低(<1%),如肿瘤,往往以万或十万为基数计算发病频率,或者属于罕见病,如人群中出生缺陷、多胞胎、染色体异常等,在自然环境较均衡的范围内,这类疾病的分布一般服从 Poisson 分布,此时可用 Poisson 分布期望可信限表估计所需样本含量(表 22-2)。

表 22-2　Poisson 分布期望值可信限简表(部分)

期望病例数	95%可信区间		90%可信区间	
	下限	下限	下限	上限
0	0.00	3.69	0.00	3.00
1	0.025 3	5.57	0.051 3	4.74
2	0.242	7.22	0.355	6.30
3	0.619	8.77	0.818	7.75
4	1.09	10.24	1.37	9.15
5	1.62	11.67	1.97	10.51
6	2.20	13.06	2.61	11.84
7	2.81	14.42	3.29	13.15
8	3.45	15.76	3.93	14.43
9	4.12	17.08	4.70	15.71
10	4.30	18.29	5.43	16.96
11	5.49	19.68	6.17	18.21
12	6.20	20.96	6.92	19.44

　　例如,某地区要进行胃癌横断面调查,以获得本地区的胃癌患病率。参考相邻地区的同类研究,估计胃癌的患病率为 20/10 万,问应随机抽取多少人?

　　若要使调查结果至少有 1 例或 1 例以上的病例出现,查表 22-2 可知,95%可信限下限为 1.09 时,期望病例数为 4 例,要达到调查结果中期望有 4 例胃癌患者出现,则有 4:$X=$ 20:10 万的比例式成立,故 $X=4/20×10$ 万$=20\,000$ 人,即要在 95%可信限上获得该地区胃癌现患率的样本估计数据,至少应抽样调查 20 000 人。但在实际工作中,在此基础上可以适当增加样本含量,以免估计的患病率与实际情况存在误差。为简化起见,可粗定为加大随机抽样样本量的 1/2。

（五）资料的收集

　　在横断面研究中,在设计时就应明确资料的收集方法,收集资料的方法一经确定,在整个实施的过程中就不能改变,必须先后一致,以保证研究资料的同质性。根据资料的特点,具体收集方法有两种:一是由调查人员对调查对象或其生物样本进行直接观察、检查、测量或计数来取得资料。如血糖水平、血脂随瓶检测,血压是否正常等。二是通过(询问)调查收集资料。调查表(questionnaire)是横断面研究询问调查收集资料的主要手段。多数横断面研究常常需要对病因、预后等因果关系进行初步探索,因此需要在调查表中体现被调查对象有关暴露情况的调查项目,包括个人生活习惯、遗传因素及环境因素等的暴露情况。

　　有关调查收集资料的方式,通常有信访调查、面访调查、电话访谈及自填式问卷调查四种。

　　1. 信访(mail questionnaire)　即通过邮寄信件、发送电子邮件或其他通讯方式将调查表送达被调查对象,然后由被调查对象自行填写后再寄回给调查人员。近年,随着,网络的发展,网上调查的方式应用也越来越广。信访调查的优点是节约时间、节省人力和物力,对涉及个人隐私或不宜公开问题的回答比面访更方便、准确;主要缺点是易存在被误解或被忽略不答的问题。采用信访调查,有些人往往不返回调查表,应答率较低,从而导致偏倚。一般来说,受过良好教育或对调查内容比较感兴趣者,应答率较高。

2. **面访**（face to face interview） 又称为访问调查或访谈，由调查员对被调查对象进行个别交流，面对面地调查。这是一种最原始、最常用的资料收集方法，具有应答率高、获得信息完整性好等优点，适用于比较复杂的调查表，但是面访也具有费时、费力以及面访偏倚等缺点。

3. **电话访谈**（telephone interview） 通过电话交流的方式获得调查信息。近年来，随着通信工具日益普及，这种资料收集方法也越来越多地被采用。电话采访具有费用低、匿名效果好的优点，但是，遇到敏感问题时会出现单方终止应答的可能。

4. **自填式问卷调查**（self-administrated questionnaire） 即由调查者组织被调查对象，集中发给问卷，在相同环境下进行自答。优点是调查者可以对问卷进行必要的解释说明，实施方便，节省时间且应答率高。缺点是要求被调查对象相对集中于某处，这在实际调查工作中较难做到；此外，还要求被调查者具备一定的文化水平。此方法多用于文化程度较高的群体，如大学生等。

第三节　资料的整理与分析

资料整理与分析也是横断面调查的重要步骤之一，是指将收集到的原始资料或数据进行整理和分析，从而提出疾病或健康状况的分布特征，并在此基础上提出病因、影响预后因素等可能的因果关系假设。

一、资料的整理

1. **资料核对** 如上所述横断面研究的资料常来源于自填或询问的调查表，由于调查、数据录入失误等原因导致未经核对的资料出现差错是难免的。在进行资料的整理和分析前，首先必须对这些资料进行仔细的核查，以确保资料的完整性和准确性。资料的核查可采用人工检查和计算机核查两种方式。而利用计算机进行逻辑性核查更加方便、快捷。

在进行资料核查时，应核对所收集的原始资料是否符合原设计要求，有无重复或缺项，能否加以弥补。对一些关键性项目缺乏的资料要剔除，而对缺失非关键性变量的资料可不剔除，仅在分析缺失变量时做减少样本例数来处理。要检查每个变量值的合理性，检查数值是否有差错或异常。如性别可编码成男为"1"和女为"2"，若出现任何表示性别的其他记录值将被视为错误或可疑。在核对中发现任何可疑的数值均应与原始资料进行仔细核对，必要时重新调查。最后还要计算资料的应答率，一般不应低于 90%，否则有可能给资料带来偏倚。

2. **资料整理** 对流行病学资料而言，最有用的归纳总结是频数列联表。列联表是指对研究对象按研究所感兴趣的因素（变量）分组列成频数表，这种表格可能包含了所有相关的资料信息。利用此列联表可对调查表资料进行效应估计。通常我们将性质相同的观察个体合在一组，以揭示组内的共性，将性质不同的个体分开，以揭示组间的差异性或相似性。分组可分为质量分组和数量分组两种形式。质量分组是指按事物的性质、特征或类型分组。如疾病分类，研究人群按性别、职业、民族、文化程度分类；实验室检查结果按阳性与阴性分类，然后清点各类别的个数。数量分组是指在质量分组的基础上，再按变量值的大小来分组。如年龄、身高、体重、血压等均是根据量的变化来分析事物的差别和规律。整理好的资料可进一步计算统计指标和进行统计分析。

二、资料分析

根据横断面研究的定义可见其分析的核心内容为患病率、暴露因素与疾病的关联性分析。

1. **患病率分析** 横断面研究最常用的分析指标是患病频率,如患病率、感染率、抗体阳性率、病原携带率等以及某些特征的流行率(如吸烟率、饮茶率等)。对于调查所得到的数值变量资料,如身高、体重、年龄、血压值、血糖值等,可以计算这些数据的均数、标准差、标准误和95%可信区间等。

2. **三间分布描述** 横断面研究将疾病或健康状况按不同人群、地区和时间进行描述,分析患病率等指标在分布上的差异及影响因素,可提出病因假设。

(1)人群分布的描述:按照人群特征包括年龄、性别、民族、社会经济状况、教育程度、职业、兴趣爱好、宗教信仰、婚姻状况等描述疾病或健康状况的分布差异,从而认识疾病的流行特点及可能的影响因素,提出病因假设。

通过疾病或健康的人群分布描述,发现不同特征人群疾病患病率等指标之间的差异,有助于提出可能与人群患病相关的危险因素,寻找病因线索;还可据此确定高危人群,有利于疾病的一级预防。

(2)地区分布的描述:即描述疾病或健康状况在不同行政区域、不同地理环境以及不同住所之间的差异。

(3)时间分布的描述:即以年、季、月、周、日或时等时间单位,描述疾病或健康状况的发生和变化趋势。

(4)三间分布综合描述:即按时间—地区、地区—人群、时间—人群等不同进行分组描述分析,对疾病或健康状况分布进行综合性描述,以全面揭示疾病或健康状况的现象和规律。

3. **关联性分析** 横断面研究可以根据研究对象的某些性质进行分组比较,通常可将研究对象的性质分为暴露与结局两个方面,因此一方面可以根据研究对象是否暴露于某因素分为暴露组和非暴露组;另一方面,也可以根据研究的结局如是否患病分为病例组和非病例组(表22-3)。

表22-3 横断面研究的资料整理表

暴露因素	患 病	非患病	合 计
有暴露	a	b	a+b
无暴露	c	d	c+d
合 计	a+c	b+d	a+b+c+d

(1)"率"的计算:根据资料整理表,可以分别计算病例组与非病例组某因素的暴露率,例如肝癌组与非肝癌组的饮酒率;或者分别计算暴露组与非暴露组中某病的患病率,如饮酒组与非饮酒组中肝癌的患病率。然后,比较两组"率"是否存在差别。

(2)显著性检验:判断两组"率"是否存在差别,要进行统计学显著性检验,可用四格表χ^2检验或校正χ^2检验公式进行,以说明两组"率"的差异是否具有统计学意义。如果两组"率"的差异具有统计学意义,则说明暴露与疾病之间存在统计学关联。

(3)关联性估计:可以应用分析性研究中的效应估计方法,对暴露与疾病的关联性进行分析。

1)现患比(prevalence ratio,PR):即暴露人群的患病率与非暴露人群的患病率之比,以说明该因素暴露人群某病的患病率是非暴露人群该病患病率的多少倍。计算公式:

$$PR = \frac{a}{a+b} \bigg/ \frac{c}{c+d} \qquad (式22-10)$$

PR 值的意义:PR 值可以推测暴露的危险度,当 $PR>1$,提示暴露因素可能为疾病的危险因素,PR 值越大,推测该因素暴露者患病的危险度越大;$PR<1$,提示暴露因素可能为保护因素,PR 值越小,推测该因素的保护作用越强;$PR=1$ 时,推测该因素的暴露与患病无关。

例如,在某项慢性呼吸道疾病(COPD)的现况研究中,吸烟与慢性呼吸道疾病的资料整理如表22-4。

表22-4 慢性呼吸道疾病与吸烟的现况调查资料整理表

	现患患者	非 COPD 患者	合 计
吸 烟	152	12 100	12 252
不吸烟	38	13 400	13 438
合 计	190	25 500	25 690

$$PR = \frac{a}{a+b} \bigg/ \frac{c}{c+d} = \frac{152}{12\,252} \bigg/ \frac{38}{13\,438} = 4.428 \approx 4.4$$

即推测吸烟人群患慢性呼吸道疾病的危险度为非吸烟者的 4.4 倍。

2)现患优势比(prevalence odds ratio,POR):即病例人群与非病例人群之间暴露率的比值,同样用以推测暴露人群患病的危险度为非暴露者的多少倍。

计算公式:

$$POR = \frac{ad}{bc} \qquad (式22-11)$$

同样,POR 值可以推测暴露的危险度,其意义与 PR 值相同。

基于上例计算 POR:$POR = ad/bc = (152 \times 13\,400)/(12\,100 \times 38) = 4.429 \approx 4.4$

即推测吸烟人群患慢性呼吸道疾病的危险度为非吸烟者的 4.4 倍。

4. 剂量反应关系分析 横断面研究资料还可以根据暴露水平的高低进行分级比较和趋势 χ^2 检验。从表22-5中可以推测,随着每日吸烟量的增加,吸烟者患慢性呼吸道疾病的危险度也增大,存在剂量反应关系。

表22-5 吸烟与慢性呼吸道疾病患病率(%)的剂量反应关系

暴 露 水 平	吸烟量(支/天)					
	0	1～10	11～20	21～30	31～40	≥40
年龄调整患病率	15.00	29.80	34.30	42.30	61.10	75.30
现患比(PR)	1.00	1.99	2.29	2.82	4.07	5.02

以上是横断面研究的单因素分析,在此基础上,还可以进一步用多因素分析方法,如多元线性回归、logistic 回归等进行分析。

5. 资料分析中应注意的问题

(1)患病率的影响因素:患病率的高低除了与发病率有关外,还受许多因素影响,如病程的长短、诊断水平和报告率等。资料分析时,还应注意探讨并说明是否存在这些影响患病率的因素。

(2)调查资料的可比性:在进行不同暴露组之间患病率比较时,除了研究因素外,其他相关因素之间要均衡可比。例如,比较吸烟与非吸烟组冠心病患病率差别时,吸烟与非吸烟组饮酒情况要基本一致,否则就不具可比性。

(3)结果的解释:横断面研究所具有的特征决定了其在确定暴露与疾病的因果联系上受到限制。因此,在一般情况下,横断面研究所揭示的暴露与疾病之间的统计学关联不能成为因果推断依据,而只能作为病因研究的线索或假设。至于暴露与疾病之间因果联系的推断,必须进一步用分析性研究或实验性研究等流行病学方法进行验证。

第四节　常见偏倚及其控制

1. 选择偏倚(selection bias)　主要因抽样方法选择不当,未恪守随机抽样原则,样本含量估计不精确,使所选样本的代表性差,从而产生偏倚。抽样方法和抽作样本的单元一旦确定以后,不可随意变动或用他人代替。

出现选择偏倚的另一个原因是调查对象的依从性(compliance)差或各种原因回避问题的无应答,造成了不应答偏倚,一般认为应答率低于 80%。

2. 信息偏倚(information bias)　指在收集调查信息时所发生的系统误差,这种偏倚主要来自调查对象、调查者和仪器检测手段三个方面。

调查对象对个人的暴露史记忆不清或者认为与己无关、不被介意的回忆偏倚(recall-bias)和对所调查的问题不了解、回答不准确或出于顾虑而回避实情造成报告偏倚(reporting-bias)。

信息偏倚也可来自调查者,对调查对象的询问和检查不能同等对待,持有个人的意愿而失去调查的客观性。

因仪器不准确、操作不规范、缺乏实验室质量控制而产生的系统误差,又称为测量偏倚(measurement bias)。

信息偏倚的控制不外针对以上原因,严格执行计划,做到调查员的培训,并进行考核,必要时可做预调查,及时修改调查表、询问的方式等,减少信息偏倚的产生。

第五节　优点和局限性

一、普查的优点和局限性

1. 优点

(1)研究对象易于确定,由于调查对象为某一特定人群的全体成员,不存在抽样误差。

（2）能发现普查人群中的全部病例并给予及时的治疗。

（3）能提供疾病分布情况和流行因素或病因线索，即通过普查能对该地区某病的全貌有一个了解。

（4）能普及相关的医学和卫生保健知识。

（5）一次调查可观察多个因素和一个或多种疾病的关系，以节省人力、时间和费用，如可同时调查慢性支气管炎、肺结核、肺癌、肺心病、肺气肿等。

2. 局限性

（1）所获资料比较粗，准确性较差。

（2）不适于患病率低和检查方法复杂的疾病调查。

（3）普查涉及的人群范围比较大，调查费时，费人力、财力和物力，成本高。

（4）由于普查对象多、调查时限短，难免漏诊、误诊，且无应答率较高。

（5）由于组织工作难度大，参加调查的人员多，掌握调查技术和检验方法的熟练程度不同等，质量不易控制。

（6）由于工作量大，很难进行深入细致的调查。

（7）普查只能获得现患资料，得出现患率，不能得到发病率资料。

二、抽样调查的优点及局限性

1. 优点

（1）与普查相比，省时、省力、成本低。

（2）调查范围相对较小，工作易于细致，调查质量较易控制，获得结果快，而且应答率较高。在流行病学调查中占有重要的地位，是较常用的方法。

2. 局限性

（1）不适用于患病率很低的疾病调查。因为小样本不能供给所需的资料，但是如果样本量大到总体的75%时，则不如直接进行普查。

（2）抽样调查由于是调查部分样本，所以不适用于那些变异过大的资料的调查研究。

（3）抽样调查的设计、实施比较复杂，资料分析也有一定难度。

（4）存在抽样误差和偏倚。

（5）这种调查方法使重复和遗漏不容易发现。

（6）该方法不能满足普查普治的工作要求。

总之，横断面调查由于是调查某一特点始点的某病患病及暴露因素情况，其研究结果为患病率，通过该方法研究所得的疾病等与暴露间的关系，不能明确其因果关系，只能提供线索，为进一步研究提供依据。

（赵亚双）

第二十三章 叙 述 性 研 究

(一) 概述

叙述性研究(descriptive study),是流行病学研究方法中最基本的研究类型。研究者将既成事实的现有临床资料,加以叙述描写,统计分析,得出结论。论文形式包括病例分析、个案报道、专题评述、专家经验和编者的话等。

(二) 特点

叙述性研究可用于探讨疾病病因、分析疾病诊断手段、评价疾病防治措施的效果、判断疾病预后的相关因素等。特别是大型的临床叙述性研究报道,有重要的临床参考价值;同时叙述性研究常为分析性研究或试验性研究的前奏。例如,霍乱、疯牛病、艾滋病、SARS、甲型H1N1、H7N9 流感的发现,就是通过对特殊病例临床表现的分析总结,再经过基础医学的研究,从而发现新的病原体。又如,乳腺癌与 BRCA1/2 基因的关系,也是由于临床观察发现家族性乳腺癌患者中 BRCA1/2 基因突变的比率高,从而经过进一步研究证实两者之间的关联性。这些叙述性研究帮助临床工作者在实践中发现问题,提出假设,为后续的前瞻性临床诊治研究或基础医学研究提供重要的信息和探讨方向,但因叙述性研究的主观性,研究结论往往不容易重复验证,其结果的论证力较弱。

(三) 设计模式

叙述性研究包括种类较多,可大致分为"从果到因"和"从因到果"两种模式。

1. "从果到因"的设计模式 从果到因的叙述性研究,属回顾性的研究范畴,是从已知的结果中分析可能存在的病因或干预手段的效果。常见于临床对于某些特殊疾病现象的观察,回顾追溯其可能存在的致病因素,从而总结成文。

(1) 设计模式:见图 23-1。

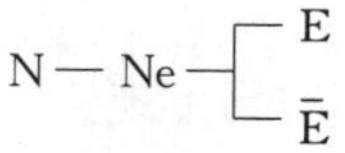

$$N — Ne \left[\begin{array}{c} E \\ \bar{E} \end{array} \right.$$

图 23-1 "从果到因"的设计模式

N:目标人群;Ne:纳入研究对象;$\bar{E}$:无病因暴露者;E:有病因暴露者

(2) 结果分析:见表 23-1。

表 23-1 "从果到因"的结果分析

		结 果	
		有	无
病因或干预措施	有	a	b
	无	c	d
	合计	a+c	b+d

观察结果的指向◄————

例如欲探讨耳聋与耳毒性药物之间的关系，一研究者收集了中国西北地区 5 所聋哑学校的 801 例聋哑学生的相关资料，其中 326 例曾使用耳毒性药物。

设计模式：见下图 23 - 2。

N(聋哑学生)—Ne(聋哑学生 801 例) ⎧ E(使用耳毒性药物 326 例)
⎩ $\overline{E}$(未使用耳毒性药物 475 例)

图 23 - 2　"从果到因"的设计模式图

结果分析：见表 23 - 2。

表 23 - 2　"从果到因"的实例结果分析

耳毒性药物暴露	聋　　哑	
	有	无
有	326	
无	475	
合计	801	

结果：801 例聋哑学生中，药物性耳聋所占比例为 40.69%(326/801)，提示耳毒性药物很有可能是导致耳聋的主因，还需进一步验证。

2. "从因到果"的设计模式　由因到果的叙述性研究，是从疾病的可能致病因素观察其致病效应，或者干预措施的疗效，可属回顾性的，亦可属前瞻性的。但后者因无对照组，更没有随机化，其论证力较弱。

(1) 设计模式：见图 23 - 3。

N — Ne ⎧ D
⎩ $\overline{D}$

图 23 - 3　从因到果的设计模式

N：目标人群；Ne：纳入研究者；D：结果阳性者；$\overline{D}$：结果阴性者

(2) 结果分析：见表 23 - 3。

表 23 - 3　从因到果的结果分析

	结　　果		合　　计
	有	无	
病因或干预措施　有	a	b	a+b
无	c	d	c+d

观察结果的指向——→

例如某医院回顾分析了 1995 年 11 月至 1999 年 7 月共 64 例接受了根治性放疗的大菜花型宫颈癌，5 年后生存人数为 52 人，5 年生存率为 81%(52/64)。

设计模式：见下图 23 - 4。

N(宫颈癌患者)—Ne(宫颈癌患者 64 例) ⎧ D(5 年存活 52 例)
⎩ $\overline{D}$(5 年内死亡 12 例)

图 23 - 4　从因到果的设计模式图

结果：见表 23-4。

表 23-4 从因到果的实例结果分析

根治性放疗	效 果		合 计
	有	无	
有	52	12	64
无			

结果：64 例大菜花型宫颈癌,接受根治性放疗后,5 年存活率为 81%,提示根治性放疗治疗宫颈癌可能提高存活率。

（四）优缺点

1. 优点

（1）容易实施,可收集大量资料,节省人力、财力,短期可获得结果,是分析性研究和试验性研究的基础。

（2）不影响干预方式,无伦理争议问题。

2. 缺点

（1）不设置对照组,结果缺乏可比性。

（2）无法控制偏倚和混杂等因素的干扰,重复性差,因此,研究的论证力较弱。

（郭红燕　王家良）

第二十四章 临床多中心研究设计

临床试验是指以人体(包括患者或健康志愿者)为对象来比较干预措施和对照措施的作用和价值的前瞻性研究,是一种非常重要的医学研究方法。当一些新的药物或新的治疗方法需要在较大范围内验证其安全性和有效性时,单个医疗中心是难于实施这样的临床试验的,需要进行多中心临床试验。多中心临床试验与多个单位协作完成一个研究任务不同,前者是由多个独立的医疗中心按照同一试验方案在不同地点和单位进行临床试验,包括征集受试者和实施试验;参加试验的各个医疗中心同期开始试验和结束试验。后者是由多个单位承担研究工作中不同部分的工作,通过协作来共同完成。

第一节 实施多中心临床试验的理由

(一) 可以在一定时期内征集到足够数量的受试者

如果在临床试验中选择的效应指标是相对罕发的事件,试验组和对照组的差别较小时,就需要较大量的样本。由单个医疗中心完成这样大量的样本征集,常常是不可能的,或者需要很多年才能完成。如果一个临床试验需要很多年才能完成的话,则会产生一系列问题,例如在这段时间内所发现的新疗法可能使原来正在实施的临床试验变得没有必要进行;或者由于其他因素的影响冲淡了试验效应;或者因时间拖得太长使研究者和受试者对试验不再有兴趣;或者所进行的临床试验的干预措施对患者是有好处的,但由于试验长时间没有完成,就不能在临床上应用。因此,多数研究者均愿意在相对短的时间内完成临床试验,这就显示了实施多中心临床试验的必要性。

(二) 可以选择更具代表性的样本

受试者对临床试验的反应可能因种族、地区、社会经济状况和生活方式的不同,而产生一定程度的差异。采用多中心临床试验可以在更大范围内征集受试者,减少选择偏倚,使样本更加具有代表性。

(三) 可以更加真实地反映干预措施的效果和少见的不良反应

单个医疗中心实施的临床试验可能由于观察范围的局限,往往难以全面地观察干预措施的效果和各种不良反应。采用多中心临床试验可以在较大范围内由较多研究者观察受试者,因而可以更加全面地评估干预措施的效果,发现一些罕见的不良反应,便于对干预措施的有效性和安全性做出准确的评价,所得的结果更具说服力,可以适用于更大范围内的人群。

(四) 可以为更多的临床医生提供参加医学研究的机会

多中心临床试验可以使具有相同兴趣和技术的研究者一起工作,共同解决重大的临床难题。医学和其他行业一样,也会使同行进行竞争,但进行多中心临床试验是提供合作和共同工作的机会。多中心临床试验也可以为很少参加研究工作的医生提供参加科学研究的机会。

与单个医疗中心进行的临床试验相比,多中心临床试验涉及面更广、困难更多、花费更贵,耗时更长,是一项相当复杂的系统工程。而且多中心临床试验所取得的成果往往由多个研究单位和许多研究者所分享。对于组织和实施多中心临床试验的研究者来说,要充分认识到试验的复杂性。为了保证这种复杂的研究课题顺利完成,需要有严密的组织系统,需要参与试验的医疗单位的密切协作,需要制订科学、可行和周密的研究方案,也需要具有充足的实施试验的经费。

第二节　多中心临床试验的组织和准备工作

近些年来,由于越来越多的多中心临床试验已在医学的各个领域得到开展,因此在如何组织、计划和实施多中心临床试验方面积累了越来越丰富的经验。由于临床试验的规模、样本量的大小、干预方法、测量措施、参加试验的医疗中心的数量不同等因素,多中心临床试验的组织也不尽相同;而且随着多中心临床试验的不断开展,组织、计划和实施多中心临床试验的方法也在不断发展和完善之中,因此不可能有完全统一、固定不变的多中心临床试验的方法。本节所叙述的多中心临床试验的组织和准备步骤是根据一些多中心临床试验的实践经验而得出的,是有可能成功实施多中心临床试验的较好方法。

(一) 多中心临床试验的组织

多中心临床试验应当根据试验的要求和参加试验的医疗中心数目以及对试验所用的干预措施(例如试验用的药品)的了解程度建立管理系统(图 24-1),协调全体研究者的工作,负责整个试验的实施。

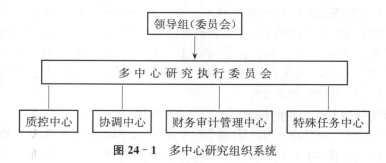

图 24-1　多中心研究组织系统

1. **多中心临床试验的发起和领导组的建立**　与单中心临床试验一样,多中心临床试验是由试验申办者(sponsor)发起的。试验申办者可以是一个机构、组织或公司,负责对多中心临床试验的启动、管理、财务和监察。多中心试验由一位主要研究者(principal investigator)总负责,并作为参与临床试验的各医疗中心间的协调研究者(Coordinating Investigator)。为了便于开展工作,试验的申办者可以组织一个多中心临床试验的领导组,主要由试验的申办者和主要研究者组成。对于一些涉及范围广的多中心临床试验,可以由政府机构、研究机构、教育机构或私人公司的人员参加领导组。最好有一些专家,如流行病学家、统计学家、管理专家作为顾问参加领导组。领导组的成员必须具备良好的学术造诣和组织领导能力以及献身精神。他们应保持公平和公正,能团结全体分中心研究者,保证研究任务的完成。领导组的任务有:① 组织多中心临床试验的执行机构——执行委员会;② 遴选和确定参与多中心临床试验的医疗中心;③ 对试验的各个阶段,如试验方案的制订、受试者的征集、随诊观察、终止试验、资料分析、论文的撰写进行组织和监督;④ 对参加临床试验的医疗中心进行组织和管理;⑤ 组织多中心临床研究的启动会、中期评估和试验的最后验收。

2. 组建多中心临床试验的执行机构　执行委员会是多中心临床试验的具体领导和执行机构,它应当由多中心临床试验的主要研究者和参加临床试验的各医疗中心的主要研究者组成,负责人由多中心临床试验的主要研究者担任。这些人应当是学术上有威望、有能力的专家,熟悉临床试验的设计和实施方法并有足够的时间参加多中心临床试验的工作。执行委员会的任务是与申办者共同讨论制订多中心临床试验的方案并向医疗中心的伦理委员会申报,得到批准后执行;制订临床试验的标准操作规程(standard operating procedure, SOP),进行临床试验的质量监督;向参加试验的医疗中心和相关人员布置试验的任务;指导和定期检查各医疗中心的工作,组织各医疗中心交流经验;及时发现和妥善解决临床试验中出现的各种日常问题;收集、核查和分析各医疗中心的临床试验资料;组织撰写临床试验总结报告和学术论文,评价研究成果;上报领导组审核和组织学术鉴定等。

合同研究组织(Contract Research Organization, CRO)是一种学术性或商业性的科学机构。临床试验的申办者可以委托其执行临床试验中的某些工作和任务,此种委托必须做出书面规定。为了更好地协调工作,参加临床试验的 CRO 负责人最好也参与执行委员会的工作。

3. 组建多中心临床试验所需要的专门机构　多中心临床试验不仅需要能征集和随诊复查受试者的医疗中心,有时还需要一些执行特殊任务的中心和临床试验的协调中心(coordinating center)以及质量控制与监察中心来进行工作。

(1) 执行特殊任务的中心:根据临床试验的方案来确定是否设立执行特殊任务的中心。如果在临床试验中涉及阅读病理片、进行关键的实验室检查或阅读荧光素眼底血管造影片以及分发试验药品时,可以建立执行这些特殊任务的中心,如读片中心、药品分发中心等,为参加临床试验的各个医疗中心服务,以保持完成这些特殊任务的质量。执行这些特殊任务的中心最好独立于参与临床试验的医疗中心,若这些执行特殊任务的中心与进行临床试验的单位设在同一个医疗中心,那么两者应当有相互独立的工作人员,否则有可能破坏临床试验中设盲的安排,或者即使在实际工作中保持了设盲的安排,避免了偏差,但仍会遭到这方面的质疑,可能会对整个临床试验的质量产生不必要的怀疑。在设立执行特殊任务的中心时,应当选择一些专家参与其中,这是很重要的。同等重要的是要考虑到组建的中心具有为各医疗中心服务和完成大量工作任务的能力,否则将会拖累整个临床试验进度。

(2) 协调中心:建立多中心临床试验的协调中心是很重要的。一个运行良好的协调中心对保证多中心临床试验的成功起到重要作用。协调中心的任务是协助临床试验方案的设计,管理临床试验,包括执行随机分配受检者的计划,每日实施临床试验的活动,收集、审核、编辑和分析从各医疗中心得到的资料等,特别是病例报告表(case report form)的收集和管理。如果进行药品的多中心临床试验,应当保证不同的医疗中心以相同程序管理试验用药品,包括药品的分发和储藏。协调中心需要与各医疗中心保持持续不断的联系。协调中心的工作人员应当具有流行病学、统计学、计算机技术、医学和管理方面的知识,并且有能力、有经验、能快速反应和具有奉献精神,以便对临床试验中提出的日常问题进行快速有效地处理。这些提出的问题可能是简单的、容易处理的问题,例如如何填写问题表的某个项目,或者涉及一些重大问题,如一些特殊资料如何进行处理,这些问题可能会导致修改已经确定的统计学处理方法。

（3）质量控制与监察中心：由于多中心研究参与研究单位较多，分布不同地点（区），尽管纳入研究的单位符合合格的标准，但研究执行中的质量控制与监察至关重要，否则可能造成整个研究的失败。

（4）财务审计与管理中心：多中心研究课题，有的耗资巨大，如像我国"十二·五"重大疾病防治多中心研究项目，研究经费可达数千万至数亿元。因此，为了保证资金有效地投入科研和产生良好的成本-效果，并防止浪费或不端行为，实施高效率的透明度，科学财务审计与管理殊为重要。

4. 参加多中心临床试验的各医疗中心的确定和人员组成　参加多中心临床试验的医疗中心的数量应当根据临床试验的需要来确定。一般的临床试验以5～10个医疗中心为宜。参与的中心越多，组织协调工作也越困难，需要的经费也就越多。为了保证研究结果的有效真实性和可靠性，参加临床试验的人员应当具有一定的专业知识和临床试验的经验，并且选定有资质、有组织能力和有临床试验经验的人担任各医疗中心的主要研究者，他（她）同时也是执行委员会的成员，以便于沟通协调。各医疗中心应当具有临床试验所需要的设备和技术条件，保证能让临床试验使用；保证符合要求的技术力量参加临床试验工作；保证提供临床试验所需要的足够样本；保证各试验中心研究者遵从试验方案，包括在违背方案时终止其参加试验的资格。

（二）多中心临床试验实施前的准备工作

1. 确定多中心临床试验的科学依据　在进行临床试验前，必须全面检索文献，复习相关资料，周密考虑试验的目的及要解决的问题，确定所进行的试验是否具有广泛意义的重要问题或基本问题，是否值得施行；应当权衡试验对受试者和公众健康预期的受益及风险，预期的受益应超过可能出现的损害；应当确定选择临床试验方法是否符合科学和伦理要求。

2. 确定多中心临床试验的可行性　临床试验的目的是否简单而又明确；样本量大小如何，受检对象是否容易招募；需要多少医疗中心参加试验，遴选的医疗中心是否符合临床试验的要求，是否有足够的合格的研究者参加临床试验；干预和对照会对受试者产生什么样的作用；受检对象对于干预措施或对照措施的依从性是否良好；确定临床试验的时间表是否合适。根据对这些问题的综合考虑，确定多中心临床试验是否可行。

3. 筹集和合理分配多中心临床试验的经费　多中心临床试验所需要的经费较多时，应当在临床试验计划阶段就加以解决，以便使临床试验能够顺利地施行。一般地说，多中心临床试验的经费可以通过向政府有关部门提出申请来解决。国际性多中心临床试验多由世界卫生组织（WHO）、世界银行或国际大财团提供经费。一般由药物公司作为申办者来实施的多中心临床试验应当由公司筹措经费。

多中心临床试验的经费分配是一项很重要而又实际的问题。经费的分配应当考虑临床试验各步骤的经费开支，包括各医疗中心的经费，执行委员会的各种活动，如经验交流、中期检查评估、终期评估和撰写总结报告和学术论文等所需的经费，应编制合理的经费预算方案。

4. 制订多中心临床试验的研究方案　多中心临床试验的申办者和主要研究者应当在临床试验开始前制订周密合理的试验方案（protocol）。其内容包括试验背景和目的、试验设计、方法和组织、样本大小、受试者选择标准和步骤、分配受试者的方法、干预和对照措施、疗效和安全性评价标准和方法、统计学考虑、数据管理和数据可溯源性的规定、质量控制、相关的伦理学、试验结束后随访和医疗措施、各方承担的职责及其他有关规定以及参考文献等。应当向参加多中心临床试验的各医疗中心的研究者尽早提供详细的试验方案并征求他们的意见,以便制订详细的、能为各医疗中心接受的试验方案。在临床试验开始前,研究者和申办者应就试验方案、试验的监察、稽查和标准操作规程以及试验中的职责分工等达成书面协议。

5. 临床试验方案呈交伦理委员会审批　在多中心临床试验实施之前,应当将试验方案呈交医疗中心的伦理委员会审批。伦理委员会由从事非医药相关专业的工作者、法律专家和其他单位的人员组成,委员的性别比例应合理。多中心临床试验的主要研究者应当向伦理委员会报告试验方案,经伦理委员会审议、同意,并书面批准后方能实施。

6. 遴选参加多中心临床试验的医疗中心和研究者　遴选合格的医疗中心参加多中心临床试验,将对临床试验的成功与否产生巨大影响。可以通过查阅资料、问卷调查、实地考察等具体方法来了解拟选择的医疗中心的情况,而不能以主观臆想来判断和做出决定。参加多中心临床试验的医疗中心的设施与条件应能满足安全有效地进行临床试验的需要。参加临床试验的所有研究者都应当具备承担该项临床试验的专业特长、资格和能力。

7. 对参加多中心临床试验的研究者进行培训　为了保证参加多中心临床试验的研究者和工作人员高质量完成各项工作,应当在临床试验实施之前根据同一试验方案培训参加该试验的研究者,使他们了解临床试验的背景和目的、设计方法、受试者的选择标准、观察的指标和测量方法、数据的收集方法以及病例报告表(case report form,CRF)的填写方法。每个研究者和工作人员都要清楚地了解自己所承担的任务并能够熟练地完成。

8. 准备临床试验必要的设备和药物　进行临床试验前,申办者应当准备和提供临床试验的必要的设备和试验用的药品。对于试验药物,申办者必须提供其临床前研究资料,包括处方组成、制造工艺和质量检验结果。所提供的临床前资料必须符合进行相应各期临床试验的要求,同时还应当提供已经完成和其他地区正在进行的与试验药物有效性和安全性相关的资料。

第三节　多中心临床试验的设计原则和方法

虽然多中心临床试验设计的基本原则和方法与单中心临床试验是相同的,但由于参加临床试验的医疗中心和研究人员众多,设计起来更为复杂。

(一) 多中心临床试验的设计原则

1. 随机对照试验　多中心临床试验的设计必须采用严格的随机对照试验(randomized controlled trial,RCT),只有这样,临床试验才有意义和价值。所谓随机,是指受检者进入试验组或对照组的机会均等。这样可以避免人的主观性对试验结果所产生的影响,保证试验结果的真实性和可靠性。所谓对照,是指试验中将受试者分成试验组和对照组,分别接受干预措施和对照措施,通过比较试验组和对照组的结果来了解干预措施的作用。可以选用组间平行对照或分层随机对照等,其中组间平行对照是常用的对照方法。

在临床试验中,还将采用盲法,使一方或多方不知道受试者治疗分配的程序,来避免研究者和试验对象的人为心理因素和精神状态的影响,有利于克服偏倚干扰,提高依从性,更能真实地反映干预的效应。多中心试验一般采用双盲,指受试者、研究者(包括监察员或数据分析者)均不知治疗分配的情况(参见本书第十四章)。参加临床试验的各医疗中心必须采用统一的随机、对照和盲法。

2. **确定试验的对象** 试验对象是根据临床试验的目的和采取的干预措施来确定的。由于临床试验中采用的干预措施常有特定的限制条件,不能用于某些患者,因此在设计时应当规定试验对象适宜进入的标准。这一标准又分为试验对象的纳入标准和排除标准,前者为允许患者参加临床试验的标准,后者为不允许患者参加试验的标准。这些标准应当以书面的形式明确规定,让参加多中心试验的研究者均能清楚地知晓并严格地执行。通常试验对象的适宜进入标准与试验对象的安全性和试验设计有关。在确定试验对象适宜进入标准时应当注意到:① 在临床试验开始前就确定试验对象适宜进入标准,而且在试验过程中不再变动。② 根据临床试验前获得的资料,从干预措施中可能受益的患者应当是最适宜的试验对象候选人。③ 患者对同一干预措施的反应并不一致。应当选择对干预措施反应较为灵敏者作为试验对象。④ 根据已有的资料,若临床试验的干预措施对某些患者有不良反应或作用有限时,就不宜将这些患者纳入试验。⑤ 临床试验的干预措施可能对某些特殊人群,如儿童、老人、妊娠或哺乳期妇女等产生副作用,这些人群应当被排除在试验之外。⑥ 确定试验对象的适宜纳入标准应当恰当,过于严格的标准可能难以招募到足够的对象进行试验。

参加多中心临床试验的各医疗中心样本量及中心间的样本量分配应当符合统计分析的要求(详见本书第六章)。

3. **干预措施** 确定干预措施是临床试验设计的要素之一。研究者应当根据临床试验的目的来确定干预措施。在确定干预措施时应当注意:① 所采用的干预措施可能具有良好的作用,而其毒、副作用可能很小。在以药物作为干预措施时,应当明确药物的剂型、剂量、给药途径、疗程以及规定中止的标准等,以便使其发挥最好的作用。② 对所采用的干预措施,如药品,应当是能够获得批准或者已被批准使用的。③ 明确干预措施开始使用和持续的时间。④ 干预措施应当标准化,在试验过程中不能改变。

4. **观察指标** 确定观察指标也是临床试验的要素之一。观察指标是指观察受试者对干预措施或对照措施反应的指标。所选的观察指标应当是能够测量和显示的指标。在确定观察指标时应当注意:① 尽量选用较为客观的指标,最好选择易于量化且能以仪器测量而获得的指标。② 尽量选择对干预措施或对照措施反应较为灵敏的指标。③ 尽量选择精确性较高的指标。④ 如有可能,对主要研究问题只选择一个测量指标来回答,便于进行统计学分析和对结果的解释。⑤ 观察指标的测量方法应当明确和标准化。在试验中所采用的实验室和临床评价方法均应当有统一的质量控制措施。实验室检查也可以由中心实验室统一进行。测量方法能用于所有的试验对象,在整个试验过程中不能改变。试验的终点指标以及临床疗效的量化指标界定,应在研究设计中做到统一和标准化。

(二)多中心临床试验质量保证的管理措施

1. **多中心临床试验中的监察和稽查** 为了保证多中心临床试验的质量和进度,可以由临床试验执行委员会任命监察员(monitor)和稽查员(audit)到参加试验的各医疗中心检查临床试验的开展情况。监察员应当对执行委员会负责,具备临床试验的相关知识,其任务是监察和报告临床试验的进行情况和数据核实。稽查员是指由不直接涉及试验的人员所进行的一种系统性检查,以评价临床试验的实施、数据的记录和分析是否与试验方案、标准操作规程以及药物临床试验相关法规的要求相符合。

当施行药品的多中心临床试验时,参加试验的各医疗中心要接受药品监管部门的视察(Inspection)。在视察中,药品监督管理部门对临床试验的有关文件、设施、记录和其他方面进行官方审阅。视察可以在参加试验的医疗中心、申办者所在地或 CRO 所在地进行。

2. **中期交流或中期检查**　多中心研究课题应在规定时间内完成,这一时间宜短不宜长,例如一年或一年半内即应当将所有参加临床试验的医疗中心的资料集中整理。在规定时间内应当进行一次中期交流或检查,其形式不拘,应根据参加试验的医疗中心数量以及经费等条件来安排。中期交流或检查的目的是了解各医疗中心的工作进度,是否还存在困难和问题,并通过交流和检查得到解决,保证各医疗中心的资料能够按期完成并集中到临床试验的执行委员会,以便分析总结。中期交流或检查十分重要,它会对各医疗中心的临床试验工作起到推动和促进作用,而且通过交流或检查往往使临床试验的质量得到保持和提高。

3. **数据资料的统一整理和终期总结**　数据资料应当集中管理与盲法分析,应当建立数据传递、管理、核查与查询程序。资料整理和总结的任务宜由非试验执行者的统计人员承担,揭盲应在资料分析终了阶段,以确保客观和真实,他们的工作应对执行委员会负责。为了能反映多中心临床试验这一集体研究成果,应当由执行委员会组织有关专家,组成精悍的写作班子来完成总结和学术论文的撰写。这个报告撰写小组的人员不宜太多,讨论时可以吸收更多的专家参加,经过讨论、研究和修改,最后定稿。

第四节　多中心临床试验的质量评价标准

施行多中心临床试验后,应当从试验的重要性和先进性、设计的科学性和试验结果的实用性等几个方面对其做出评价,其评价标准和原则如下。

(一)临床试验的重要性和先进性评估

(1)临床试验涉及的疾病是否是临床危害人群较大的多发病和常见病?

(2)临床试验是否能解决临床实践中具有广泛意义的重要问题或基本问题?

(3)临床试验是否对医学科学的发展具有突破性的意义?

(4)临床试验涉及的问题是否是广大人民群众迫切需要解决的重大健康问题?

(5)临床试验是否具有创造性的医学科研价值?

(二)临床试验设计的科学性评估

(1)临床试验设计的基本要求,如随机对照、双盲、前瞻性和样本量是否符合临床流行病学的基本要求?

(2)参加临床试验的各医疗中心的资料,包括分层、分组等资料是否符合统一规定的基线资料要求?

(3)临床试验所设的试验组与对照组是否具有可比性?

(4)临床试验的终点是否达到了设计的目标?

(三)研究结果的实用性评估

试验的预期效果是否能受到广大医生和患者的支持和理解? 是否具有普遍的推广意义和应用价值?

(赵家良)

第三篇　临床科研资料及其
统计学分析方法

任何临床研究的课题,总要设置有关研究的目标事件,进而设计若干量化或非量化的效应指标,借以测试、分析和评价相应干预措施的效果。

临床研究的任何干预之效果,除了试验本身的因-果效应外,还受着多种存在于试验中诸如患者的年龄、生理、心理、环境、社会、经济等因素的影响以及与研究并存的若干偏倚、机遇等因素的可能干扰,如此繁杂的指标和因素,在一个临床研究课题,特别是大型的临床试验,其累积的相应资料和数据将变得十分庞大,而将它们进行科学的整理,有序的统计分析,既非常重要,同时又离不开科学统计分析的方法。

然而我国许多临床研究课题,往往是研究者在课题结束时,将所获得的资料与观察的数据,直接交由统计学家进行处理,然后基于获得的统计分析结果撰写论文,这样的做法往往会造成研究结果的失真或失误。因为统计学家不一定了解研究课题的设计内涵、研究的影响因素以及研究实施的环境条件,即使统计分析方法正确,也只能是按资料数据做到"就事论事",因为"木已成舟",统计学家使用再先进的方法也不能弥补研究中的缺陷,难以进行深入的探讨。

现代临床医学研究,统计学家应充当研究的主角(之一),从研究课题的设计、指标的设置、数据的来源、资料的收集和处理、统计学的分析与评价,乃至于论文的撰写和成果的评价等整个研究过程,均应介入且要发挥积极的作用,与临床研究者紧密结合,优势互补,方能互相促进,使临床研究的质量得以提高。

本篇将重点从临床研究设计与实施过程的角度,阐述研究资料(指标数据)的来源和收集的基本方法;面对临床研究的实际,对所获得的资料与数据如何正确选用统计学方法,进行处理和分析,并对所得的结果做出科学、准确、客观的评价。这里必须强调:即使差异有统计学意义,但必须与临床价值结合进行综合评价,只有两者均有显著意义时,才能做出肯定性的结论。

临床研究的内容十分丰富,相伴的资料来源与类型亦多种多样,既有定量化与非定量化的多种指标,又有来自前瞻性的和回顾、断面性的结果;既有随机性和非随机性、对照与非对照性资料,又有盲法与非盲法的试验;既有需做单因素或多因素的分析,还有若干需要采取统计调整、校正处理的措施等,作为临床医生和临床医学的研究者,要想完全掌握与应用统计学方法,自行对所获得资料做统计学整理与分析,毕竟有一定的难度,但作为临床研究者,最基本的要求是:面对自己的研究资料,一定要清楚资料的种类、性质,懂得与统计学家合作,选择正确合理的统计学分析方法,能够解读资料统计分析结果及其意义并结合临床实践做出正确的科学结论,这些乃是本篇的主要目的和要求,至于详尽的统计学方法,则应参考有关统计学专著。

为了服务于临床研究的选题立题、医学文献的收集与评价以及循证临床实践,本篇特设 Meta 分析和系统评价(systematic review)专章,详述了对收集文献进行综合分析评价的方法,了解与掌握相关内容,还有赖于研究者亲自实践。

第二十五章　临床科研资料的来源与收集方法

临床科研资料的收集要贯穿于临床研究的全过程。在设计之初,要根据研究目的,合理设计资料收集表;在组织与实施阶段,进行全程监测与质量控制,有针对性地收集数据资料,确保临床研究资料的收集质量与数据完整,防患于未然,避免数据资料的大量缺失;在研究完成后,又要利用选定的统计方法进行数据整理、核实与清理。研究者应学会对繁杂的临床科研数据资料进行系统地归纳和整理,以便从中去粗存精,去伪存真,减少"噪度"信息,得到有价值的测试结果,是临床科研必不可少的技能。

第一节　临床科研资料的来源

应用临床流行病学的基本原理和方法,依据不同研究课题的性质与目的,收集疾病病因及危险因素、疾病诊断、疾病转归和评价防治效果等方面资料是临床研究的核心工作;严格控制原始数据的收集质量、熟悉收集方法(来源)和资料性质以及不同类型间相互转换、完善数据管理,以确保资料完整性、准确性和一致性,是临床研究的基本要求,也是衡量临床科研工作者的基本素质之一。临床科研资料的主要来源如下。

(一) 试验和实验研究信息

1. 临床试验(clinical trial)　是指在人体进行的实验性研究,如临床试验。以人作为受试者的实验是医学进步的基础。任何新药、制剂、器械在广泛应用于临床之前,应先行动物实验,证明其安全、有效;后在健康的志愿者中进行一个剂量或一个疗程的耐受试验,证明人体能够耐受,并给出临床上能应用的安全剂量,最后在患者身上观察试验。临床试验属于干预性研究、实验性研究,是通过对比试验组与对照组的效应差异来评价干预措施效果的一类研究方法(参见本书第三十章)。临床试验需要设计专门的病例报告表(case report form,CRF),全面系统地收集相关资料。

2. 实验(experiment)　是指在动植物进行的实验性研究。在实验研究中,研究者可以主动地安排实验因素,控制实验条件,从而排除非实验因素的干扰。实验过程中需要填写实验记录表,全程记录实验结果及相关信息。

(二) 日常医疗卫生工作记录

医院的日常医疗工作中有各种记录,如医院门诊和住院病历、入院与出院诊断、死亡报告以及实验室检查、病理检查、影像报告等。主要为某项工作需要而专门设置,若这类资料能诊断明确、记录详细、数据可靠,也可用于研究疾病临床特征、评价防治效果,但在使用医院病案资料时,应注意以下几个方面问题。

(1) 基于医院的病案统计,一般不能计算发病率或患病率、死亡率。这是因为医院求诊者均是患者,而患病率以受检人数做分母,发病率、死亡率则以某地、某年平均人口数为分母,而且很难从医院获得发病人数、患病人数的完整数据。

（2）比较不同医院的门诊、住院患者的差异时应慎重。这是因为大型医院接受危重、疑难杂症、难以治疗的患者居多,而在小型医院或基层医院轻型患者比例较大。

（3）即使在同一医院同一科室,在不同时期同一病种的疗效也可能不同。这种差异既可能是疾病在人群中流行所致人体免疫能力变化引起的,也可能随时间推移诊疗技术条件不断改善、诊疗理论不断发展所致。

（4）由于不同医院的病案、病历要求不同,记载的详细程度和标准也各有不同。故做医院间比较时应加以注意。

（5）某单个医院门诊、住院患者的基本构成,不一定能代表当地居民中各种患者的实际分布情况,这主要与医院性质、级别、服务半径及患者就诊意愿等有关。

（三）现场调查

临床科研经常需要借助现场调查探索某病病因或评价某疗法远期效果等。如 2005 年 5～6 月间,四川省 12 个地市所发生的人感染高致病性猪链球菌爆发流行,采用现场研究查明了病原、血清型别。现场研究的特点是以新发病例或新感染者为主,同时也为调查研究提供了即时的环境条件,在现场调查中,需制订调查计划,拟订调查表,研究者被动地观察研究对象,为尽量减少干扰,或通过分组来控制。现场调查为实验提供线索,而实验成果则需通过现场实践加以验证。鉴于调查对象数量大,而参与调查工作人员又多,为使调查结果可靠,在正式调查前,应对调查表的可行性、效度、信度分析;同时培训调查人员,以规范统一,而调查结束后,还需认真审核调查表、评价调查质量并实施可靠性分析。

（四）报告卡与报表资料

常见报告卡包括:肿瘤发病与肿瘤死亡报告卡、出生报告卡、死亡报告卡、传染病发病报告卡等。应避免漏报、重复报告。常见报表有:卫生部印发的卫生工作基本情况年报表、医院工作年报表、传染病月(年)报告表、疫情旬(月、年)报表、病伤死亡年报表、职业病报表等。年度报告资料常以年鉴的形式出现,如 2012 年中国卫生年鉴。

（五）疾病监测与预警资料

为预测疾病的流行趋势,考核其防治效果而长期连续地调查、收集和分析人群中疾病的动态分布和影响因素称为疾病监测。例如我国已建立 145 个城乡疾病监测点,监测人口达 1 000 万以上,系统地开展了传染病、寄生虫病、心脑血管病、出生缺陷、恶性肿瘤及残疾等的发病、死亡监测的登记报告工作,监测的范围和病种仍在不断延伸和扩大。又如京、津、冀地区 120 万人心血管病监测的 MONICA 计划等。疾病监测要求进行发病与死亡报告,计算发病率、死亡率等人群疾病负担指标,同时要收集与发病有关的个体危险因素和实验室的各项检测数据,为专题研究提供了条件。

（六）健康体检资料

目前,在中国一些医院已相继设立了健康检查中心,积累了大量人群的健康体检资料;另外在一些建立职工健康档案的单位,也保存有定期体检资料;此外,还有参加人寿保险时的健康检查资料以及孕产妇的围产期保健资料等。随着我国医疗卫生体制改革的逐步深入,成立了大量的社区卫生服务中心,相继建立了以电子健康档案为核心的健康管理信息系统。设立健康查体专门机构可以发现新的、早期病例和近来备受关注的临床前期者,成为实现疾病防治结合的一个平台。大多接受体检者,其职业相近,经济和文化相似,成为一些专题研究和随访研究较理想的资料来源。

(七) 其他来源资料

一些临床研究,还需要收集医学领域以外相关数据资料,例如测量发病率、死亡率等指标时,所需的人口基数,要向当地公安部门联系获取;又如研究控烟策略时,有时要向有关部门联系,收集诸如烟叶生产、农用化肥销售等方面的数据资料等;再如研究多囊卵巢综合征(PCOS)是否与环境激素暴露有关时,还要收集气象、环境(空气、水源、土壤)监测数据资料等。

第二节　临床研究数据资料的收集

(一) 设计专门的资料收集表

根据研究内容,设置基本条目和备查条目,形成专门的资料收集工具,如调查/研究记录表、CRF 表等。基本条目是指与研究目的密切相关、必不可少的内容。备查条目是用于质量控制的一些项目。在临床研究中,还可适当增加一些备选条目,以便尽可能多地收集信息。

若填写项目或回答问题较多时,可以采用一人一表的格式,每份表只填写一个研究对象的所有相关内容;若项目较少时,可采用一览表的形式,即在一份表内同时填写多个研究对象的相关信息。临床研究资料收集的重点应集中于 PIO 类指标,如研究对象特征指标(population/patients,P),干预或暴露测量指标(intervention/exposure,简写 I 或 E)以及结(局)测量指标(outcome,简写 O)等。这些指标可大致归为以下四种类型。① 单纯生物学指标:即临床常用的一些硬指标,如病死率、不良事件发生率、痊愈率、复发率以及其他一系列有关人体生化、生理学指标等临床传统观察指标。② 健康相关生存质量及其衍生指标:随着疾病谱及医学模式的转变,一些全面反映患者健康与生存状态的指标,如 HRQL、QALYs、DALYs 等应运而生,并在临床研究中得到广泛应用。③ 临床经济学指标:如直接医疗成本、间接医疗成本等一系列费用指标,可用于成本-效果分析(CEA)、成本-效益(CBA)分析、成本-效用(CUA)分析等。④ 人口特征指标:包括性别、年龄、种族、职业、教育程度及其他一些社会经济学指标等。

(二) 临床研究数据资料的采集方法

在确定了临床研究资料的收集范围与内容后,通过何种途径、方法收集则成为关键,这也直接决定了数据收集的质量好坏。采集方式主要有直接观测与访谈等。直接观测是指研究人员直接到现场对观察对象进行观察或测量,得到相关数据信息,如临床研究中有关体检及实验室资料的收集就采用这种方式,直接观测得到的数据较为客观真实。

访谈法需要研究对象的配合,通过研究对象自己回答问题来完成资料的收集。常见的访谈方式有:① 面对面(face to face)访谈法:研究人员在现场,通过研究对象自己填写或口头问答完成数据的收集;② 电话访问法:研究人员通过电话问答的方式收集信息,但该法有时会因电话变更、调查内容过多、依从性较差,可能出现较高的失访率;③ 信访法:以普通邮件或电子邮件的方式,将表格直接寄给研究对象,填好后寄回。本法虽然节省人力、物力与财力,但收集质量和依从性难以保证,应答率最低。

(三) 质量控制

质量控制措施实际上应贯穿于临床数据资料的收集、整理全过程。在资料收集过程中,一些混杂因素会影响数据的收集质量。例如患者自身的症状与体征在资料收集时不稳定,处于剧烈变化之中,像第一次测定的血压值为 148/88 mmHg,而 1 周后为 158/80 mmHg;又如对自诉症状重复测量时,回忆性偏倚可导致两次测量结果不一致;又比如资料收集者(包括测量者、调查者)本身也可能带来偏倚,特别是在测量临床软指标(如生存质量等)时,其态度的好坏与提问方式等都将影响到患者是否能如实回答问题;此外测量工具(或仪器)本身也可能因系统误差导致结果失真,特别是在大规模多中心临床试验中,若各中心实验室条件不一,使用的仪器、试剂与度量衡单位不统一,会造成数据混乱,直接影响结果的真实性。

因此,需要采取一系列质控措施,如对资料收集人员进行严格的培训,制订统一标准与操作规程,采用盲法测量,选择信度与效度俱佳的测量工具等,以保证原始资料的收集质量。录入数据时,同样应采取质量控制措施,例如制订严格的录入规范和说明、双输法录入等,以确保数据录入的准确可靠。

第三节 临床研究数据资料的整理与管理

准确合格的数据是确保统计分析结论真实可靠的前提。为此,在使用记录、调查表收集资料时,应做到记录正确、完整,便于计算机录入;录入数据时,应认真复核,避免数据缺失、错误。

一、临床研究资料的检查与整理

(一) 检查

填好记录、调查表后,先行目测检查:① 从专业与统计学方面检查是否有缺项、差错。如性别、病名错,数据末尾数字是否一致? ② 范围检查。如调查肝癌,看表中是否有非肝癌患者,如肝炎患者。为减少漏查,一般应答率要求在 95% 以上。③ 逻辑检查。如用出生日核对年龄。尤其要注意以下几个方面问题。

(1) 记录的项目一定要为研究所需。做到必要项目无遗漏、设置项目无冗余。一般先进行预观察(调查)、预分析,以验证所收集的资料是否合乎要求。

(2) 各项目定义无歧义,答案应清楚明晰。例如:调查籍贯时,应明确调查的是"自己出生地",还是"自己的祖先是那里人"。

(3) 项目设置应尽量选用闭合式问题,如是非题或选择题,一般不用开放式问题。

(4) 数量变量指标用阿拉伯数字填写,小数点及计量单位亦应同时标示;非数量指标也应标示有关的统计规定,如"饮酒量"应标示"g/d"。

(5) 用计算机整理、分析资料。输入数据前做一次全面系统检查,若为数值变量则直接输入,对非数值变量,可按性质或特征先进行量化,如性别:男为 1,女为 0;文化程度:文盲为 0,小学为 1,中学为 2,大学以上为 3;必要时,需对量化过程加以说明。

(6) 对于已做观察(调查)但无确切数据的情况,应按事先规定填写,不能用空格表示。

(7) 注意数据的精度和有效数字。如体重以 kg 为单位,一般精确到小数点后第二位;小数点后的位数可按"4 舍 6 入 5 奇进"处理,如:6.75 中 5 前是奇数,则取 6.8;6.85 中 5 前是偶数,则取 6.8。

(8) 记录、调查表应尽量用不褪色的笔填写,填写清晰、工整。以利原始数据资料的长期保存。

（二）整理

1. **数据的手工整理** 先要识别资料性质与设计类型。在资料核查后，设计出一整套整理表，如频数表、交叉表，后清点有关人数，整理表格。必要时可进行数据转换，如将数值变量转化为等级资料；对性别、文化程度等实施量化等，为进一步统计分析做准备。

2. **数据的计算机整理** 数据的手工整理现已被计算机管理所取代。计算机整理工作往往与统计分析同步进行，但数据转换、指标数量化需在分析前完成。

二、临床研究资料的管理与分析集划分

（一）临床研究资料的管理

当前临床研究资料的数据管理也全部用计算机完成，对收集到的临床研究数据，为方便管理，常借助现成的数据库管理软件，如 Access、Excel 以及 Visual Foxpro 等，建立数据库，进行无纸化数据管理。建库应首先构建数据库结构，统一定义字段及属性。字段又称变量，反映了研究对象的某种共同属性，例如患者年龄、性别、身高、体重、血压等。定义字段包括确定字段名、字段属性（如字符型或数字型等）与字段大小。结构建好后，就可开始录入数据。通常将一个研究对象的所有字段信息称为一个记录，n 个记录就构成了一个数据库。数据经过以上检查无误后，即可实施统计分析。建好的数据库可用光盘、USB、移动硬盘等贮存，便于汇总交流、查询、补充、修改、连接等。对于特别重要的数据文件应打印保存。具体有如下要求。

（1）利用数据管理系统建立数据文件。数据检查无误后在相应地数据库管理系统下建立数据文件。要求各项目的变量名、记录与原始表格尽量一致。

（2）双输法录入数据。两名输入员利用数据结构相同的数据文件，同步录入同一批数据。

（3）输入数据比对。用计算机对上述两份数据比较，核对、纠正输入错误。

（4）对录入数据进行范围与逻辑检查，确保数据质量。

（5）进一步将数据文件与原始记录、调查表目视核对。

（6）数据锁定。经上述处理，统计分析前将最后数据文件用媒体封存。

（7）稽查。当对某些数据的准确性存有疑问时，需做进一步检查——稽查。数据稽查一般随机抽查 10% 病例或对照或观察例数，并逐一核对观察值。一般要求主要观察指标不能有错，次要指标错误率控制在 0.3% 以下。若差错率超出允许范围，则要打开已锁定数据文件，重新校检所有数据。

研究数据资料的保留年限有明确规定。例如，研究者应保存临床试验资料至试验终止后 5 年；申请者应保存临床试验资料至试验药物被批准上市后 5 年。

（二）分析集划分

分析集（analysis set）指专用于某项临床研究且经审核特定的统计分析资料。分析集应在设计阶段事先确定。纳入哪些患者进行分析，这是临床试验结果分析必须考虑的问题，也就是"分析集"问题。临床试验的分析集，要求所有患者或观察对象均经过随机且符合入组标准。然而，一切都符合试验方案要求且没有失访和无任何缺失数据，这在实际试验中很难做到；对那些违反方案的病例或观察对象是否应纳入分析，需慎重考虑。在设计阶段，就应考虑如何减少失访和不依从，同时要阐述出现违反方案的具体类型、频数、处理方法以及对

试验结果的可能影响等。

1. 分析集的种类

（1）意向性分析集（intention to treat，ITT）：不考虑依从性，将所有经随机分组的患者全部纳入随访、评价和分析。该法保持了随机化结果，符合随机原则。但在实际操作中有一定的难度，例如患者随机后无记录，特别是患者并未接受任何试验药等，很难处理。

（2）全分析集（full analysis set，FAS）：是指尽可能遵循意向性治疗原则并以合理方式尽量将所有随机病例纳入分析。

（3）符合方案集（per protocol set，PPS）：是指全分析集中与方案高度相符的病例，又称"有效病例"（valid cases）、"效验"（efficacy）样本或"可评价"病例等。在何种情况下将病例排除，应在设计方案中说明；同时在分析前就应讨论确定数据缺失的处理方式。

（4）安全集（safety set）：无论患者是否符合方案，只要患者应用 1 次所在组的药物，都要纳入安全性分析。

2. 分析集的具体应用　在临床试验相关的三种假设检验中，全分析集和符合方案集的作用有所不同。例如，优效性假设检验，一般用全分析集做主要分析集，检验结果较为保守；若使用符合方案集，有可能高估疗效；而对于等效性或非劣效性假设检验，使用全分析集的结果一般并不保守。

第四节　临床研究资料的分析前准备

在统计分析之前，还需要进行一些准备工作，如评估欲分析的数据质量，发现数据有无缺失和异常；同时应结合研究目的，设计统计分析方案，选择恰当的分析方法，以减少统计分析的盲目性。

（一）赋值与定量化

资料整理的重要环节就是赋值与定量化。对于数值变量资料，像血脂、血糖水平本身就已被准确测量，不存在赋值和定量化问题，只是当有缺失值时，才需做相应处理。对于分类变量资料，则需要重新赋值。如对有序多分类资料，可根据实际测量尺度采用等间距或非等间距赋值（例如，临床疗效分类中，无效为 0，有效为 1，显效为 2，痊愈为 3）；而对无序多分类资料，就要复杂一些，需采用哑变量方法赋值。例如研究中涉及黄、白、黑 3 个种族，不能直接将黄种人、白种人、黑种人依次赋值为 1、2、3。这是因为 3 个种族并没有等级之分，但在赋值后反而人为出现不同级别。对此，可通过设置两个哑变量加以解决，如规定凡是黄种人，哑变量 1 赋值为 1，余为 0；凡为黑种人，哑变量 2 赋值为 1，余为 0。转换结果如下：

原 来 分 类	哑 变 量 赋 值	
	哑变量 1	哑变量 2
黄种人	1	0
黑种人	0	1
白种人	0	0

哑变量的设置个数为分类个数减 1。如 ABO 血型包括 A、B、AB、O 四种类型，需要设置 3 个哑变量。

（二）数据质量的评价

统计分析前,需要从整体上把握数据的基本特征以及质量,发现有无极端值与异常值等。

1. 极端值、异常值与缺失值　极端值(extreme value)又称离群值,是指那些远离大多数测量值的极端数值,要么极大,要么极小。这些值会直接造成结果不稳定,甚至夸大或歪曲结果,得到错误结论。特别是在小样本的临床研究中,极端值的作用尤为明显。判断极端值是否为异常值,需结合临床或专业知识,异常值常为临床专业知识无法解释的测量值。

缺失值(missing value)是指因种种原因不能得到观测指标的具体测量值,出现数据缺失。评判临床研究中数据缺失的影响大小,应视缺失属性而定。缺失主要分两种,一种称为随机性缺失,如临床试验中试验组与对照组均可能出现缺失值,缺失比例相近,缺失与临床干预措施无关,若缺失比例不超过 10%,对结果影响不大;另一种则称为非随机性缺失,例如药物的毒副反应过大,造成患者的大量失访,此时试验组与对照组的缺失比例会不同,缺失一旦发现与干预措施有关,会对结果造成较大的影响。

2. 如何发现与识别极端值、异常值　发现与识别极端值、异常值通常使用统计描述的方法,如定量描述、统计图表等,即可以清晰揭示数据资料的基本特征与变化趋势,同时结合临床专业知识,又可以发现与识别其中的极端值、异常值。若根据一般常识与临床病理生理学知识,发现数据资料中极端值不合常理,则应高度重视。如在一项临床研究中,患者的收缩压在 400 mmHg 以上,则应视为异常值。又比如某一个变量的标准差过大或者某些观察值偏离均数 3 倍标准差以上,则说明观察单位间变异较大,应进一步核实,判断是否为异常值。另外,使用统计图表也可直观地发现极端值。

（陈　彬　康德英）

第二十六章　如何正确选择与应用统计学方法

统计学是处理数据变异的一门科学与艺术，是以概率论为基础、统计推断为主要内容的现代数理统计学，已被广泛应用于教育、社会、经济、金融、农业、工业/工程技术、物理、管理、生物医学、心理学、信息学等众多领域。其中，统计学在生物医学研究中的应用已有百余年历史。应用临床流行病学的基本原理和方法，围绕疾病病因及影响因素、疾病诊断、预后和防治效果评价等临床问题展开临床研究，在此过程中定会产生大量复杂的数据，这些数据资料的收集、整理、处理与分析，构成了临床研究的核心。借助统计学方法可以帮助研究者对繁杂的临床科研数据资料进行系统地归纳和总结，以便去粗取精、去伪存真，得到有价值的结果，是临床科研不可或缺的工具。

第一节　临床研究资料的收集与整理

在临床研究中，数据资料的收集与整理均非常重要。原始数据的真实可靠，是临床研究成功的重要保证。

（一）临床研究的数据来源

临床研究的数据来源很多，例如病历、病例报告表、调查表或问卷、专题调查与实验记录、实验室检验数据、统计报表、年鉴等均可为研究所用。

病历作为重要的临床工作记录，同时也是临床研究的重要数据来源。收集病历信息时应特别注意收集的质量，做到如实、全面、可靠。CRF表一般为临床研究专门设计，要结合研究目的而"量身定做"。如果研究对象是社区患者，则需要根据研究方案与目的，设计专门的调查表或问卷，供资料收集之用。这些研究量表是由系列观察指标组成的，既有一般性指标，又有特异性观察指标。这些指标的设置不是盲目的，同时在测试过程中也要遵循一定的科学原则。

（二）临床研究中的指标设置与测试要求

观察指标是指能反映临床研究有效性和安全性的观察项目。统计学中常将观察指标称为变量，分为数值变量和分类变量。在设计之初应明确定义并设置相应观察指标，一旦确定，不宜随意修改。

1. **主要指标和次要指标的设置**　临床研究中的主要指标又称主要结局指标，是与研究目的有内在联系的，确能反映有效性或安全性的观察指标。主要指标应在研究设计阶段确定，通常不超过两个，若存在多个主要指标时，在设计方案中，应同时考虑控制Ⅰ类错误的方法。主要指标应根据研究目的选择易于量化、敏感性好、客观性强、重复性高，并在相关研究领域已有公认的标准。目前包括三大类：临床/生物学指标（病死/复发/残疾、生化等），生存质量及相关指标，卫生经济学指标等。次要指标是指与研究目的相关的辅助性指标。在研究方案中，也需明确次要指标的定义，并对这些指标在解释研究结果时的作用以及相对重要性加以说明。次要指标数目也应适当，不宜过多。

2. 单一指标与复合指标的设置　临床研究设计时,若难以确定单一的主要指标,可按预先确定的计算方法,将多个指标组合构成一个复合指标。如临床上采用的量表就是一种复合指标。复合指标被用作主要指标时,组成这个复合指标的单个指标如果有临床意义,也可同时单独进行分析。

3. 全局综合评价指标的设置　全局综合评价指标是将客观指标和研究者对受试者疗效的总印象有机结合的综合指标,它通常是有序等级指标。用全局综合评价指标来评价整体有效性或安全性,一般都有一定的主观成分包含在内。如果必须将其定义为主要指标时,应在研究方案中有明确判断等级的依据和理由。全局综合评价指标中的客观指标一般应该同时单独作为主要指标进行分析。

4. 替代指标的设置　当无法直接测定临床效果时,考虑使用替代指标用以间接反映临床效果或临床结局。替代指标应与临床效果存在内在关联,同时能用生物学作用机制加以解释,最好能具备两者一致性的研究背景依据作为支撑。

5. 数值变量资料与分类变量资料的相互转化　根据临床评价的需要,有时需将数值变量资料转换为二分类或多分类变量资料,如:根据一个测量指标改变程度等于或超过某一数值时作为分类的界值。但由于转换过程中会损失部分信息,导致检验效能有所降低,此类转化应慎重。

(三) 临床研究资料的记录与数据管理

数据质量是统计分析的根本,否则再好的统计学方法也不能弥补数据上的缺陷。为此,在记录、测试、收集资料时,应做到正确、完整,便于计算机录入;在录入数据时,应认真复核,避免数据缺失、错误。尤其要注意以下问题。

质量控制应贯穿于临床数据资料的收集、整理与分析的全过程。在资料收集过程中,一些混杂因素会影响数据的收集质量。如在测量临床软指标(如生存质量等)时,其态度的好坏与提问方式等都将影响到患者是否能如实回答问题(霍桑效应);此外测量工具(或仪器)本身也可能因系统误差导致结果失真,特别是在大规模多中心临床试验中,若各中心实验室条件不一,使用的仪器、试剂与度量衡单位不统一,会造成数据混乱,直接影响结果的真实性。因此,需要采取一系列质控措施,如对资料收集人员进行严格的培训,制订统一标准与操作规程,采用盲法测量、重复测量,选择信度与效度俱佳的测量工具等,以保证原始资料的收集质量。

录入数据时,同样应采取质量控制措施,例如制订严格的录入规范和说明、双输法录入数据等,以确保数据录入的准确可靠。

第二节　临床研究统计分析的基本要求

使用适宜、正确的统计方法是统计结论真实可靠的重要保证。统计分析主要包括两个方面:统计描述和统计推断。临床研究中数据分析所采用的统计分析方法和统计分析软件应是国内外公认的,统计分析应建立在正确、完整的数据基础上,采用的统计模型应根据研究目的、研究方案和观察指标等而定。基本要求如下。

(一) 统计描述

一般多用于人口学资料、基线资料和安全性资料的统计描述,同时也可对主要指标和次要指标等进行统计描述。对于数值变量资料,常用统计描述指标有均数 $\bar{X}$、中位数 M、几何均数 G 等集中趋势指标以及标准差 SD、四分位间距(inter-quatile range,IQR)等离散趋势指标;对于分类变量资料主要有率、构成比、相对比、相对危险度等。统计指标、统计图表的选择取决于资料的性质及研究目的等。

(二) 统计推断

统计推断旨在用样本信息推断总体特征,包括参数估计和假设检验。大多临床研究中,综合考虑研究目的、资料类型、设计类型、样本大小、资料分布类型、数据结构、特定条件等因素,首先选择一些常规统计学方法进行假设检验,如数值变量资料间比较的 t 检验、单因素方差分析、秩和检验,分类变量资料比较的 χ^2 检验等。这些方法都有一定的应用条件限制,若强行使用,可能会出现一定的问题,甚至得出错误的结论。此时可进一步考虑使用一些较为复杂的统计分析方法加以补充,如多元回归分析(包括多元线性回归、logistic 回归、COX 风险比例模型),聚类分析和判别分析,主成分分析与因子分析等。这些多元统计方法通过降维处理和线性简化,可使复杂问题简单化,但这些方法同样对数据资料有一定的要求,如要满足独立性、线性、服从某种函数分布等。倘若临床研究的观察指标存在多重共线性和协同关系等,易造成回归模型失效,结果变得不可靠。特别是对以下几种类型指标的分析应慎重选用统计分析方法。

1. **主观性/隐匿性指标**　应选择能够处理主观指标和潜隐变量的统计方法。在临床研究中,人文关怀可能会干扰实际效应的观测,直接影响分析结果。如医患行为会影响安慰剂效应,研究者会影响干预效应的准确评价,如霍桑效应等。对主观指标的处理,一些传统的统计方法,如 t 检验、方差分析、一般线性回归模型等,常因应用条件限制而不能使用,可参考生存质量资料的分析方法,使用 Markov 模型、多水平模型(multilevel model)、质量-数量 Cox 回归分析、结构方程模型(structural equation model,SEM)、时间序列模型等方法。

潜隐变量(latent variable)是相对显性变量而言,是指那些不可直接测量或观察,但客观存在的变量,如一个人的智商(IQ)、逻辑分析能力等。常规的一些方法,如判别/聚类分析、多元线性回归模型等,适合分析关系结构简单、一维独立的线性关系,无法处理具有多维复杂结构的潜隐变量资料,可考虑使用结构方程模型(SEM)、潜隐结构分类分析(hierarchical latent class analysis,HLCA)等。根据显性变量与潜隐变量的资料类型,又可组合为以下四类情况:① 显、隐变量均为计量资料时,考虑使用结构方程模型/因子分析;② 显、隐变量均为分类变量资料时,考虑使用潜隐分类分析(latent class analysis,LCA);③ 显性变量为数值变量资料,潜隐变量为分类变量资料时,考虑借用教育学中的项目反应理论模型(item response theory model,IRT);④ 显性变量为分类变量资料,潜隐变量为数值变量资料时,考虑潜隐轮廓分析(latent profile analysis,LPA)。现使用较多的是结构方程模型(structural equation model,SEM),它是一种建立、估计和检验因果关系模型的方法,可同时处理显性变量和潜隐变量。利用测量模型建立显性观察指标与潜隐变量之间的关系,用潜隐结构模型探讨潜隐变量与潜隐变量之间的关系。鉴于上述分析比较复杂,一般统计分析软件难以处理,可使用 SAS、WinBugs、M＋PLUS 等专用统计分析软件。

2. **纵向或重复测量数据**　重复测量设计是对每个研究个体分别在不同的时点多次测量

的一类研究方式。由于每个个体的各测试点并不独立,而是按固定顺序排列的,其中测试时点间既可以等间距,也可间距不等。分析这类纵向重复的数据资料,可考虑使用重复设计方差分析(repeated measure ANOVA)、线性混合效应模型(linear mixed effect model,LMEM)。若反应变量为数值变量资料,考虑使用广义线性混合模型(generalized linear mixed effect model,GLMEM)或广义估计方程(generalized estimating equations,GEE)。这些处理纵向研究数据的统计模型,可对符合正态分布、二项分布、Poisson 等特定分布的应变量进行模型拟合。因在模型中对随机误差项的方差-协方差结构加以定义,解决了同一对象不同测评时点间的相关问题,同时借助固定效应项可对多个协变量(影响因素)的作用加以分析,从而避免了多次重复使用 t 检验或 χ^2 检验、导致 I 型错误率增大的问题。其中广义线性混合模型为广义线性模型与线性混合效应模型的扩展,建模灵活,应变量资料类型不限,计量资料或计数资料均可适用,在处理高度相关数据、过度离散数据以及异质数据方面,能力突出。

3. 多指标联合分析　鉴于临床效果多靶点特性,在研究设计阶段,常联合设置多个观察指标,以反映整体性及其变化规律;在分析阶段,同样需从整体观出发,对多指标联合分析,考虑使用多元方差分析(MANOVA)、轮廓分析(profile analysis)等。不宜重复多次使用单变量假设检验,否则不仅不能加强结论的可靠性,反而增大了 I 型错误率。

对多维、多次重复、多阶复杂数据的统计分析,可考虑使用多水平模型(multilevel model),分析和处理具有层次结构特征的纵向数据资料。若将时间序列引入多水平模型,可使具有相互联系的变量作为一个整体来进行建模,能有效表达系统内变量间相互影响的动态机制,并提高了变量预测的精度。若进一步测量分析潜隐变量,可考虑使用上述的潜隐结构分类分析(HLCA)。

第三节　常用统计学方法的正确选择

无论是单个临床研究还是基于多个临床研究的系统评价,均涉及一些常用的统计学方法,不同类型、不同条件下的资料分析所选用统计学方法有所不同。若方法选用不当,会直接影响结论的真实可靠。本节阐述了常用统计学方法的选择原则与要求,至于具体的公式和运算程序则需参考有关医学统计学专著。

(一)统计描述方法的正确选择

1. 数值变量资料的统计描述　对于数值变量资料,其集中趋势的描述,可以选用均数、中位数、几何均数、众数等。具体应用哪一个,应考虑资料本身满足何种方法的适用条件(表 26-1)。

表 26-1　数值变量资料集中趋势的描述指标

指　标	作　用	适 用 条 件
均数	描述一组资料的平均水平或集中趋势	正态或近似正态分布
中位数	描述一组资料离教的程度	偏态或分布未知或两端无界限
几何均数	描述一组资料离教的程度	对数正态分布、等比资料

对数值变量资料的离散趋势描述,可选用标准差、极差、四分位间距等(表 26-2)。

表 26-2 数值变量资料离散趋势的描述指标

指 标	作 用	适 用 条 件
标准差	描述一组资料离散的程度	正态及近似正态分布
四分位数间距	描述一组资料离散的程度	偏态分布或分布类型未知
极差	描述一组资料离散的程度	偏态分布或分布类型未知

无论是集中趋势还是离散趋势,其描述指标选择应结合数据资料的具体分布类型。然而,大量的研究表明,有相当一部分数据资料在不符合正态或近似正态分布的情况下,仍错误选用均数±标准差。

2. 分类变量资料的统计描述 列于表 26-3。

表 26-3 分类变量资料的常用描述指标

指 标	表 达 方 式	意 义
率	事件发生例数/观测总例数	分析事件发生的强度和频率
构成比	单类事件发生例数/多类事件的例数总和	总事件数中各类事件所占比重
相对比	甲事件发生率与乙事件发生率比值	发生甲事件与乙事件相比的倍数值

对于分类变量类证据,其统计描述常用率和比(构成比和相对比)。例如,临床研究中常用的事件发生率(event rate),如复发率、病死率、致残率、有效率等,用这些率表示事件发生的强度和频率;也可利用构成比表达事件发生的相对比重,如出血性脑卒中在脑卒中患者中所占的百分比;相对比的应用则更为丰富,如人口性别比、率比、比值比(odds ratio,OR)等。此外,由率及比等可进一步衍生出一些重要临床指标,如某一事件率(死亡、有效、副效应)与另一组相应事件发生率相比而产生的绝对危险降低率(absolute risk reduction,ARR)、相对危险度(relative risk,RR)以及 NNT 等。其中 NNT 是与对照组比较,新的措施需要处理多少例数才能防止一例不良事件的发生(number needed to treat,NNT)。有关这些指标的具体计算与意义,参见本专著的相关章节,这里就不再赘述。

(二)统计推断方法的正确选择

统计推断旨在用样本信息推断总体特征,包括参数估计和假设检验。统计推断方法的正确选择常与研究目的、资料类型、设计类型、样本大小、分布类型、数据结构、特定条件综合分析等有关。

1. 研究目的及资料类型 研究目的的不同,相应的统计分析方法不同。研究目的主要包括以下几个方面。① 参数估计:包括参数的点估计与区间估计,常见参数有总体均数、总体率、总体标准化率、总体相对危险度等;② 比较:一般假设检验方法,如 t 检验、u 检验、方差分析、χ^2 检验等可用于差别比较;③ 筛选主要影响因素:可供选用的方法有逐步回归分析、logistic 回归等;④ 相关分析:包括直线相关、曲线相关、等级相关、复相关、典型相关以及行列有序分类资料的相关分析等;⑤ 校正与控制混杂因素:可选用协方差分析、MH 分层分析等;⑥ 因果关系分析:选用通径分析等;⑦ 预测、预报分析:选用回归分析等。

同时方法的选择应进一步结合资料类型,资料类型不同,选用方法各异。① 两样本均数比较的资料:可选用 t' 检验、t 检验、u 检验等;② 多个样本均数间比较的资料:可用方差分析,若有统计学意义,需进一步做两两比较;③ 两个或多个样本率间比较的资料:可供选择的方法较多,包括χ^2检验、二项分布、Poisson 分布、确切概率法等;④ 有序分类变量资料:分析可能需要借助非参数统计方法,如秩和检验;⑤ 多因素、多指标的资料:可选用多元分析,如对于多组多指标数值变量资料,考虑使用多元方差分析或调整检验水准方差分析;⑥ 遗传研究资料:选用遗传相关数理统计方法,如:Hardy-Weiberg 吻合度检验;两样本基因型频率比较可用一般χ^2检验;两样本基因频率比较,选用理论频数与实际频数比较的χ^2检验等。

2. 设计类型及样本大小 不同的设计方案对应着不同的统计方法。例如:① 对行列有序列联表的相关分析:选用一般χ^2检验、χ^2_{cs}检验、等级相关分析;② 配对设计的数值变量资料:需选用配对 t 检验、符号秩和检验、配伍组设计的方差分析等;③ 配对设计的二分类变量资料:若目的为推断检验结果有无关系,采用一般χ^2检验,若进一步推断结果有无一致性,用Kappa 检验;若推断检验结果是否不同,则需专用的配对χ^2检验(McNemar 法)。

很多统计方法的应用条件与样本大小有关。① 对于数值变量资料:如小样本(一般 $n<$ 50)的两样本均数比较用 t 检验,虽为小样本但若总体标准差已知,可用 u 检验;再如多元分析要求 n 为观察指标数的 5～10 倍;② 对于配对设计的二分类变量资料:$b+c<40$ 时,用校正配对χ^2检验;而当成组设计的两样本率比较时,只要 $n<40$ 或任意一个理论数小于 2,只能使用确切概率法。

3. 数据结构及特定条件 多因素分析时,应首先考虑其数据结构。① 若应变量与自变量均明确,可选用回归分析:如应变量为数值变量时,选用多元线性回归分析;当应变量为两项或多项分类变量时,选用 logistic 回归;② 不分应变量与自变量时,可供选择的方法较多,需进一步结合分析目的加以抉择。若以减少指标为目的,但又尽可能不损失或少损失信息时,可选用主成分分析、因子分析;若类别清楚:选用判别分析;当类别不清楚时,选用聚类分析;③ 当变量间有因果关系时:用通径分析;④ 随访资料中无终检数据,研究两水平、多水平的应变量与其影响因子间关系时,选用回归分析;⑤ 多个分类变量的统计分析可用对数线性模型,分析主效应、交互效应,从而揭示分类变量间潜在的复杂关系。

一些统计方法有其特定条件。如① 两样本率比较:当 $n<40$ 或 $T<1$ 时,用确切概率法;当 $1<T<5$ 时,用χ^2检验校正公式或确切概率法。② R×C 表χ^2检验应用条件:$T>5$,容许 $T<5$ 的格子数小于总格子数的 1/5,不能有任何格子的 $T<2$。③ Poisson 分布:正态近似法条件是总体均数 $\lambda \geq 20$。④ 二项分布的 Poisson 近似法条件:则要求 n 很大,P 很小(如 $P<0.01$ 或 $P<0.05$),且为非遗传、非传染性疾病方可。⑤ 二项分布正态近似法条件:当 $np \geq 5$ 或 $n(1-p) \geq 5$ 等。

4. 资料分布类型与综合分析 许多统计方法都以抽样分布做理论基础。如两样本均数比较,小样本时,抽样分布符合 t 分布,用 t 检验;大样本时,抽样分布服从正态分布,使用 u 检验。

在临床研究中,应从资料各方面特征出发,综合考虑设计类型、资料类型、样本大小等要素,提出适宜的方法。此外,为使临床科研在统计学方面具有创新,可选用:① 新出现的统计方法;② 该学科尚未使用的统计方法;③ 无商用软件的统计方法等。

(三) 基于数值变量资料的常用统计方法

基于数值变量资料的不同分布类型,选用相应的统计描述方法:① 属于正态分布的数值变量资料,直接选用均数±标准差;② 不服从正态分布或对数正态分布者,则选用中位数及四分位间距(表 26-1,表 26-2)。对于统计推断方法的选择同样如此。

1. **假设检验方法的正确选择** 对于数值变量资料,应重点考核分析目的、设计类型、样本量以及是否满足正态性与方差齐性等应用条件(表 26-4),力求合理选用假设检验方法。

表 26-4 数值变量资料比较的常用假设检验方法

分 析 目 的	应 用 条 件	统 计 方 法
单个样本与已知	n 较小,样本来自正态总体	t 检验
总体均数比较	$n>50$ 或者 >100 以上;例数较小,但总体标准差已知	u 检验
两组成组资料比较	$n>50$ 或者 >100 以上	u 检验
(完全随机设计)	n 较小,来自正态且方差齐性总体	成组设计的 t 检验
	否则,选用	成组设计的秩和检验
两配对资料比较	配对差值服从正态分布	配对设计的 t 检验
(配对设计)	否则选用	配对设计的秩和检验
多组资料的比较	各组均来自正态总体且方差齐性	成组设计的方差分析
(完全随机设计)	否则选用	成组设计的秩和检验
配伍资料的比较	各组均来自正态总体且方差齐性	配伍设计的方差分析
(配伍设计)	否则选用	配伍设计的秩和检验

在临床研究中,为消除某种(些)混杂因素的影响,常采用配对设计。例如试验组和对照组的研究对象分别按照性别、年龄、病损程度进行 1∶1 或 2∶1 不等配对,这种形式为异体配对;另外一种形式,是同体配对,如自身前后对照试验,分别测量同一个体干预前与干预后的一些观测指标。对此,应按照配对统计方法处理,取其差值进行统计分析。如治疗前 SBP 测量值为 162 mmHg,治疗后为 132 mmHg,其配对的前后差值为 30 mmHg,像这种配对资料,其价值远优于非配对的、成组设计的变量资料,真实性更好。因此,所采用的统计分析方法也有别于成组资料。

2. **参数及其可信区间估计** 可信区间(confidence interval,*CI*)又称置信区间,是按一定的概率$(1-\alpha)$去估计总体参数所在的范围,包括准确度和精度两种属性。其中,准确度是指区间内包含总体参数的可能性,如总体均数的 95% 可信区间,其准确度为 95%,意味着在该估计区间范围内有 95% 的可能性包含总体均数,或者说从总体中做 100 次随机抽样,得到100 个可信区间,那么理论上有 95 个可信区间包含被估计的总体均数;精度是指可信区间的宽度,宽度越小,则精度越高。精度与样本量和准确度有关,样本量越大,精度越高;在样本量固定的情况下,准确度越高,精度越差;99% 可信区间较 95% 可信区间的精度差,反之亦然,因此,多数统计分析软件包常选用 95% 可信区间作为默认值。当然也可根据实际需要,选用 90% 或 99% 可信区间。

数值变量资料的可信区间估计需要样本均数、标准差、样本量等数据信息。如在一项临床试验研究中,为探讨传统康复疗法对脑卒中患者预后的改善效果,将 39 例患者纳入研究,半年后测量功能恢复评分为 35.6±28.11 分,可借助公式 $(\bar{X}-t_{a,v}s/\sqrt{n}, \bar{X}+t_{a,v}s/\sqrt{n})$ 估计可信区间。本例 95% 可信区间:$35.6 \pm 2.024 \times 28.11/39^{1/2}$,下限为 $35.6 - 9.1 = 26.5$(分),上限为 $35.6 + 9.1 = 44.7$(分)。

可信区间具有统计推断的功能,且与假设检验相比,可信区间能提供更多的信息。如两组样本均数比较的数值变量资料,若两组均数差值的 95% 可信区间不包括 0,说明两总体均数差别有统计学意义,反之,无统计学意义。同时可信区间还能显示差别的程度,并由此可判断出差别程度有无实际价值或临床意义,但可信区间无法提供确切概率(*P* 值)。

（四）基于分类变量资料的常用统计方法

1. 关于分类变量资料的统计描述　列于表26-5。

表26-5　分类变量资料的常用描述指标

指　标	表 达 方 式	意　　义
率	事件发生例数/观测总例数	分析事件发生的强度和频率
构成比	单类事件发生例数/多类事件的例数总和	总事件数中各类事件所占比重
相对比	甲事件发生率与乙事件发生率比值	发生甲事件与乙事件相比的倍数值

对于分类变量资料，其统计描述常用率和比。其中比又分为构成比和相对比。由于其定义和计算都很简单，是临床研究中常用的一类指标，如病死率、治愈率、感染率等。

使用这类指标，应注意避免两类错误：一是以比代率，即误用构成比描述某病发生的强度和频率，如直接用某病的患者数除以就诊人数（或人次）得到"某病患病率"或"某病发病率"，计算这些率需要人口数据。二是把不同率混用，如将患病率与发病率、死亡率与病死率等混用。有关这些指标的具体计算与意义，参见本教材的相关章节，这里就不再赘述。

2. 统计推断方法

（1）假设检验方法：基于不同的研究类型与资料特点，选用相应的统计方法，具体如下。① 双向无序分类变量资料：若比较多个样本率（或构成比），可用行×列表资料的 χ^2 检验；若分析两个分类变量之间有无关联以及关联密切程度时，可用行列表 χ^2 检验及 Pearson 列联系数 $[\sqrt{\chi^2/\chi^2+n}]$ 进行分析。② 单向有序资料：若分组变量（如年龄、不同剂量组）有序，而结果变量（如传染病的类型）无序，旨在分析不同组结果构成情况时，可用行×列表 χ^2 检验进行差别分析；分组变量（如不同治疗组）无序，而结果变量有序（如疗效按等级分组），比较不同组别疗效，应用秩和检验。③ 若两个分类变量皆为有序且属性相同时，如两实验室、两人用同一检测方法检测同一批样品的测定结果。其研究目的通常是分析两实验室、两人测量结果的一致性，此时宜用一致性检验或称 Kappa 检验。④ 双向有序、属性不同资料：若分析不同年龄组患者疗效之间有无差别时，可把它视为单向有序表资料，选用非参数检验；若分析两个有序分类变量间是否存在相关关系，宜用 Spearman 相关分析；若分析两个有序分类变量间是否存在线性变化趋势，宜用线性趋势检验。现将分类变量资料的常用统计分析方法及其应用条件汇总如下（表26-6）。

表26-6　分类变量资料比较的常见假设检验方法

分析目的	应 用 条 件	统 计 方 法
两组率或构成比的比较	$n \times p > 5$ 且 $n \times (1-p) > 5$	二项分布 u 检验
（成组设计）	$n > 40$ 且最小 T>5	四格表 χ^2 检验
	$n > 40$ 且 $1 < T < 5$	校正四格表 χ^2 检验
	$n < 40$ 或 T<1	确切概率法
配对资料比较	b+c>40	McNemar 检验
（配对设计）	b+c<40	校正 McNemar 检验
多组率或比资料比较	少于1/5格子的 $1 < T < 5$	行×列表 χ^2 检验
（成组设计）	若有 T<2 或有多于1/5的格子 $1 < T < 5$	确切概率法

注：n 为样本例数，p 为阳性事件发生率，T 为理论频数。

这些假设检验方法的应用条件大多与样本含量和设计方案有关。设计方案不同,如配对设计与成组设计,所选用的方法是不同的。

(2) 二分类变量资料的区间估计:分类变量的可信区间估计,需要事件发生率、样本量等数据信息,并按照组数不同选用相应的公式。

1) 单组率的 95% 可信区间:当 n 足够大,且 np 与 $n(1-p)$ 均大于 5 时,则单组总体率的 $1-\alpha$ 的可信区间:$p \pm u_a\sqrt{\dfrac{p \times (1-p)}{n}}$,其中 p 为样本率,n 为样本含量。例如用某降压药治疗 60 例高血压患者,其中 24 例有效,有效率为 40%。此例,$p = 0.4$,$n = 60$,则有效率 p 的 95% 可信区间为:$0.4 \pm 1.96 \times \sqrt{\dfrac{0.4 \times (1-0.4)}{60}}$,其下限 0.276,上限为 0.524。

当样本率 $p < 0.30$ 或 $p > 0.70$ 时,对百分数采用平方根反正弦变换,即:$y = \sin^{-1} p^{1/2}$,或 $\sin y = p^{1/2}$,则总体率的 95% 可信区间为 $y - u_a \times s_y$,$y + u_a \times s_y$。

其中 $s_y = (820.7/n)^{1/2}$(以角度表示)或 $s_y = (1/4n)^{1/2}$(以弧度表示);后再通过变换,计算可信区间。如调查社区居民的高血压患病情况,共检查 4 553 人,257 人检出高血压,患病率为 5.65%,计算其 95% 可信区间。

本例 $u_{0.05} = 1.96$,$y = \sin^{-1}(0.056\ 5)^{1/2} = 0.239\ 9$(以弧度计),$s_y = (1/4 \times 4\ 553)^{1/2} = 0.007\ 41$,则 95% 可信区间:$(0.239\ 9 - 1.96 \times 0.007\ 41, 0.239\ 9 + 1.96 \times 0.007\ 41) = (0.225\ 4, 0.254\ 4)$。$P_L = \sin^2(0.225\ 4) = 0.049\ 9$;$P_U = \sin^2(0.254\ 4) = 0.063\ 3$。故该社区高血压患病率的 95% 可信区间为 (4.99%, 6.33%)。

2) 两组率比较的 95% 可信区间:两组率的差值为率差或绝对危险降低率(absolute risk reduction,ARR),$ARR = p_2 - p_1$,其可信区间为:$ARR \pm 1.96 \times SE_{ARR}$,其中 $SE_{ARR} = \sqrt{\dfrac{p_1 \times (1-p_1)}{n_1} + \dfrac{p_2 \times (1-p_2)}{n_2}}$。如在某临床试验中,甲组治疗 125 例,病死率为 12%,乙组治疗 120 例,病死率为 25%,如表 26-7。则 $ARR = p_2 - p_1 = 0.25 - 0.12 = 0.13$,$ARR$ 标准误为 $\sqrt{\dfrac{0.12 \times 0.88}{125} + \dfrac{0.25 \times 0.75}{120}} = 0.049$,因而 95%$CI$ 为 $0.13 \pm 1.96 + 0.049$,下限为 3.4%,上限为 22.6%。

表 26-7 临床试验两组的病死率分析

组 别	结 果		合 计	病死率
	死 亡	存 活		
甲 组	15 (a)	110(b)	125(n₁)	12%
乙 组	30 (c)	90(d)	120(n₂)	25%

3) 如果计算上例的相对危险度(relative risk,RR)及其 95%CI,过程如下:

相对危险度(RR) $= p_1/p_2$,服从对数正态分布,先进行对数转换:$\log(RR)$,则其标准误 $SE_{\log RR} = \sqrt{\dfrac{1}{a} + \dfrac{1}{c} - \dfrac{1}{n_1} - \dfrac{1}{n_2}}$。

本例 $RR = 0.12/0.25 = 0.48$,则 $\log(RR)$ 的 95%$CI = -0.734 \pm 1.96 \times$

$$\sqrt{\frac{1}{15}+\frac{1}{30}-\frac{1}{125}-\frac{1}{120}}=-1.31\sim-0.167,$$ 经反对数转换，最终 RR 的 $95\%CI$ 为 $0.272\sim$ 0.846。

RR 用于病因/危险因素研究表示因果关联强度时，如队列研究中的暴露组不良事件发生率高于非暴露组，则 $RR>1$；若暴露组与非暴露组发生率一致，则 $RR=1$；如果暴露组不良事件发生率低于非暴露组，则 $RR<1$，这意味着暴露因素反而是有益的"保护因素"。进一步考核其 95% 可信区间，若不包括1，则表示结果有统计学意义；而 RR 的 $95\%CI$ 包括"1"时，即表示结果无统计学意义。对于 $95\%CI$ 的实际意义与统计学意义的综合判断见表 $26-8$。

表 $26-8$　相对危险度（RR）及其 $95\%CI$ 判断

RR	95% CI	结　　果
$RR>1$	上、下限均>1	危险因素且有统计学意义
$RR=1$	包括1	无实际价值及统计学意义
$0<RR<1$	上、下限均<1	保护因素且有统计学意义

4）NNT 及其 95% 可信区间：NNT 是指与对照组相比，需要治疗多少病例才能获得1例最佳结果或避免1例不良事件发生（number needed to treat，NNT），其 95% 可信区间不能直接计算，可利用 ARR 及其可信区间上、下限的倒数估算而来。本例 $NNT=1/ARR=1/0.13=7.7$，其 95% 可信区间上限为 $1/0.034=29.4$，下限为 $1/0.226=4.4$。

5）相对危险降低率 RRR 及其 $95\%CI$：不能直接计算，它用1减去相对危险度的 95% CI 值推算出，以上例：$RRR=1-RR=1-p_1/p_2=1-0.12/0.25=0.52$，$RRR$ 的 95% 可信区间为 $0.154\sim0.728$。

（五）分层分析与亚组分析

在临床研究中，有时为观察某个新治疗措施的效果，直接将试验组与对照组做整体分析，也许不具备统计学意义，读者有可能否定其价值。倘若按病情程度等重新进行分层分析或亚组分析，则可能发现有重要临床与统计学意义的结果。例如对颅脑血肿患者施以 A、B 两种不同手术方式，并比较临床疗效。A 组与 B 组各有 490 例，尽管 A 术式从临床意义上要优于 B 术式，然而假设检验发现 $P=0.08$，按照 $\alpha=0.05$ 水准，整体比较并无统计学意义。当按颅内 CT 片所定量的出血灶大小（小量、中量和大量出血）分层，仍以死残率作为终点指标，再次进行分层分析后，会发现小量与中量出血灶组 A 式与 B 式手术的死残率差异无统计学意义，而在大量出血组 A 术式则显著优于 B 术式，进一步依据出血量分层的 logistic 分析结果发现，A 组死残风险仅为 B 组的 70%；出血量每增一个等级，则死残风险平均为原等级的 1.9 倍，且具有临床与统计学双重意义（$P<0.05$）。可见，对于一些临床研究，分层分析有时对判断最佳证据的质量也是有所帮助的。但要注意亚组分析应在研究设计之初，就应确定，否则可能增大 I 型错误率。

（六）基于多个研究结果的汇总分析方法

单个临床研究由于样本量往往有限，难免会受到机遇因素的干扰和影响。如果出现多个类似的临床研究，假设干预措施相同，设计方案又一致时，就可将这些临床研究集中起来，在严格评价的基础上，进行综合量化分析，从而获得更为精确可靠的量化结论，这种方法就称为 Meta 分析(meta-analysis),在本专著中另有专章论述。

这里要强调的是任何系统评价/Meta 分析,一定要有明确的解决某个临床问题之目的,要有严格的设计和计划,纳入的原始研究文献一定是高质量的研究成果,千万不要采用低质量的研究文献来做这一工作,否则,会以讹传讹,造成误导。此外,做这项工作的实施者除了需要掌握系统评价的方法外,还应具备良好的临床专业知识、经验和临床思维方法。与单个临床研究的要求一样,基于多个研究的汇总分析,其统计方法也要做到正确选择。

1. 描述指标的选择

(1) 二分类变量资料:结果描述可以选用比值比(OR)、相对危险度(RR)等相对指标,也可选择绝对危险度(RD)、NNT 等绝对指标。这些结果描述指标各有优缺点,其中 OR 使用广泛,在样本分布及模型拟合上有一定统计优势,但 OR 有可能被曲解,且与其他统计量相比,稳定性差。RR 与 OR 同为相对测量值,当结果事件罕发时,两者数值接近,常被用于估计合并效应量;而 RD、NNT 为绝对测量值,反映了基线危险度以及干预后危险度的改变量,能提供更多的信息,与临床关系密切,可用于直观描述某种卫生保健服务的效果。但由于其可信区间可能随基线危险度变化而变化,不宜用于合并效应量的可信区间估计。此外,NNT 通过 RD 计算得到,常与时间因素有关,只有当所纳入研究的随访时间均相同时,才能做合并分析。因此,结果描述与汇总分析所用的统计量,可以不同。当然,理想的结果表达最好是相对指标(如 OR、RR、RRR)和绝对指标(RD、NNT)同时报告。

(2) 数值变量资料(连续性变量资料):目前数值变量资料的结果表达仍采用均数±标准差形式。应用此类证据时,要警惕可能出现的偏态数据及其潜在的影响。数据资料是否呈偏态分布,最简单的判断方法就是计算均数与标准差的比值,若该比值小于 1.64 及以下时,说明标准差过大,该组数据可认定为正偏态。合并效应量可以选均数差值和标准化均数差值。选均数差值(mean difference,MD)最大的好处就是合并结果有自然单位,易于理解和解释。当结果变量所采用的尺度或度量衡单位不一致时,其合并效应量表达宜采用标准化均数差值(standardized mean difference,SMD),但应慎重解释此类结果。

(3) 个体患者资料:若能直接获得个体患者资料,可与统计师联系,重新分析这些原始数据,并根据具体数据类型,选用适当方法加以描述。

2. 系统评价中汇总分析方法的选择 尽管有很多汇总分析方法可供选择,但选用哪一种模型以及如何处理异质性等,仍存在一些争议。目前较为一致的看法是在决定是否进行汇总分析以及采用哪种模型,应综合考虑以下几个方面内容。

首先应结合异质性检验结果和效应量的分布假设,合理选择随机效应模型或固定效应模型实施汇总分析。其中异质性分析尤为关键,当存在较为明显的临床异质性时,最好不要进行合并分析,应设法弄清异质性的来源,如干预因素、研究对象、结果测试指标以及研究质量等方面是否存在不同,必要时考虑进行亚组分析和敏感性分析。

其次,利用固定效应模型检验合并效应量的假设是否成立,其结果是稳健的。合并效应量的假设检验若有统计学意义,则表明至少其中一个原始研究的效应量是有意义的。同时应注意无论异质性是否存在,利用固定效应模型估计的结果只是所纳入研究效应量的加权平均值。相对于固定效应模型,随机效应模型是假设研究的效应量不固定,但服从某种分布,一般假定为正态分布。研究间效应量的变异大小可用组间方差加以测量,并以此调整权重,即较小样本量的研究在合并分析中给予较大权重,较大样本量研究结果所占的权重适当减小;然而由于小样本研究的质量普遍较差,且易受发表性偏倚的影响,因此,应慎重选择随机效应模型。在实际应用中,可同时采用两类模型分别计算结果,与固定效应模型结果相比,随机效应模型的估计结果更保守一些(即可信区间较宽,P 值增大)。若无异质性,两个模型的合并分析结果应该一致;当异质性检验有统计学意义且假设研究间效应量不固定,但服从正态分布时,应选择随机效应模型的估计结果,倘若异质性过大,应进行亚组分析或 Meta 回归分析。

　　另外不同模型均有多种估计算法,如何操作可以向统计师寻求帮助。尽管固定效应模型的估计方法多,但估计结果间差别一般不会太大;而随机效应模型的估计方法较少,目前依以基于方差倒置法和 MH 法的 DerSimonian-Laired 校正为主(表 26-9)。

表 26-9　常用统计方法一览表

数据资料类型	合并统计量	模　　　型	方　　　　　法
二分类变量	OR	固定效应模型	方差倒置法、Peto 法、Mantel-Haenszel 法
		随机效应模型	DerSimonian-Laired 法
	RR	固定效应模型	Mantel-Haenszel 法、方差倒置法
		随机效应模型	DerSimonian-Laired 法
	RD	固定效应模型	Mantel-Haenszel 法、方差倒置法
		随机效应模型	DerSimonian-Laired 法
数值变量资料	均数差值(MD)	固定效应模型	方差倒置法
		随机效应模型	DerSimonian-Laired 法
	标准均数差值(SMD)	固定效应模型	方差倒置法
		随机效应模型	DerSimonian-Laired 法
个体患者资料(IPD)	OR	固定效应模型	Peto 法

第四节　临床研究中常用多因素分析方法

一、概述

　　疾病从其发生、发展、干预到其最终的转归,是十分复杂的病理生理过程,受生物、心理、社会环境及经济等诸多因素的综合影响。因此,为了获取影响疾病发生、干预效果、预后等相关因素的证据,采用多因素分析是必要的。

　　多因素分析又叫多变量分析或多元统计方法(简称多元分析),在临床医学研究中被广泛地用于病因与危险因素、诊断试验、防治效果以及对疾病的预后分析等方面。鉴于医学现象的复杂多变性,如疾病发生、病情变化往往受到多种因素的支配,而各种因素间亦存在千丝万缕的内在联系和相互制约,客观上需从多因素考虑,应用多因素分析,可将临床医学研究又推向一个崭新的阶段。

　　由于多因素分析涉及的变量多、计算复杂、工作量大,常需要临床医师与统计师通力合作,从研究设计开始,按照课题性质、测量因素、指标、拟达到分析目的等,合理选用统计分析方法。

(一) 多因素分析用途

　　多因素分析的应用范围很广,主要包括:① 分析因素间相互依存关系,如多元线性回归、逐步回归分析、主成分回归、logistic 回归、COX 回归、判别分析等;② 分析因素间相互关系,如主成分分析、因子分析、典型相关分析等;③ 筛选影响疾病发生的主要危险因素以及判断危险因素的影响程度,如逐步回归分析、逐步判别分析、logistic 回归、COX 回归分析等;④ 制订诊断疾病的多指标医学参考值范围,如多指标百分位数法、多指标正态分布法、组合指标法、多个回归方程法等;⑤ 判断多组多指标数值变量资料是否存在差异,如多元方差分析等。

(二)多因素分析需注意的问题

多因素分析应注意样本量是否足够。为尽量减少机遇因素的影响,通常要求样本量应为纳入分析自变量个数的 5~10 倍;此外,还应注意相关自变量的赋值与标准化问题。分类变量及数值变量都可作为自变量纳入,但在分析前应按要求转换为标准数据,建立相应的数据库。对于无序多分类变量资料,最好采用哑变量赋值。

二、多元线性回归

多元线性回归(multiple linear regression)是研究一个应变量与多个自变量在数量上的依存关系,多元线性回归一般表达式为:

$$\hat{Y}_{回} = b_0 + \sum_{i=1}^{m} b_i X_i \qquad (式 26-1)$$

式中 $\hat{Y}_{回}$ 为应变量,b_i 为第 i 个变量的回归系数,X_i 为第 i 个变量,b_0 为常数项。

(一)多元线性回归用途

(1)描述与分析影响因素:可用来定量描述影响疾病发生、预后等因素间的数量关系(病因学研究、预后研究)。即一个结果变量与多个自(独立)变量之间的线性依存关系。

(2)估计与预测:通过自变量筛选,探索能够预测结果变量的最佳自变量组合模型。如利用心脏的横径、纵径和宽径估计心脏表面积。

(3)统计控制:指利用回归方程进行逆估计,即给应变量 Y 指定一个确定的值或者在一定范围内波动,通过控制自变量来实现。如脑肿瘤的射频治疗,先建立脑皮质毁损半径与射频温度及照频时间的回归方程。毁损半径=$a+b_1\times$射频温度$+b_2\times$照频时间。在毁损半径一定情况下,通过调整射频温度或照频时间来加以控制。

(二)注意事项与应用条件

(1)样本量要足够,一般至少为自变量个数的 5~10 倍以上。

(2)自变量个数与数值可随机变动,也可人为设定,允许度量衡单位不一致。自变量可以是数值变量资料、分类变量资料、等级资料。

(3)基本条件:① 应变量与每个自变量间具有线性关系;② 应变量满足独立性(应变量 Y 观测值间相互独立);③ 残差 e 服从正态分布$(0, σe)$;④ 满足等方差性。

三、logistic 回归分析

logistic 回归(logistic regression)是一种研究两水平或多水平的应变量与影响因素间曲线关系的回归分析。logistic 回归方程为:

$$\log it(p) = \beta_0 + \sum_{i=1}^{m} \beta_i X_i \qquad (式 26-2)$$

或以概率形式表达为：

$$p = \cfrac{1}{1 + e^{-(\beta_0 + \sum\limits_{i=1}^{m} \beta_i X_i)}} \qquad\qquad (\text{式 } 26 - 3)$$

（一）logistic 回归用途

（1）估计影响因素的相对危险度或比值比：当发病率、死亡率等小于 10% 时可用比值比近似估计相对危险度。

（2）识别影响因素是危险因素还是保护因素：当回归系数是正值时，EXP(β)＞1，显示该因素是危险因素；当回归系数是负值时，EXP(β)＜1，显示该因素是保护因素。

（3）逐步 logistic 回归分析可用来筛选影响因素。

（4）比较标准回归系数大小可看出各因素的相对重要性。

（5）预测预报：根据模型计算各受试者发病概率或复发概率，做预测预报之用。

（二）注意事项

（1）模型要求观察对象相互独立，故不适用于传染病、遗传性疾病或家族聚集性疾病的病因学研究。

（2）要求大样本。一般观察例数至少为自变量个数的 5～10 倍，严格来讲是应变量各个水平下的例数均为自变量个数的 5～10 倍。

（3）各因素可以是数值变量、无序分类变量或有序多分类变量资料。自变量是分类变量时分析结果易解释，有时需将数值变量变换为分类变量。

（4）病例-对照研究设计有配对设计与非配对设计，前者有 1 : 1 配对、1 : C 配对（一般 $C \leqslant 4$）、$m:n$ 配对等多种形式，可采用条件 logistic 回归分析；后者有二分类 logistic 回归分析、多项分类（有序或无序）logistic 回归分析，可采用非条件 logistic 回归分析。条件 logistic 回归方程通常无常数项。注意配对设计中，若对照组所有变量值均大于（或小于）病例组时，最大似然估计不能计算参数估计值。

（5）模型假设检验有似然比检验、Wald 检验、Score 检验等，在大样本条件下，三种检验方法的结果一致。

四、COX 风险比例回归

（一）COX 风险比例回归概述

COX 回归（COX's regression）又叫 COX 回归模型，它是英国统计学家 DR. COX（1972）提出的一种半参数的比例风险模型（proportional hazard model）。目前已成为生存分析中最常用的多因素回归模型，以生存、复发、缓解等时间的顺序作为分析基础。COX 回归模型表示为：

$$h_i(t \mid X) = h_0(t)\exp(\beta_1 X_1 + \beta_2 X_2 + \cdots + \beta_m X_m) \qquad (\text{式 } 26 - 4)$$

其中 $h_0(t)$ 是在时间 t 时相应的自变量 $X_j(j = 1, 2, \cdots, m)$ 均处于 0（或标准）状态下的风险函数，$\beta_j(j = 1, 2, \cdots, m)$ 为回归系数，$h_i(t \mid X)$ 为第 $i(i = 1, 2, \cdots, n)$ 个患者生存到时间 t 的风险函数。上述模型还可进一步转化为：

$$\ln[h_i(t \mid X)/h_0(t)] = \beta_1 X_1 + \beta_2 X_2 + \cdots + \beta_m X_m \qquad (\text{式 } 26 - 5)$$

式中 β_i 的意义与 logistic 回归相似。回归系数用最大偏似然法估计,当回归系数为正值时,表示该因素是危险因素;当回归系数为负时,表示该因素是保护因素。

(二)用途

COX 回归能处理生存资料中特有的终检值,不要求估计资料的基本生存函数的类型,可处理分布未知的资料;应变量 $h_i(t \mid X)$ 是不可观测的,但随时间变化,可以计算相对危险度。临床上常用来研究:① 疾病过程:如潜伏期、病程的研究;② 疗效转归:如疾病的缓解、恢复、复发、死亡等过程;③ 效应过程:如药物生效时间等;④ 预测:如患者的疗效、预后预测等。

(三)资料要求

(1)每个受试者各项因素或指标,特别是生存或缓解、复发等时间尽可能齐全。

(2)样本量至少为观察指标个数的 5~10 倍,样本例数最少不低于 50 例。所有因素的各水平组应有足够的观察例数,一般用调和平均数表示因素内各水平观察例数的比例,若调和平均数值较小者可考虑因素水平适当合并,有人建议调和平均数小于 15 的因素直接剔除。

(3)实施因素或指标应量化。若研究因素过多,考虑变量筛选,用单因素 COX 回归分析将 χ^2 值较小的因素剔除。

多元线性回归、logistic 回归、COX 风险比例模型分析等三种多元回归模型形式相似,不同之处在于应变量(Y 变量)的资料类型,若 Y 为数值变量资料,考虑使用多元线性回归分析;若 Y 为分类变量,特别是二分类变量资料,考虑使用 logistic 回归模型;若 Y 为时间变量且有终检值时,则优先考虑 COX 风险比例模型。这三种多元分析模型中,对自变量未做特别规定,既可为数值变量资料,也可以是分类变量资料。需要特别注意的是当自变量为无序多分类资料时,分析前要进行哑变量处理,以利于结果的正确分析与解释。

多因素分析所获得结果还应计算回归系数的 95% 可信区间,用以判断结果的精确程度。由于其计算过程一般较为复杂,需要借助专门的统计分析软件。

第五节　统计分析结果的正确解释与评价

(一)统计分析结果的正确表达

完整的统计分析结果应同时包括假设检验与参数估计结果。假设检验是以统计量的抽样分布为理论依据,根据统计量与自由度的大小来确定 P 值。P 值则是在由检验假设所规定的总体中做随机抽样获得等于及大于(或等于及小于)现有统计量的概率,再通过与检验水准 α 比较,做出组间总体参数是否有差异的结论。以 t 检验为例,若 $P \leqslant \alpha$,说明两总体均数间的差异有统计学意义,$P > \alpha$,表明差异无统计学意义。若 P 值在 α 附近时,应具体表明确切概率值。假设检验只能表明差别有无统计学意义,但不能说明差别的程度以及是否有实际意义。而可信区间却能提供更多的信息,既能表明差别有无统计学意义,同时又能显示差别程度,并由此结合临床专业知识判断有无临床价值或实际意义,但可信区间不能提供确切概率。因此统计结果的正确表达应是 P 值与可信区间相结合,两者同时报告。

(二)正确解释统计结果

(1)统计结论具有概率性,不能绝对肯定或否定,统计推断可能出现 I 型或 II 型错误。

表 26-10 假设检验中的Ⅰ、Ⅱ型错误

真 实 情 况	假 设 检 验 结 果	
	拒绝 H_0	不拒绝 H_0
事实上 H_0 成立	α	推断正确
事实上 H_0 不成立	推断正确	β

　　真实情况是总体参数间无差别（H_0 成立），但统计推断出有差别（拒绝 H_0），推断结论与真实情况不符，则犯了错误，称之为Ⅰ型错误，大小用 α 表示，相反则推断正确；若真实情况是总体参数间有差别（H_0 不成立），统计却推断出无差别（不拒绝 H_0），结论与真实情况不符，则也犯了错误，称之为Ⅱ型错误，大小用 β 表示。

　　因此当 $P \leqslant \alpha$，差别有统计学意义（或称阳性结果）时，有可能犯Ⅰ型错误；当 $P > \alpha$，差别无统计学意义（或称阴性结果）时，有可能犯Ⅱ型错误。Ⅰ型错误、Ⅱ型错误、样本含量三者密切相关。当样本含量固定不变时，Ⅰ型错误率降低，Ⅱ型错误率将增加，反之亦然；样本含量增加时，可使Ⅰ、Ⅱ型错误率同时降低。

　　(2) 无统计学意义结果（阴性结果）与有统计学意义结果（阳性结果）同样重要。特别是在样本含量偏小，出现阴性结果时，要格外注意，有可能犯了Ⅱ型错误，得到假阴性结果。因此在临床研究中，若得到阴性结果（无统计学意义）时，应评价结果的真实性，方法之一就是考察检验效能（power）。检验效能是指事实上总体参数间确实存在差别，推断正确（假设检验拒绝 H_0）的可能性大小，用 $1 - \beta$ 表示。若检验效能为 0.8，是指当总体参数间确有差别时，做 100 次假设检验，其中 80 次能检验出有差别。

　　检验效能的计算，实际上是由样本含量估算公式演化而来，有兴趣者可参阅本书第六章以及相关统计参考书。

（三）统计学意义与临床意义的综合评价

　　临床研究的最终的目的是创造最佳研究证据，为临床实践服务。因此一个临床研究仅有统计学意义是不够的，还应结合临床专业知识，考察其临床价值。例如在高血压干预研究中，结果测量指标为收缩压的降低值，在样本量足够大（如超过 20 000 例）时，即使两组的差异仅为 2 mmHg，结果仍可能有统计学意义，但 2 mmHg 的临床意义却不大。又比如在一个临床研究中，差异有临床价值，即便无统计学意义，也应重点关注，必要时需要扩大样本量，进一步研究。

表 26-11 临床意义与统计学意义评价判断表

统 计 学 意 义	临 床 意 义	结 果 评 价
有	有	可取
有	无	临床价值不大
无	有	继续
无	无	不可取

（四）统计分析结果的真实性评价原则

　　(1) 研究方案的设计是否科学合理：对照设置是否合理？组间的均衡性是否满足？是否随机？随机方案是否隐匿？

　　(2) 统计分析结果是否全面：在临床研究中的利弊结果应同时报告，不能报喜不报忧。

这里"利"主要指疗效,"弊"指副作用(或不良反应)与费用等,无论假设检验结果如何,都应如实报告;除报告主要研究结果外,还应报告失访和(或)未纳入分析的研究对象数量与原因。

(3)统计分析方法的选择是否合适:数据资料是否满足应用条件? 选择的方法与分析目的是否匹配?

(4)是否考虑了混杂与偏倚因素并纳入分析:混杂与偏倚直接影响结果的真实性,造成真实效应低估及假阴性结果。对于能够准确测量的混杂因素,可采用多元统计分析方法加以控制;对于不能够准确的混杂因素,则需要通过严格的设计加以控制,如分层、配对或盲法及隐藏等。

(5)结果解释是否综合考虑了统计学意义与临床价值?

(6)统计结果的适用性如何:在临床研究中,统计分析结果实际反映了效应的平均水平,个体效应可能高于或低于平均水平,因此在推广应用时,忌生搬硬套,要注意分析总体与有关亚组情况。

(康德英 陈 彬)

第二十七章　系统评价与 Meta 分析

临床研究多数规模较小,纳入研究对象数量有限,针对同一种疾病的同一或同类干预措施文献资料的数量有时较多,质量良莠不齐,结论也不尽一致。如何从浩如烟海的医学文献资料中快速、高效获得所需信息,进行科学决策,已成为我们面临的巨大挑战。如早产儿往往有可能宫内发育不良,特别是肺发育未成熟,早产后死亡率和呼吸窘迫综合征的发生率高。有专家提出对可能早产的孕妇使用激素,可促进胎儿的肺发育。为了明确对可能早产的孕妇使用激素是否能减少早产儿的死亡率和呼吸窘迫综合征的发生率,查寻有关资料,发现有 7 个高质量的 RCT,其中 5 个结果为阴性(使用激素未能减少早产儿的死亡率和呼吸窘迫综合征的发生率),2 个结果为阳性,作为一名妇产科医生,面对有早产危险的孕妇,该作何决策? 传统方式是: 既然多数研究都认为此干预措施无效,则肯定不会选择此治疗方式。但要科学回答这个问题,不能单纯采用"投票表决"的方式,而应针对此问题,全面、系统地收集相关研究文献,认真选择、严格评价和科学分析相关研究资料,得出综合可靠的结论,此即系统评价(systematic review, SR)。

因此,本章将重点阐述系统评价及 Meta 分析的方法及其相关的质量分析和评价原则。供读者参考和应用。

第一节　系统评价概述

(一) 基本概念

1. **系统评价**　系统评价是一种全新的文献综合方法,指针对某一具体临床问题(如临床、卫生决策、基础医学、医学教育等问题),系统、全面地收集全世界所有已发表或未发表的临床研究,采用临床流行病学严格评价文献的原则和方法,筛选出符合质量标准的文献,进行定性或定量合成(meta-analysis,荟萃分析),得出可靠的综合结论。系统评价可以是定性的(定性系统评价, qualitative systematic review),也可以是定量的(定量系统评价, quantitative systematic review),即包含 Meta 分析过程,系统评价的整个制作过程公开透明,具有良好的重复性。

系统评价可为某一领域和专业提供大量的新信息和新知识,但是由于是对原始文献的二次综合分析和评价,受原始文献的质量、系统评价的方法及评价者本人的认识水平和观点的制约,因此,读者在阅读系统评价的观点和结论时,一定要持谨慎的态度,不宜盲目被动地接受。

2. **Cochrane 系统评价**　Cochrane 系统评价是 Cochrane 协作网的评价人员按照统一工作手册(Cochrane reviewers' handbook),在相应 Cochrane 评价小组编辑部的指导和帮助下所完成的系统评价。由于 Cochrane 协作网有严密的组织管理和质量控制系统,严格遵循 Cochrane 系统评价者手册,采用固定的格式和内容,统一的系统评价软件(RevMan)录入和分析数据、撰写系统评价计划书和报告,发表后根据新的研究定期更新,有完善的反馈和修改机制,因此 Cochrane 系统评价的质量比非 Cochrane 系统评价质量更高,被认为是评价干预措施疗效的最好信息资源(best single source)。

目前,Cochrane 系统评价主要针对临床、预防等方面的具体问题,特别是对干预和康复措施疗效和安全性的 RCT 进行评价,其方法较完善和规范。基于非随机对照试验、诊断试验准确度、公共卫生领域、教育和方法学问题的系统评价也已开始制作和发表。

3. Meta 分析(meta-analysis) Meta 分析由心理学家 Glass1976 年首次命名,国内翻译为荟萃分析、汇总分析。就其定义目前仍然存在不同的争议。Huque 及多数专家认为:"Meta 分析是一种统计分析方法,它将多个独立的、可以合成的临床研究综合起来进行定量分析。"因此,如果没有明确、科学的方法收集、选择、评价临床研究资料,仅仅采用统计方法将多个临床研究进行合成并不能保证结论的真实性和可靠性。

目前"系统评价"与"Meta 分析"两个术语常被混用,但系统评价不一定包括 Meta 分析过程,而 Meta 分析也不一定是系统评价。

4. 文献综述(review) 又称为叙述性文献综述(narrative review)或传统文献综述(traditional review),由作者根据特定的目的和需要或兴趣,围绕某一题目收集相关的医学文献,采用定性分析的方法,对论文的研究目的、方法、结果、结论和观点等进行分析和评价,结合自己的观点和临床经验进行阐述和评论,总结成文,可为某一领域或专业提供大量的新知识和新信息,以便读者在较短时间内了解某一专题的研究概况和发展方向,解决临床实践中遇到的问题。这种传统文献综述,往往局限于专家个人的观点和知识水平,缺乏客观方法,存在一定局限性,故在接受或应用这类证据时,宜持谨慎态度。

(二)进行系统评价的原因

1. 应对信息时代的挑战 每年约有 400 万篇生物医学文献发表在 3 万多种生物医学杂志上,年增长率约为 7%。一个内科医师需要每天不间断地阅读至少 19 篇本专业文献才能基本掌握本学科的新进展和新研究结果。需要大量信息进行科学决策的临床医生、研究人员和卫生决策者往往陷入难以驾驭的信息海洋中。系统评价采用系统检索、严格选择和评价的方法,去粗取精、去伪存真,合成既真实可靠又有临床应用价值的信息,可直接为各层次的决策者提供科学依据。

2. 及时转化和应用研究成果 由于疾病谱的变化,对多因素疾病如恶性肿瘤、心脑血管疾病和各种慢性疾病治疗方法的评估,需要尽量开展大样本临床试验,特别是随机对照试验(RCT),但大规模的 RCT 需要消耗大量的人力、财力和时间,往往超过一个单位的承受能力,可行性差。而现有的临床研究虽然数量多,但多为小样本,单个试验的结果难以提供较为全面、准确和推广应用价值大的研究结果。

因此,将多个质量较高的同质临床试验结果应用系统评价方法进行合成,则可将有效措施及时转化和应用于临床实践与决策。如采用累积性 Meta 分析回顾性分析链激酶静脉溶栓治疗急性心肌梗死的临床试验,1973 年,8 个 RCTs(2 432 例患者)的 Meta 分析即证明链激酶静脉溶栓能有效降低 AMI 患者的总死亡率($P=0.01$);1978 年,25 个 RCTs(34 542 例患者)的 Meta 分析,$P=0.001$(包括 GISSI-1 和 ISIS-2);1986 年 $P=0.000\,1$,1987 年才在传统综述和教科书中推荐常规使用链激酶静脉溶栓治疗急性心肌梗死。可见,临床应用比 Meta 分析的结果整整晚了 14 年,这期间可挽救多少急性心肌梗死患者的生命。所以,Murphy 等在 1994 年指出,1973 年以后的大型临床试验,如果无医德问题,也是多余的且花费大量经费。

3. 提高统计效能　针对同一临床问题的研究非常多,但因疾病诊断标准、纳入研究对象的标准、测量结果方法、治疗措施和研究设计等的差异,结果可能不一致,甚至相互矛盾。如本章前言中的例子,纳入的 7 个高质量临床试验,尽管只有两个试验结果有统计学意义,但对 7 个临床试验进行定量系统评价,增加了样本含量和统计效能,总的结果却肯定糖皮质激素能有效降低早产儿的病死率。系统评价或 Meta 分析在进行资料合成时,不是根据阴性或阳性研究的个数多少决定哪种治疗措施有效,而是充分考虑了各个研究的样本量大小和研究的质量。另外,系统评价可减少偏倚的影响,提高研究结果的可靠性和准确性。

(三) 系统评价与叙述性文献综述的区别与联系

系统评价和叙述性文献综述均是对临床研究文献的分析和总结,目前多为回顾性、观察性的研究,也可为前瞻性系统评价。回顾性的系统评价受临床研究质量的制约,因而易受系统偏倚、随机误差的影响。因此,确定一篇综述为叙述性文献综述,还是系统评价以及其质量、价值如何,主要取决于是否采用科学的方法以减少偏倚、混杂因素的影响。

叙述性文献综述常常涉及某一问题的方方面面,如糖尿病的病理、病理生理、流行病学、诊断方法及预防、治疗、康复的措施,也可仅涉及某一方面的问题如诊断、治疗等。系统评价或 Meta 分析均为集中研究某一具体临床问题的某一方面,如糖尿病的治疗或康复,具有相当的深度。因此,叙述性文献综述有助于了解某一疾病的全貌,而系统评价则有助于了解某一具体疾病的诊治。两者的主要区别如下(表 27 - 1)。

表 27 - 1　系统评价和传统文献综述的比较(Petticrew,2001)

	高质量的系统评价	传统文献综述
确定研究题目	有明确的研究问题和研究假设	可能有明确的研究问题,但经常针对主题进行综合讨论,而无研究假设
检索相关文献	力求找出所有发表或未发表研究以减少发表偏倚或其他偏倚的影响	通常未尝试找到所有相关文献
筛选合格文献	清楚描述纳入研究类型,可减少因作者利益出现的选择性偏倚	通常未说明纳入或排除相关研究的原因
评价文献质量	评价原始研究的方法学质量,发现潜在偏倚和纳入研究间异质性来源	通常未考虑研究方法或研究质量的差异
合成研究结果	基于方法学最佳的研究得出结论	通常不区别研究的方法学质量而下结论

(四) 系统评价分类

系统评价本身只是一种研究方法,并不限于 RCT 或仅对治疗措施的疗效进行系统评价。笔者对系统评价和 Meta 分析分类如下(表 27 - 2)。

表 27 - 2　系统评价和 Meta 分析的分类

分类方法	类　　　型
研究领域	基础研究、临床研究、医学教育、方法学研究、政策研究等
临床问题	病因、诊断、治疗、预后、卫生经济学等
原始研究类型	随机对照试验、非随机对照试验、队列研究、横断面研究、病例-对照研究、个案报道等
纳入研究的方式和数据类型	前瞻性 Meta 分析/ 回顾性 Meta 分析、累积性 Meta 分析、网状 Meta 分析、个体病例资料 Meta 分析、系统评价再评价等
是否采用统计学方法	定性系统评价、定量系统评价

第二节 系统评价的方法

系统评价一方面能够通过对多个有争议或相互矛盾的小型临床研究采用严格、系统的方法进行评价、分析和合成,解决争议或提出建议,为临床实践、医疗决策和今后的研究导向;另一方面,如果进行系统评价或 Meta 分析的方法不恰当或者专业知识不足,也可能提供不正确的信息,造成误导。因此,系统评价的方法和步骤正确与否,对其结果和结论的真实性、可靠性起着决定性的作用。

为了顺利进行研究,同开展原始临床研究一样,系统评价也需要精心策划、明确研究目的和制订详细实施计划。

(一) 系统评价开始前的准备

1. 时间投入 完成 1 篇系统评价所需时间受多种因素影响,很难确切回答。一般针对中国的系统评价者,影响因素包括初筛的文献量、纳入系统评价的文献量、中英文文献的比例、评价者对系统评价方法的熟练程度等。完成 1 篇纳入 20 个研究的系统评价大概需要专职工作 2～3 个月。纳入研究少、英文文献比例低,可能需要的时间相对少些,反之亦然。此外,完成 1 篇 Cochrane 注册的系统评价,不仅受系统评价者自身和文献量的影响,还受不同 Cochrane 评价小组工作效率的影响,大概需要专职工作 12～18 个月。

2. 人员组成 1 篇系统评价至少由 2 名作者完成,以保证在文献筛选、质量评价和数据提取过程中由 2 人独立完成,有不同意见时讨论后达成一致,增加发现问题的机会。1 篇系统评价的作者中应包括题目所涉及的专业人员、熟悉研究方法和统计学的方法学人员,鼓励初学者与有制作经验者合作,保证研究的顺利进行。

(二) 系统评价流程

针对不同研究问题的系统评价其基本方法和步骤相似,但在文献检索策略、数据库选择、文献质量评价方法、原始文献中数据提取及统计分析等具体内容上有差异。生产系统评价的基本过程一般分 4 个阶段、9 个基本步骤(表 27-3)。

表 27-3 系统评价流程

4 个 阶 段	9 个 步 骤
第一阶段:确定系统评价题目	确定题目(title)
第二阶段:制订系统评价方案	撰写系统评价研究方案(protocol)
第三阶段:完成系统评价全文	检索文献
	筛选文献
	评价文献质量
	提取数据
	分析和报告结果
	解释结果,撰写报告
第四阶段:更新系统评价	更新系统评价

(三) 系统评价方法

目前,多数系统评价是针对医疗实践中面临的疾病病因、诊断、预防、治疗、不良反应和预后等临床问题,而治疗措施疗效和安全性的系统评价方法最完善。本节将以评价治疗措施疗效的系统评价为例,简述其基本方法和步骤。

1. **确定系统评价题目**　系统评价的目的是为医疗保健措施的管理和应用提供决策依据,特别适用于靠单个临床研究结果难以确定或在临床应用过程中存在较大争议等问题的探讨。因此,系统评价的题目主要来源于医疗实践中那些不肯定、有争论的重要临床问题。例如:在高危人群中服用小剂量的阿司匹林能否预防心脑血管病的发生?抗凝剂治疗能否预防缺血性心脏病伴心房纤颤患者发生心脏事件等。急性胆囊炎患者,早期(发病后 7 天内)与延缓(入院治疗后 6 周)行腹腔镜胆囊切除术的疗效和安全性有何差别?

为避免重复,首先应进行全面、系统的检索,了解针对同一临床问题的系统评价/Meta 分析是否已经存在或正在进行。若有,质量如何?是否已过时(如发表后有较多新的研究出现等)?若现有的系统评价/Meta 分析已过时或质量差,则可考虑进行更新或做一个新的系统评价。

系统评价解决的问题很专一,涉及的研究对象、设计方案、干预措施或暴露因素和结果指标需相似或相同。因此,确立题目时应围绕研究问题明确 PICOS 要素,如针对治疗性研究的 PICOS 要素包括以下几方面。① P(participants/patients):研究对象的类型,所患疾病类型及其诊断标准、研究人群的特征和所处环境;② I(intervention):研究的干预措施;③ C(comparison):进行比较的措施;④ O(outcomes):主要研究结果的类型,包括所有重要的结果(主要结果和次要结果)及严重的不良反应;⑤ S(study design):研究的设计方案,如随机对照试验和(或)非随机对照试验、队列研究、病例-对照研究。这些要素对指导检索、筛选和评价各临床研究,收集、分析数据及解释结果的应用价值等均十分重要,必须准确、清楚定义。

系统评价研究的问题原则上必须在制订计划书和收集文献前就确定,以避免作者根据原始文献的数据信息和结果临时改变系统评价的题目及内容,导致结论偏倚,但由于多数系统评价是对现有文献资料的分析和总结,受原始文献及其质量的制约,如果不了解与题目相关的资料信息和内容则难以确定一个好题目,因此这是一个矛盾。在系统评价的过程中若要改变题目或评价内容,必须明确说明原因及动机,并相应修改查寻和收集文献的方法。

若生产 Cochrane 系统评价,确定题目后需要在相关评价小组填表注册,以避免重复。注册需要填写所在系统评价小组题目注册表(title registration form),各系统评价小组题目注册表的内容和格式不一致,由各系统评价小组自行制订。内容主要包括:立题依据、系统评价目的、研究入选标准(基于 PICOS 要素)、研究团队成员的信息和制作系统评价的经历、经费资助情况、有无利益冲突问题、预计完成计划书和系统评价全文的时间等。完成注册表后提交给相应系统评价小组,能否成功注册由系统评价小组请相关临床专家和方法学专家讨论决定。

2. **制订系统评价研究方案**　详细陈述生产系统评价的全过程,即撰写系统评价研究方案,将有助于高质量顺利完成系统评价。因此,系统评价题目确立后,需要制订详细的方案,内容包括系统评价的题目、背景、目的和方法(包括文献检索及策略、合格文献选择、文献质量评价、数据收集和分析等方法)。

Cochrane 系统评价题目注册成功后一般要求 6 个月内完成系统评价方案。方案撰写完成后也要提交给系统评价小组评审,合格后会发表在 Cochrane 图书馆。杂志上发表系统评价不要求发表研究方案,但系统评价和 Meta 分析的报告规范(Preferred Reporting Items for

Systematic reviews and Meta-Analyses，PRISMA）中有一个条目就是要求写明是否有系统评价研究方案。如有，何处能获得？要求提供注册信息和注册号。某些杂志在系统评价投稿时也要求作者提供系统评价研究方案的信息。除 Cochrane 系统评价外，注册非 Cochrane 系统评价并给予注册号的机构不多，如 Centre for Reviews and Dissemination research projects、International prospective register of systematic reviews（PROSPERO）和 The Joanna Briggs Institute protocols & work in progress，目前中国循证医学中心正在筹建二次研究注册平台。注册系统评价研究方案有助于：① 避免重复进行针对同一题目的系统评价；② 提高系统评价的透明度，避免根据收集到的文献信息不合理地修改系统评价的方法和结果（post hoc decisions），导致偏倚如选择性报告结果偏倚等；③ 完善系统评价研究方案，减少系统评价制作过程中的方法学问题。

3. 检索文献　系统、全面收集所有相关文献资料是系统评价与传统文献综述的重要区别之一，可减少因检索文献的代表性不够影响公正、全面评估某一临床问题。为了避免发表偏倚（publication bias）和语言偏倚（language bias），应围绕要解决的问题，采用多种渠道和系统的检索方法。除发表的论著外，还应收集其他尚未发表的内部资料及多语种的相关资料。

检索文献应确定检索词、制订检索策略和选择数据库或可能的数据源，不同类型临床问题有所不同，建议由系统评价者和信息专家共同决定。若是 Cochrane 评价小组注册的系统评价，多数小组均有信息专家负责检索，可请求他们帮助或协助。

除利用文献检索的期刊工具及电子光盘检索工具（Medline、Embase、Scisearch、Registers of clinical trials)外，系统评价还强调通过与同事、专家和药厂联系以获得未发表的文献资料如学术报告、会议论文集或毕业论文等；对已发表的文章，由 Cochrane 协作网的工作人员采用计算机检索和手工检索联合的方法查寻所有的随机对照试验，建立了 Cochrane 对照试验中心注册库（Cochrane Central Register of Controlled Trials，CENTRAL）和各专业评价小组对照试验注册库，既可弥补检索工具如 MEDLINE 等标识 RCT 不完全的问题，也有助于系统评价者快速、全面获得相关的原始文献资料。

为有效管理检出的文献，特别是当文献量较大时，一般需要借助文献管理软件如 EndNote、Reference Manager、Procite 等管理文献题录、摘要信息、全文等，便于剔重、浏览、筛选和排序等，也有助于撰写文章时编写参考文献格式和插入参考文献等。

4. 筛选文献　筛选文献是指根据事先拟定的纳入和排除标准，从收集到的所有文献中检出能够回答研究问题的文献资料。因此，选择标准应根据确立的研究问题及构成研究问题的四要素即研究对象、干预措施、主要研究结果和研究的设计方案而制订。例如：拟探索静脉滴注硫酸镁能否降低急性心肌梗死患者的近期死亡率，围绕这一临床问题，入选标准包括：研究对象为急性心肌梗死患者，不考虑梗死的部位、患者性别、年龄，干预措施为静脉使用硫酸镁与安慰剂比较，主要研究结果为 35 天内的病死率，设计方案为 RCT。要求入选的所有临床研究必须符合上述条件。口服硫酸镁或静脉滴注硫酸镁与其他药物进行比较，结果为心肌梗死后 35 天以后的病死率或者非 RCT 的文献资料均不能纳入。

文献资料的选择应分三步进行（图 27-1）。① 初筛：根据检索出的引文信息如题目、摘要筛除明显不合格的文献，对肯定或不能肯定的文献应查出全文再进行筛选；② 阅读全文：对可能合格的文献资料，应逐一阅读和分析，以确定是否合格；③ 与作者联系：一旦被排除的文献将不再录用，因此，如果文中提供的信息不全面而不能确定，或者有疑问和有分歧的文献应先纳入,通过与作者联系获得有关信息后再决定取舍或在以后的选择过程中进一步评价。

文献筛选过程应采用流程图展示,逐一列出检出的文献总量、根据题目和摘要排除的文献量、获取的全文文献量、阅读全文后排除的文献量及原因分类、纳入研究数量、提供主要结局指标研究数量等,详细要求请参见 PRISMA 声明。

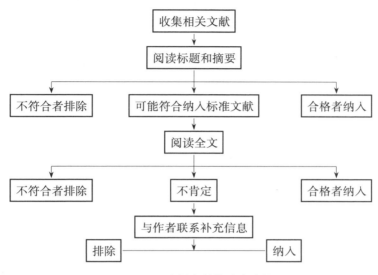

图 27 - 1　选择文献的基本步骤

5. 评价文献质量　单个研究的设计和实施质量影响研究结果的真实性。评价纳入研究的偏倚风险是指评估单个临床试验在设计、实施和分析过程中防止或减少系统误差(或偏倚)和随机误差的程度,以作为纳入原始文献的阈值、解释不同文献结果差异的原因、进行系统评价敏感性分析和定量分析(Meta 分析)时给予文献不同权重值的依据。文献评价应包括三方面内容。① 内部真实性(internal validity):指单个研究结果接近真值的程度,即受各种偏倚因素如选择偏倚、实施偏倚、失访偏倚和测量偏倚的影响情况;② 外部真实性(external validity 或称 generalizability):指研究结果是否可以应用于研究对象以外的其他相同或相似人群,即结果的实用价值与推广应用的条件,主要与研究对象的特征、研究措施的实施方法和结果的选择标准密切相关;③ 影响结果解释的因素:如治疗性试验中药物的剂量、剂型、用药途径和疗程及依从性等因素。

偏倚是导致研究结果偏离真值的现象,存在于临床试验从分配研究对象、实施干预措施、随访研究对象、测量和报告研究结果的每个阶段(图 27 - 2)。因此,偏倚主要分为五种。① 选择性偏倚(selection bias/allocation bias):发生在选择和分配研究对象时,因随机方法不完善造成组间基线不可比,可夸大或缩小干预措施的疗效。采用真正的随机方法并对随机分配方案进行完善的隐藏可避免这类偏倚的影响。② 实施偏倚(performance bias):发生在干预措施的实施过程中,指除比较的措施外,向试验组和对照组研究对象提供的其他措施不一样。标化治疗方案和对研究对象及实施研究措施者采用盲法可避免实施偏倚。③ 随访偏倚(attrition bias):指在试验随访过程中,试验组或对照组因退出、失访、违背治疗方案的人数或情况不一样造成的系统差异。尽量获得失访者的信息和对失访人员采用恰当的统计学方法处理如意向性分析(intention to treat analysis)可减少其影响。④ 测量偏倚

（measurement bias/detection bias/ascertainment bias）：测量试验组和对照组结果的方法不一致所造成的系统差异，特别是主观判断研究结果时。采用统一、标化测量方法和对研究对象及结果测量者实施盲法可避免其影响。⑤ 报告偏倚（reporting bias）：指文章中报告的结果与已测定但未报告的结果间存在的系统差异。

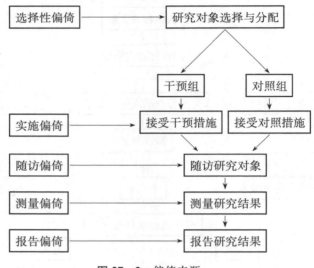

图 27 - 2　偏倚来源

　　评价文献质量的方法较多，但缺乏共识。可采用清单或一栏表（checklist，即有许多条目，但不给予评分）和量表评分（scale，即有许多条目，每个条目均给予评分，但可给予相同或根据重要性给予不同的权重）。迄今至少有 9 种以上清单（checklist）和 60 余种尺度量表（scale）用于评价随机对照试验的质量，分别有 3～57 个条目，需要花 10～45 分钟完成。由于这些评价方法易受文献报告质量的影响，包括一些与内部真实性无关的信息，且量表评分受主观因素制约，因此，Cochrane 手册推荐采用由 Cochrane 协作网的方法学家、编辑和系统评价员共同制订的"偏倚风险评估"工具（表 27 - 4），包括 7 个方面。① 随机分配方法；② 分配方案隐藏；③ 对研究对象、治疗方案实施者采用盲法；④ 对研究结果测量者采用盲法；⑤ 结果数据的完整性；⑥ 选择性报告研究结果；⑦ 其他偏倚来源。针对每一项研究结果，对上述 7 条做出"偏倚风险低""偏倚风险高"和"偏倚风险不确定"的判断。①②⑥⑦用于评估每一篇纳入研究的偏倚风险，其余 3 条则需针对每一篇纳入研究中的不同研究结果进行评估，强调同一研究中不同结果受偏倚影响程度不同。此评估工具对每一条的判断均有明确标准，减少了评估者主观因素影响，保证评估结果有更好的可靠性。偏倚风险评估结果可采用偏倚风险图和表格展示，详细请参见 Cochrane 手册。

表 27 - 4　Cochrane 协作网的偏倚风险评价工具

评 价 条 目	评 价 内 容 描 述	作 者 判 断
随机分配方法	详细描述产生随机分配序列的方法，有助于评估能否产生组间可比性	随机分配序列的产生是否正确
分配方案隐藏	详细描述隐藏随机分配序列的方法，有助于判断干预措施分配情况是否可预知	分配方案隐藏是否完善

（续表）

评　价　条　目	评　价　内　容　描　述	作　者　判　断
对研究对象、治疗方案实施者采用盲法（针对每一研究结果评估）	描述对研究对象和试验措施实施者实施盲法的方法，以防止他们知道受试者接受的干预措施。提供判断盲法是否成功的相关信息	盲法是否完善
对研究结果测量者采用盲法（针对每一研究结果评估）	描述对结果测量者实施盲法的方法，以防止他们知道受试者接受的干预措施。提供判断盲法是否成功的相关信息	盲法是否完善
结果数据的完整性（针对每一研究结果评估）	报告每个主要结局指标的数据完整性，包括失访和退出的数据。明确是否报告失访/退出、每组人数（与随机入组的总人数相比）、失访/退出原因，是否采用 ITT 分析	结果数据是否完整
选择性报告研究结果	描述选择性报告结果的可能性（由系统评价作者判断）及情况	研究报告是否提示无选择性报告结果
其他偏倚来源	除以上 6 个方面，是否存在其他引起偏倚的因素？若事先在计划书中提到某个问题或因素，应在全文中作答	研究是否存在引起高度偏倚风险的其他因素

　　为避免选择文献和评价文献质量人员的偏倚，可考虑一篇文章多人或盲法选择和评价，也可采用专业与非专业人员相结合的共同选择和评价办法，对选择和评价文献中存在的意见分歧可通过共同讨论或请第三方的方法解决。多人选择文献时，还可计算不同评价者间的一致性（Kappa 值）。此外，应进行预试验，以摸索经验，标化和统一选择、评价方法。

　　6. 提取数据　数据提取是指采用手写或计算机录入方式将需要提取的信息填入数据提取表。在阅读全文提取数据前要精心设计数据提取表，以保证重要、有意义的信息和数据不被遗漏，否则反复修改提取表和反复提取信息会增加不必要的工作量。

　　不同题目的系统评价需要提取的数据信息不尽相同，要充分反映研究问题的独特性，但有些基本信息是一致的，包括以下几方面。① 研究基本信息：如纳入研究的题目和编号、引文信息、提取者姓名、提取日期等；② 研究基本特征：如研究的合格性、研究的设计方案和质量、研究对象的特征和研究地点、研究措施或暴露因素的具体内容、结局指标测量方法等；③ 研究结果：如随访时间、失访和退出情况、数据资料如治疗性研究中计数资料应收集每组总人数及事件发生率、计量资料应收集每组研究人数、均数和标准差或标准误等。

　　所有的数据资料均要输入系统评价管理软件（review manager，RevMan），以便进行文献结果的分析和报告。

　　7. 分析和报告结果（analyzing and presenting results）　对收集的资料，可采用定性或定量的方法进行分析，以获得相应的结果。

　　（1）定性分析（non-quantitative synthesis）：定性分析是采用描述的方法，将每个临床研究的特征按研究对象、干预措施、研究结果、研究质量和设计方法等进行总结并列成表格，以便浏览纳入的研究情况、研究方法的严格性和不同研究间的差异，计划定量合成和结果解释，因此，定性分析是定量分析前必不可少的步骤。

　　（2）定量分析（quantitative synthesis）：定量分析包括同质性检验（或异质性检验）、Meta 分析和敏感性分析。

　　1）异质性检验（heterogeneity）：系统评价或 Meta 分析将多个研究结果合成为一个效应值，不同研究间不可避免存在差异，即异质性。异质性分三类。① 临床异质性（clinical heterogeneity）：指不同研究中研究对象、干预措施和结果等存在的差异；② 方法学异质性

(methodological heterogeneity)：指试验设计和质量在不同研究中存在的差异；③ 统计学异质性(statistical heterogeneity)：指不同研究中干预措施的效应值存在的差异，是临床异质性和方法学异质性的综合体现。异质性检验是指对不同原始研究之间结果的变异程度进行检验。如果检验结果有统计学差异，应解释其可能的原因并考虑进行结果合成是否恰当。确定各研究结果是否同质有两种方法：一是作图观察各研究结果的效应值和可信区间是否重叠及重叠程度，如果可信区间差异太大，则放弃合成分析或采用随机效应模型。另一种方法是进行同质性检验(Chi-square test)，如果同质性检验有统计学差异，则不宜将不同研究的结果进行合成。可采用 I^2 定量估计异质性大小，如 0～40％表示异质性可能不重要，30％～60％表示有中度异质性，50％～90％表示有显著异质性，75％～100％表示有很大异质性。

2) Meta 分析：根据资料类型及评价目的选择效应量并对其进行定量合成分析。例如对分类变量，可选择比值比(odds ratio)、相对危险度(relative risk)、危险度差值(risk difference)和防止一例事件发生需要治疗同类患者的人数(number needed to treat，NNT)等作为效应量表示合成结果。对连续性变量，当结果测量采用同样度量衡单位时应选择均数差(mean difference)，而当结果测量采用不同度量衡单位，如疼痛评分在不同研究中采用不同的量表时，则应选择标化的均数差(standardized mean difference)。用 Meta 分析合成结果时，可选择固定效应模型(fixed effect model)或随机效应模型(random effect model)，结果采用森林图(forest plot)表示。

3) 敏感性分析(sensitivity analysis)：指改变某些影响结果的重要因素如纳入标准、研究质量的差异、失访情况、统计方法(固定效应或随机效应模型)和效应量的选择(比值比或相对危险度)等，以观察同质性和合成结果是否发生变化，从而判断结果的稳定性及其强度。

8. 解释结果，撰写报告　系统评价的目的是帮助患者、公众、医生、管理者和决策者进行卫生决策，只是提供信息和辅助解释结果，而不是做出推荐意见。因此，清晰陈述研究结果、深入讨论和明确的结论是系统评价的重要组成部分。解释和报告系统评价结果时必须基于研究结果，内容应包括以下几方面。

（1）总结和解释结果：总结和解释 Meta 分析结果时，应同时考虑干预措施的利和弊，结果的点估计值和 95％ CI。点估计值主要表示效应值的强度和方向，而 95％ CI 则反映效应值的变动范围和精度，两者结合可提供更全面的信息，有助于解释结果的临床价值。

（2）评价证据的总体质量：Cochrane 协作网采用证据质量和推荐强度分级系统(Grading of Recommendations Assessment，Development and Evaluation，GRADE)分级和评估系统评价的总体质量。该系统是 2004 年由包括 WHO 在内的 19 个国家和国际组织、67 名专家(包括临床指南专家、循证医学专家、各个标准的主要制定者及证据研究人员)共同成立的 GRADE 工作组循证制定出的、国际统一的证据质量分级和推荐强度标准，分别于 2008 年正式在 BMJ 杂志系列发表 5 篇文章，2011 年再次完善、更新并在临床流行病学杂志系列发表 22 篇文章，为使用 GRADE 方法生产结果者和使用 GRADE 结果者提供了详尽指导。GRADE 质量评价系统将系统评价的证据质量分为高、中、低、极低 4 个等级，并根据 5 个因素(纳入研究的总体偏倚风险、研究结果的一致性、证据的直接性、结果的精确性和是否存在发表偏倚)降低随机对照试验的质量级别；另外根据 3 个因素(效应值大小、是否存在剂量-效应关系和所有可能存在的偏倚因素低估了效应值或提示结果无效是一种假象)升高观察性研究如队列研究的质量级别。

（3）证据的适用性：在确定系统评价结果的应用价值时，如治疗性问题，首先应考虑干预措施对患者的利弊，其次应考虑系统评价纳入研究中的研究对象是否与当前患者情况相似？是否存在生物学、社会文化背景、依从性、基础危险度、病情和价值观等方面的差异。

（4）系统评价的局限性：针对系统评价在文献检索的全面性、纳入研究质量、系统评价方法的可重复性、统计分析方法以及是否存在发表偏倚等方面问题，阐述系统评价存在的潜在局限性。

（5）结论：系统评价的结论包括对临床实践和未来研究的意义两部分。在确定这两方面意义时，要考虑证据的质量、干预措施的利弊、患者的价值和喜好及卫生资源的利用，旨在帮助医务工作者和决策者正确选择和应用，为进一步的研究指明方向。

9. **更新系统评价**　系统评价的更新是指系统评价发表后，定期收集新的原始研究，按前述步骤重新分析、评价，以及时更新和补充新的信息，完善系统评价。Cochrane 系统评价要求每 2 年更新 1 次，杂志发表的系统评价并不要求原作者定期更新。但若发表的系统评价无确切结论或针对该题目的新研究不断出现时，也可考虑是否有必要重做系统评价。

第三节　Meta 分析

（一）Meta 分析概述

Meta 分析是一种定量合并方法。定量合并分析的想法最早是由统计学家 Karl Pearson 在 1904 年提出，但直到 1955 年才得以在临床研究中具体应用。G. V. Glass 于 1976 年在教育研究中正式将这类对文献进行综合研究的方法冠以"Meta-Analysis"。其中"Meta"为希腊词，有"after""more comprehensive""secondary"之意。中文译名较多，有 Meta 分析、荟萃分析、综合分析、元分析、二次分析等。其中以"Meta 分析"最为常用。Meta 分析通过对多个同类独立研究结果的汇总和合并分析，可以达到增大样本含量、提高检验效能之目的；同时也可提高效应量的估计精度；特别是当多个研究结果不一致或都无统计学意义时，用 Meta 分析可得到更加接近真实情况的统计结果。

系统评价（或系统综述）中的汇总分析分为定性与定量分析两种。如果纳入的原始研究缺乏有效数据或者研究结果间差别过大，那么就无法进行定量评价，只能得到定性描述结果；相反，若条件允许，可考虑进行定量评价，即 Meta 分析。Meta 分析是将两个或多个相似研究结果进行定量综合分析的一类方法。广义上包括提出问题、检索相关研究文献、制订文献纳入和排除标准、描述基本信息、定量综合分析等一系列过程。狭义上，Meta 分析则专指系统评价中的定量分析。

因此，在一个系统评价中可以选用某个结局指标进行一次 Meta 分析，也可选用多个结局指标实施多个 Meta 分析。事实上，由于纳入研究的质量、设计类型、资料类型以及方法学等限制，只有部分系统评价可以进行定量分析。

（二）Meta 分析的基本步骤

Meta 分析包括纳入研究的数据提取及结果汇总、异质性检验、合并效应量估计及假设检验等基本步骤。

1. **数据提取**　按照统一设计的数据提取表，系统收集所纳入研究的重要信息，如样本量、分析方法、主要结果变量、设计方案、发表年份、具体实施时间及地点、质量控制措施等。

数据是否准确可靠,尤为关键,它是 Meta 分析的基础。因此在收集与提取数据时,应广开渠道,通过多途径收集,有时需要进行数据转换,以确保数据全面完整;同时,采取有效的质控措施,如多人同步提取数据,采用双输法录入数据并对数据进行核查。在此基础上,方可实施 Meta 分析。

2. 数据类型及其效应量的表达 目前可用于 Meta 分析的数据资料主要有五种类型。① 二分类变量资料:如描述临床结局时,选用存活、死亡、复发或不复发等;② 数值变量/连续性变量资料:如血压值、血糖、CD4/CD8 等,往往有度量衡单位且能够做到精确测量;③ 等级资料/有序多分类变量资料:即将某种属性分为多个类别,类与类间有程度或等级上差异。如疗效判定用痊愈、显效、有效、无效等表示;④ 计数数据或密度资料:即同一个体在一定观察时间内可发生多次目标观察事件,如龋齿数、心律失常次数等;⑤ 生存资料:同时观察两类数据,即是否发生不良事件以及发生不良事件的时间等。其中,前三类数据类型比较常见。

不同数据类型决定了效应量的表达方式有所不同。效应量(effect size)常被定义为临床上有意义的值或改变量。当结局观察指标为二分类变量资料时,常用的效应量表达有相对危险度(relative risk,RR)、比值比(odds ratio,OR)、绝对危险度或率差(absolute risk,AR)或 NNT 等;当结局观察指标为连续性变量资料、非罕发的计数数据、较多分类的等级资料时,效应量采用均数差值(mean difference,MD)或标准化均数差值(standardized mean difference,SMD)等表达方式。对于较少分类的等级资料或罕发的计数数据,可转化为二分类变量资料进行处理,并选用相应的效应量;对于类似发病密度的数据,可以使用 risk ratio,也简写成 RR。对于生存资料,效应量表达可用风险比(hazard ratio,HR)。

(1) 二分类变量资料的效应量及其 95% 可信区间:例 27 - 1 一项含氟牙膏预防青少年龋齿发生的研究中,试验组使用了含氟牙膏,对照组则使用不含氟牙膏,随访一段时间后,分别观察两组对象的龋齿发生情况。结果观察指标定为"是否发生龋齿",具体数据见表 27 - 5。

表 27 - 5 两组对象的龋齿发生情况比较

组 别	发生龋齿	未发生	合 计
含氟组	37(a)	13(b)	50(n_t)
对照组	54(c)	5 (d)	59(n_c)
合 计	91	18	109

对于此例的二分类变量资料,可选用的效应量有比值比(OR)、相对危险度(RR)。分别计算 OR、RR 及其 95% 可信区间,结果如下。

本例 $OR = \dfrac{ad}{bc} = \dfrac{37 \times 5}{13 \times 54} = 0.264$,$v_{\ln OR} = \dfrac{1}{a} + \dfrac{1}{b} + \dfrac{1}{c} + \dfrac{1}{d} = \dfrac{1}{37} + \dfrac{1}{13} + \dfrac{1}{54} + \dfrac{1}{5} = 0.322$,则 OR 的 95% 可信区间:$\exp(\ln OR \pm 1.96\sqrt{v_{\ln OR}}) = \exp(-1.332 \pm 1.96\sqrt{0.322}) = (0.09, 0.80)$。

本例 $RR = \dfrac{a/(a+b)}{c/(c+d)} = \dfrac{37/50}{54/59} = 0.809$,$v_{\ln RR} = \dfrac{b}{a(a+b)} + \dfrac{d}{c(c+d)} = \dfrac{13}{37 \times 50} + \dfrac{5}{54 \times 59} = 0.0086$,则 RR 的 95% 可信区间:$\exp(\ln RR \pm 1.96\sqrt{v_{\ln RR}}) = \exp(-0.212 \pm$

$1.96\sqrt{0.008\,6}) = (0.67, 0.97)$。

（2）连续性变量资料的效应量及其 95％可信区间：例 27 - 2　Monila 进行的一项含氟漱口剂预防青少年龋齿发生的研究中，干预后分别测试使用含氟漱口剂组与对照组的龋失补指数增加值，结果见表 27 - 6。

效应量可用标准均数差值（SMD）：$d_i = (\bar{x}_i^t - \bar{x}_i^c)/s_i^*$，其中 $s_i^* = \sqrt{\dfrac{(n_i^t-1)(s_i^t)^2 + (n_i^c-1)(s_i^c)^2}{n_i^t + n_i^c - 2}}$，$d_i$ 的标准误为 $SE_{(di)} = \sqrt{\dfrac{N_i}{n_i^t n_i^c} + \dfrac{d_i^2}{2(N_i-2)}}$，则其 95％可信区间为 $d_i \pm 1.96 se_{(di)}$。

表 27 - 6　两组龋失补指数增加值比较

组　别	例　数	龋失补指数增加值	标准差
干预组	145 (n_i^t)	2.37 ($\bar{x}_i^t$)	2.32 (s_i^t)
对照组	150 (n_i^c)	3.19 ($\bar{x}_i^c$)	2.35 (s_i^c)

本例 $s^* = 2.335$，$d = (2.37-3.19)/2.335 = -0.35$，标准化均数差值（SMD）的 95％可信区间为 $-0.58 \sim -0.12$。

按照上述方法，逐一计算所有纳入研究的效应量及其 95％可信区间，汇总后以图表形式报告。如在系统评价管理软件（review manager，RevMan）中，常用森林图（forest plot）展示结果。

3. **异质性检验**　Meta 分析之前，应进行异质性检验（heterogeneity test），并根据异质性检验结果，来决定是否估计合并效应量。异质性检验又称同质性检验，旨在检验多个原始研究结果间的一致性。异质性检验方法主要有 Q 检验法与图形目测法等。Q 检验实际上就是 Chi-square test，若 Q 检验有统计学意义，则表明存在统计学异质性（statistical heterogeneity），需要探讨异质性的来源并进行相应处理。异质性来源主要从两个方面考虑：一是临床异质性（clinical heterogeneity），如纳入研究在研究对象、干预措施、结局观察指标等存在差异；二是方法学异质性（methodological heterogeneity），如纳入研究的设计方案、偏倚风险差异明显等。

（1）Q 检验及 I^2 指数：Q 检验的无效假设为：所有纳入研究的效应量均相同（即 H₀：$\theta_1 = \theta_2 = \cdots = \theta_k$），$Q$ 统计量定义为：$Q = \sum w_i(\theta_i - \bar{\theta})^2$，进一步可表达为：$Q = \sum_{i=1}^{k} w_i\theta_i^2 - \dfrac{(\sum w_i\theta_i)^2}{\sum w_i}$。

上式中 w_i 为第 i 个研究的权重值。θ_i 为第 i 个研究的效应量，$\bar{\theta}$ 为效应量平均值，$\bar{\theta} = \dfrac{\sum w_i\theta_i}{\sum w_i}$。$k$ 为纳入的研究个数。Q 服从于自由度为 $k-1$ 的 χ^2 分布。若 $Q > \chi^2_{(1-\alpha)}$，则 $P < \alpha$，表明纳入研究间的效应量存在统计学异质性，检验水准 α 一般设为 0.10。在此基础上可进一步计算异质指数 $I^2 = \dfrac{Q-(k-1)}{Q} \times 100\%$，用以定量描述异质程度。若 I^2 指数为 $0 \sim 40\%$，

表明异质性可以忽略不计；若 $I^2 = 30\% \sim 60\%$，表明存在一定程度的异质性；若 $I^2 = 50\% \sim 90\%$，表明纳入研究的效应量存在较明显的异质性；当 $I^2 = 75\% \sim 100\%$ 时，表明异质性明显，需探讨异质性来源，考虑进行亚组分析、Meta 回归等，甚至放弃 Meta 分析。

例 27-3　Marinho 收集了 7 个含氟牙膏预防青少年龋齿的临床试验研究，用 Meta 分析综合评价含氟牙膏的防龋效果。资料见表 27-7，表 27-8。

表 27-7　7 个含氟牙膏随机试验研究的预防龋齿疗效观察

研　究	干　预　组		对　照　组		合　计
	发生 a	未发生 b	发生 c	未发生 d	
Dolles(1980)	13	11	15	8	47
Forsman(1974)	174	240	56	89	559
Forsman(1974a)	139	123	69	63	394
Hanachowioz(1984)	425	48	447	25	945
Kleber(1996)	45	32	40	39	156
Marthaler(1974)	37	13	54	5	109
Torell(1965)	113	222	169	164	668

表 27-8　Q 统计量计算过程(以 OR 为例)

研　究	$lnOR_i$	$Var_{(lnOR_i)}$	w_i	$w_i \times lnOR_i$	$w_i \times lnOR_i^2$
Dolles(1980)	-0.46	0.36	2.78	-1.28	0.59
Forsman(1974)	0.14	0.04	25.64	3.63	0.51
Forsman(1974a)	0.03	0.05	21.89	0.69	0.02
Hanachowioz(1984)	-0.70	0.07	15.29	-10.74	7.55
Kleber(1996)	0.32	0.10	9.60	3.03	0.96
Marthaler(1974)	-1.33	0.32	3.10	-4.14	5.52
Torell(1965)	-0.71	0.03	39.42	-27.80	19.61
合计	0.73		117.71	-36.61	34.76

$Q = 34.76 - [(-36.61)^2 / 117.71] = 23.37$，$\nu = 7 - 1 = 6$，$P < 0.01$ 异质性检验有统计学意义，可以认为研究间效应量是不同质的，$I^2 = 74\%$，需要进一步探讨异质性来源。

需要注意的是 Q 检验的检验效能较低，若纳入研究的数目较少，有时不能检出异质性，出现假阴性结果；相反，若纳入研究过多，即使研究间结果是同质的，也可能出现 $P < \alpha$ 情况，即异质性检验有统计学意义。因此，对 Q 检验结果的解释要慎重，需要结合异质指数 I^2 以及森林图进行综合判断。

（2）图形法：此外，还有一些图形法用于展示异质性。如森林图、标准化 Z 分值图、Radial 图、L'Abbe 图等。其中通过目测森林图中的可信区间重叠程度，借以判断异质性最为常用。若可信区间大部分重叠，无明显异常值，一般可认定同质性较好。

4. 合并效应量估计及其假设检验　在异质性检验的基础上，选用适当的方法进行合并分析。若异质性不明显，同时假定理论效应量为某一固定值，即纳入研究效应量间的差异是由机遇造成的，可采用固定效应模型（fixed effect model）估计合并效应量；若存在一定程度异质性，且假定理论效应量不固定、服从于某种分布类型，如正态分布时，可用随机效应模型（random effect model）估计效应量；若异质性明显，可考虑亚组分析、Meta 回归分析直至放弃汇总分析,只对结果进行定性描述。

以四格表资料为例,演示合并效应量估计及其假设检验过程。鉴于此类资料合并效应量的估计方法较多,如固定效应模型就有 Mantel-Haenszel 法、方差倒置法(inverse-variance methods)、Peto 法等。现仅以 Mantel-Haenszel 法为例,加以阐述(表 27 - 9,表 27 - 10)。

(1) 估计合并效应量及其 95% 可信区间: $OR_{MH} = \dfrac{\sum a_i d_i / N_i}{\sum b_i c_i / N_i}$,$OR_{MH}$ 对数的方差为

$$Var(ln\, OR_{MH}) = \frac{\sum P_i R_i}{2\left(\sum R_i\right)^2} + \frac{\sum (P_i S_i + Q_i R_i)}{2\left(\sum R_i\right)\left(\sum S_i\right)} + \frac{\sum Q_i S_i}{2\left(\sum S_i\right)^2}。$$

其中 a_i,b_i,c_i,d_i 为四格表的实际频数,$R_i = \dfrac{a_i d_i}{N_i}$;$S_i = \dfrac{b_i c_i}{N_i}$;$P_i = \dfrac{a_i + d_i}{N_i}$;$Q_i = \dfrac{b_i + c_i}{N_i}$,则 OR_{MH} 的 95% 可信区间为: $\exp\left[ln\, OR_{MH} \pm 1.96\sqrt{Var(ln\, OR_{MH})}\,\right]$。

表 27 - 9　Mantel-Haenszel 法计算过程

项　目	观察阳性数	理论频数	方　差	ad/T	bc/T	OR
单个研究	a_i	E_i	v_i	$a_i d_i / N_i$	$b_i c_i / N_i$	$a_i d_i / b_i c_i$
汇总	$\sum a_i$	$\sum E_i$	$\sum v_i$	$\sum a_i d_i / N_i$	$\sum b_i c_i / N_i$	

表 27 - 10　MH 法计算合并效应量的具体过程

研　究	阳性数	理论频数	方　差	ad/T	bc/T	OR_i
Dolles(1980)	13	14.30	2.89	2.21	3.51	0.63
Forsman(1974)	174	170.34	26.05	27.70	24.04	1.15
Forsman(1974a)	139	138.31	21.93	22.23	21.54	1.03
Hanachowioz(1984)	425	436.46	16.86	11.24	22.70	0.50
Kleber(1996)	45	41.96	9.73	11.25	8.21	1.37
Marthaler(1974)	37	41.74	3.77	1.70	6.44	0.26
Torell(1965)	113	141.42	40.80	27.74	56.16	0.49
合计	946	984.53	122.03	104.07	142.61	0.73

本例 $OR_{MH} = \dfrac{\sum a_i d_i / N_i}{\sum b_i c_i / N_i} = 104.07/142.61 = 0.73$;

$$Var(ln\, OR_{MH}) = \frac{\sum P_i R_i}{2\left(\sum R_i\right)^2} + \frac{\sum (P_i S_i + Q_i R_i)}{2\left(\sum R_i\right)\left(\sum S_i\right)} + \frac{\sum Q_i S_i}{2\left(\sum S_i\right)^2} = 0.008\,2;$$

则 OR_{MH} 值的 95% 可信区间为 0.61~0.87。

(2) 合并效应量的假设检验:Z 检验。

$Z = \dfrac{ln\, OR_{MH}}{\sqrt{Var(ln\, OR_{MH})}}$,统计量 Z 服从于 u 分布(外文文献常用 Z 分布表示),用于检验合并效应量是否有统计学意义。

本例 $Z = -0.314\,7/0.090\,6 = -3.48$,则 $P < 0.001$,表明合并效应量有统计学意义。

实际上,估计合并效应量以及进行异质性检验,可以借助一些现成分析软件来完成,简便易行。这其中首推 RevMan 软件,图 27 - 3 则是利用该软件对例 27 - 3 资料的 Meta 分析结果。

Study or Subgroup	干预组 Events	Total	对照组 Events	Total	Weight	Odds Ratio M-H, Fixed, 95% CI	Odds Ratio M-H, Fixed, 95% CI
Dolles1980	13	24	15	23	2.5%	0.63 [0.19, 2.04]	
Forsman1974	174	414	56	145	16.9%	1.15 [0.78, 1.70]	
Forsman1974a	139	262	69	132	15.1%	1.03 [0.68, 1.57]	
Hanachowioz1984	425	473	447	472	15.9%	0.50 [0.30, 0.82]	
Kleber1996	45	77	40	79	5.8%	1.37 [0.73, 2.58]	
Marthaler1974	37	50	54	59	4.5%	0.26 [0.09, 0.80]	
Torell1965	113	335	169	333	39.4%	0.49 [0.36, 0.67]	
Total (95% CI)		1635		1243	100.0%	0.73 [0.61, 0.87]	
Total events	946		850				

Heterogeneity: Chi² = 23.37, df = 6 (P = 0.0007); I² = 74%
Test for overall effect: Z = 3.48 (P = 0.0005)

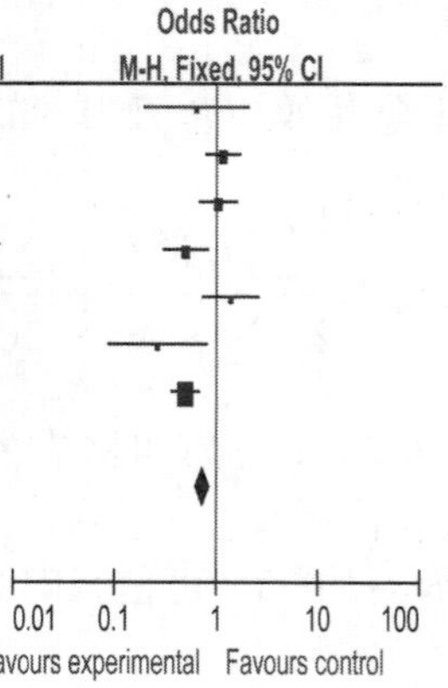

图 27 - 3 例 27 - 3 资料的 Meta 分析结果

图中"◆"表示 Meta 分析合并效应量图示,"0.73(0.61,0.87)"表示合并效应量及其 95%可信区间;"$Z = 3.48$,$P = 0.0005$":表示假设检验统计量及其 P 值。"Chi²=23.37,df=6,$P=0.0007$",表示异质性检验结果 Q 值、自由度及其 P 值。"I^2"表示异质指数($I^2 = 74\%$)。

(三) 固定效应模型与随机效应模型的选择

合并效应量的估计模型包括固定效应模型(fixed effect model)、随机效应模型(random effect model)以及新近提出的质量效应模型(quality effect model)等。模型的选择取决于异质性检验结果以及对效应量变异的理论假设。假如异质性检验无统计学意义且 $I^2 < 40\%$,并假设总体效应量为一个固定值时,可认为理论效应量是固定的,即原始研究间的效应量即使有差别,也是由于抽样误差造成的,合并效应量估计可选用固定效应模型;当异质性检验有统计学意义($P < 0.10$)且 $I^2 > 50\%$,若假设合并效应量不固定并服从于服从某种分布(常假定为正态分布)时,考虑选用随机效应模型,计算合并效应量。随机效应模型因将研究间的变异因子 τ^2 作为权重校正值,其结果比固定效应模型结果更稳健,但可信区间的精度会有所降低、P 值增大;若异质性明显($I^2 > 75\%$),考虑 Meta 回归、亚组分析,探讨异质性来源;若临床异质性过于明显,则应放弃进行 Meta 分析,仅做定性汇总描述。

1. **固定效应模型** 上例数据类型为典型的二分类变量资料,选用固定效应模型的 M - H 法估计得到了合并效应量。若遇到数值变量资料(连续性变量资料)且异质性检验无统计学意义时,同样可选用固定效应模型进行 Meta 分析,具体过程与二分类变量资料相同,采用方差倒置法进行合并效应量估计。数值变量资料的效应量表达可以选择均数差值(mean difference,MD)和标准化均数差值(standardized mean difference,SMD)。当纳入研究的结果变量均采用相同方式测量与表达时,效应量表达可使用均数差值(MD),因其带有自然单位,易于临床解释。倘若结果变量采用不同的度量衡单位或者效应量大小相差较大时,宜采用标准化均数差值(SMD),但需谨慎解释这类结果。现以 SMD 作为效应量为例,阐述固定效应模型的估计过程。

(1) 单个研究的 SMD 及 95% 可信区间估计。

(2) 异质性检验：$Q = \sum w_i d_i^2 - \dfrac{(\sum w_i d_i)^2}{\sum w_i}$，进一步计算异质指数 I^2。

(3) SMD 合并值及其 95% 可信区间：$d_{合并} = \dfrac{\sum w_i d_i}{\sum w_i}$，95% 可信区间为 $d_{合并} \pm 1.96\sqrt{\dfrac{1}{\sum w_i}}$，

其中 w_i 为 d_i 标准误的平方。

(4) SMD 合并值的假设检验：$z = \dfrac{d_{合并}}{SE(d_{合并})}$，$SE(d_{合并}) = \sqrt{\dfrac{1}{\sum w_i}}$。

例 27-4 Marinho 收集了 13 个含氟漱口剂预防青少年龋齿发生的 RCT 研究，干预后分别测试试验组与对照组龋失补指数增加值，试分析含氟漱口剂的防龋效果，具体结果如下（表 27-11）。

表 27-11 龋失补指数增加值的 SMD 合并值的计算过程及结果

研　究	干预组			对照组			s_i^*	d_i	w_i	$d_i w_i$	$d_i^2 w_i$
	n^t	$\bar{x}_t$	s_t	n^c	$\bar{x}_c$	s_c					
Bastos 1989	280	3.02	3.48	140	4.59	4.38	3.80	−0.41	91.59	−37.81	15.61
Blinkhom 1983	190	2.65	2.31	184	3.51	2.61	2.46	−0.35	92.06	−32.16	11.23
Finn 1975	292	3.34	3.68	161	4.27	4.21	3.88	−0.24	103.10	−24.73	5.93
Horowitz 1971	133	0.54	1.15	123	0.72	1	1.08	−0.17	63.68	−10.61	1.77
Horowitz 1971a	98	0.79	1.68	110	1.63	2.62	2.23	−0.38	50.92	−19.20	7.24
Koch 1967	85	7.48	2.77	82	8.41	2.9	2.83	−0.33	41.18	−13.51	4.43
Koch 1967a	117	2.58	2.7	134	2.95	2.89	2.80	−0.13	62.33	−8.23	1.09
Koch 1967b	114	2.9	2.67	137	2.78	2.81	2.75	0.04	62.21	2.72	0.12
McConchie 1977	496	2.56	3.18	247	3.12	3.55	3.31	−0.17	164.36	−27.83	4.71
Monila 1987	145	2.37	2.32	150	3.19	2.35	2.34	−0.35	72.60	−25.49	8.95
Radike 1973	348	1.39	1.66	378	2.01	2.04	1.87	−0.33	178.73	−59.33	19.70
Ringelberg 1979	341	2.78	2.94	186	3.38	3.29	3.07	−0.20	119.83	−23.44	4.58
Rugg-Gunn 1973	222	3.74	2.49	212	5.47	3.19	2.85	−0.61	103.66	−62.85	38.10
合计	2861			2244				−0.28	1206.24	−342.47	123.47

标准化均数差值合并为 −0.28，其 95% 可信区间为 −0.34～−0.23；合并 SMD 假设检验 $Z = 9.86$，$P < 0.001$；异质性检验 $Q = 26.24$，$P < 0.05$，有统计学意义，$I^2 = \dfrac{Q-(k-1)}{Q} \times 100\% = 54\%$。仍以此研究为例，再次使用 RevMan 分析，结果见图 27-4。

图中"◆"表示 Meta 分析合并效应量图示，"−0.28（−0.34，−0.23）"表示合并效应量 $SMD_{合并}$ 及其 95% 可信区间；"$Z = 9.84$，$P < 0.00001$"：表示合并效应量的假设检验及其 P 值。"Chi² = 26.13，df = 12（P=0.01）"，表示异质性检验结果 Q 值、自由度及其 P 值。"$I^2 = 54\%$"表示异质指数 $I^2 = 54\%$。由于 RevMan 在估计过程中对 SMD 及其标准误进行了 Hedges 校正，结果略有差别。

2. 随机效应模型 当异质性检验有统计学意义且假定真实效应量不固定但服从正态分

Study or Subgroup	Experimental Mean	SD	Total	Control Mean	SD	Total	Weight	Std. Mean Difference IV, Fixed, 95% CI
Bastos1989	3.02	3.48	280	4.59	4.38	140	7.6%	-0.41 [-0.62, -0.21]
Blinkhom1983	2.65	2.31	190	3.51	2.61	184	7.6%	-0.35 [-0.55, -0.14]
Finn1975	3.34	3.68	292	4.27	4.21	161	8.5%	-0.24 [-0.43, -0.05]
Horowitz1971	0.54	1.15	133	0.72	1	123	5.3%	-0.17 [-0.41, 0.08]
Horowitz1971a	0.79	1.68	98	1.63	2.62	110	4.2%	-0.38 [-0.65, -0.10]
Koch1967	7.48	2.77	85	8.41	2.9	82	3.4%	-0.33 [-0.63, -0.02]
Koch1967a	2.58	2.7	117	2.95	2.89	134	5.2%	-0.13 [-0.38, 0.12]
Koch1967b	2.9	2.67	114	2.78	2.81	137	5.2%	0.04 [-0.20, 0.29]
McConchie1977	2.56	3.18	496	3.12	3.55	247	13.6%	-0.17 [-0.32, -0.02]
Monila1987	2.37	2.32	145	3.19	2.35	150	6.0%	-0.35 [-0.58, -0.12]
Radike1973	1.39	1.66	348	2.01	2.04	378	14.8%	-0.33 [-0.48, -0.19]
Ringeberg1979	2.78	2.94	341	3.38	3.29	186	9.9%	-0.20 [-0.37, -0.02]
RuggGunn1973	3.74	2.49	222	5.47	3.19	212	8.6%	-0.61 [-0.80, -0.41]
Total (95% CI)			**2861**			**2244**	**100.0%**	**-0.28 [-0.34, -0.23]**

Heterogeneity: Chi² = 26.13, df = 12 (P = 0.01); I² = 54%
Test for overall effect: Z = 9.84 (P < 0.00001)

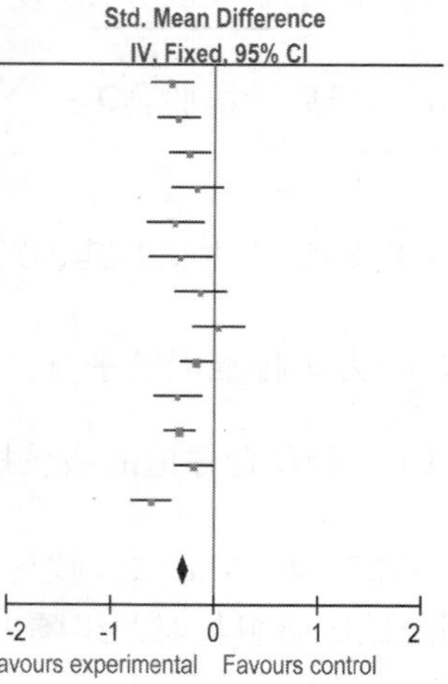

图 27-4　RevMan 分析结果(固定效应模型)

布时,考虑选用随机效应模型(random effect model)估计合并效应量。随机效应模型就是在固定效应模型分析的基础上采用了 DerSimonian-Laird 校正。DerSimonian-Laird 法最早于 1986 年提出,假设各原始研究的效应量不尽相同,以研究内方差及研究间变异之和的倒数为权重,并以此估计合并效应量。两类模型的区别在于加权的方式不同,固定效应模型以每个研究内方差的倒数作为权重,而随机效应模型是以研究内方差与研究间变异之和的倒数作为权重,调整的结果就是样本量较大,研究的权重适当降低,而样本量较小研究的权重则适当增大。与固定效应模型相比,主要步骤相同,依次估计单个研究效应量、合并效应量及其 95% 可信区间,最后进行假设检验。唯一不同的是需事先计算研究间变异因子 τ^2。校正权重 $w_i^* = (w_i^{-1} + \tau^2)^{-1}$。其中 $\tau^2 = \max\left[0, \dfrac{Q-(k-1)}{\sum w_i - (\sum w_i^2 / \sum w_i)}\right]$,$Q$ 为异质性检验统计量,k 为纳入分析的研究个数。若 $Q < k-1$,$\tau^2 = 0$,若 $Q > k-1$,$\tau^2 = \left[\dfrac{Q-(k-1)}{\sum w_i - (\sum w_i^2 / \sum w_i)}\right]$。

使用随机效应模型估计合并效应量及其 95% 可信区间:

$$OR_{合并} = \exp\left(\frac{\sum w_i^* \, ln \, OR_i}{\sum w_i^*}\right)$$,95% 可信区间为 $\exp\left(ln \, OR_{合并} \pm \dfrac{1.96}{\sqrt{\sum w_i^*}}\right)$。

以例 27-3 为例,$Q = 23.37 > 6$,$\tau^2 = \left[\dfrac{Q-(k-1)}{\sum w_i - (\sum w_i^2 / \sum w_i)}\right] = \dfrac{23.37-(7-1)}{117.71-25.77} = 0.189$,随机效应模型 Meta 分析计算过程如下(表 27-5)。

表 27-12　利用随机效应模型计算合并效应量

研　究	OR_i	$ln \, OR_i$	w_i	w_i^2	τ^2	w_i^*	$ln OR_i * w_i^*$
Dolles(1980)	0.63	-0.46	2.78	7.74	0.189	1.82	-0.84
Forsman(1974)	1.15	0.14	25.64	657.23	0.189	4.39	0.62
Forsman(1974a)	1.03	0.03	21.89	479.02	0.189	4.26	0.13

（续表）

研 究	OR_i	$lnOR_i$	w_i	w_i^2	τ^2	w_i^*	$lnOR_i * w_i^*$
Hanachowioz(1984)	0.50	−0.70	15.29	233.63	0.189	3.93	−2.76
Kleber(1996)	1.37	0.32	9.60	92.25	0.189	3.41	1.08
Marthaler(1974)	0.26	−1.33	3.10	9.62	0.189	1.96	−2.61
Torell(1965)	0.49	−0.71	39.42	1553.82	0.189	4.66	−3.29
合计	0.73	−0.315	117.71	3 033.31		24.43	−7.67

则 $OR_{合计}$ 为 exp（−7.67/24.43）＝0.731，其 95% 可信区间为 0.49～1.09。使用 RevMan 软件的分析结果，见图 27-5。

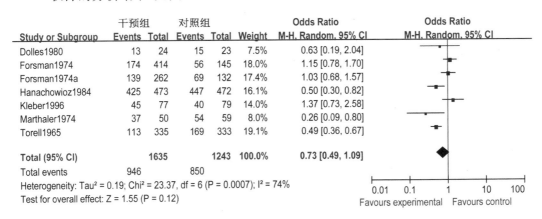

图 27-5　RevMan 分析结果（随机效应模型）

由于固定效应模型以各研究内方差的倒数为权重，而 D-L 校正法则以研究内和研究间变异之和的倒数为权重，所以当异质性不明显时，两种模型估计结果完全相同；若存在较明显的异质性时，结果会有差异，利用随机效应模型估计的可信区间明显宽于固定效应模型的估计结果。若存在较明显的异质性时，则选用后者。本例 D-L 法估计的可信区间范围（0.49～1.09）明显宽于固定效应模型的范围（0.61～0.87）且假设检验无统计学意义（$P＝0.12$）。因本例异质性较为明显，$I^2＝74\%$，该例应选用随机效应模型结果作为最后估计结果。

随机效应模型可以允许研究间效应量存在一定的异质性，并试图用特定的权重系数来解释这些异质性，所有纳入研究均使用相同的权重系数进行权重校正。但备受争议的是这些权重系数也许并无实际意义，所有研究都采用同一权重系数的做法也值得商榷。为此，Doi 和 Thalib 两位研究者提出的质量效应模型（quality effect model）可以较好地解决上述问题，他们认为异质性大多与原始研究的方法学质量有关，提出了偏倚风险概率（Qi），以其作为权重校正系数，Qi 取值范围为 0～1，若 Qi 为 0，表示该原始研究质量高，无偏倚发生风险。目前已有一款免费软件 MetaXL，可以利用质量效应模型估计合并效应量。

（四）亚组分析与 Meta 回归

Meta 分析一直存在"苹果和橘子"之争，争论的焦点就是异质性问题。强行将差异明显的原始研究结果合并在一起，实际意义不大甚至出现误导。一般认为存在统计异质性且异质指数超过 75% 时，需要进一步从临床异质性和方法学异质性两个方面探讨异质性来源。常用的方法包括亚组分析和 Meta 回归等。

1. 亚组分析 亚组分析是将所有研究对象的数据分为多组,然后进行组间比较。亚组分析既可用作探讨异质性来源,即探讨效应量的差异是否与人群或干预特征(如剂量或持续时间)等有关;也可用于探讨特定患者群体、特定干预类型效果或其他特定研究问题等。亚组分组形式一般包括两种:一是按研究对象特征分为两个或多个子集,如按照性别分为男性和女性两个亚组;二是按照研究特征分组,如按不同的研究场所进行分组。

使用 RevMan 软件可以对亚组进行 Meta 分析,也可进一步合并多个亚组的 Meta 分析结果。亚组间合并效应量的比较方法包括以下三种。① 可信区间法:若只有两个亚组,可以比较两亚组 Meta 分析结果的可信区间重叠程度,若合并效应量可信区间不重叠表示有统计学意义;② 若有多个亚组,先采用方差倒置法(Ⅳ)进行 Meta 分析,然后计算新统计量 $Q_{int} = Q_{tot} - (Q_1 + \cdots + Q_J)$,该统计量服从自由度为 J - 1 的卡方分布;③ 直接选用 Meta 回归。

亚组分析属于观察性研究,并非随机比较,亚组分析可左右未来的研究方向,产生误导。随着亚组分析的次数增加,假阳性结果将迅速增加。因此在解读亚组分析结果时,应注意:① 亚组分析是预先设置或事后分析;② 结果是否有间接证据支持;③ 差异程度有无实际意义;④ 亚组间的差异是否有统计学意义;⑤ 关联证据是来自同一研究亚组还是不同研究亚组等。

2. Meta 回归 在临床研究中,即使研究目的完全相同,总会或多或少地存在一些差别。如在设计方案、药物生产厂家、剂量、研究对象特征、病情轻重、随访观察时间等方面有所不同,这些都是异质性的潜在来源。若这些因素能够被准确测量,可以选用 Meta 回归模型,估计合并效应量。

$$\theta_i = \beta_0 + \beta_1 \times X_1 + \cdots + \beta_p \times X_P + e_i \qquad (式 27-1)$$

其中 β_0 为固定效应量。若无混杂的影响,$\beta_1, \cdots \beta_p = 0$,则 Meta 回归模型可简化为固定效应模型。Meta 回归模型可适用于 RCT 及病例-对照研究等研究类型,也可用于敏感性分析。但 Meta 回归容易产生聚集性偏倚,特别是当资料不齐或纳入分析的研究数目较少时,如小于 10 个时,不宜进行 Meta 回归分析。尽管上述回归模型中考虑了一些混杂因素,仍不能完全解释研究间的变异,可进一步在模型中加入随机效应项,那么该模型就成为混合效应模型。

$$\theta_i = \beta_0 + \beta_1 \times X_1 + \cdots + \beta_p \times X_P + u_i + e_i \qquad (式 27-2)$$

其中 u_i 为随机效应项。混合效应模型的参数估计可采用加权最小二乘法或极大似然估计法,用来解释已知的异质性来源。但也存在两大缺点:一是如果研究的数目较少,如小于 10 个,则不能建立混合效应模型;二是不能进行剂量反应回归分析等。

除 Meta 回归模型与混合效应模型外,其他相关的方法还有:累积 Meta 分析、迭代随机效应模型、多水平 Meta 模型以及贝叶斯 Meta 分析等。

(五) Meta 分析注意事项

Meta 分析过程中常常会受到一些偏倚的困扰(如发表偏倚),如何制订周密的检索策略、严格评价原始研究、设立合理的文献纳入标准,以减少偏倚的影响,是确保 Meta 分析成功的关键。

1. 发表偏倚的识别与处理 Meta 分析为一种二次研究方法,即基于原始研究结果进行二次分析。纳入的原始研究是否全面无偏,将直接影响 Meta 分析结果是否真实可靠。在可能影响 Meta 分析结果真实性的偏倚中,发表偏倚的影响程度较大且较难控制,因而备受关注。发表偏倚可使 Meta 分析过分夸大治疗效应量或危险因素的关联强度,误导临床个体治疗与卫生决策。

发表偏倚通常是指有统计学意义的研究结果比无统计学意义的研究更容易投稿和发表,由此而产生的偏倚。对于无统计学意义的研究,研究者可能认为意义不大,不发表或推迟发表;作为杂志编辑则更有可能对这类论文退稿。因为发表偏倚的存在,即使具备周密的检索策略和手段(如与研究者个人联系),也不可能完全地纳入所有相关研究。发表偏倚的类型较多,常见的有:① 当完成的临床试验得到阴性结果时,因研究者缺乏信心向国际知名的医学杂志投稿,而转投地方性杂志;② 如非英语国家研究者,可能发表于本国语种杂志;但当得到阳性结果时,则作者更愿意在国际性杂志上用英文发表,这种发表偏倚被称为语言性偏倚;③ 另外还有一些论文不能发表的原因,如博士、硕士读完学位而离开原来研究单位而未能发表;④ 或者一些研究结果可能违背了经费提供方(如药企)的利益,被迫搁浅不能发表;⑤ 出现发表偏倚的另一种极端情况是一些作者为提高知名度而一稿多投或者作为多中心研究的参研单位,同时报道各自部分结果,造成多重发表偏倚。

现有三类比较简单的分析方法,即漏斗图法、剪补法以及公式法可以用来正确识别与处理发表性偏倚。其中以漏斗图法最为常用,它是基于样本含量(或效应量标准误的倒数)与效应量(或效应量对数)所绘制的散点图。效应量可用 RR,OR,RD 或者 RR、OR 的对数值等。漏斗图的前提假设是效应量估计值的精度随着样本量的增大而提高,其变化范围也随精度的增加而逐渐变窄,最后趋近于点状,其形状类似一个对称倒置的漏斗,故称为漏斗图(funnel plot)。即样本量小的研究,数量多、精度低,分布在漏斗图的底部呈左右对称排列;样本量大的研究,精度高,分布在漏斗图的顶部且向中间(合并效应量)集中。当存在发表偏倚时,漏斗图往往呈现不对称的偏态分布(图 27 - 6)。但绘制漏斗图,需要纳入较多的研究个数,原则上要求 5 个以上才能进行。

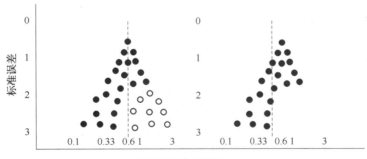

图 27 - 6　发表性偏倚漏斗示意图

图 27 - 6 所示假设为漏斗图的两种情况,左图中所有研究围绕中心线对称排列,表明没有发表偏倚,图中空心散点代表结果无效的小样本研究,小样本研究估计的效应量变异较大,出现效应量极端值机会要多于大样本研究;右图呈不对称分布,表示存在发表偏倚,所缺失部分恰恰为结果无统计学意义的小样本研究。

除漏斗图外,也可以进行 Egger 回归、Begger 分析以及计算失效安全数(fail-safe number)等,用以评估发表偏倚。

2. 慎重应用与评价 Meta 分析的结果

(1)异质性检验与处理:若研究间有足够的同质性,选用合适的模型(如固定效应模型或随机效应模型,两者均可)估计合并效应量;若存在异质性且来源已知,采用 Meta 回归模型或亚组分析,估计合并效应量。若异质性检验有统计学意义但异质性来源未知,当假设研究间效应量虽不固定,但服从正态分布时,应选择随机效应模型的估计结果;若异质性过大,应放弃 Meta 分析,只对结果做一般性描述。

(2) 考察 Meta 分析结果的稳健性:考察 Meta 分析结果的稳健性,常常采用敏感性分析。敏感性分析(sensitivity analysis)即通过改变纳入标准(特别是那些尚有争议的研究)、排除低质量的研究或采用不同统计方法/模型分析同一组资料,观察 Meta 分析结果的变化情况,借以考察结果的稳定性如何。如在排除某个低质量研究后,重新估计合并效应量,并与未排除前的 Meta 分析结果进行比较,探讨该研究对合并效应量影响程度及结果稳定性。若排除后的结果未发生大的变化,说明结果较为稳健可信;相反,若排除后得到差别较大甚至截然相反结论,说明结果的稳健性差,在解释结果和下结论时应非常慎重,提示存在与干预措施效果相关的、重要的、潜在的偏倚因素,需进一步明确争议的来源。

(3) Meta 分析结果的适用性:合并效应量实际上是多个原始研究效应量的加权平均值,因此 Meta 分析的结果在推广应用时,应兼顾个体对象的特征及生物学或文化变异、干预场所、干预措施及依从性、有无辅助治疗等。不宜推荐没有 Meta 分析证据支持的建议。在无肯定性结论时,应注意区别两种情况,是证据不充分而无定论,还是有证据表明确实无效。

(4) Meta 分析结果的时效性:同系统评价(综述)一样,Meta 分析的结论同样不是一成不变的,它只是对现有资料综合分析的结果,随着新的研究不断纳入,其结论应加以更新。

第四节　系统评价的评价原则

近年系统评价/Meta 分析数量明显增多,方法日趋复杂,对临床医生和卫生决策者产生了重要影响,但这并不意味着只要是系统评价就是高质量证据。因此读者在阅读或应用系统评价/Meta 分析指导临床实践时,必须对其方法和每一个步骤进行严格评价以确定系统评价的结论是否真实可靠,否则有可能被误导。

系统评价/Meta 分析的质量评价包括两方面。① 方法学质量评价:评价工具包括 OQAQ(Overview Quality Assessment Questionnaire, OQAQ)、SQAC(Sacks' Quality Assessment Checklist)和在前两个工具基础上制订的 AMSTAR(Assessment of Multiple Systematic Reviews,AMSTAR)等;② 报告质量评价:评价工具包括 PRISMA(Preferred Reporting Items for Systematic Reviews and Meta-Analyses,主要针对干预性研究的系统评价特别是 RCT 的系统评价,也可用于其他研究类型的系统评价)和 MOOSE(Meta-analysis Of Observational Studies in Epidemiology)等。目前对方法学质量评估工具尚无明确的推荐和共识。应用系统评价/Meta 分析结果解决临床问题不仅要评估其方法学质量以明确结果的真实性,还要明确结果的临床重要性和适用性。因此,评价系统评价应包括真实性、临床重要性和适用性三方面,评价治疗性研究系统评价的基本原则如下所述。

(一) 系统评价结果的真实性

1. 是否是纳入 RCT 的系统评价　作为评价干预措施疗效"标准设计方案"的 RCT,如能很好地控制各种偏倚因素的影响,由此产生同质性好的系统评价是论证强度最高的研究证据,而纳入非同质 RCT 及非随机对照试验的系统评价易受偏倚因素的影响,其论证强度必然降低。

2. 是否采用系统全面的检索策略检索相关文献　从作者报告的文献检索方法中可明确收集的文献是否全面。由于标识不完整，一般文献检索数据库如 MEDLINE 仅能检出库中收录 RCT 的 50%，而发表偏倚可能导致系统评价出现假阳性结果。因此，文献检索应包括手检相关杂志、检索会议论文集、学位论文、厂家数据库和与已发表文献作者联系。若文献检索时限制语种，也可能影响系统评价结论。目前，多数杂志均要求系统评价作者按照 PRISMA 声明规范报告系统评价和 Meta 分析全文，包含检索流程图，要求详细陈述检索结果和筛选流程，有助于读者判断检索的完整性和筛选的合理性。收集的文献越系统、全面，结论受发表偏倚的影响就越小，可信度越大。

3. 是否评估纳入的单个研究的真实性　系统评价多为对原始文献资料的再分析和总结，除进行系统评价的方法要严格外，原始文献的质量至关重要。所以文中应详细描述评价单个研究文献质量的方法，最好为多人独立评价并有良好的一致性。

4. Meta 分析采用的数据是单个病例资料（individual patient data，IPD）还是每个研究的合成结果（aggregate data）　单个病例资料的 Meta 分析要求收集纳入研究中每例患者的原始数据资料，被认为是 Meta 分析的标尺（yardstick），具有根据各研究合成结果进行 Meta 分析所不具备的优势。如对来自不同研究的结果采用一致的定义和分界点，能从患者水平分析异质性并进行生存分析；用通常确定的亚组进行分析以检验和提出假设；通过与试验者联系可详细核查和反复校正资料，以明确随机化和随访资料的质量；通过现有病例记录系统（诸如死亡登记）更新随访信息等，将系统偏倚和机遇的影响减至最低程度。

（二）系统评价结果的临床重要性

1. 不同研究的结果是否一致　若纳入系统评价的每个高质量临床研究其治疗效果相似或至少疗效方向一致，则由此合成的结果的可信度较高。因此，作者应采用异质性检验评估各研究结果间的相似性。若异质性检验有统计学差异，则应解释差异的原因并考虑合成结果是否恰当。

2. 治疗效果的大小如何　合成结果时不能通过简单地比较阳性研究结果和阴性研究结果的研究个数来确定系统评价结论，而应根据研究质量和样本量大小对不同研究赋予不同的权重值，采用恰当的指标（如 OR、RR、MD、NNT 等）和统计方法（如固定效应模型和随机效应模型等）合成结果，并计算相应的 CI。

（三）系统评价结果的适用性

系统评价报告的结果是所有研究对象的"平均效应"，当前患者的特征和系统评价所纳入的研究对象可能并不一致，因此在考虑系统评价结果能否应用于当前患者时应从以下四个方面进行。

1. 当前患者的特征是否与系统评价中的研究对象差异较大，导致系统评价结果不能应用　可通过比较当前患者与系统评价中的研究对象在性别、年龄、并发症、疾病严重程度、病程、依从性、文化背景、社会因素、生物学及临床特征等方面的差异，并结合临床专业知识综合判断系统评价结果能否推广应用。

2. 系统评价中的干预措施在当地医院是否可行　因技术力量、设备条件、社会经济因素的限制，即使系统评价中的干预措施效果明显，有时在当地医院却不能实施，难以应用于患者。

3. 当前患者从治疗中获得的利弊如何　任何临床决策必须权衡利弊和费用，只有利大于弊且费用合理时才对患者有价值。如：告诉当前患者其患病的真实情况有助于早期治疗和获取患者的配合，但也增加了患者的心理负担，可能降低其生存质量。

4. 对治疗的疗效和不良反应，当前患者价值观和选择如何　循证医学强调，任何医疗决策的确定均应结合医师的专业知识和经验、当前可得最佳证据和患者意愿三方面进行综合考虑，应以"患者"为中心而不是单纯治病，目前越来越强调患者参与医疗决策。但针对同一干预措施，不同患者因自身受疾病影响程度、经济条件、对疗效的期望值和对潜在不良反应的承受力不同，选择也会不同。

因此，研究证据在临床决策中是必须但非唯一，还应结合患者的具体特征、所在地的医疗资源、是否有多种干预措施可供优选和患者的价值观和选择综合考虑，方可为患者做出最佳决策。

第五节　系统评价的应用

（一）临床医疗的需要

随着循证医学的兴起，强调任何医疗决策的制订都应遵循和应用科学研究结果，即应综合考虑个人的临床专业知识和当前可获得的最好临床研究证据，为每个患者做出最佳诊治决策。高质量系统评价作为最高级别证据，凝聚了他人的大量研究工作，其广泛应用有如下益处：① 可为临床实践提供可靠证据；② 可弥补临床医生、各级决策者、管理者和研究者因时间、精力有限或信息量太多而难以检索和阅读大量医学文献的缺陷；③ 是制订循证临床实践指南的重要依据。

（二）科研工作的需要

临床科研要基于临床重大/特殊/实际需求，兼具临床价值、先进性和新颖性，面对浩瀚的医学文献信息，研究人员必须检索、阅读和评价相关领域的文献资料，掌握研究课题的历史、现状、发展趋势、存在问题、当前研究的热点与矛盾，提出选题、立题的依据，避免重复前人的工作，为研究工作提供背景信息和研究方向。许多国家都非常重视高质量系统评价在临床科研中的价值。如英国国家医学研究会资助的临床试验，要求申请者回答是否已有相关的系统评价及其结论如何，若无相关系统评价或现有系统评价没有明确结论而需要进一步研究，就会邀请系统评价的作者参与临床试验申请书的评审。

（三）反映学科新动态

围绕专业发展的热点，纵览某一领域的最新文献资料，做好有关专题的系统评价，全面、深入和集中地反映该领域目前的动态和趋势、存在的问题和发展的方向，以促进学科的发展，保证不断地吸收新知识、新营养而立足于本学科的发展前沿。

（四）医学教育的需要

医学教育除了向医学生传授各种疾病的共同规律和特性方面的知识外，还应及时传授某一疾病的最新进展及新药物、新技术的发展情况。教科书由于出版周期长，常常难以反映最新动态。因此，医学教育者需要不断阅读医学文献以更新知识，而系统评价是快速获取相关知识的途径之一。此外，撰写医学教科书也应吸纳系统评价证据。

广大基层医务工作者由于工作繁忙、文献资源有限，为了不断更新知识，可通过阅读有实用价值、真实可靠的系统评价,作为学习新知识的继续教育资源。

医学教育方面的研究也可进行系统评价,如 Davis 等 1995 年在 JAMA 杂志上发表了一篇关于继续医学教育方法效果的系统评价,结果发现广泛采用的继续教育方法,如正规的学术会议和学术活动、教育资料等虽能短时期内增加知识,但对改变临床医师的长期临床实践行为和改善疾病的最终结局几乎无影响。

(五) 卫生决策的需要

随着人口增长、年龄老化、新技术和新药物的应用、人类健康需求层次的提高,使有限卫生资源与无限增长的卫生需求之间的矛盾日益加剧,要求各级卫生管理人员制定卫生政策时应以科学、可靠的研究结果为依据,合理分配卫生资源,提高有限卫生资源的利用率。目前许多国家在制定卫生政策时均要以医学文献资料特别是系统评价结论为依据。如:早期研究证据发现,乳腺癌筛查可降低患者死亡风险,延长寿命。2002 年美国预防服务工作组(USPSTF)推荐≥40 岁女性每 1~2 年进行一次乳腺 X 线摄片筛查,以早期发现乳腺癌,增加保乳手术的机会,减少化疗的需要。实施筛查需耗费大量卫生资源,阳性结果会引起本人和家属的焦虑和不安,还需系列检查如乳腺 X 线摄影、超声和(或)组织活检以确诊。因筛查均是敏感度较高的诊断技术,有一定的假阳性率,假阳性结果同样会导致精神负担和不必要的检查甚至创伤。2011 年加拿大预防保健工作组发表了 1 篇针对不同年龄组女性人群(40~49 岁、50~69 岁和 70~74 岁)乳腺 X 线摄片筛查降低乳腺癌死亡率的 Meta 分析,结果显示:50~74 岁组死亡率降低明显高于 40~49 岁组,过度诊断和不必要活检对年轻女性的伤害远远大于年龄大的女性。根据此评估结果,美国、加拿大、英国和澳大利亚均更新了乳腺癌筛查政策:40~49 岁一般风险妇女不用接受例行乳腺 X 线检查;50~74 岁妇女可由每隔 1 年延长至每隔 2~3 年接受 1 次检查;≥75 岁者,缺乏证据。这一循证调整改善了卫生设施的覆盖率,节约了不必要的投入,优化了卫生保健制度。

总之,采用科学、严谨的方法制作的系统评价能为临床医疗实践、医学教育、医学科研和卫生决策提供真实、可靠的信息。作为最高级别的研究证据,系统评价对科学决策是必要的,但非唯一的参考。决策需要同时考虑当地实际情况,资源的可获得性,患者的具体特征、意愿和选择等,并在应用系统评价时严格评价其真实性、重要性和适用性。

(李　静　康德英)

第四篇 临床科研实践与评价

　　临床医学研究的主要范畴，涉及对不明疾病的病因及其发病危险因素的探讨，以求有效地对"因"预防及诊治；研究新的诊断性试验，对疾病做出正确诊断，以求早诊早治；研究新的治疗措施或药物疗效，以求不断地提高临床治疗水平，促进患者更好地康复；研究有关疾病的预后及其影响因素，以更好地判断疾病的预期结果并充分地调动积极因素，改善患者的生存质量与预后，促进康复等。

　　因此，本篇重点就病因学、诊断性试验、防治性研究、预后及生存质量研究以及突发性卫生事件等研究，从理论到实践做了详尽论述，并提供了质量评价的标准和方法，力争做到理论联系实际，方法的应用与实际案例相结合，以达到使读者阅读易懂，便于应用之目的。

　　为了推动循证医学的发展，本篇在上述各章内容的基础上，增加了卫生经济学在临床研究中的应用与评价，旨在指导临床研究和医疗实践，务必注重临床效果的同时，还必须注意所花费的成本，任何医疗措施，均应注重追求良好的成本（低）-效果（好），这对克服我国现阶段"看病贵""看病难"的尴尬情况，至少有一定的正能量作用。

　　为了指导临床医生面对多种效果各异的医疗措施，就如何联系患者的实际，做出科学的选择，特设临床医疗决策分析与评价的方法，以供临床医生在医疗实践、决策中，采用行之有效的最合理的医疗方法，以利于医疗质量的提高。

　　此外，还专列了最佳研究成果如何转化于医疗实践（循证医学）以及现代医疗实践指南和临床路径的研究和应用，这些都是为了有效地推动循证医学实践，从而为促进医疗质量的提高做一些贡献。

第二十八章 病因和危险因素的研究和评价

疾病的发生是有原因的。研究疾病发病的病因对有效预防和诊治疾病非常重要。首先,通过病因和危险因素的研究可以解释其发病的机制,了解疾病的转归,这有助于临床医师对患者进行正确地诊断和治疗。例如,一度病因不明、危害农民健康的钩端螺旋体病,曾被疑为烈性传染病肺鼠疫,导致了一系列错误的决策,造成不好的影响,经过病因学研究明确了是钩端螺旋体感染所致后,采取针对性防治措施,使钩端螺旋体病较快得到控制。其次,了解疾病的病因和危险因素后,可以通过对暴露于危险因素的人群进行干预,预防疾病的发生。例如,病因与危险因素研究显示高血压是脑血管意外发生的重要危险因素,通过对高血压人群进行的高血压病健康教育和高血压的药物控制,使脑血管意外的发生明显下降。因此,病因与危险因素的研究和评价是医学工作者必须具备的基本知识。

第一节 病因与危险因素研究的基本概念

(一) 病因和病因学

病因是指外界客观存在的生物的、物理的、化学的、社会的等有害因素或人体自身的心理和遗传的缺陷,当其作用于人体,在一定条件下,可以产生致病效应,因而对这类因素称之为病因或致病因素。

致病因素作用于人体发生疾病是一个相当复杂的过程,取决于机体内的各种病理生理状况和免疫防卫机制,也受外界社会及自然环境的影响。因此,病因学是研究致病因素作用于人体,在内外环境综合影响下,导致人体发病及其发病机制的科学。

(二) 病因的致病效应

病因的致病效应是十分复杂的,既有单一病因引起一种疾病的情况,也有一种病因引起多种疾病情况,还有多个病因的综合作用而引起一种疾病者。

1. 单一病因致病 19世纪,Koch等在研究传染病的病因过程中总结了独特微生物导致疾病的单一病因论,对推动病因学的研究,做出了杰出的贡献,至今还有重要的科学价值,可归纳为以下四条:① 在患者体内均有引起该病的病原微生物存在;② 该病原微生物能从患该病的患者体内被分离培养,而且可纯化;③ 用该病原微生物接种易感动物,能够复制出该种疾病;④ 从这种被感染的动物体内,又能分离出该病原微生物并可鉴定。

Koch等的单一病因论,虽对特殊的致病微生物引起的单一疾病的因果关系研究做出了可贵的贡献,但是有绝对化的缺点,并不能对复杂的病因效应做出完全的解释。因为即使是单一的病因,也可以引起多种疾病,如乙型溶血性链球菌感染,既可以引起猩红热,也与急性风湿热、球性肾炎发病有关;EB病毒可以引起传染性单核细胞增多症,又与伯基特淋巴瘤的发病关系密切。

2. 多病因致病 人们在慢性非传染性疾病的病因学研究中认识到,一种疾病的发生往往是多种致病因素综合致病效应的结果。例如：冠心病的病因学研究，发现高胆固醇血症、高血压病、吸烟等，都是它的重要的致病因素，在没有这些因素的群体中，冠心病的患病率为1.2%，仅有一种或两种上述因素者，其患病率升至2%和6%，而当三种因素俱全时，患病率竟高达31.7%。可见，多致病因素的危害性要比其中单一因素存在时严重得多。这是因为它们在体内的致病效应上，有着彼此间的交互作用（interaction）的缘故。

（三）直接病因/间接病因和危险因素

在致病的效应方面，各种病因有着各自的特性。按照病因与疾病间的作用方式、作用程度等将病因进行分类。

1. 直接病因或主因　即只有该病原体入侵人体，才能引起疾病，故称直接病因或近因（proximity of cause），也有称为必备病因（necessary cause）。如没有结核菌感染就不会得结核病，结核杆菌是结核病的直接病因，人类免疫缺陷病毒（HIV）是艾滋病（AIDS）的直接病因等。绝大多数传染性疾病都有一个比较明确的直接病因，而大多数慢性非传染性疾病目前尚未发现其直接病因。

2. 间接病因或远因　为发病有关的间接因素，它们的存在，能促进发病。例如居住条件差、营养不良、社会经济环境恶劣、心理和精神的刺激等，均有可能导致机体功能失调，造成患病的易感性。此类内外环境的不良因素，即称远因（remote cause）。

3. 危险因素　目前，慢性非传染性疾病是危害人类健康的主要疾病，这些疾病的发病率低、潜伏期长，其发病可能与多种因素有关，单从临床患病的个体着手来研究其病因，往往是十分困难的。因此，就需要从临床患病的个体扩大到相应的群体范围，从宏观方面，对有关发病的因素进行探讨。于是，就提出了与疾病发生有关的危险因素（risk factor）的概念。所谓危险因素，指的是在一群体中，由于某一因素的存在，使有关的疾病发病率增高；而当其被消除后，又可以使该病的发病率下降。这种与发病率消长有关的因素，就称之为"危险因素"。

多种危险因素并存，各种因素又各有其前因后果，可能发生交互作用，从而使发病率大大地增高，这些危险因素就形成了所谓致病因素网（web of causation）。如像低密度脂蛋白胆固醇增高、高血压、糖尿病并存成"网"的患者，其发生冠心病的危险性远较没有这些因素或仅有一种者为大；然而，这并不意味着没有这些危险因素存在的个体，就不发生冠心病，只不过发病率低一些而已。

（四）自然病史对病因与危险因素研究的意义

疾病的自然史是指在不进行任何干预措施的情况下，疾病从发生、发展到结局的整个过程，可以分为生物反应期、亚临床期（临床前期）、临床期和疾病相关结局四个时期。不同疾病的自然病史的差异很大，了解疾病的自然病史对病因与危险因素的研究有重要意义，主要表现为以下两个方面。

1. 纳入病因与危险因素研究的对象要排除处于临床早期的病例　如果在研究中纳入了待研疾病的早期病例，则可能夸大或掩盖危险因素与疾病的关系。为了避免纳入生物反应期和临床前期的病例而造成的选择性偏倚，在选择研究对象时要采用高敏感度的诊断手段，将阴性结果的对象入组。

2. 正确确立随访期，防止产生假阴性的结果　慢性疾病的发病往往潜伏期较长，如果设计的随访期短，可能有些病例尚未进入临床期，从而造成无病的假阴性结果，影响了研究结果的真实性。需从自然病史的角度，合理确定观察随访期并应采用特异性高的诊断方法以防止早期病例被漏诊。

第二节　病因与危险因素研究的基本过程和方法

发现病因不明的疾病,研究与确定它的病因是一项十分复杂的任务,需要多学科和专业的研究者们共同努力,还应有必要的科学测试手段与设备。

(一) 从临床特殊病例的发现,提出病因假说

许多未知病因疾病是临床医师首先观察发现的,这些临床特殊的不明病因病例存在某些特点,通过临床的分析和总结,有可能在认识上产生飞跃,进而提出病因的假说,为进一步的研究提供某些重要的信息。其主要形式为特殊的个案病例报告或系列病例总结。内容多为重要的临床特点、诊断不明、可能的致病因素等。于是,为进一步的病因与危险因素研究提供线索。

例如,在某一国家的一个城市里,同时期内发现有 5 例肺孢子虫肺炎(pneumocystis pneumonia, PCP)患者,均为男性同性恋者,既往身体健康,但发病后不久,其中两例即死亡。实验室检查,均有免疫功能低下,特别是细胞免疫功能损害更为突出。此外,在另一城市里,又发现有 26 例男性同性恋者,患有稀发性肿瘤——Kaposis 肉瘤(KS),其中多数并发 PCP。这些病例的免疫功能均明显地被抑制,预后很差,发病后 8~24 个月全部死亡。

PCP 系条件致病性感染(opportunistic infection),KS 系稀发性肿瘤,常累及老人,从既往临床经验的观察,两者的预后并非如此严重。因此,这种预后多与免疫功能受损关系密切。那么,是什么病因引起免疫功能被抑制的呢? 在全部病例的病史中,并无应用特殊免疫抑制剂的病史,仅发现有些人用过亚硝酸异戊酯吸入。还有部分患者合并巨细胞病毒(MCV)感染。虽然后两者有抑制免疫功能效应,通常是较轻的,或是暂时性的、可逆的,故不能用此解释这些严重后果。

在临床上发现这类同性恋男性患者,是否为机遇之故? 但后来又发现接受了凝血因子 Ⅷ 治疗后的血友病患者、经注射途径吸毒者,甚至新生儿和妇女也有这种疾患的发生。

于是,这种病因不明的、严重损害免疫功能的引起患者致命的疾病,被临床发现。为了挽救患者生命,进行有效的控制,就必须研究其致病的原因。

(二) 提出病因假说,做临床回顾性的对照研究

根据病因不明疾病的临床特点,可能感染或患病的方式,有关化验及特殊检查的结果,经综合分析,排除了某些已知的因素之后,提出可能的致病因素的假说。从临床方面,用严格的诊断标准,去选择该病因不明的病例,作为病例组,同时选择其他病例,进行配对,作为对照组,对提出的病因假说,做病例-对照研究,探讨因果关系。

例如:美国疾病预防控制中心选择了一组上述免疫功能受损,伴有 PCP 和 KS 的男性同性恋病例,与免疫功能正常未患上述疾病者对照,进行病例-对照研究,探讨发病的危险因素。结果发现:该病的感染与同性性接触次数明显相关,而且发病前与类似患者有性交史,次数愈多,性交对象愈多,则感染的概率就愈大;还发现与吸入亚硝酸异戊酯有关。

经分析认为:男性同性恋经肛门性交,对结构薄弱的直肠黏膜可造成创伤,导致了粪便污染和条件致病性微生物——PCP、MCV 等感染的机会,患者的精液射入肠腔内,均成了特殊病毒感染的条件。吸入亚硝酸制剂,也只是发病的辅助因子(co-factor)。于是,对此病称

之为：获得性免疫缺陷综合征(acquired immune deficiency syndrome，AIDS)。推论为某种特殊病毒所致。

（三）前瞻性的研究，证实病因

确定人类疾患的病因，最有说服力者，为人体前瞻性宏观研究。理想的前瞻性病因学研究方法是随机对照试验，即选择健康人体若干，用随机法分成两组，一组接受可能的致病因素，另一组对照则接受安慰剂，以观察其发病结果，进而确立因果效应。例如一组接种 HIV，对照组接受安慰剂，观察是否发生 AIDS 病。这虽是人体试验的方法，却是法律和道德不容许的，因而是行不通的。

对于临床流行病学研究病因的前瞻性研究，绝大多数是选择确实已经暴露于被研究的可能病因或危险因素之中的、尚未发病的对象，做定期连续观察，探讨其致病的因果效应。

1. 单组定期观察　我们可以按照诊断标准，选择一些与某种可能致病因素接触但是没有发病的对象，再对他们做定期观察，连续追踪，以观察该因素的致病效应，为病因的确定，提供依据。这是单纯的病因叙述性研究，虽然是前瞻性，但无对照且受干扰的因素较多，故准确性较差。例如，观察吸烟可否引起肺癌，可以从人群中选择一些吸烟但又未患肺癌的群体作为研究对象，定期、连续地观察若干年，以观察在这些吸烟者中的肺癌发病率，借以探讨吸烟与肺癌发病的关系。

2. 有对照的观察研究　按照统一的标准，选择一组暴露于待研疾病的可能危险因素的群体，另一组被证明没有与该因素接触，纳入研究时，两组均确实不存在被研究的疾病，经做同期前瞻性观察，比较疾病在两组中发生率的差异，借以评价因果效应，这就是前瞻性的队列研究(cohort study)。例如，选择一组吸烟的群体，以另一组非吸烟者作为对照，追踪观察两组肺癌发病率的差异，以探讨吸烟诱发肺癌的病因效应。

这种有对照的前瞻性病因学研究，如设计严谨，诊断可靠，能排除有关偏差和混杂的干扰，所获得的病因学结论，是十分有价值的。

3. 控制致病因素或采取预防措施，验证病因　当可能的致病因素或危险因素被研究确定后，应在人群中进行验证，即当致病因素存在时，发病率就会高；反之，由于采取了干预措施，使致病危险因素消除或减弱时，则发病率应降低。伴随致病危险因素控制与否而发病率出现相应的增加和减低，从两个方面来验证病因，有较强的说服力。这在临床流行病学的研究中，有着重要的意义。例如：高血压病被定为脑血管病发病的主要危险因素，实践证明如对高血压不做有效治疗，脑血管意外的发病率和病死率均高；如高血压经有效治疗后，则脑血管意外的发病率与病死率都会被显著地降低。又如，采用乙型肝炎疫苗，预防乙型肝炎的发病，进而可能减少原发性肝癌的发生，这为研究乙肝与肝癌因果联系提供依据。

此外，由于药物的不良反应造成某种疾病或恶果，经过仔细地观察研究能够证明存在因果关系，即使机制不明，根据实情而采取有针对性的干预措施，当获得有意义的结果时，也可以证明其病因的因果关系。例如 20 世纪 60 年代由于服用治疗孕妇妊娠反应的药物反应停(thalidomide)出现新生儿先天性海豹肢畸形，当其因果关系被研究初证后，停止了该药的生产销售，终于使这种新生儿畸形被控制(图 28-1)。这就在宏观上证实了反应停导致新生儿海豹肢畸形的因-果关系。

（四）实验病因学研究

从临床和流行病学的研究中，提出病因假说，需做基础医学的研究，如分离鉴定病原体、

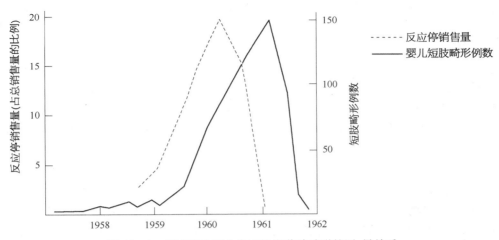

图 28-1 反应停致婴儿先天性海豹肢畸形的因-果关系

探讨发病机制及病理研究、疾病模型的复制,以进一步地验证病因,为临床和流行病学的诊断和防治提供理论依据。

但是,实验病因学研究,多是动物实验或在体外用实验方法进行的,特别是后者常是模拟人体的内环境,进行精心的试验。实验病因研究寻找完全与人类相似的敏感性动物,是不大可行的;体外模拟的"人体内环境"毕竟与人体内的状况和反应也不完全一样。因此,将实验的结果引用于人体时,应持审慎的态度。例如:艾滋病的病因,依据假说的推断,疑为一种特殊病毒,经过微生物学工作者的努力,从 AIDS 患者肿大的淋巴结和 T 淋巴细胞内,分离出了反转录病毒(retrovirus),称之为人类免疫缺陷病毒(human immunodeficiency virus,HIV、HIV Ⅱ 及 HIV Ⅲ),在 AIDS 患者,多有其相应的抗体存在;用 HIV、HIV Ⅲ 给黑猩猩做感染试验,发现可以产生相应的抗体,并出现部分淋巴结肿大以及 T 淋巴细胞功能的抑制现象,但却没有人类 AIDS 病的典型表现。在发病机制上认为条件致病性感染是免疫功能被抑制的结果,而免疫功能的损害与肿瘤的发生,则与病毒感染的本身有关。注射用药与接受血液制品引起的发病,系污染病毒之故,就像乙型肝炎病毒感染一样。近年来经进一步的实验及临床研究,肯定了 HIV 系 AIDS 病的致病病原体。致病性病毒的发现与确定,为 AIDS 特异性诊断提供了武器,也为特异性预防提供了可能。

第三节 病因学研究的主要设计方案

(一) 随机对照试验

随机对照试验中受试对象被随机地分配到试验组和对照组,即每一个受试对象都有同等的机会进入试验组或对照组,这样试验组和对照组的可比性最好。以"钙通道阻滞剂是否增加患癌症的危险"这个假设的问题为例,模拟一项随机对照试验。在知情同意后,将适合药物治疗的高血压患者随机分为两组:试验组使用钙通道阻滞剂而对照组使用非钙通道阻滞剂。随机分配能使其他可能致癌的因素(包括已知和未知)在钙通道阻滞剂组和对照组两组患者中均衡分布,从而消除彼此间未知混杂因素的影响。如果模拟研究的结果发现钙通道阻滞剂组确有癌症发病增加,则更有理由相信钙通道阻滞剂组中增加的癌症病例由钙通道阻滞剂引起。这是随机对照试验用于研究某种治疗措施的不良反应。事实上,研究者不可能主动将危险因素置于受试对象身上,去试验对人体造成的危害,因为研究者如有意这样做,则违背伦理。然而,有时需要迫切了解某种不肯定的致病因素或尚无充分证据说明对人体有害的危险因素,否则不利于采取果断干预措施,在这些特殊情况下,也可做病因学的随机对照试验。

(二)前瞻性队列研究

病因或危险因素的前瞻性队列研究,对病因/危险因素评估有着十分重要的价值,真实性仅次于随机对照研究。这类研究是选择合格的研究对象,按照暴露于被研究的危险因素与否,自然分成暴露组和非暴露组,随访一段相当长的时期,比较两组之间待研疾病的发生率的差异,以揭示其因果联系。但前瞻性的队列研究在人类自然状态下进行观察,危险因素的暴露自然存在于人群中,研究者无法主动控制,因而难免受到某种(些)混杂因素的干扰。仍以"钙通道阻滞剂是否为癌症的危险因素"这个假设的问题为例,模拟一项队列研究来验证使用钙通道阻滞剂人群的癌症患病率,是否高于没有用钙通道阻滞剂的人群。假设我们已知患高血压的人更容易得癌症,那么,在上述例子中高血压就可能是混杂因素。因为服用钙通道阻滞剂人群中高血压患者的比例肯定明显高于没有服用钙通道阻滞剂的人群,我们就无法判断服用钙通道阻滞剂人群增高的癌症患病率由钙通道阻滞剂还是由高血压引起。所以,研究者必须测量和报告两个队列的基线特征并评价其可比性,或用统计学方法来调整已知混杂因素的影响。

(三)病例-对照研究

病例-对照研究是一种回顾性研究,是选择患有待研疾病的一组患者作为病例组,同时选择一组未患待研疾病的其他患者或健康人作为对照组,回顾过去是否暴露于某种危险因素,比较两组的暴露比率。病例-对照研究被广泛用于病因与危险因素研究,例如:包皮过长与阴茎癌、输血与乙型肝炎、吸烟与肺癌、小剂量放射线接触与白血病、单纯疱疹病毒与面神经麻痹、雌激素与阴道癌等。病例-对照研究适用于少见病、有较长潜伏期的疾病的研究,具有研究时间短、省钱省力、对研究对象无害的优点,但由于病例对照研究的方法本身不可避免地受多种偏倚的影响,其结果不如上述两种设计方案的真实性高。因而,其证据的论证强度较差,但设计良好的病例-对照研究对病因/危险因素的研究仍有重要价值。

(四)个案报道或系列病例的分析报告

个案报道或系列病例的分析报告也常被用于病因学研究,但由于缺乏对照,只能根据其临床及流行病学的特殊规律提出有关病因的假设。例如:1960 年 Kosenar 首先报道了两例形状如海豹前肢的新生儿短肢畸形,随后,英国和德国相继发表了这类畸形的病例系列报道。据以往经验,这种畸形罕见。从病例分析发现,有些孕妇在妊娠早期因妊娠反应服用过反应停(一种缓解早孕反应的药物),因而推测这种畸形与用药(反应停)有关,这一推测此后为进一步的病例-对照研究和队列研究所证实。可见个案报道或系列病例的分析报告往往可以为不明病因或患病危险因素的研究提供重要线索。

此外,实验病因学研究也是病因与危险因素研究的重要手段,其主要从微观的角度去探讨病因,借助生化实验、微生物学实验、动物实验以及分子生物学等基础医学研究,阐述病因的作用机制,为验证病因假设提供依据。

病因与危险因素的研究和确定,一定要排除混杂及有关偏倚因素的干扰且要有暴露危险因素组和未暴露组的两个群体进行对照；所致疾病的诊断标准、发病率及病死率等有关的指标和数据应确切，此为病因与危险因素研究与评价的科学基础。

第四节 病因学研究控制质量的措施

在病因学研究中，对因-果致病关系的确定，可能出现三种情况：① 真实的因-果关系；② 虚假的因-果关系；③ 无关的因-果联系。后者从医学基础及临床医学知识易于排除。关键在于严格地控制质量，排除若干偏倚因素的干扰，进而识别虚假的因-果联系而肯定真实的因-果联系。

（一）选择研究对象时要防止选择性偏倚

对病因学研究对象入组的选择与确定，应该确诊为未患有被研究疾病的健康者。最佳的选择方法是随机抽样（randomization sample）。当分为暴露病因组或未暴露病因组两组进行致病的因-果效应观察时，最佳的分组方法自然是随机分组法，这样就能避免人为的选择性偏倚对观察结果的影响，而确保观测结果的真实性。

（二）观测结果时要防止测量性偏倚

病因学研究中最为重要者，是对被选择的研究对象一定要具有最为可靠的诊断性试验，测试纳入的对象务必是确实未患有被研究的疾病者。因此，要求测试的诊断性试验应具有较高的敏感度；然而在试验终止时，为确诊被研究对象确实已患了被研究的疾病，防漏诊，因此要求应用高特异度的诊断性试验。这样就能防止病因学研究中对因-果效应的测量性偏倚。

在应用某些实验性或图像性方法指标来测试致病效应及其程度时，除了准确的实验条件、试剂、仪器以及实验方法外，对测试反应的观测，宜取盲法，以避免观测和判断结果时的测量偏倚。

（三）因-果效应的分析时，一定要防止混杂因素

混杂（confounder）因素是干扰病因学因-果效应十分重要的偏倚，它完全可以曲解研究的结果而引起不正确的或不完全正确的结论。例如：吸烟量越大，时间越长，导致人体患肺癌的概率会越高，因此，吸烟是致癌的危险因素。同样，如果患者的高龄也是发生癌症的危险因素（较年轻者），当我们研究吸烟与肺癌的关系时，对于年纪较大的吸烟者，就存在两种危险因素：一为吸烟——探讨引起肺癌的研究因素；年龄则为同时存在的另一致癌危险因素，称之为混杂因素。为获得准确的吸烟与肺癌的因-果关系，就必须防止年龄这一混杂因素的干扰（年龄因素）。常用的办法是对试验组与对照组的对象实行年龄、性别配对（matching）或最终可用统计学方法进行分层分析或多因素分析，以排除混杂因素的影响。

（四）防止机遇因素的影响

无论是前瞻性或回顾性对照的研究，都要防止机遇因素干扰因-果关系的结论。因此，可通过限制 I 型错误和 II 型错误的水平防止假阳性或假阴性的显著性影响。足够的样本量观察是十分重要的（参考本书第六章）。当排除了上述影响病因学研究质量的因素后，所获得的因-果观测结果才具有真实性（validity）的基础。这样就可以应用病因学分析与评价的标准，进行评价（图 28-2）。

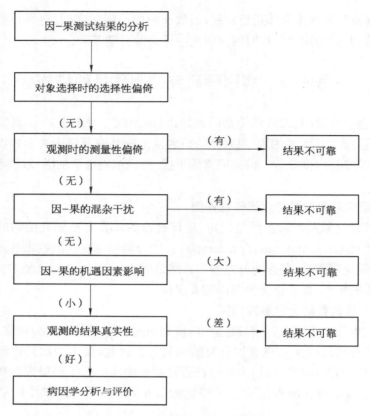

图 28-2 病因学观测结果的质量分析图示

第五节 病因与危险因素研究的评价原则

为了解疾病的病因或危险因素,可以立题开展临床科研,但繁忙的临床医师不可能自己研究患者的每一个问题,常用的方法是在文献中寻找相关科学研究的证据,用他人的研究结果来回答提出的问题。但是,文献中相关的研究众多,而且这些研究的质量良莠不齐,其研究的水平和价值如何,需要对其进行严格的评价,即从研究结果的真实性、重要性、实用性等方面进行评价。

一、评价病因和危险因素研究证据的真实性

评价病因和危险因素研究证据的真实性主要根据研究的设计方法等原则,详见表 28-1。

表 28-1 评价病因和危险因素研究结果真实性的原则

评 价 原 则
病因和危险因素研究是否采用了论证强度高的研究设计方法
试验组和对照组除暴露因素外,其他方面是否一致? 是否存在混杂因素的干扰
试验组和对照组有关因果关系的测量是否相同? 是否采用了盲法
观察期是否足够长? 结果是否包括了全部纳入的病例

（续表）

评 价 原 则
病因和危险因素研究因-果效应的先后顺序是否合理
危险因素和疾病之间有否剂量效应关系
病因和危险因素研究的结果是否符合流行病学的规律
病因致病的因果关系是否在不同的研究中反映出一致性
病因致病效应的生物学依据是否充分

（一）病因和危险因素研究是否采用了论证强度高的研究设计方法

临床科研的对象是人。由于变异和生物多样性的普遍存在,不同的个体接触同样的危险因素,发生的反应也可有很大的差异:有些人发病,有些则没有。因此,当选择的研究对象不合适或采用的研究方法不当时,临床科研易受到系统误差(即偏倚)的影响,降低结果的真实性,而论证强度高的研究设计方法则能较好地控制偏倚。故评价某一研究结果的真实性首先应考虑是否采用了论证强度高的研究设计方法。病因和危险因素的研究方法通常有描述性研究、横断面研究、病例-对照研究、队列研究、随机对照试验,其主要特征论证强度可以参考表 28-2。描述性研究的论证强度最弱,病例-对照研究论证强度不太强,队列研究论证强度较强,而随机对照研究最强,因为其结果来源于真正的人体实验。病因学研究的证据是否来源于真正的人体实验,是指研究中是否将人体置于危险因素的暴露中,通过比较暴露和非暴露组发病的差别来判断暴露因素的致病效应,具有较强的因果论证强度。但是,如果在健康人群施加危险因素的病因学研究,显然是不道德的,不具备可行性。

表 28-2 各种病因学研究类型的论证强度

设 计 类 型	性 质	可 行 性	论 证 强 度
随机对照试验	前瞻性	差	++++
队列研究	前瞻性	较好	+++
病例-对照研究	回顾性	好	++
横断面调查	断面	好	+
描述性研究	前瞻/回顾	好	+/-

（二）试验组和对照组除暴露因素外,其他方面是否一致,是否存在混杂因素的干扰

无论何种设计方案,都可能存在偏倚的影响,其中,混杂性偏倚在多危险因素致病的因-果关系中影响最大,混杂因素可为已知的,也可为未知的。所以,应评价病因与危险因素研究中是否存在混杂因素以及混杂因素影响的程度,是否采用适当的控制或消除方法,如设计阶段有严格的纳入和排除标准、对已知的预后因素进行分层分析等。

（三）组间对因果效应的测量方法是否一致,是否采用了盲法

测量性偏倚、回忆性偏倚、选择性偏倚可能影响病因学研究的真实性,评价病因和危险因素研究时,应注意研究测量结果指标的方法在试验组和对照组间是否一致且观测方法是否为盲法,如是才能保证结果的真实性。以"吸烟是否增加患肺癌的危险"的研究为例,观察者可能无意识地更关心吸烟者,更主动、更详尽地随访追查是否发生了肺癌。同样,发生了疾病的受试对象更关注自己的病况,更容易回忆起过去曾经接触的暴露因素。而盲法就能使观察者和受试者都不知道研究假设,不知道研究分组的情况,从而如实记录观测结果,避免上述偏倚造成的影响,增加结果的真实性。

(四) 观察期是否足够长,结果是否包括了全部纳入的病例

验证某些疾病特别是慢性非传染性疾病发病危险因素的致病效应的研究证据时,由于其潜伏期长,往往需要足够时间才能观察到结果的发生,观察期过短易得假阴性结果,因此,务必要联系疾病发病和结局的自然病程的知识来判断观察期是否够长。以"吸烟是否增加患肺癌的危险"为例,如果受试者仅被随访了几周或几月,就无法区分阴性结果的真实性,是吸烟确实没有增加患肺癌的危险? 还是随访期短,肺癌还没有表现出来? 另外,随访中途丢失的病例不应超过总观察数的 10%,一旦超过 20%,则结果很可能失去真实性,因为中途退出的病例可能在某些重要特征上与仍然留在研究中的病例有很大差别。

(五) 病因和危险因素研究因果效应的先后顺序是否合理

在评价某一病因和危险因素研究时,如果能明确危险因素的出现早于疾病的发生,则研究结果的真实性高。以"吸烟是否增加患肺癌的危险"为例,吸烟的暴露应早于肺癌的发生,但是,如果因素和结果两者均同时出现在一个人身上,谁是因? 谁是果? 必须持慎重态度。例如高血压患者往往同时有较高的血清胆固醇水平,糖尿病患者往往有心血管疾病,对谁先谁后不能草率下结论。

因-果效应顺序的确定主要有赖于前瞻性研究,而回顾性、横断面调查、描述性研究在因-果效应时相顺序的确定上论证强度低。

(六) 危险因素和疾病之间有否剂量-效应关系

危险因素与疾病之间有否剂量-效应关系,是指致病效应与有关危险因素的剂量或暴露时间具有显著的相关性。即当病因可以分级处理时(根据量化或特征),随着级别的变化是否可以影响疾病在人群的发病率。这种关系可以制成相关图,得一形如阶梯的曲线,称剂量-效应反应曲线。例如:Doll 和 Hill 按每日吸烟支数将人群分组,进行队列研究,将肺癌死亡率与吸烟量的关系绘成图,发现随着吸烟量的增加,肺癌的死亡率也就越高。在医疗实践中,治疗措施的疗效和毒副作用在一定范围内往往也存在剂量-效应关系,在治疗剂量时,可显现疗效,但达到中毒剂量时,则出现中毒反应。当病因和危险因素研究呈现剂量-效应关系时则结果的真实性较高。

(七) 病因和危险因素研究的结果是否符合流行病学的规律

疾病在人群中的分布特点和消长的变化往往与相关的危险因素消长的变化相吻合,当危险因素存在时,该病的发病率及患病率往往较高。反之,当其减弱或消除时,该病的发病率及患病率也随之下降。在不良反应研究中,符合流行病学规律表现为终止治疗措施伴随不良反应的减弱或消失,重新开始治疗措施时,不良反应又再次出现。如 20 世纪 60 年代反应停致新生儿海豹肢畸形的例子,反应停销售高峰时,海豹肢畸形的发生率也达高峰,当采取干预措施停止生产和销售反应停后,该畸形的发生率也极为明显地下降,这符合流行病学病因致病的规律。所以,当病因和危险因素研究结果符合流行病学规律时,其研究的因果关系较密切。

(八) 病因致病的因果关系是否在不同的研究中反映出一致性

对某危险因素与某种疾病关系的研究,如果在不同地区和时间、不同研究者和不同设计方案的研究中都获得一致结论,则这种病因学的因-果效应较可信。例如吸烟与肺癌的病因学研究,世界上至少有 7 次以上的队列研究、30 次的病例对照研究得出相似的结论,说明吸烟与肺癌的因果关系较为真实。若进行的系统评价尽可能全面收集了相同性质的、高质量的研究结果,则得出的结论真实性更高。

(九) 病因致病效应的生物学依据是否充分

如果病因学和危险因素研究揭示的因-果关系有生物学的可解释性,则可增加因果联系的证据,结果的真实性高。即使缺乏生物学上的合理解释,否定因果关系时也要慎重,因为受科学水平的限制,可能现在无法合理解释的因素,若干年后可以得到解释。例如 1747 年 Lind 发现海员的坏血病与食用水果蔬菜有关,百年后才分离出维生素 C,最终确定是维生素 C 缺乏所致。

随着当代生命科学的飞速发展,把临床流行病学的宏观研究结果与分子生物学、基因工程等微观研究结果相结合,必将促进病因学研究的飞速、深入发展。

二、评价病因和危险因素研究证据的临床重要性

如果我们评价的文献不能满足上述八条标准的前三条,则说明其结果的真实性较差,不能作为指导临床医疗实践的证据,应继续寻找其他文献。反之,我们则需进一步明确这种病因学因-果关系是否有足够的强度及精确度。

(一) 因-果相关性强度的指标

在随机对照研究和队列研究中,表示因-果相关性的指标是相对危险度(relative risk, *RR*)。相对危险度是指病因暴露组的发病率与未暴露组发病率的比值。以“吸烟是否增加患肺癌的危险”为例,将例子中的队列研究的结果总结于下列四格表(表 28-3)。

表 28-3　吸烟与肺癌关系

		肺　　癌	非肺癌	合　　计
吸烟	＋	a	b	a+b
	－	c	d	c+d

病因暴露组的肺癌发病率为 a÷(a+b),病因非暴露组的肺癌发病率为 c÷(c+d),相对危险度即为:$RR=[a÷(a+b)]÷[c÷(c+d)]$。

回顾性病例对照研究由于研究对象的选择方式和研究的时间顺序与队列研究不一样,在应用因-果关系强度指标方面略有差别。以“吸烟是否增加患肺癌的危险”的问题为例模拟一个病例对照研究,结果可总结于下列四格表(表 28-4)。

表 28-4　吸烟与肺癌关系分析

		癌症组	对照组
吸烟	有	a	b
	没有	c	d

$OR=ad÷bc$, *OR*(odds ratio)即比值比,其意义表示病例组中暴露于该因素者与未暴露者之间的比值为对照组中该项比值的倍数。病例对照研究除非选择全人群或其随机抽样样本,不能计算发病率或发生率,因此病例-对照研究结果因-果关系强度指标应采用 *OR*,而不能采用前瞻性研究的 *RR*。*RR* 或 *OR* 愈高,则因-果联系强度愈强。至于 *RR* 或 *OR* 有多大才有意义,则无一定的标准,应视临床或流行病学具体情况而定,有学者认为,*OR* 或 *RR* 在

1.2～1.5,危险因素和疾病的联系为弱联系,在 1.6～2.9 为中等联系,在 3.0 及以上为强联系。

（二）危险估计的精确性

除评价因果关系的强度外,我们还需评价其精确度,方法是计算 RR 或 OR 的 95％可信区间(95％ confidence interval, 95％CI),如果 95％CI 范围较狭小、下限和上限值不包括 1.0,则其精确度高且有统计学意义。

（三）NNH

还有一种对临床医师、患者而言更直观、更易理解的指标,就是 NNH(number needed to harm),其意思是导致一例疾病的发生需要暴露在可疑危险因素中易感个体的人数。在了解计算 NNH 的方法之前,我们来讨论相对危险增加率(relative risk increase, RRI)和绝对危险增加率(absolute risk increase, ARI),以"吸烟是否增加患肺癌的危险"为例,则:RRI=吸烟组肺癌发生率－未吸烟组肺癌发生率÷吸烟组肺癌发生率,即与未吸烟组相比,吸烟组发生肺癌的相对危险增加的水平。

ARI=吸烟组肺癌发生率－未吸烟组肺癌发生率,意思是与未吸烟组相比,吸烟组发生肺癌的绝对危险增加的水平,而 NNH 即为 ARI 的倒数,即:NNH=1÷ARI。

在随机对照研究和队列研究结果的四格表中,可以直接计算 NNH,即:

$$NNH = 1 \div \{[\, a \div (a+b)\,] - [\, c \div (c+d)\,]\} \qquad \text{(式 28-1)}$$

而病例对照研究不能直接计算发病率,NNH 的计算如下:

$$NNH = 1 - [PEER \times (1-OR)] \div (1-PEER) \times PEER \times (1-OR)$$

$$\text{(式 28-2)}$$

公式中的 PEER(patient expected event rate)或称 CER(control event rate)是指未接受治疗措施患者副作用的发生率(或非暴露人群的疾病发生率)。在相同 OR 的情况下,不同的 PEER 可使 NNH 产生很大的波动。PEER 越小,NNH 值越大。

第六节　病因学研究对医疗决策的价值

病因学研究的目的是弄清疾病发生的原因,掌握其发病机制和转归,为正确的诊断、估计危害程度、有效地预防和治疗、控制和消灭疾病做出合理的医疗决策。医疗决策的基本要素有两项:① 病因的正确确定;② 预测决策的效果。当不明病因的疾病弄清后,就可以采取有针对性的、有效的医疗决策,使患者获得最好的治疗效果;或果断采取干预措施,降低发病率,减少社会负担。

人类的疾病是复杂的,病因的确定也很不容易。有时病因不太明确,但必须采取防治措施,下述情况可供参考。

（一）依据流行病学的宏观证据做出决策

在基层卫生机构,由于条件限制,常对某些疾病病因的确诊有困难,这时可以根据流行病学的研究方法,从宏观上寻找证据。例如某村不断出现持续发热、反应迟钝、皮肤玫瑰疹、肝脾轻度肿大、白细胞减少的病例,临床上疑诊伤寒,按伤寒治疗有效。鉴于邻村无一该病病例,于是开展流行病学调查,发现患病村民饮用塘水,而邻村饮用井水,推测发病与饮水有关。通过饮水消毒、治疗隔离病例、疾病很快得到控制。

（二）依据临床医疗实践的观察做出决策

有些效果良好的药物，同时也可能有严重副作用，临床医师在医疗决策时，要坚持利大于弊的原则，同时充分考虑患者的意见。

（三）医疗决策应注重社会效益

当明确了某一疾病的病因后，进一步结合病因学论证强度和决策效能（表 28-5），做出相应的医疗决策。如采取干预措施阻断疾病的自然病程，有时干预措施会对少数个体带来一些副作用，但总体的社会效益非常明显。这时就应该在治疗和处理好少数人的副作用的同时，坚持干预措施的实施。例如口服避孕药是计划生育的重要措施，但有少数人出现程度不同的副作用，为了整个社会的需要，在不断研究安全有效避孕药的基础上，继续对生育期妇女应用口服避孕药的决策。

表 28-5　病因研究评价原则、论证强度及决策效能表

病因学评价原则	病因论证强度	决策效能
人体试验的结果	++++	++++
因-果效应的相关性强度		
随机对照试验的系统评价	++++	++++
随机对照研究	++++	++++
队列研究	+++	+++
前瞻性巢式病例-对照研究	+++	+++
横断面调查研究	+～±	+～±
病例-对照研究	+～±	+～±
叙述性研究	+～0	0
相关性的一致性	++	+～++
因-果时间顺序	++	+
剂量-效应关系	++	+
流行病学规律	+～±	+～±
生物学依据	+～+++	+～++
特异性	+	+～++
雷同性	+～±	±～0

（魏　强）

第二十九章　疾病诊断性试验的研究与评价

临床工作中,疾病的诊断是甚为重要的一个环节。任何一个临床医师在病例分析时,得出的结论都包括存在错误信息的可能。为了提高临床诊断水平,不仅需要研究和开发好的诊断方法,而且需要对诊断性试验的临床价值进行科学的分析和评价。诊断性试验(diagnostic test)是对疾病进行诊断的试验方法,它不仅包括各类实验室检查,还包括各种影像诊断,如 X 线诊断、CT、磁共振(MRI)、超声波诊断以及同位素检查、纤维内镜、电镜等诊断方法,患者在临床上的各种症状、体征作为诊断依据,也是诊断性试验中的一部分。

第一节　评价诊断性试验的意义

在临床工作中诊断性试验的应用范围很广,包括疾病的病原学诊断、病理学诊断、病例的筛查、体内主要脏器及内分泌功能的诊断性试验、影像学诊断以及判断治疗效果的指标、判断预后的指标等。通过本章的学习,要求掌握如何应用临床流行病学的方法,对各种诊断性试验进行科学的评价与优选,正确认识诊断性试验的实用性与诊断价值,避免凭经验选择的盲目性或者过分相信文献资料中作者推荐的片面性。

我国在诊断性试验的研究方面,也在不断地发展,临床医学杂志中时有报道。在 1985—1995 年中华系列杂志中,共发表诊断性试验的论著 50 篇。对纳入病例的诊断,采用了“金标准”的有 32 篇(占 64.0%),还有 36.0%的论著没有金标准,这对诊断性试验的正确性影响极大,作者花了不少的人力、物力和财力,缺乏正确性的研究结果无法推广应用,缺乏实用价值,甚至可能误导临床诊疗实践。在这些论文中,应用了诊断性试验评价指标,如敏感度、特异度的仅有 10 篇(20.0%),而没有 1 篇论著提到过阳性似然比,也没有盲法的报道。还有作者研究了我国 1999—2010 年血清糖类抗原 199(CA199)诊断胰腺癌的文献质量,在纳入的 17 篇文献中,一半以上(58.82%)未清楚描述是否所有的病例都接受了相同的金标准试验且大多数(82.35%)待评价试验研究对象的选择标准描述不明确。另外一项针对国内 2005—2010 年超声对乳腺癌诊断试验报告的研究提示,该时期研究报告体现出来的缺陷主要是样本含量不足(108/109)、病例组和对照组的病理类型不全(108/109)、超声和病理检查缺乏重复性(105/109)、对超声难以定性或漏诊病例缺乏详细说明。这些数据都提示,在临床各学科领域中普及临床流行病学和诊断性试验的相关知识,规范诊断性试验研究的设计、实施和报告,对诊断试验研究报告严谨而科学地进行评价,我国的临床科研工作者还任重道远。

第二节　诊断性试验研究的方法与评价条件

研究与评价诊断性试验的临床诊断价值,最基本的内容包括确定金标准,选择研究对象,进行盲法比较,具体包括以下几方面。

（一）确定金标准

诊断性试验的金标准（gold standard）是指当前临床医师公认的诊断疾病最可靠的方法，也称为参考标准。应用金标准可以正确区分"有病"或"无病"。拟评价的诊断性试验对疾病的诊断价值，必须有金标准评价作为依据。所谓金标准包括了实验室检查、活检病理诊断、手术发现、细菌培养、尸检、特殊检查和影像诊断以及长期随访的结果等。

（二）选择研究对象

诊断性试验的研究对象，应当包括两组：一组是用金标准确诊"有病"的病例组，另一组是用金标准证实为"无病"的对照组。所谓"无病"的对照组，是指没有金标准诊断的目标疾病，但不一定是完全无病的正常人。

病例组应包括各型病例：如典型和不典型的，早、中与晚期病例，轻、中与重型的，有和无并发症者等。根据临床应用需要，某些情况下应该包括治疗中或者治疗过的病例，以便使诊断性试验的结果具有更好的临床实用价值。

对照组可选用金标准证实没有目标疾病的其他病例，特别是与该病容易混淆的病例，以期明确其鉴别诊断价值。完全健康的人群（正常人）一般不宜选作对照组。

（三）与金标准盲法比较诊断性试验的结果

评价诊断性试验时，采用盲法具有十分重要的意义，即要求判断试验结果的人，不能预先知道该病例，用金标准划分为"有病"还是"无病"，以免发生疑诊偏倚，特别是影像诊断盲法更为重要。目前大多数生化实验室都使用了自动化分析仪，其显示的数据可以认为是盲法试验的结果。特别提出的是，诊断试验与金标准试验实施的时间间隔以及先后顺序需要根据不同临床疾病以及诊断试验特点决定，选择错误有可能产生偏倚。

新的诊断性试验对疾病的诊断结果，应当与金标准诊断的结果进行同步对比，并且列出四格表，以便进一步评估。其方法如下。

（1）用金标准诊断为"有病"的病例数为 a+c。

（2）上述"有病"的病例，经诊断性试验检测，结果阳性者为 a，阴性者为 c。

（3）金标准诊断"无病"的例数为 b+d，其中经诊断性试验检测阳性者为 b，阴性者为 d。

（4）列出四格表（表 29-1），将 a、b、c、d 的例数，分别填入下列四格表，n 为病例的总数。如果从论著资料中的数据，不能列出四格表的诊断性试验，则无法对该试验进行评价。

表 29-1　诊断四格表

诊断性试验		金标准（标准诊断）		合　计
		有　病	无　病	
诊断性试验	＋	真阳性 a	b 假阳性	a+b
	－	假阴性 c	d 真阴性	c+d
合　计		a+c	b+d	n

（四）样本量的估算

新的诊断性试验是否具有临床意义，必须与金标准的诊断作对比，每个诊断性试验的敏感度（sensitivity，Sen）及特异度（specificity，Spe）均是稳定的指标。因此，可按照估计总体率的样本含量估算方法，计算"有病"组样本含量 n_1 和"无病组"的样本含量 n_2，并根据目标研究人群的患病率 P 推算总共所需样本量 n；δ 为容许误差。

$$n_1 = \frac{Z_a^2 \text{Sen}(1-\text{Sen})}{\delta}, \qquad n = n_1/P \qquad \text{（式 29-1）}$$

上述公式通过敏感度来计算病例组样本量,再除以患病率 P 来估算总样本量;亦可用特异度计算对照组样本量,再除以$(1-P)$来推算总样本量。如果敏感度和特异度均为研究目的,分别计算之,取其大者。此外,有的研究其目的是获取或验证某个诊断性试验的曲线下面积(AUC),亦可根据相关的公式计算样本量。以下是根据敏感度和特异度来推算样本量的例子。

例:超声波对胆囊结石诊断的敏感度为 80%,特异度为 60%,容许误差为 10%,估计研究人群中胆囊结石的患病率是 28%。试问至少纳入多少受试者,其结果才能具有统计学意义?

设 $\alpha=0.05$,$Z_a=1.96$（双侧）,Sen$=0.80$,Spe$=0.60$,假定 $\delta=0.10$,$P=0.28$

$$n_1 = \frac{(1.96)^2(0.80)(1-0.80)}{(0.10)^2} = 62 \text{ 例} \qquad n = 62/0.28 = 222 \text{ 例}$$

$$n_2 = \frac{(1.96)^2(0.60)(1-0.60)}{(0.10)^2} = 93 \text{ 例} \qquad n = 93/(1-0.28) = 130 \text{ 例}$$

答:若研究者想获取该诊断试验的敏感度和特异度信息,至少需要样本量 222 例。

第三节　诊断性试验的评价指标及四格表的运算

对诊断性试验进行系统的科学评价时,常用的指标如下。

1. **敏感度**(sensitivity, Sen)　采用金标准诊断为"有病"的病例中,诊断性试验检测为阳性例数的比例。换言之,敏感度是指实际患病的患者被正确诊断的可能性。敏感度愈高,则漏诊病例(漏诊率,即假阴性)愈少,两者关系是:漏诊率$=1-$敏感度。以表 29-1 为例,敏感度计算公式:

$$\text{Sen} = \frac{a}{a+c} \qquad \text{（式 29-2）}$$

2. **特异度**(specificity, Spe)　采用金标准诊断"无病"的例数中,诊断性试验结果为阴性的比例。换言之,特异度是指诊断试验判断"无病"患者,的确为非患者的可能性。特异度愈高,则误诊病例(误诊率,即假阳性)愈少,两者的关系是:误诊率$=1-$特异度。特异度计算公式:

$$\text{Spe} = \frac{d}{b+d} \qquad \text{（式 29-3）}$$

3. **准确度**(accuracy, Acc)　诊断性试验检测为真阳性和真阴性之和在总检例数中的比例。准确度计算公式:

$$\text{Acc} = \frac{a+d}{a+b+c+d} \qquad \text{（式 29-4）}$$

4. **诊断比值比**(diagnostic odd ratio, diagnostic OR)　目前有作者认为诊断性试验的准确度,对评价诊断性试验的价值不大,因而提出诊断比值比的计算。通过四格表中,交叉乘积的比值,即为诊断性试验的比值比。诊断比值比的计算公式:

$$OR = \frac{ad}{bc} \qquad\qquad （式 29-5）$$

5. **阳性预测值**（positive predictive value，PPV）　诊断性试验检测的全部阳性例数中，"有病"患者（真阳性）所占的比例。即试验结果阳性中，真正患病的可能性。阳性预测值计算公式：

$$PPV = \frac{a}{a+b} \qquad\qquad （式 29-6）$$

6. **阴性预测值**（negative predictive value，NPV）　经诊断性试验检测的全部阴性的例数中，"无病"者（真阴性）所占的比例。即试验结果阴性中，真正"无病"的可能性。阴性预测值计算公式：

$$NPV = \frac{d}{c+d} \qquad\qquad （式 29-7）$$

7. **患病率**（prevalence，Prev）　经诊断性试验检测的全部病例中，真正"有病"患者所占的比例。在级别不同的医院中，由于某种疾病的患者集中程度不同，因而患病率的差别较大，从而会影响阳性及阴性预测值的结果（见后）。患病率计算公式：

$$Prev = \frac{a+c}{a+b+c+d} \qquad\qquad （式 29-8）$$

8. **阳性似然比**（positive likelihood ratio，+LR）　诊断性试验中，真阳率与假阳性率的比值。表明诊断性试验阳性时患病与不患病机会的比值，比值愈大则患病的概率愈大。至于阳性似然比如何在临床应用，后面还要再作介绍。阳性似然比计算公式：

$$+LR = \frac{a}{a+c} \div \frac{b}{b+d} = \frac{Sen}{1-Spe} \qquad\qquad （式 29-9）$$

9. **阴性似然比**（negative likelihood ratio，−LR）　诊断性试验中，假阴性率与真阴性率的比值。表明在诊断性试验为阴性时，患病与不患病机会的比值。阴性似然比计算公式：

$$-LR = \frac{c}{a+c} \div \frac{d}{b+d} = \frac{1-Sen}{Spe} \qquad\qquad （式 29-10）$$

10. **四格表的运算方法**　四格表运算是诊断性试验研究和应用的基础。当某个诊断试验的临界点（cut-off point）确定后，其敏感度和特异度是稳定的指标。在临床应用某个诊断试验时，可以根据已知的敏感度和特异度以及患者可能的患病率（验前概率），完成四格表，进而计算患者的阳性预测值和阴性预测值等。

例如：1 000 例患者进行诊断性试验，已知患病率为 20％，Sen＝80％，Spe＝90％，试计算四格表中的 a、b、c、d 值。

解："有病"患者的例数（a＋c）＝1 000×20％（Prev）＝200

a＝200×80％（Sen）＝160

c＝200−160＝40

$$\text{"无病"患者的例数}(b+d)=1\,000-200=800$$
$$d=800\times90\%(Spe)=720$$
$$b=800-720=80$$

表 29-2　四格表的填写

		目　标　疾　病		合　　计
		有　病	无　病	
诊断性试验	+	160(a)	80(b)	240
	-	40(c)	720(d)	760
	合计	200	800	1 000

第四节　诊断性试验的应用及其临床意义

诊断性试验的应用范围较广,本节重点讨论其在临床诊断中的应用。广义的诊断试验应用还包括其用于群体中的筛查、治疗效果的判断以及预防效果的评估。

一、诊断性试验指标的稳定性

诊断试验在临床应用中,随着检测范围的扩大、患病率的不同,各项评价指标的改变可以有三种情况。① 稳定的指标:敏感度、特异度、阳性似然比、阴性似然比;② 相对稳定的指标:准确度;③ 不稳定的指标:阳性预测值、阴性预测值。

例:研究者对血清铁蛋白诊断缺铁性贫血进行评价,研究纳入某医院贫血患者和对照人群。缺铁性贫血的金标准诊断为骨髓涂片+铁染色。血清铁蛋白测定作为被评价的诊断试验,阳性或者阴性的临界值选定为 65 ng/ml。当血清铁蛋白<65 ng/ml,则诊断为缺铁性贫血(IDA),而≥65 ng/ml 则为非缺铁性贫血。共检查 258 例结果如下(表 29-3)。

表 29-3　某院 258 例疑诊为缺铁性贫血患者血清铁蛋白检查结果

		缺铁性贫血(金标准)		合　　计
		是	否	
血清铁蛋白	+(<65)	73(a)	27(b)	100
	-(≥65)	8(c)	150(d)	158
	合计	81	177	258

该试验的人群患病率=81/258=31.4%

Sen=73/81=90.4%　　Spe=150/177=84.7%

PPV=73/100=73.0%　　NPV=150/158=94.9%

Acc=(73+150)/258=86.4%

+LR=Sen/(1-Spe)=0.904/(1-0.847)=5.91

-LR=(1-Sen)/Spe=(1-0.904)/0.847=0.11

如扩大检查范围,对该院某段时期的内科患者都进行骨髓检查+铁染色以及血清铁蛋白的检查,结果如表 29-4。

表 29-4　某院 1042 例患者铁蛋白检查结果

		缺 铁 性 贫 血		合　计
		是	否	
血清铁蛋白	+（<65）	122(a)	142(b)	264
	-（≥65）	13(c)	765(d)	778
	合计	135	907	1 042

扩大检查范围后，这一人群的患病率为 13.0%（135/1 042）较前有明显下降，这种情况下各项指标的改变如下。

Sen=122/135=90.4%（稳定不变）

Spe=765/907=84.7%（稳定不变）

PPV=122/264=46.2%（较上例下降 27 个百分点，降低 36.7%）

NPV=765/778=98.3%（较上例增加 4 个百分点，升高 4.1%）

Acc=（122+765）/1 042=85.4%（下降 1 个百分点）

+LR=Sen/（1-Spe）=0.904/（1-0.847）=5.91（稳定不变）

-LR=（1-Sen）/Spe=（1-0.904）/0.847=0.11（稳定不变）

以上结果说明，随着检查范围扩大到不同的患病率群体，如专科病房（患病率高）到普通病房或三级医院到基层医院或社会，被检人群的患病率就会下降。我们可以看出，随着患病率的下降，稳定的指标如敏感度、特异度、阳性似然比、阴性似然比都是稳定不变的，相对稳定指标如准确度略有下降，而不稳定的指标则变化较大，阳性预测值有明显降低，而阴性预测值则有所增加。

在诊断性试验中，患病率与阳性预测值成正相关，患病率增高，则阳性预测值增高，随着患病率的下降，阳性预测值也下降，其关系在 Bayes 公式中可以显示；而且在敏感度下降时，阳性预测值也会随之下降。

$$PPV=\frac{Sen\times Prev}{Sen\times Prev+(1-Spe)(1-Prev)} \qquad （式 29-11）$$

患病率与阳性预测值间的关系，也可用图 29-1 中曲线表示，当诊断性试验的敏感度与特异度在固定的情况下，患病率降低时阳性预测值也随之下降。

二、似然比的临床应用

似然比（likelihood ratio，LR）是诊断性试验在临床诊断中综合评价的理想指标，它综合了敏感度与特异度的临床意义，而且可依据试验结果的阳性或阴性，进一步计算患病的概率，便于患者在诊断性试验检测后，临床医师更确切地对患者做出诊断。从定义上来讲，阳性似然比（+LR）是诊断性试验的真阳性率[a/（a+c）]与假阳性率[b/（b+d）]之间的比值；真阳性率愈高，则阳性似然比愈大。

作为诊断性试验的指标，似然比不仅适用于试验结果为两分类变量（如结果为阳性或阴性）的情况，也同样适用于那些诊断试验结果为多分类变量（如强阳性、阳性、可疑、阴性等）的情况。似然比的计算可通过列出常规四格表（对于多分类结果，亦可列出 R×C 表），按前述公式或其定义进行计算。下面两个例子分别对应于试验结果为两分类和多分类的两种情况。

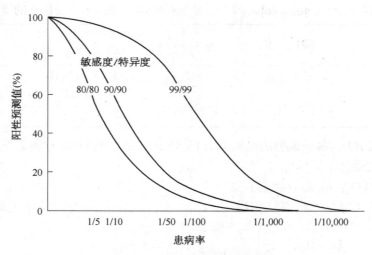

图 29-1 患病率与阳性预测值相关曲线

例如：对急性心肌梗死患者，做肌酸磷酸激酶（CPK）测定，临界值确定为 80 U，"有病"与"无病"患者的结果见表 29-5，依据四格表可以计算阳性似然比；反过来，我们又可利用阳性似然比，对疑似目标疾病的患者，计算其患病概率，做出更准确的判断。

表 29-5 急性心肌梗死患者 CPK 检查结果

		冠状动脉狭窄 ≥75%		合 计
		是	否	
CPK 检查结果	≥80 U	215(a)	16(b)	231
	<80 U	15(c)	114(d)	129
	合计	230	130	360

$Sen=a/(a+c)=215/230=0.93$　$Spe=d/(b+d)=114/130=0.88$

$+LR=Sen/(1-Spe)=0.93/(1-0.88)=7.75$

如将上述检测的原始数据，再进一步做分层分析，则可计算不同检测水平的阳性似然比，见表 29-6 的分层结果。

表 29-6 急性心肌梗死患者 CPK 分层检测结果

CPK(U)	AMI(+)		AMI(−)		+LR
	n	比例	n	比例	
>280	97	97/230=0.42	1	1/130=0.01	0.42/0.01=42
80~279	118	118/230=0.51	15	15/130=0.12	0.51/0.12=4.2
40~79	13	13/230=0.06	26	26/130=0.20	0.06/0.2=0.3
1~39	2	2/230=0.01	88	88/130=0.67	0.01/0.6=0.01
合计	230	a/(a+c)	130	b/(b+d)	

在应用似然比之前，可根据患者的病史、体征等做出疾病验前概率的估计，换言之，验前概率是医师估计的，有时也可以用群体的患病率做参考。根据某项检验结果或某项体征的阳性或者阴性似然比，则可计算该病例经过诊断试验后患病的验后概率，步骤如下。

$$验前概率(pretest\ probability)=依据病史体征等临床分析估计的概率 \quad (式\ 29-12)$$

$$验前比值(pretest\ odds)=\frac{验前概率}{(1-验前概率)} \qquad (式\ 29-13)$$

$$验后比值(post\text{-}test\ odds)=验前比值×似然比 \qquad (式\ 29-14)$$

$$验后概率(post\text{-}test\ probability)=\frac{验后比值}{(1+验后比值)} \qquad (式\ 29-15)$$

例：某患者男性,60 岁,活动后即有胸前闷胀感,在医院检查 CPK 为 120 U,试问该患者诊断 AMI(急性心肌梗死)的可能性有多大?

解：① 根据临床情况,该患者年龄较大且有临床症状,临床医师认为该患者 AMI 的可能性为 60%;② 按表 29-6 所示,CPK 为 120 U 的+LR=4.2;③ 计算验前概率=0.60

$$验前比值=\frac{验前概率}{(1-验前概率)}=0.60/(1-0.60)=1.5$$

$$验后比值=验前比值×似然比=1.5×4.2=6.3$$

$$验后概率=\frac{验后比值}{(1+验后比值)}=6.3/(1+6.3)=0.86$$

答：该患者罹患 AMI 的可能性(概率)升高到 86%。

验前概率是临床医师估计该病例的患病概率,经诊断性试验检查后,可应用该试验的+LR 或−LR计算验后概率,也可依据该试验的敏感度及特异度制成曲线,方便临床应用,如图 29-2。在诊断性试验中,如 Sen、Spe 符合图中所示,则在横坐标上查到已确定的验前概

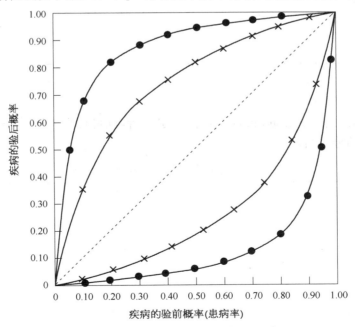

图 29-2　验前概率在不同的诊断性试验中对验后概率的影响

虚线左侧为结果阳性的验后概率,虚线右侧为阴性结果的验后概率

———·———敏感度=95%,特异度 95%;———×———敏感度 85%,特异度 85%

率,可在相应曲线对应点直接查出验后概率。

从表 29-7 可看出若阳性似然比很高,即使验前概率较低情况下,验后概率也会有很大的增长。例:验前概率的估算只有 30%,但+LR=10,试验结果(+),则该病例的验后概率可高达 81%。

表 29-7　+LR 与不同验前概率对验后概率的关系

+LR	验前概率	5%	10%	20%	30%	50%	70%
10	验后概率	34%	53%	71%	81%	91%	96%
3		14%	25%	43%	56%	75%	88%
1		5%	10%	20%	30%	50%	70%
0.3		1.5%	3.2%	7%	11%	23%	41%
0.1		0.5%	1%	2.5%	4%	9%	19%

此外,还可利用图 29-3 来估算验后概率:将估计的验前概率(左侧柱)和诊断试验的阳性似然比(中间柱)连成一条直线,可以直接得到试验结果为阳性时的验后概率。

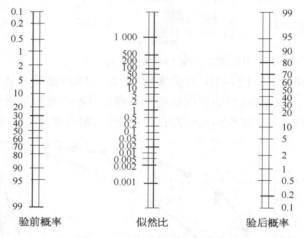

图 29-3　阳性似然比运算图

表 29-8 所列举的阳性似然比,可作为临床诊断的参考。

表 29-8　部分常见病诊断性试验结果的阳性似然比

病　名	金　标　准	诊　断　性　试　验	阳性似然比
冠心病	冠状动脉造影,狭窄≥75%	典型心绞痛发作	115
冠心病	冠状动脉狭窄(血管造影)	不典型心绞痛,有阳性病史	14
冠心病	冠状动脉狭窄(血管造影)	心电图运动试验	
		ST 下抑≥2.5 mm	39
		2~2.49	11
		1.5~1.99	4.2
		1.0~1.49	2.1
		0.05~0.99	0.92
冠心病	冠状动脉狭窄(血管造影)	放射性核素冠状动脉造影	3.6
心肌梗死	心电图或尸检	肌酸激酶≥80 U	7.75

（续表）

病　名	金　标　准	诊断性试验	阳性似然比
深静脉血栓形成	静脉造影	深静脉血栓形成症状及体征(疼痛、皮肤颜色改变、局部发热、压痛、周径增大 3 cm)全部体征伴周径增大	2.6
深静脉血栓形成	静脉造影	以上症状体征<4 项且无周径改变	0.15
深静脉血栓形成	静脉彩色多普勒	血浆 D-dimer>1 292 ng/ml	2.0～3.1
β 溶血链球菌咽炎	咽拭子培养	快速溶血链球菌抗原试验	15.2
腹腔积液	腹部超声波	移动性浊音	2.3
腹腔积液	腹部超声波	波动感	5.0
腹主动脉瘤	彩色超声多普勒	腹部扣诊包块>3.0 cm	2.7
胰腺癌	手术或尸检	B 超改变：肯定阳性	5.6
		可疑阳性	2.1
		CT：肯定阳性	26
		可疑阳性	4.8
结肠直肠癌	活检或手术	结肠镜检	5.0
结肠直肠癌	活检或手术	癌胚抗原(CEA) ≥20 μg/L	3.5
		10～19	2.3
		5～9.9	1.4
贫血	Hb<11 mg/L 或 Hct<35%	面色苍白	3.8
肺结核	结核菌培养	痰菌：阳性	31
		阴性	0.79

（From Sackett DL, Clinical Epidemiology, 1991）

三、ROC 曲线

ROC 曲线(receiver operator characteristic curve，ROC)又称受试者工作特征曲线，在诊断性试验中，常用于临界点的正确选择，也可用于几个诊断性试验之间的比较。

首先要了解 ROC 曲线的绘制，在作图时以该试验的敏感度(真阳性率)为纵坐标，以 1－特异度(假阳性率)为横坐标，依照不同临界点标准分组确定的数据阳性或者阴性结果，分别计算各分组 Sen 及 Spe，然后按 Sen 及 1－Spe 的数值，在坐标纸上标出各点，最后将给出各点连成曲线，即为 ROC 曲线。在 ROC 曲线上，距坐标图左上角最近的一点，常常设为正常值的最佳临界值，用该点数值区分正常与异常，其敏感度及特异度之和最大，而误诊及漏诊例数之和最小。绘制 ROC 曲线后，曲线下面积常用以评估该试验的诊断价值。

AUC≈1.0 是最理想的检测指标，AUC＝0.5 说明该试验无诊断价值，AUC 在 0.7～0.9 说明该试验准确性较高。绘制 ROC 曲线或测量 AUC 的面积可用 SPSS 等专业版分析软件进行。

制作 ROC 曲线只靠 1～2 组试验结果不可能找到正确的临界点，一般要求最少有 5 组连续分层分组测定数据用以制图。此外 ROC 曲线还可以用来比较两种或两种以上诊断性试验的诊断价值(图 29-4)，显然 CT 扫描的 AUC 大于放射性核素扫描(RN)的 AUC，在单独应用时，其诊断试验价值前者优于后者。

例：某医院拟采用饭后 2 h 血糖测定判断是否糖尿病，对糖尿病患者及疑似患者分别进行检查餐后 2 h 血糖检查，按照餐后 2 h 不同血糖结果作为临界值标准进行判断，所获得的一系列敏感度和特异度结果如表 29-9，试问正常临界值选择哪一个数值最佳？

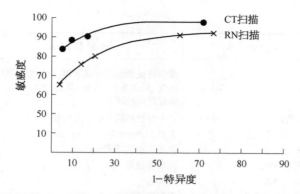

图 29-4 放射性核素(RN)与 CT 扫描诊断脑肿瘤的 ROC 曲线(Griner PF，1981)

表 29-9 餐后 2 h 血糖测定及其 Sen 与 Spe 数值

血糖(mg/dl)	血糖(mmol/L)	Sen(%)	Spe(%)	1−Spe(%)
70	3.88	98.6	8.8	91.2
80	4.44	97.1	25.5	74.5
90	4.99	94.3	47.6	52.4
100	5.55	88.6	69.8	30.2
110	6.10	85.7	84.1	15.9
120	6.66	71.4	92.5	7.5
130	7.21	64.3	96.9	3.1
140	7.77	57.1	99.4	0.6
150	8.33	50.0	99.6	0.4

解：表中 Sen 及 1−Spe 的数据，分别在坐标图上绘出，然后连成曲线，即为 ROC 曲线（图 29-5），距坐标图左上角最近的一点（即敏感度和特异度之和最大者），其血糖测定值为 110 mg/dl，该点即为临界值。

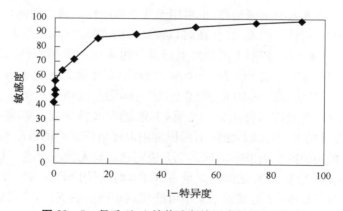

图 29-5 餐后 2h 血糖值诊断糖尿病的 ROC 曲线

四、多项试验的联合应用

(一)平行试验

平行试验(parallel test)又称为并联试验,是指同时做几种目的相同的诊断试验,只要有一种试验的结果为阳性,即可判断为患者。联合应用多项试验,确实可以提高诊断的敏感度,减少漏诊病例,但却使特异度及阳性预测值降低,增加误诊病例。临床应用平行试验是在缺乏敏感度高的诊断性试验,而漏诊会导致患者产生严重后果时。对平行试验所诊断的病例,临床应用时应认真做好鉴别诊断,尽量减少病例的误诊。平行试验也可用于群体的筛查试验,利用其敏感度高的特点,增加筛查的阳性率。

表 29-10　平行试验结果的判断方法

项　　目	结　　果		结 果 判 断
	试验 A	试验 B	
平	+	−	+
行	−	+	+
试	+	+	+
验	−	−	−

平行试验中,若两种试验方法相互独立,其联合试验的敏感度和特异度可按下列方法计算。

例如,试验 A：Sen＝80%,Spe＝60%;试验 B：Sen＝90%,Spe＝90%;

平行 Sen(A+B)＝Sen A+[(1−Sen A)×Sen B];

平行 Spe(A+B)＝Spe A × Spe B。

结果：经平行试验后,敏感度明显提高,而特异度却显著下降。

平行 Sen(A+B)＝0.80+[(1−0.80) × 0.90]＝0.98;

平行 Spe(A+B)＝0.60 × 0.9＝0.54 。

(二) 系列试验

系列试验(serial test)是指按顺序做几种试验,当全部试验结果阳性时,才确定为真阳性的病例。在临床上为了提高诊断性试验的特异度来确诊病例,而实验室又没有一项特异度很高的试验,就需要采用系列试验。通常先做较简单和安全的试验,当出现阳性时再做比较复杂或有一定危险性的试验。这样可以提高诊断性试验的特异度和阳性预测值,但会降低敏感度和阴性预测值。

在系列试验中,要求多项试验的结果均为阳性时,才能对患者进行确诊。由于每项试验的 Sen 及 Spe 都不相同,那么选择试验的前后顺序,是否会影响试验的结果呢? 可用下列例证加以说明。

假设：被检人群 1 000 人,患病率占 20%,试验 A 和试验 B 是相互独立的两种试验方法。试验 A 敏感度 80%,特异度 90%;试验 B 敏感度 90%,特异度 80%。经系列试验后,确诊病例应有多少?

(1) 先从试验 A 开始,按照系列试验的要求只有试验 A 结果阳性的病例,才需要做试验 B 的检测。

组　　别		目 标 疾 病		
		有病	无病	合计
试验 A	+	160	80	240
试验 A	−	40	720	760
合　计		200	800	1 000

(该试验 Prev 20%, Sen 80%, Spe 90%)

经试验 A 检测的阳性患者 240 例,应该进行试验 B 的检测。

组 别		目 标 疾 病		
		有病	无病	合计
试验 B	+	144	16	160
试验 B	−	16	64	80
合 计		160	80	240

经试验 A 和试验 B 的检测,两项试验均为阳性者 144 例,即是确诊病例,占初诊患者 200 例的 72%(144/200),即系列试验的敏感度。经试验 A 和试验 B 的检测,两项试验中任何一项或者两项为阴性者 720+64=784 例,占初诊无病者 800 例的 98%(784/800),即系列试验的特异度。通过上述例证得知,计算系列试验敏感度及特异度的方法如下。

系列 $Sen(A+B) = Sen\ A \times Sen\ B = 0.8 \times 0.9 = 0.72 = 72\%$

系列 $Spe(A+B) = Spe\ A + [(1 - Spe\ A) \times Spe\ B]$
$$= 0.9 + [(1 - 0.9) \times 0.8] = 0.98 = 98\%$$

(2) 先从试验 B 开始,凡是结果阳性的病例需再做试验 A 的检测。

组 别		目 标 疾 病		
		有病	无病	合计
试验 B	+	180	160	340
试验 B	−	20	640	660
合 计		200	800	1 000

(该试验 Prev 20%, Sen 90%, Spe 80%)

经试验 B 检测的阳性患者 340 例,再进行试验 A 的检测。

组 别		目 标 疾 病		
		有病	无病	合计
试验 A	+	144	16	160
试验 A	−	36	144	180
合 计		180	160	340

先做试验 B 再做试验 A 结果两项试验均为阳性者 144 例,即是确诊病例。与前者相同经两次试验后 $Sen = 144/200 = 0.72$;

即系列 $Sen(B+A) = 0.9 \times 0.8 = 0.72 = 72\%$。

经两次试验后 $Spe = (640+144)/800 = 784/800 = 0.98$;

即系列-$Spe(B+A) = 0.8 + [(1-0.8) \times 0.9] = 0.98 = 98\%$。

结论:在系列试验中两项试验的检测不论其先后顺序,敏感度与特异度的结果都是一致的。

例:诊断心肌梗死所做的各项酶学试验,各项试验的 Sen、Spe 高低不同,仅做单项检验很容易发生假阳性,对患者造成误诊。如果同时检测 3 项酶学试验(表 29 - 11),则可提高正确诊断水平从而确诊病例。

表 29-11　酶学检查 AMI 的 Sen 与 Spe

酶学检查	Sen(%)	Spe(%)
肌酸激酶(CPK)	96	57
谷草转氨酶(SGOT)	91	74
乳酸脱氢酶(LDH)	87	91

如果要求 3 项结果均为阳性才能确诊心肌梗死,则 Spe 可高达 99%,但是 Sen 则降低到 76%。如果系列试验由 3 项相互独立的诊断性试验组成,其联合试验的 Sen 及 Spe 的计算方法如下。

$Sen(A+B+C)=Sen A \times Sen B \times Sen C$;

$Spe(A+B)=Spe A+[(1-Spe A) \times Spe B]$;

$Spe(A+B+C)=Spe(A+B)+[1-Spe(A+B)] \times Spe C$;

本试验 $SER-Sen(A+B+C)=0.96 \times 0.91 \times 0.87=0.76=76\%$;

系列$-Spe(A+B)=0.57+[(1-0.57) \times 0.74]=0.89$;

系列$-Spe(A+B+C)=0.89+[(1-0.89) \times 0.91]=0.99=99\%$。

经系列试验后特异度显著增高,而敏感度则明显降低;提高特异度的目的在于确诊病例,使假阳性率降低到最低水平,在本例中假阳性率仅有 1%。

总之,在多项试验联合应用时,首先要考虑检验的目的。采用平行试验是为了提高敏感度,在筛选病例中使漏诊率降到最低;而采用系列试验则是提高特异度,为了确诊病例,使误诊率减少到最低水平。无论平行试验或者系列试验,诊断试验相互独立是获得高敏感度或者高特异度的前提。相互影响的诊断试验,临床应用时需要考虑影响大小。同时在系列试验中,相互影响的试验,选择试验的先后顺序处理简便、安排、费用之外,影响的大小也直接影响选择试验的顺序。通常影响越大,特异度高的诊断试验应该首先选择。

第五节　诊断性试验的评价原则

新的诊断性试验用于临床之前或杂志上有关诊断性试验的结论,均须对其进行科学的评价。根据国际通用的评价原则(如 STARD),现分述如下。

(一) 诊断性试验是否用盲法与金标准做过比较

诊断性试验必须要与金标准比较,才能确定是否可靠。为了消除人为偏倚,应用盲法对比更为科学。根据诊断性试验和金标准对比的四格表进行分析比较,计算各项指标,通过 Sen、Spe 及 +LR 等参数确定该诊断性试验的临床应用价值。

(二) 纳入研究病例的分析和评价

诊断性试验所纳入被检查的病例,应做到包括各型病例(轻、重、治疗、未治疗)以及个别易于混淆的病例。例如,测定血中 T_3、T_4 诊断甲状腺功能亢进症、测定血糖诊断糖尿病,应当包括临床上应用时可能有的各型、各期病例,否则会影响诊断性试验的研究结果及其应用。

(三) 病例的来源和研究工作的安排是否做了叙述

病例来源不同,对诊断性试验评价和应用也有一定的影响。不同地区和级别医院的病例、受试者的纳入和排除标准、受试者的入选方式以及实际纳入研究的受试者的基本情况均会影响诊断性试验结果及其解读和应用。例如:专科门诊开展肾动脉造影检查青年继发性高血压病或血红蛋白电泳检查长期贫血患者,则阳性率较高,价值较大。上述试验用于基层医院,检查一般的高血压及贫血患者,则阳性率低,开展后实用价值不大。

（四）诊断性试验的重复性及其临床意义是否明确

新的试验应该做重复性检验,如果同一标本经多次测定结果相近,说明测定数值稳定,具有良好的重复性(reproducibility),同时也表明仪器性能好,操作技术熟练,方法可靠。该项试验测定的意义,对临床诊断的价值应做明确叙述。

（五）诊断性试验所确定的正常值是否合理可靠

正常值又称正常参考值,如果选择不当,可直接影响到临床的诊断工作。对正态分布的正常值,一般用均数±标准差表示,以 $\bar{X}\pm1.96\times SD$ 可包括双侧人群分布值的 95%,如血红蛋白的正常值、白细胞的正常值。非正态分布的数值,可以用百分位法,取单侧 95%分位数,确定 95%参考值的上限,如转氨酶(AST、ALT)、尿酸的正常参考值等。

采用统计学方法确定的参考值,常与临床意义有一定的差距,例如 100 例健康人,做 1 项检查就有 5%的人不在正常范围,做 2 种检查后健康人就只有 90 例($0.95^2=0.90$),做 5 种检查后健康人只有 77 例($0.95^5=0.77$),可见这种正常值的表示方法,也有不确切之处。

正常临界值的选择甚为重要,参考值过低则误诊例数增加,参考值过高则漏诊例数增加。此时,可用 ROC 曲线确定临界值,使其误诊率与漏诊率之和最低,亦可根据临床应用的具体实际情况,在敏感度和特异度的平衡中取舍,选定一个合适的临界值。

（六）在一系列试验中该诊断性试验是否最正确

针对某个疾病的诊断性试验可能有多种,在一系列同类试验中,经过比较就可以选择最佳试验对疾病进行诊断。如疑诊肝癌的病例,同时测定血清 αFP(甲胎蛋白)、铁蛋白及 rGT-Ⅱ(γ谷氨酰转移酶同工酶Ⅱ),其结果如下(表 29-12),相比之后可见 γGT-Ⅱ优于前两者。

表 29-12　不同检验对肝癌诊断的各项指标

	SEN	SPE	ACC
αFP	59.8%	92.5%	65.4%
铁蛋白	80.8%	50.0%	60.9%
γGT-Ⅱ	90.9%	97.1%	94.5%

（七）诊断性试验的具体方法,包括操作步骤、注意事项,结果判断是否详尽,是否能重复该项试验

作者对试验步骤、操作方法、使用仪器及试剂规格是否有明确的叙述,以便我们需要时可重复进行该项试验方法。在试验前后对被检者有何安排(空腹、停药、饮食限制……),以便开展该试验时参考。

（八）诊断性试验的实用性如何

结合试验的临床意义、方便程度、可接受程度、真实性、重要性、成本效益及对患者的危害等,综合评价该试验的临床实用价值。

上述标准对诊断性试验的评价是比较严格的,其中第一至第五条最为重要,但各项要求在被评的论著中未必全部具备,故在逐条评定的基础上,最后应对该试验做一个全面的小结。

D. Sackett 从循证医学的观点对诊断性试验的真实性、重要性与实用性提出 9 条评价原则。现分别提供于后,读者可参照使用。

1. 诊断性试验的真实性

(1) 是否用盲法将诊断性试验与"金标准"或参考标准做过独立的对比研究?

(2) 该试验是否包括了适当的疾病谱(轻、中、重、治疗、未治疗或易混淆的病例)?

(3) 采用金标准(参考标准)方法进行检测,是否受到诊断性试验检测结果的影响?

(4) 如将该试验应用于别处的病例,是否也会有同样的真实性?

2. 诊断性试验重要性即结果大小

(1) 是否做了敏感度、特异度及阳性似然比的计算,或提供了运算的数据?

(2) 是否做了分层似然比的计算?

3. 诊断性试验的实用性

(1) 该试验是否适合在本单位开展并能进行正确的检测?

(2) 我们在临床上是否能够合理估计患者的验前概率?

(3) 检验后得到的验后概率是否有助于我们对患者的诊断与处理?

综合以上各原则,在诊断性试验的严格评价中,应对其真实性、重要性与实用性认真评估,以期得到真正对临床有意义的诊断性试验。

第六节　诊断性试验评价举例

(一) 概况分析

1. **题目**　液基薄层细胞学联合 DNA 定量方法对宫颈病变诊断试验的评价。

2. **来源**　《中国实验诊断学》2012 年第四期。

3. **设计方案**　有对照组的横断面研究。

4. **病例来源**　承德医学院附属医院妇科门诊活检或宫颈环形电切术患者以及病房子宫肌瘤切除患者(22~69 岁)。研究场所:承德医学院附属医院妇科。

5. **研究对象**

(1) 病例组:子宫颈上皮非典型增生(CIN)Ⅱ度及以上患者 30 例,其中 CIN Ⅱ 16 例,CIN Ⅲ 12 例,宫颈癌 2 例。

(2) 非病例组:CIN Ⅱ以下患者 126 例,其中炎性 33 例,CIN Ⅰ 1 例。

6. **诊断标准**　病例和非病例的诊断通过活检或切除标本进行病理检查,病理证实 CIN Ⅱ 及以上病变者为病例。

7. **方法**　① 液基薄层细胞学方法;② DNA 定量方法。

8. **主要结果**　根据文中表 1 数据重新整理(表 29-13,表 29-14)。

表 29-13　液基薄层细胞学方法与金标准对比

	病例(CIN Ⅱ及以上)	非病例(CIN Ⅱ以下)	合计
液基薄层细胞法(+)	26	50	76
液基薄层细胞法(-)	4	76	80
合计	30	126	156

注:病例组 CIN Ⅱ 及以上包括低级别鳞状上皮内瘤变(LSIL)、高级别鳞状上皮内瘤变(HSIL)或原位癌(CIS)、鳞状上皮浸润癌(SCC)。非病例组 CIN Ⅰ 及以下包括正常或良性,不明意义的非典型鳞状上皮(ASCUS)。

液基薄层细胞学方法诊断 CIN Ⅱ 及以上病变的敏感度 Sen＝26/30＝86.7%；

液基薄层细胞学方法诊断 CIN Ⅱ 及以上病变的特异度 Spe＝76/126＝60.3%；

液基薄层细胞学方法诊断 CIN Ⅱ 及以上病变的阳性结果似然比＋LR＝（26/30）/（50/126）＝2.18。

表 29-14 DNA 定量方法与金标准对比

	病例（CIN Ⅱ 及以上）	非病例（CIN Ⅱ 以下）	合计
DNA 定量方法（＋）	29	33	62
DNA 定量方法（－）	1	93	94
合计	30	126	156

注：DNA 定量方法（＋）定义为 DNA 倍体分析出现≥3 个 DNA 异倍体细胞。DNA 定量方法（－）定义为 DNA 倍体分析出现<3 个 DNA 异倍体细胞。

DNA 定量方法诊断 CIN Ⅱ 及以上病变的敏感度 Sen＝29/30＝96.7%；

DNA 定量方法诊断 CIN Ⅱ 及以上病变的特异度 Spe＝93/126＝73.8%；

DNA 定量方法诊断 CIN Ⅱ 及以上病变的阳性结果似然比＋LR＝（29/30）/（33/126）＝3.69。

液基薄层细胞学和 DNA 定量分析方法的平行诊断试验的联合敏感度和联合特异度分别是 99.6% 和 44.5%，两种方法的系列诊断试验的联合敏感度和联合特异度分别是 83.8% 和 89.6%。

9. **本文作者认为** 用 DNA 定量分析方法较液基薄层细胞学方法在宫颈癌的早期发现及诊断方面更有优势，可弥补细胞学诊断技术有限的缺陷，而两种方法联合筛查，可以互补有无，较大地提高了宫颈癌筛查的敏感度和特异度。

（二）评价

根据不同的适用范围，可以按照 STARD 等评价方法进行评价，亦可按 D. Sackett 循证医学评价要求进行评价。这里从临床应用出发，应用循证医学评价标准，即科学性、结果大小、是否有利于临床实践三方面内容对诊断试验进行评估。

1. **是否采用盲法对诊断性试验与"金标准"或参考标准做过独立的对比研究** 本文采用病理诊断作为确认病例的"参考标准"。第一，尽管这是公认的"金标准"，但这样划分是否正确，是否满足临床需要是需要专业判断的。作为病例可能需要临床干预如手术切除，作为非病例不需要手术切除，只需要临床随访。第二，文中未提及两个诊断试验之间及与病理检查之间是否采用独立的盲法评价。3 个诊断试验先后顺序的安排是否相互影响也没有交代。

2. **该试验是否包括了适当的疾病谱（轻、中、重、治疗、未治疗或易混淆的病例）** 该研究病例包括了不同情况（CIN Ⅰ ～ CIN Ⅲ，宫颈癌和炎症）患者，符合部分要求。作者纳入了筛查人群与病房患者，但没有交代两种人群患病率不同，可能影响结果。临床应用同样面临推广人群问题。

3. **采用金标准（参考标准）方法进行检测，是否受到诊断性试验检测结果的影响** 该研究报告中，所有纳入研究的患者均使用了金标准进行检测。但从患者来源来讲，研究报告叙述欠清。因为文中提及："2010 年 7 月 19 日至 2011 年 7 月 15 日就诊的 2 599 名妇女，通过宫颈液基薄层细胞学筛查和 DNA 定量分析方法进行宫颈癌筛查。"而最终纳入研究的是：

"年龄 22～69 岁,门诊 124 例在阴道镜指导下行宫颈活检病理诊断或者直接行宫颈环形电切术病理检查,病房 32 例由子宫肌瘤切除术,取标本宫颈病理检查"的患者。故而,无法确定是否具有某些特征的患者有更多机会接受病理活检,即有机会被纳入研究的人群之中。所以,这可能一定程度上影响结果的真实性。

4. 如将该试验应用于别处的病例,是否也会有同样的真实性 该项试验用于别处的类似病例或可具有类似的诊断价值。其真实性很大程度上取决于该研究受试者入选的策略及第二、第三点分析的人群差别。

5. 是否做了敏感度、特异度及阳性似然比的计算或提供了运算的数据 文中有敏感度、特异度、似然比等数据。作者提出了不同联合试验处理的结果,但没有评估是否独立或者相互作用。

6. 是否作了分层似然比的计算 本文作者提供了分层数据和相关结果。

7. 该试验是否能在本单位开展并能进行正确的检测 本文中关于试剂、检测方法、重复性等资料和数据不足或缺失,一定程度上会影响其在不同单位开展和重复。

8. 我们在临床上是否能够合理估计患者的验前概率 根据患者症状体征,结合医师的临床经验和文献资料,对验前概率可以做出合理的估计。

9. 检验后得到的验后概率是否有助于我们对患者的诊断与处理 假设某患者疑似 CIN Ⅱ 以上的验前概率＝50％,则验前比值＝0.5/(1−0.5)＝1,行液基薄层细胞学方法,结果为阳性,根据＋LR＝2.18,验后比值＝1×2.18＝2.18,验后概率＝2.18/(1+2.18)＝68.6％。

若患者进行系列联合试验,两项诊断试验均为阳性,联合＋LR＝8.06,验后概率则为88.9％。通过计算验后概率,可有助于做出诊疗决策,最大程度使患者受益。由于作者没有提高独立性评价结果,这一估计可能存在问题。同时,即便两试验相互独立,采用系列试验时,首先选择哪项检查? 作者也没有阐述安全性、简便程度、成本、似然比等依据。

(三) 小结

从以上评价来看,两种诊断方法对宫颈上皮病变均有较大的诊断价值,但其特异度均欠佳,可能会存在误诊情况,联合诊断可提高诊断特异度。文章提供了较为详细的数据,通过诊断试验的多个指标和方法对两个诊断试验及其联合试验进行了比较,并通过 ROC 曲线等方法提出了最佳临界值,文中亦讨论了诊断试验的实用性和临床意义。但在试验报告中,对试验入选人群的纳入和排除标准、受试者入选的方法、诊断试验之间及与金标准比较时是否采用盲法、诊断试验的试剂与操作方法及重复性、诊断试验相互影响等方面叙述不足,一定程度上影响其科学性和适用性。作者对联合试验的评价和应用阐述并不合理。

(四) 思考题

(1) 诊断性试验中阳性预测值的高、低受哪些因素影响? 如何提高阳性结果预测值?

(2) 为临床患者确定诊断,先后做了两种诊断性试验,结果都是阳性。假设该患者验前概率为 P_{pre},两种试验的阳性结果似然比分别为 LR(A) 及 LR(B),能否计算该患者验后概率 P_{post}? 列出计算公式,并说明这样计算的条件是什么?

(3) 某项诊断性试验敏感度较高而特异度较低,你认为这种试验的结果是阳性还是阴性更为有用? 为什么?

(陈世耀 袁源智)

第三十章　防治性研究与评价

第一节　防治性研究的质量评估

疾病防治性研究的范畴颇广,既有根据国家重大疾病负担确立的国家级重大疾病防治课题(全国性、大规模、多中心),也有根据临床实际针对某些治疗难题而设置的中小课题。因此,他们所涉及的研究需要解决的问题,就大为不同了。而本章所涉及的防治性研究的设计与评价内容乃为共性特征和重点,以此既可扩展作为多中心随机对照治疗试验设计的基础,也可用于"大众化"临床防治试验设计基本方法的依据。

防治性研究是临床科研中最为活跃的领域,临床医学期刊发表的论文中,防治性研究论文几乎占了40%以上;在国家资助的重大临床医学研究项目中,也是如此。这是因为临床医疗迫切需要不断地创新新药物或新疗法,以提高对疾病的防治效果,并不断地淘汰某些无效的或效果不理想的,甚至有害的药物或疗法。

然而,国内医学杂志发表的防治性研究文献的质量分析显示,尽管近年来有不少进步,特别是随机治疗性研究不仅数量有增加,而且质量方面也有所提高,但大多数文献却因研究设计方法上的缺陷而大大地影响研究质量,使研究本身的内部真实性(internal validity)和重复性变差,更谈不上符合推广应用的外部真实性(external validity)了。

临床流行病学对疾病防治性研究的设计及其方法学可谓国际规范化的研究模式,其精髓已被国际顶级医学杂志和刊物接受并作为研究质量和论文质量的评价标准。因此,为提高临床防治性研究的质量,学习、掌握与应用临床防治性研究的理论、知识和方法并指导自己的研究实践,就显得尤为重要。本章将重点讨论现代临床防治性研究的设计方法和质量评价原则。

第二节　防治性研究的目的和准入条件

(一) 研究目的

临床防治性研究首先要正确地选题和立题。立题之后,则必须明确防治性研究所要达到的研究目的,即所研究的课题究竟要解决什么临床防治性问题。例如,为了解决生育期患子宫腺肌患者的生育问题(研究的问题——立题),拟采用促性腺激素激动剂注射(干预措施),是否可以达到提高该种患者的生育率(研究目的)。再如,为了提高阴道原位癌患者子宫全切术后的生存率(研究问题),采用术后放射性治疗(干预措施),是否可以达到降低病死率和提高术后生存率(研究目的)。

(二) 研究的科学依据

任何提高临床疗效的新药物或措施的研究,都必须有充分的科学依据,而不能仅凭经验来做假设或推断。根据 1964 年在赫尔辛基召开的第十八届世界医学大会通过并经以后数次世界医学大会修改的赫尔辛基宣言（"The Declaration of Helsinki"）规定："涉及人类受试者的医学研究必须遵循普遍接受的科学原则,必须建立在对科学文献和其他相关信息全面了解的基础上,必须以充分的实验室实验和恰当的动物实验为基础。"即用于人体治疗性试验的任何药物或措施,应有充分的理论依据,而且应有药物化学、药理学、毒理学,药动学以及药效学等基础医学研究的资料,证明对患者安全和有防病治病的效力之后,方可投入临床试验。

例如,治疗 2 型糖尿病的药物文迪雅（罗格列酮）,经临床前药理学研究发现,其作用机制是通过激活过氧化物酶体增殖活化受体,增加多种蛋白质的合成,并通过增强葡萄糖转运因子 GLUT - 4 对葡萄糖的摄取,降低骨骼肌、脂肪组织和肝脏的胰岛素抵抗,增加其对葡萄糖的利用而降低血糖。临床药理学研究发现,文迪雅的绝对生物利用度是 99%,服药后 1h 达到峰值浓度,99% 与血浆蛋白结合,主要的代谢途径是 N-去甲基作用和羟基化后与硫酸盐和葡萄糖醛酸结合,64% 从尿排泄,23% 从粪便排泄。人群药代动力学显示其药代动力学不受年龄、种族、吸烟或饮酒的影响,口服清除率和口服稳态分布容积随体重增加。轻度到重度肾损害或透析依赖者的药代动力学与肾功能正常者相比在临床上无差别;肝病患者文迪雅的清除半衰期较健康人长 2h,活动性肝病或血清转氨酶增高者不能使用文迪雅。药理学显示文迪雅与阿卡波糖、二甲双胍、地高辛、口服避孕药等无相互作用。在充分取得上述研究结果,证明文迪雅对无肝病者安全有效的基础上,才可进行临床治疗性试验。否则就可能出现药物毒性反应,造成严重的后果。Petel 等人正是基于上述研究结果才设计了对文迪雅临床疗效的随机对照试验。

如果没有足够的科学依据或者研究违背了伦理学原则,国家药品监管行政部门以及伦理学审核机构是不可能批准任何新药临床试验的。例如,在一项有关桂枝茯苓胶囊治疗子宫肌瘤的随机对照研究方案中,其研究对象的纳入标准是子宫肌瘤 3～4 cm 大且无明显症状的妇女。该临床研究被研究机构的伦理委员会驳回,未予以批准。因该研究方案纳入无症状的临床上可予以观察期待治疗的子宫肌瘤患者作为研究对象,而对于有症状的需要临床处理的患者却不予以纳入,故研究方案违背伦理原则,研究难以实施。

（三）如何选择最佳的试验药物或干预措施

任何投入临床治疗性研究的药物或干预措施,都是由药物/干预措施的研究者在基础医学研究的基础上而创新生产的,凡涉及人体试验必须遵循相关法规。临床医生（研究者）在进行临床试验时,理应联系临床疾病实际,结合研究目的,选择最佳药物/干预措施,以验证防治疾病的效果。通常有以下情况: ① 选择并研究是否较现有药物的疗效更好,不良反应低的更佳药物/干预措施;② 选择并研究现有价昂药物的疗效药价或相近而不良反应低且价廉物美的相关干预措施或药物。

因此,选择拟研究的药物或干预措施不能盲目、仅凭经验或有限的知识决定,一定要充分地检索、分析与评价相关医学文献,对所获资料较丰富者,一定要进行综合的 Meta 分析或做系统评价（systematic review）（参阅本书第二十七章）,以使自己能掌握足够科学的最佳证据。这项准备工作做得越扎实,则越有把握选准、选好试验药物或干预措施。

选择疾病干预、治疗性试验的药物或干预措施时,除了要有科学依据外,还应该善于从不同的药物或制剂或不同的干预方法中,如健康教育、饮食控制、锻炼等选择最有效的、能提高现有疗效水平的新药物、新措施；或者尽管疗效水平无显著提高，但副作用发生率最低或程度最轻或成本最低廉者，作为首选。应避免低效或无价值的重复试验，力求费用低、效果佳。显然，任何被选作新的临床试验的药物或措施，务必具有创新性，而且疗效应优于当前的治疗水平且不良反应也应较低，以保障受试对象的安全性。因此，除了上述科学依据之外，还应就新试验的药物或措施进行广泛的相关文献收集，进一步做系统文献评价及 Meta 分析，以提供创新性的有效证据。例如，迄今为止，口服避孕药已有 50 多年的临床应用历史，有 4 代口服避孕药先后入市。正是通过不断地临床试验，口服避孕药经历了雌激素减量、孕激素换代和减量等发展历程，在逐步提高避孕效能的同时，减少了血脂异常、水钠潴留等副作用的发生。

（四）研究应达到的最佳目的

由于医学知识发展的局限性和不同疾病各自不同的病理学基础，除了某些有明确病因的疾病，采用有针对性的治疗后可予以根治外，对于许多慢性疾病，要达到根治的理想目的往往是十分困难的。

因此，防治性研究的效果应根据具体的疾病和所研究的防治性措施，设计能够达到的预期结果，实事求是地制订治疗的理想目的。其中，除了治愈和根治外，还包括症状缓解、功能维持、预防复发或预防并发症等。

1. 临床治愈或根治　凡属可被治愈或根治的疾病，任何临床试验都应力求最大限度地实现这一治疗目标。如抗生素对某些细菌性感染性疾病的治疗性临床试验，以杀灭和清除敏感菌为目的，其理想的研究目的应规定为痊愈率；外科手术可达到根治早期肿瘤目标的临床研究，应以提高根治率为理想目的。

2. 预防复发或并发症　有些疾病在急性期控制后，幸存者或痊愈者在某种情况下有可能复发或发生某种并发症而引起更加严重的后果。对这类临床问题做研究决策的时候，目标应是有效地预防复发或某些并发症的发生以达到改善预后的目标。如对于支气管哮喘得到控制的患者，临床治疗性试验的目标应是预防其再次复发；对急性心肌梗死幸存的患者，临床治疗性试验的目标应是预防心肌再梗死和有关的并发症，如心衰、严重心律失常等，以降低病死率和提高生存质量；而对于卵巢宫内膜异位囊肿行囊肿剥除术后的患者，临床预防性试验的目标应是预防囊肿复发。

3. 缓解症状、维持功能及改善生存质量　某些不能彻底治愈的慢性病患者往往存在一些临床症状，影响日常生活。对此，临床治疗试验的目标在于缓解其症状，最大限度地改善其功能状态及生存质量。如绝经后妇女的激素替代治疗，在缓解潮热、出汗、失眠等症状的同时，还可以预防骨质疏松等远期并发症；脑血管疾病致残后的康复治疗；类风湿疾病治疗的控制关节疼痛，阻止畸形，增强功能锻炼，改善生存质量；青春期多囊卵巢综合征患者，临床治疗性试验的目标是控制体重、调整月经、改善高雄激素血症的临床表现，同时降低不孕、糖尿病、心血管疾病和内膜病变发生的风险。

（五）最佳防治效果评价的终点指标

上述最佳目的是通过一定的指标，即各种率或某些指标水平的改变体现的。这些指标包括终点指标和中间指标。终点指标指疾病的最终结局，如某些肿瘤外科手术或化疗后的 5 年生存率、病死率；中间指标指疾病发展变化过程中的某些指标，如降压药物使用后血压值的变化程度、并发症发生率的变化等。治疗指标的最佳水平要有合适的标准，过高或过低均可影响研究质量。其选择应根据疾病的性质、病损程度、治疗后机体的病理损害和生理功能状况的可复性而定。例如：高血压病治疗的最佳目标是防治心、脑、肾重要靶器官损害,研究其治疗最佳水平的指标是使血压下降到最佳治疗水平(如血压 140/90 mmHg),既可维持机体的正常功能,又可预防心脑血管的病理损害。

第三节　防治性研究的设计方法与要求

一、选择合理的研究设计方案

(一) 设计原则

应根据研究课题的具体情况,选择合理的研究设计方案。防治性研究设计的重要原则有以下几方面。

1. 科学性原则　目的是使研究的结果真实可靠,为此应注意以下几点。

(1) 要有确切的病理、生理、药学的科学依据。

(2) 能有效地防止有关偏倚(bias)的干扰,如使用盲法、隐匿等。

(3) 能有效地减少机遇(chance)的干扰,如使用随机化。

(4) 能与当前最佳防治措施/药物疗效相比较,如设置对照,提高依从性。

(5) 能占有完全、完善的研究资料与真实可靠的数据。

(6) 能结合研究实际合理应用科学的统计方法。

(7) 能执行临床研究的伦理学原则。

2. 可行性原则

(1) 临床试验措施具有可操作性,包括环境条件,人员素质、研究干预程序、药物应用、测试工具等。

(2) 临床样本量来源要足够。

(3) 能维持良好的依从性。

(4) 考虑可能的成果推广应用。

根据防治性研究课题的目的和选择干预性措施的性质,在坚持研究设计的科学性和可行性的基础上,选择自己的研究设计方案。

(二) RCT 是防治性研究的首选方案

在防治性研究中,最佳的"金方案"乃是随机双盲对照试验(randomized double-blind controlled trial),这是现在国内外重要的大型治疗性研究中所采用的设计方案,然而,应视临床疾病防治的具体研究情况,也不一定作常规应用。此外,其他常用的设计方案还有随机交叉试验、前后对照试验、前瞻性队列研究、非随机对照试验、系列病例的疗效分析等。以上方案应联系具体研究课题而分别采用之。对于这些方案的设计模式和结果分析模式,详见本书相关章节。

这里特别强调随机双盲对照试验在临床防治性试验设计中的重要意义及其实用价值。随机双盲对照试验的设计是公认的防治性研究试验设计的最佳方案,因而称之为"金方案"(gold design for the therapeutic study)。特别是盲法 RCT,其理由如下。① 可以防止选择性偏倚(selection bias)：通过对受试的合格对象实施随机抽样以及随机化的分组,可以防止研究者随主观意愿地去选择研究对象,避免主观地分配自己感兴趣的研究对象到试验组或对照组而接受不同的治疗。② 可以防止研究者、观测者乃至于资料分析者对试验客观反应结果的测量性偏倚(measurement bias):由于受试对象是随机化分组的,对研究的执行、干预及观测和资料分析是执行盲法的,因而试验研究人员在破盲前不知何组为试验组或对照组,这样,他们只知道试验的客观反应及其结果,却不知是哪种治疗的反应,因而可以防止主观的测量性偏倚。③ 可以防止混杂因素的影响:由于受试对象是随机化分组的,虽然在入组前制订了相应的纳入标准,在一定程度上可排除已知混杂因素,但对未知混杂却难以排除。由于采取了随机分组,组间的未知混杂则可互相抵消,防止了其对治疗试验的影响。但是,机遇(chance)的影响却不可消除,设计者可通过限制 α 型错误和 β 型错误、增大样本量,以使其对试验的影响减少到最低的容许水平。

1. RCT 中的随机原则 在试验设计中,采取何种方法随机选择研究对象以及对选择的合格研究对象如何随机分配,都必须详细交代使用的随机方法。例如:随机抽签法、随机数字表法、计算机随机分配法、区组随机分配法、分层随机分配法或研究中心统一计算机分配数字法、系统随机法等。对于设计中所选择的任何一种方法都应阐明所适用的理由且在今后研究成果的论文报告中也应具体阐述,而不是冠以"采用随机对照试验"一言代之。例如:一研究报道"由计算机生成随机序列号",读者则可由此知道该研究采用的随机方法为计算机随机分配。

为了更好地防止 RCT 中分配样本时的选择性偏倚,设计中应采用分配隐匿法(allocation concealment)。这样可更好地防止研究人员有意猜测而导致选择性及测量性偏倚。有研究收集了 250 篇随机对照试验的文献,就其中关于妊娠与分娩的 33 篇进行 Meta 分析,结果发现未采用样本隐匿分配者的疗效比采取了隐匿分配法的疗效夸大了 30%～40%。因此,当前国际顶级医学杂志对随机双盲对照试验是否采用了分配隐匿十分重视。例如:"一位不参与研究临床过程的人员创建随机分组表,药物装入包装盒内,盒上标明研究中心编号、参与者序号和过期日期,按随机号循序发药盒,盒中药物大小、形状、味道和颜色上无区别,直至最后一名合格对象随访完成才对患者和研究人员揭盲。"该研究采用了良好的隐匿分配法,使研究者及研究对象均无法推测或猜测每一位研究对象所使用的具体药物,从而研究结果受选择性偏倚和测量性偏倚的可能性小,研究结果的真实性好。

2. RCT 中的盲法原则 随机对照试验的盲法设计,通常以双盲法居多,即受试者与研究执行观测者两者均盲,这样有利于避免测量偏倚及霍桑效应(Hawthorne effect)的影响。此外,对于研究资料的整理与分析,也宜用盲法分析,这在大型的临床试验通常由统计分析中心独立地进行分析,这样可以更好地防止有关偏倚影响而确保研究质量。当然,对于具体的课题应视其规模大小、试验场所与条件以及研究对象的情况,选择单盲、双盲或三盲,甚至非盲法试验。这些,均应由研究课题的负责人和设计者根据具体情况决定。应该指出的是:凡决定采用盲法,均应保证执行的真实性与可靠性。而且,在试验终了时应对盲法的成功率做如实的评估。但是,目前多数 RCT 研究并未报道其如何确保盲法的正确实施以及实施的成功率数据。在试验进程中如受试者发生了意外事件及严重的药物不良反应则应采取果断的破盲措施和及时有效的处理,以保障受试者的安全。例如,降糖药物曲格列酮由于其严重的肝毒性而限制了其临床应用和相关临床试验的进行。此外,罗格列酮与缺血性心血管疾病的风险增高相关,欧盟、美国等国家的药品管理部门对罗格列酮及其复方制剂的临床试验、上市许可和使用均做出了严格的管理规定。对于未使用过罗格列酮及其复方制剂的糖尿病患者,只能在无法使用其他降糖药或使用其他降糖药无法达到血糖控制目标的情况下,才可考虑使用罗格列酮及其复方制剂。对于使用罗格列酮及其复方制剂的患者,应评估心血管疾病风险,在权衡用药利弊后,方可继续用药。

3. RCT 中的基线可比原则　随机对照试验组间的基线状况,应保持主要临床特点及人口学特征的可比性,这是 RCT 的特色之一。这可以通过设计时采用区组随机分配法或将受试者依主要影响疗效和预后的因素作为分层因素,分层后再做随机分组。

例如:对慢性心房纤颤复律后用抗心律失常药物维持治疗的随机对照研究。鉴于慢性心房纤颤患者的预后和病因、心脏大小以及心房纤颤病程长短有密切关系,故对符合纳入标准的研究对象宜采用分层随机分配。因此,对上述 3 个因素进行分层,然后再进行随机分配(图 30-1)。

病因:风湿性心脏病与非风湿性心脏病;心脏大小:心胸比例≥0.50 和<0.50;病程:心房纤颤病程≥6 个月及<6 个月。

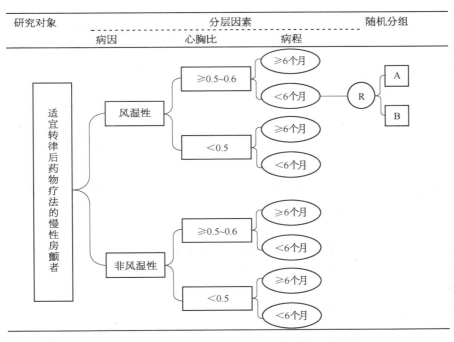

图 30-1　慢性心房纤颤患者分层随机分配示意图

(三) 其他设计方案

临床防治性研究是一个十分复杂,但又十分重要的研究领域。虽然上述随机双盲对照试验方案为最佳的"金方案",但并非每一个治疗性研究都必须照此设计,否则就认为不科学,这显然是十分片面而幼稚的观点。因为人类所患之疾病种类繁多,对人类健康危害的程度不一,各种疾病的发病率、患病率、致残率与致死率均不一样,疾病的地域分布往往不同,发病的季节也可能有差异。因此,假如要研究治疗的疾病发病率低、患者资源较少、病程又长,研究周期自然也相应较长;或者面临的某种疾病,对患者的生命安全有着极大危险且无特效的应对/治疗措施,如不治疗将面临生命危险,而治疗或许可生存。例如,宫颈滋养细胞肿瘤的患病率极低,患者数量极少,全世界范围内仅发现几十例。在这类情况之下,要做随机双盲对照试验则不大可能。然而,为了解决诸如此类的临床难题以更好地挽救患者的生命,又不得不去研究和探索。为此,就应该选择某种非随机对照试验的研究设计方法(本书第十五章),虽然这类研究的科学性与论证强度不及随机对照试验(本书第十四章),但可行性好,便于实施。可根据研究疾病的治疗目的和干预措施的效力特点,联系具体的临床实际选择相关的设计方案,如:前-后对照研究(本书第十九章)、交叉试验(本书第十七章)、非随机对照试验以及回顾性或前瞻性的队列研究(本书第十八章)等。既然是研究,就要应用临床流行病学的理论、方法和知识,设计和选好研究设计方案并有计划有步骤地去实施,从而走出永远处于经验医学的困境。

(四)新药临床试验的主要分期

治疗性研究中,最常见的研究方案是临床试验,其中又以新药临床试验居多。按照新药的不同研发阶段,药物临床试验进一步可分为:

1. **Ⅰ期临床试验** Ⅰ期临床试验为初步的临床药理学及人体安全性评价,是在大量实验室研究、试管实验与动物实验基础上,将新疗法开始用于人类的试验,是在人体进行新药试验的起始期。目的在于了解剂量反应与毒性,进行初步的安全性评价,研究人体对新药的耐受性及药代动力学,了解药物在人体内的吸收、分布、消除的规律,以提供初步的给药方案。受试对象一般为健康志愿者,在特殊情况下也选择患者作为受试对象。方法为开放、基线对照、随机和盲法。Ⅰ期临床试验的样本量为 20~30 例。

2. **Ⅱ期临床试验** Ⅱ期临床试验主要对新药的有效性、安全性进行初步评价,确定给药剂量。一般采用严格的随机双盲对照试验,以平行对照为主。通常应该与标准疗法进行比较,也可以使用安慰剂。需注意诊断标准、疗效标准的科学性、权威性和统一性。要根据试验目的选择恰当的观测指标,包括诊断指标、疗效指标、安全性指标。选择指标时,应注意其客观性、可靠性、灵敏度、特异性、相关性和可操作性。参照临床前试验和Ⅰ期临床试验的实际情况制订药物的剂量研究方案。应有符合伦理学要求的试验中止标准和退出标准。对不良事件及不良反应的观测、判断和及时处理都应做具体规定。应有严格的观测、记录及数据管理制度。试验结束后,对数据进行统计分析,对药物的安全性、有效性、使用剂量等做出初步评价和结论。Ⅱ期临床试验的试验组和对照组的例数都不得低于 100 例。

3. **Ⅲ期临床试验** Ⅲ期临床试验为扩大的多中心随机对照临床试验,旨在进一步验证药品的有效性和安全性,评价利弊,最终为药物注册申请的审查提供充分的依据。可根据试验目的调整受试者的入选标准,适当扩大特殊受试人群,进一步考察不同对象所需剂量及其依从性。Ⅲ期临床试验的试验组例数一般不低于 300 例,对照组与治疗组的比例不低于 1:3,具体例数应符合统计学要求。

4. **Ⅳ期临床试验** Ⅳ临床试验是在新药上市后的研究,旨在评估药物在更大范围、长期的实际应用中的疗效以及监测不良反应,特别是罕发、严重的不良反应事件。此外,还应进一步考察对患者经济水平与生存质量的远期影响。Ⅳ期临床试验应在多家医院进行,观察例数通常不少于 2 000 例。

临床试验的样本量除满足上述最低标准外,还需要同时满足统计学要求。由于新药临床试验是应用尚在研究中的新药,在人体进行的安全、有效性评价,故研究者对受试者的安全负有重要责任。因此需要在国家批准认证的药物临床试验机构(GCP)进行。

二、选择合适的研究对象

防治性研究的对象是患者,但不同的患者病情总会有轻有重;病情也会有的单纯,有的合并有不同的并发症,因此,预后往往不同。此外,疾病发病率不同,患者的来源也各异。因此,疾病的治疗性研究如何选择合适的研究对象也就不是那么简单。

(一) 研究对象来源问题

临床治疗性研究的课题,除了大型多中心研究需要数百例或千例,甚至上万例以上研究对象外,多数中小型课题仅有百余例或数十例研究对象。因此,从何处收集研究对象要有所考虑,如果病例来源量大,能满足研究需求的患者众多,如高血压病、糖尿病、病毒性肝炎等疾病,则可从患病群体中采取随机抽样的方法,按需抽取自己课题所需的样本量;反之,则以研究所在单位,依靠就诊的患者来选择合适的研究对象,如卵巢癌远期复发的患者。

(二) 选择对象一定要有可靠的临床诊断标准

任何疾病的研究对象一定要符合该病公认的确诊标准。最过硬的则为"金标准"诊断,如冠心病的冠状动脉造影,其狭窄程度超过 75% 为金标准;宫颈癌患者以宫颈组织活检确诊;糖尿病有赖于血糖值及胰岛素的水平测定等。但是,有的疾病尚缺乏金标准诊断,这就应依据公认的临床诊断标准,如多囊卵巢综合征的临床诊断标准。

(三) 选择合适的研究对象一定要有明确的纳入 (inclusion criteria) 和排除标准 (exclusion criteria)

临床防治性研究往往不能在一个课题内包括某一疾病的全部或各种类型的患者进行研究,总是从中选择病情相对一致的且有限数量的病例作为受试者。因此,根据课题的设计要求设置纳入标准、选择合适患者并以排除标准保证研究对象的临床同质性就显得十分重要。该纳入与排除标准之间并非相互对立关系,然而,尚有部分研究者并未认识到这一点。例如:某一口服避孕药的随机对照研究的纳入标准为"18~40 岁有正常性生活的育龄期妇女;无口服避孕药的使用禁忌证;同意签署知情同意书并能按时随访者",而其排除标准却为"曾患血栓、乳腺疾病等及有相关疾病家族史的妇女;持续性服药不依从者;研究前半年内曾使用性激素者;同时还采用其他避孕方式者"。这里,排除标准中的"曾患血栓、乳腺疾病等及有相关疾病家族史的妇女"本身就是口服避孕药的禁忌证,与纳入标准里的"无口服避孕药的使用禁忌证"重复了。可见,该研究的纳入与排除标准存在定义方面的重复,制订得不恰当。另一高血压病的随机对照试验研究的纳入标准为:血压>140/90 mmHg,无心脑血管并发症,年龄≥30 岁;排除标准为:血压≥180/120 mmHg,继发性高血压,年龄≥65 岁。由于纳入与排除标准制订得明确且无重叠,研究人员很容易掌握并按照这些标准去选择合格的研究对象。对于纳入、排除标准均不能定得过多,否则在选择研究对象时会受很大限制,造成收集合格病例的困难,同时也会造成研究成果推广应用的局限,影响外部真实性。

(四) 对于研究对象观测的资料来源,设计中应予以明确

众所周知,在不同级别的医院,患者的来源是有明显差别的,级别越高,通常就诊的危重和疑难复杂的患者越多;反之级别较低的医院,则相对较简单的患者居多。如果对不同级别医院的同种疾病进行同样的治疗性研究,其效果就显然不同了。一定是低级别医院的效果较高级别医院的好,其原因是前者的轻型患者居多。例如:同样是熊去氧胆酸治疗妊娠期肝内胆汁淤积症的随机对照研究,三甲教学型医院收治的患者以重度者居多,而其他低级别医

院收治的以轻型者为主,因此两种医院的疗效结果也存在差异。为了使自己的研究成果得以很好地推广应用,在设计研究方案以及今后撰写论文时,均应交代研究对象所在的单位,以便读者能针对具体情况考虑是否与自己所处的实际情况相似,是否可以应用。所以,对于这类研究的结果以及效果的评价要执审慎的态度。

三、充分估算研究样本量

当确立了一个治疗性研究课题之后,究竟需要纳入多少病例才能达到预期的研究目的呢? 理想的状态自然是纳入大量的样本进行试验,以求得治疗效果的真值。例如,某种药物的疗效,通过上万人的试验疗效为 82%,重复试验 1 000 人的疗效为 81%,再用 500 人试验疗效为 82.5%,就此 3 种疗效结果能说明它们之间的差异吗? 从绝对值看有差异,然而从临床和统计学分析,这种差异就没有意义了,也就是说无论从临床效果上看还是从统计学的角度看,82%、81% 和 82.5% 之间的差异几乎可以忽略。那么做这种试验是做 10 000 个病例还是 500 个病例呢? 肯定是选 500 例就够了,这样不仅节约人力、物力,还可以节约财力。这就涉及研究样本的科学估算了。

样本量的估算是提供达到科学假设目的之最低样本需求量的依据。防治性研究的样本量估算需要 3 个主要参数:课题科学假设所设计的组间疗效显著性差异的水平 δ;允许的 I 型错误的水平 α;允许的 II 型错误的水平 β($\beta \leqslant 0.1 \sim 0.2$,检验效能 $=1-\beta=0.8 \sim 0.9$)。具体参见本书第六章。

例如:某一老药(对照药物)用于治疗某一疾病的疗效为 50%(p_c),研究者假设某一新药(试验药物)的有效率预期可达 70%(p_e),两种药物疗效的差值 $\delta=70\%-50\%=20\%$,研究者认为 20% 的差异有临床显著性意义,即以此值作为疗效假设的基础。$\alpha=0.05$,$\beta=0.1$。

根据上面的这些基本设计参数,应用公式 6-13 计算出各组所需的试验样本量。

给定 $p_c=50\%$,$p_e=70\%$,$\alpha=0.05$,$\beta=0.10$,代入公式得:$n=124$。结果表明,每组至少需观察 124 例。

当终点指标结果为计量资料时,可用样本量估计公式 6-6。

例如:试验孕妇服用维生素 D 能否提高新生儿血钙浓度。已知对照组新生儿的平均血钙浓度为 9.0 mg/dl,标准差 1.8 mg/dl,如果孕妇服用维生素 D 后新生儿的平均血钙浓度能增至 9.5 mg/dl 即为有效,给定 $\alpha=0.05$,$\beta=0.1$,问该试验需观察多少孕妇? 本例给定 $\bar{x}_c=9.0$,$\bar{x}_e=9.5$,$s=1.8$,$\alpha=0.05$,$\beta=0.1$,代入公式 6-6 得:$n=273$。计算结果每组需观察 272 名孕妇。

在试验过程中,由于各种原因,如患者不能坚持、居住地迁移等,可能会丢失些病例,为保证试验结果的真实性,常在计算出的样本量的基础上增加 10%。在无偏倚因素干扰的情况下,各组样本量越大,所获得的结果越接近真值,但由于时间、人力和财力的限制,不可能无限放大样本量进行试验,而样本不足,常常容易得出假阴性的错误结论,导致否定有价值的研究成果。在这种情况下,需要检验 II 型错误的水平及检验效能,如果 II 型错误大于要求,则应结合临床意义的判断,考虑扩大样本再试,以避免样本量不足而造成错误的研究结论。

上述样本含量的估算是设计阶段提供的依据,然而在执行过程中,特别是大型临床治疗性研究在中期阶段,应视实际的试验疗效情况,可以根据差异水平进行再次计算和调整。如果组间疗效差异显著且达到了最低要求的水平(minimal important difference,MID),则试验可以提前完成而不必要求达到初始设计时所需的样本量。

四、明确试验的干预措施

研究设计中的干预措施,如试验组和对照组所用的药物、制剂、用药途径、剂量、疗程必须明确且详细规定。除非出现异常的不良反应需破盲或终止,以保护受试者的安全外,试验的执行者和受试者均应按设计的管理要求如实执行。

对照组的干预也应明确界定,采取有效对照或安慰剂对照,设计中规定其制剂、用药途径、剂量与疗程均应与试验组干预一致且同步。

对于某些特殊的治疗性研究,例如宫颈癌的腹腔镜手术与放射治疗的疗效比较研究中,手术范围包括广泛性子宫切除、双附件切除以及清扫盆腔淋巴结,达到尽量切除癌灶的目的。该种手术的范围广、难度大,手术的效果与妇产科医师的技术水平、设备条件有关。故在设计方案和报道研究结果时,特别要介绍医师的学术背景与手术经验水平及医院的手术硬件、设备水平,以备读者评价适用性。

五、确定终点指标和中间指标

根据临床治疗性研究课题不同的研究目的,确定自己的研究终点或中间指标(参考本章第一节四、五部分)。① 凡经研究干预可以根治者,终点指标应确定"治疗率、病死率、有效率、RRR、ARR、NNT";② 凡经研究干预可以根治,但可防止并发症或复发,确可改善预后者,终点指标可设置为"有效率、生存率、生存质量、RRR、ARR、NNT";③ 凡经研究干预仅可作为缓解症状,改善生存质量的急、慢性病者(如白血病、肺心病等),终点指标可设置为"有效率、缓解率、生存率、生存质量"等。

当某项研究历时较长方能达到预期之终点,因此,只有试验终结时,方能获得终点指标之结果。然而在这一试验阶段之中间的任一阶段,拟观测中间某一特定时点之效应,则可设置"中间指标",如像应用某一抗高血压药物(方案)治疗人群中的高血压病患者,其终点指标是防止高血压对心脑血管的靶器官损害,以降低这类事件导致的病死率、心脑血管的事件发生率,但历时较长,中间期望分析与评价所用药物的降压、病理生理的效应,则可设置为中间观测指标,如血压值、生理、血生化值、生存质量等,借以分析降压药物的效应。

任何防治性试验都要有其主要的终点指标或次要的中间指标(如降压治疗使血压恢复正常水平的百分率)和长期追踪的远期终点指标(包括心脑血管并发症发生率、病死率等)。次要指标可设置为生存质量测定以及某些生化指标,如血脂、血糖等。试验组与对照组之间的差值,可用于评价其治疗研究结果的价值。

对于治疗试验的药物不良反应,甚至是特殊的意外事件,如致残或死亡等,设计中都要求如实记录和报告并计算事件发生率及其程度。例如,绝经后妇女激素替代治疗的研究应定期行妇女乳腺检测,以监测乳腺疾病的发生情况。

对于实验室测试的检验方法,一定要规范化和标准化,包括仪器、试剂、试验条件与操作方法等,避免各种测量性偏倚,以保证测试结果的质量。此外,对于负责试验结果测试的人员,应认真培训,使其掌握和应用正确的测量方法,确保试验结果的可重复性。

当临床症状及体征变化的指标用以判断或评价疗效时,由于来自患者的主观感受或医师诊断水平的差别,其测试的结果有时很难重复。因此,这些属于定性的主观指标(如疼痛、疲乏、食欲不佳、腹胀等),不可能标准化,故仅能作为次要软指标予以参考。例如,前述绝经后妇女激素替代治疗的研究以 Kupperman 评分测量研究对象绝经后综合征的症状改善情况,评分标准中包括的"疲倦乏力,皮肤蚁走,皮肤麻木、刺痛等感觉异常"是患者的主观症状,不易标准化,因而易受患者主观因素影响而产生测量偏倚。在这种情况下宜采用盲法解决。

在使用影像资料,如 X 线片、CT、MRI、超声检查等疗效测量指标时,设计中应要求重复性检验和盲法测量,计算诊断的一致率及 Kappa 值,防止疑诊偏倚,保证结果真实可靠。例如,宫颈癌转移性淋巴结的 CT 影像学研究中,由 2 位高年资的影像学医师分别对各研究对象的 CT 结果进行独立判别,计算诊断 Kappa 值,防止研究结果受疑诊偏倚影响。

有的防治性研究,目的是经济实用,能解决"看病贵"问题,为此,其设计则应着重于临床效果的等价以及临床经济学分析与评价。例如,前述卵巢宫内膜异位囊肿行剥除术的年轻患者,术后需再予以药物预防囊肿复发,口服药物"内美通"(孕三烯酮)的疗效与促性腺激素释放激素类似物是否相近? 是否"物美价廉"? 这就需要进行卫生经济学研究。

六、界定终点时间

试验终点时间的决定,一定要根据干预措施能够达到真正目的的时间而定,过短易导致假阴性或假阳性的错误结论。如阴道假丝酵母菌感染以克霉唑局部用药治疗 1 周后,行阴道分泌物涂片检查,示菌丝和孢子均为阴性,但仅凭该结果即判断治愈是不够的,而应连续复查 3 个月阴道分泌物涂片,结果均为阴性才能判断为治愈。如结果指标测量时间过短,则可能得出治疗有效的假阳性结果。此外,作为试验治疗时间的抉择,还应依据干预措施达到真实疗效所需时间而定。例如,莉芙敏与倍美力治疗围绝经期综合征的随机对照研究,若界定观察期限为 1 个月则不合理,因为莉芙敏为黑升麻提取物,起效较倍美力慢,需 1.5~2 个月才起效。以 1 个月为终点指标测量时间,则可能得出莉芙敏"无效"的假阴性结论。再如绝经后骨质疏松主要是因雌激素下降所致,其治疗是一个长期的过程,需在治疗半年以后才能看到明显的效果。因此,雌激素防治绝经后骨质疏松的研究期限不宜少于半年。然而,防治性试验终点观测期过长也没有必要。假如 3 个月治疗期可达到预期目的,再延长 1 个月或数个月,结果或许与 3 个月疗效略有差异,但不显著,这就没有延长的必要了,否则不仅会造成人力和物力的资源浪费,而且也会给研究工作带来相当的困难。例如,美国妇女健康启动项目原定计划进行 8 年,但当进行至第七年时,分析结果表明:除卒中外,单纯口服雌激素的无子宫妇女的冠心病和乳腺癌的风险并未明显增加,研究结果明朗,因此,研究提前 1 年结束。

七、常见偏倚的预防

防治性研究从开始执行一直到资料总结分析的全过程,都可能发生已知或未知的偏倚因素,以至于影响研究的质量,严重者可能造成整个研究工作的失误或失败。因此,在研究设计中一定要针对可能发生的偏倚因素事先予以有效地预防,以确保研究结果的真实性。常见的相关偏倚包括以下几方面。

(一) 选择偏倚(selection bias)

选择偏倚主要是研究人员在研究对象的选择和分组时,人为地干预而导致的偏倚。例如有意地选择自己感兴趣的病例或者将自己感兴趣者,主动分配到新药试验组,而将其他人分到对照组,造成组间基线不可比,进而影响结果的可靠性。而另一种情况是,某研究人员为避免将自己熟识的研究对象分配进入安慰剂对照组,而在研究过程中改动了研究对象的入组顺序,从而人为地影响了组间的基线可比性和研究结果的真实性。防止此类偏倚的方法有随机抽样、随机分组和分配隐匿等。

(二) 测量偏倚(measurement bias)

测试研究结果时,包括临床反应的记录、实验室或影像资料测试以及资料分析等受人为倾向因素的影响而造成的偏倚,歪曲真实性。如前述以 Kupperman 评分测量绝经后激素替代治疗的疗效时,"疲乏无力"等主观症状作为结果指标易使研究结果受测量性偏倚的影响。防止方法有:盲法测量、标准化问卷等。

(三) 干扰(co-intervention)

干扰指试验组或对照组的对象额外地接受了类似试验组药物的某种有效制剂或措施,从而人为地夸大了疗效的假象。例如,口服避孕药的避孕效果试验,妇女又额外使用了避孕套,从而造成试验组疗效额外提高,增大了与对照组间的疗效差异;反之,如对照组的对象接受了"干扰"药物,则可引起对照组疗效增高而使组间疗效差异减小。防止办法包括严格执行设计方案及盲法治疗、强化依从性等。

(四) 沾染(contamination)

沾染指对照组患者额外地接受了试验组的药物或措施,人为地夸大了对照组疗效的现象。要严格执行设计方案及盲法治疗并加强依从性,以减少沾染。

(五) 霍桑效应(Hawthorne effect)

在研究过程中,研究者对自己感兴趣的研究对象较对照者往往更为关照和仔细,而被关照的患者对研究人员又极可能报以过分的热情,从而将自己治疗反应的自我感受,对研究人员"报喜不报忧"。例如:口服避孕药初次使用后,还可能有不规则阴道流血、乳房胀痛等症状出现,然而研究对象却告诉研究人员"无特殊不适"。这种人为地夸大客观效果的现象,称为"霍桑效应"。霍桑效应的克服办法有赖于盲法设计与实施。

(六) 向均数回归现象(regression to the mean)

用以测试治疗反应的临床和实验室有关检验的量化指标,尽管方法学和执行时都很正确,但是同一个体乃至同一标本多次测定,其测试值可能不同,总是或高或低地分布于均数的两侧,而这种向均数测量值集中的现象称之为"向均数回归现象"。因此,临床研究的效果测试则应做适当的多次测试,取均值而防止单次测试值的偏差。例如,实验室重复试验取平均检测值等。

(七) 机遇(chance)

选择研究样本时,任何符合纳入标准的受试者都有同等机会进入试验。但由于个体差异,他们接受同一试验治疗时的反应总会不一致,而且重复试验其有效率绝不会一致,这是由于抽样的个体反应性不一所造成的,也就是机遇因素影响之故,这种误差现象称为随机误差或抽样误差。机遇在研究中是不可能完全消除的。

对于机遇误差,在治疗性研究设计中,只能采取限制 α 错误水平在 5% 以内(假阳性错误不超过 5%)及将 β 错误控制在 $0.1 \sim 0.2$ (即假阴性错误不超过 $10\% \sim 20\%$, $1-\beta = 0.8 \sim 0.9$),以达到限制其影响的最低允许水平。

(八) 依从性(compliance)

依从性指的是受试对象能遵从试验治疗方案的要求,并认真接受治疗干预措施的程度,接受得越好则依从性就越高,反之就低。依从性过低可导致治疗性试验完全失败。因此,如何测试受试者的依从性以及改善受试对象的依从性是非常重要的问题。

为了保证研究质量,一要客观而真实地测量与评价受试者的依从性;二要在设计中提出相关措施,尽一切努力改善受试者的依从性。例如,对受试者进行改善依从性的宣传教育,加强互相联系,做到关心体贴,提供良好的研究服务,以方便就诊和追踪等。真正做到医患彼此信任与合作,提高研究工作参与者良好的依从性。

此外,研究者和执行者也必须加强对研究方案执行的良好依从性,除非研究设计方案在执行中发现不适之处需修改外,通常必须严格地执行设计方案,不能随意舍弃,否则,研究者或执行者的不依从,同样会造成研究的失误或失败。

八、资料的整理和统计分析

(一) 统计学家应参与研究设计

现代防治性研究设计,在初始阶段应邀请医学统计学家参与,从立题、研究目的、科学假设、终点的确定、测试指标及其类别、资料的收集与整理直到统计分析方法的确定与执行,均离不开统计学的理论和方法的应用。因此,不能像既往传统的研究,只是在研究工作结束了,将资料送交统计学家做统计分析,这样做往往会产生不恰当的结论,甚至会误导(具体参见本书第二十六章)。

(二) 根据设计内容选择统计学方法

按照上述观点,统计学家要根据临床课题的研究目的与假设,在设计的初始阶段就与临床研究者一道共同考虑设置试验组与对照组,或配对对照或是非配对对照;终点指标(主要指标与次要指标)是定性的还是定量的;观察指标应该做两两比较还是多组比较;是要做单因素分析或多因素分析;是配对分析或非配对分析还是多因素分析;需要采用亚组分析、分层分析还是校正分析等。这些都要根据设计的方案及所收集资料的性质而选定相应的统计学方法。统计分析的目标或目的都是要为科学地回答研究的问题服务。

(三) 重视意向性分析

需要指出的是,由于某些受试者因某些因素的影响而失去联系,因而会影响研究质量。为了定量化地判断病例缺失对真实性的影响程度,要对全部进入试验组与对照组的受试者做意向性分析(intention to treat analysis,ITT),其结果与实际完成的研究结果和结论没有显著性差异者,其真实性和可信度就好。如对于数值变量,可追踪失访者末次随访的结果数据,将其作为该研究对象的终点研究结果进行统计分析;对于分类变量资料,可将试验组失访的研究对象的结果假定为无效,而将对照组失访的研究对象的结果假定为有效,以此进行统计分析,如结果仍具有统计学显著差异,则说明两组间结果确有差异。

(四) 重视临床意义的量化指标

对于防治性研究结果应从临床意义上进行量化的统计分析,这一点在设计时应予以考虑,而且应从正性和负面效应两方面设计,均根据试验组和对照组同一事件率的资料做量化分析(表30-1)。

表 30-1 干预性治疗的临床意义指标

正　效	负　效
事件率 ER(event rate)：如有效、治愈率等	事件率 ER：如不良反应事件发生率
绝对危险降低率 ARR(absolute risk reduction)	绝对危险增高率 ARI(absolute risk increase)
相对危险降低率 RRR(relative risk reduction)	相对危险增高率 RRI(relative risk increase)
需要治疗多少病例才能获得 1 例最佳结果 NNT(number needed to treat)	需要治疗多少病例才会导致发生 1 例不良反应 NNH (number needed to harm)

1. 相对危险降低率(relative risk reduction，*RRR*)　对照组与试验组有关事件发生率之间的差值与对照组事件发生率之比，所得商值用百分数表示。此值的大小表示试验组比对照组治疗后有关临床事件发生的相对危险度下降的水平，通常 RRR 在 25%～50%或以上，方有临床意义。

$$RRR = (P-A)/P \times 100\% \qquad (式 30-1)$$

式中 P 为对照组的事件率，如病死率；A 为试验组的事件率。

2. 绝对危险降低率(absolute risk reduction，*ARR*)　对照组与试验组事件发生率之间的绝对差值，用%表示。此值意味着试验组临床事件发生率与对照组相同事件率的绝对差值，其值越大，临床效果的意义越大。

$$ARR = P-A(\%) \qquad (式 30-2)$$

3. 需要治疗的人数(number needed to treat，NNT)　即为挽救一个患者免于发生严重的临床事件如卒中、急性心肌梗死或者死亡，需要治疗有发生这些事件危险性的患者人数。这一指标对评价某一干预措施的临床价值及经济价值十分有意义。如 NNT 数量小即防止发生每一事件花费的费用少，则这种疗法的临床价值就大。如在佝偻病早期预防双盲随机对照研究中，预防组新生儿在出生后第二天即给予维生素 D$_3$针剂(5 万 U)肌注 1 次，对照组新生儿无特殊处理。此外，两组均按常规由随访医生对研究对象进行各项检查、预防及其他治疗，研究结束后再汇总资料进行分析，评价出生后单次注射维生素 D$_3$预防佝偻病的疗效。研究结果按颅骨软化的发生率差异计算 NNT=11.82 人，按 3 月龄的骨碱性磷酸酶的异常率计算 NNT=11.02 人，即每用药 11～12 人可预防 1 例佝偻病的发生。

$$NNT=1/ARR \qquad (式 30-3)$$

再如，不同剂型米非司酮终止早孕的研究，米非司酮片剂(25 mg/片)和胶丸(5 mg/粒)终止早孕的效果相似，完全流产率分别为 90%(72/80)和 92.5%(74/80)。通过研究给出的资料我们可算出：与片剂组相比，胶丸组不全流产和继续妊娠的 *ARR* 仅为 2.5%，NNT=40。两组均有较理想的临床效果，即有较好的重要性。

第四节　防治性研究的质量评估

临床医师在医疗实践中，常需选择某种新的或更好的防治措施预防或治疗疾病。在选用或应用这些防治措施之前，应对既往研究的证据进行严格评价。如果某种证据既真实又重要，则质量好。如获得该证据的患者情况与临床医师实际患者的情况相似，则实用性高。

一、真实性评价

（一）该研究证据是否采用真正随机的方法，是否隐藏了随机分配方案

研究对象是否从总体中随机抽样而获得？随机抽样出的样本是否随机分配至各组？采用随机方法可以有效地避免选择偏倚的影响，使各组的样本具有可比性，维持组间均衡性，以保证最终观察到的差异来自防治措施，提高了证据的论证强度。临床研究通常难以包含研究对象的总体人群而不易达到随机抽样，故常以医院就诊的患者为研究对象，并对其进行随机分组。如一观察阿莫西林-克拉维酸片治疗呼吸道和中耳细菌性感染的研究：采用双盲平行随机对照试验设计，选择住院受试患者共 54 例，根据试验前计算机自动生成的随机数字表随机分为试验组和对照组各 27 例，而选择在医院就诊的患者作为研究对象的研究结果易受就诊偏倚的影响，如高级别医院的患者病情重，而低级别医院就诊的患者病情轻，因此，研究结果的外部真实性可能受限。

临床医师选择临床疗效研究证据时应首选随机对照研究的系统评价，其次是单个、大样本的随机对照试验。当然，并不是所有的系统评价结论都真实可靠。在评价系统评价证据的质量时，首先要了解该系统评价所纳入的原始研究是否是高质量的研究。高质量的原始研究首选随机对照试验，其次是半随机对照试验。然后，需评价纳入研究的随机对照试验的临床异质性大小，如果临床异质性大，则该系统评价结论的真实性不高。最后，了解该系统评价有否明确的诊断标准、纳入标准和排除标准，结果观察指标是否明确，统计方法是否恰当，对于存在临床异质性的文献是否进行了敏感性分析。如一妊娠期补钙预防妊娠高血压综合征的 Meta 分析，仅报道"纳入随机对照分组的前瞻性研究文献，对重复报道、质量差、信息少的文献予以剔除"，但并未明确指出如何评价所纳入文献的质量，标准如何，有无保证其所纳入真实可靠随机对照试验的具体措施。其次，该研究仅检索"中国生物医学数据库"，数据源单一，有可能漏掉其他数据库的文献，因而，可能产生选择偏倚和发表偏倚。而且，该研究仅采用 Q 检验进行统计异质性检测，未根据各随机对照研究的具体内容探讨研究间的临床异质性问题，如研究对象的年龄、体重、病情等是否可比，干预措施的具体方法是否一致？此外，研究未明确给出妊娠高血压综合征的诊断标准及研究的纳入标准、排除标准。故该系统评价的真实可靠性受到较大影响。

在评价单个随机对照试验证据时，应根据文献描述的具体随机方法和步骤，注意区别完全随机、半随机或假随机。如文献未报道有关随机的具体内容，也可通过联系原文作者来获取信息，一般推荐采用电话访问。有关随机对照试验质量的一项调查研究通过电话访问 3 137 篇国内报道的随机对照试验原始文献作者，经严格判别后最终发现其中仅有 6.8%（207 篇）属于真正的随机对照试验。由此可见，判别研究是否采用正确的随机分配方法对判断文献质量尤为重要。

如果没有随机对照试验，也可采用非随机对照试验证据的结果。但在判定和解释结果时，需特别注意证据的真实性。效果强的防治措施以及预后极差的疾病，无须随机对照试验也可判断防治措施的效果。如介入疗法治疗 5～8 cm 肝癌的非随机临床对照研究发现，其 1、3、5 年累计生存率均比外科手术组低。非随机对照试验的假阳性率较高，故阴性结果的非随机对照试验结果临床参考价值较高。如非随机临床对照研究发现地塞米松治疗妊娠期肝内胆汁淤积症的疗效较熊去氧胆酸差，且动物实验发现其可致胎儿大脑萎缩，故临床已不推

荐使用。

如果临床疗效证据能进一步做到"分配隐藏"，即在研究设计阶段采用某种方法隐藏分配序列，使其他研究人员和研究对象不能预测纳入试验的研究对象分组情况。这样可以更好地防止测量性偏倚，提高证据的真实性。例如，尼泊尔产前补充多种微量营养素对出生体重及妊娠时间影响的双盲随机对照试验：由一位研究人员在设计阶段将拟纳入的1 200名研究对象依次编序，然后采用电脑随机方法将该序号随机分配至试验组及对照组，完成随机分组后，即将分配序列密封保存，其他人员不知道该分配序列。研究对象的编号仅与药物编号相对应，而不显示分组情况，研究者和研究对象只知道其编号，而不知道该编号对应的药物，无法从编号上分辨分组情况。该过程即隐藏随机序列，在一定程度上避免了选择性偏倚的发生。

（二）防治措施是否采用了盲法

盲法是指临床试验中的研究者或受试者，都不知道试验对象的分配情况，即不知道受试对象在试验组还是对照组，接受的是试验措施还是对照措施，可分单盲、双盲和三盲。用于科研执行阶段与资料分析阶段。

如上述尼泊尔产前补充多种微量营养素的双盲随机对照研究：由未参加编序及试验的人员将试验组及对照组药物分别灌装入盒并编序，该序号与研究对象的编号相对应。两组药物的外观、气味及味道相同，统一外包装。研究开始后按研究对象的编号依次给每位入组对象发放相应药盒。由于两组药物的包装、外观、气味及味道相同，故研究者和研究对象亦无法根据药物的性状猜测出其分组情况，排除了受试者、研究者、资料分析者的主观影响，避免或减少了测量性偏倚，维护了证据的真实性。

盲法与随机分配隐藏不同，两者的目的、施与阶段和可行性不同。随机分配隐藏是为了避免选择性偏倚，作用在受试对象分配入组前，在任何随机对照试验中都能实施；而盲法是为了避免干预措施实施过程中和结果测量时来自受试对象和研究人员的偏倚，作用于受试对象分配入组接受相应干预措施后，并不是任何随机对照试验都能实施的。如比较外科手术和内科药物治疗某种疾病的疗效，随机分配方案隐藏是可行的，但手术与非手术药物治疗却难以盲法进行。

（三）是否观察报道了与临床有关的全部结果，随访时间是否足够长

试验是否对纳入治疗观察的全部病例完成随访并进行总结分析，最理想的证据应是没有患者失访或丢失，但这通常难以实现。丢失病例最好控制在10%以内，如果超过20%，则可能影响试验结果的真实性。可采用"最差病例分析"：如果研究证据有病例丢失，通常可将试验组丢失的病例计作无效，而对照组丢失的病例计作有效，再次计算结果，如与原结果一致，则说明丢失的病例对试验结果真实性的影响小。某些情况下，患者未完成所有干预，但随访到其最终结果，即有不依从的情况发生，但未失访。为维护证据的真实性，应按最初的分组情况，对全部病例的最终结局进行分析，即"意向性治疗分析"（intention-to-treat analysis，ITT）。如阿比朵尔治疗流行性感冒的随机双盲安慰剂对照多中心临床研究规定：安全性分析总体包括服用过至少1次研究药物且进行过至少1次安全性随访的全部受试者，不论其是否失访或剔除，安全性分析总体即ITT总体。该研究共纳入232例患者，其中22例患者（9.48%）失访或拒绝继续参加本试验（包括试验组7例，6.19%），对照组13例（10.9%），两组比较差异无显著性（$P=0.245$），由于232例患者入选后均至少服用1次药物和

有1次随访,故该研究有关观察结果的安全性分析应包括所有开始进入研究的232例患者。

上述研究发现:阿比朵尔在流感发病早期使用可以缩短疾病的持续时间,减轻症状的严重程度。不良反应主要为消化系统症状和血清转氨酶升高,但与安慰剂组相比,组间差异无显著性。该研究既报道了疗效,也报道了副作用,研究结果较全面,但目前不少研究仅报道好的疗效,而未报道措施的副作用或危害,使临床医师对结果不能做出正确评价。如某些口服避孕药的临床研究仅报道药物的避孕效果,而未报道阴道出血、乳房胀痛等副作用。

此外,如上界定终点时间部分所述,随访的时间一定要足够,以疾病能够好转或治愈的时间为准。如上述流感治疗性研究的观察期以1周为宜,而肝癌治疗性研究需至少随访5年以了解其生存率。

(四)组间基线可比性如何

随机分配虽可防止选择性偏倚,但如果没有进行分层随机,也有可能影响组间可比性,进而影响结果的可靠性。因此,分组后应对组间研究对象的基线可比性进行分析,如年龄、性别、病情、病程等重要临床特征是否一致。一致性高,则可比性好,结果真实性好。如上述研究:阿比朵尔疗效分析总体治疗前试验组和对照组基础情况,两组在年龄、身高、体重、婚姻、女性生育情况等方面无明显差异,在流感治疗前病程、体温、7个与流感有关的症状严重程度(鼻塞、咽喉痛、咳嗽、肌肉酸痛、疲劳、头痛和发冷出汗)及既往病史等方面也无显著差异,这说明两组患者可比,结果差异主要是因治疗方法不同。

(五)组间除防治措施外,其他处理措施是否完全一致

只有组间除防治措施以外的其他处理措施完全一致,才能肯定治疗后所产生的效果差异是由防治措施所致。组间的其他任何治疗包括支持治疗应一致,才能排除混杂、沾染和干扰,保证证据真实性。如上述阿比朵尔研究中,在施与阿比朵尔或安慰剂时,同时向两组患者提供10片对乙酰氨基酚,患者根据体温和疼痛情况自行服用,但却未报道对乙酰氨基酚在两组分别使用的情况及对研究结果的影响。该研究观察了流感相关的7个症状指标,其中包括肌肉酸痛和头痛,因此如果两组使用对乙酰氨基酚的比例和量不一致,如在治疗组使用较多,则治疗组疗效有可能提高,而致研究结果出现假阳性。

二、重要性评价

(一)评价防治措施证据效果的大小

临床测量防治效果和安全性的指标较多,包括:绝对危险降低率(absolute risk reduction,ARR)、相对危险降低率(relative risk reduction,RRR)、需治疗多少病例才能获得1例最佳结果(number needed to treat,NNT)、需治疗多少病例才会导致1例不良反应(number needed to harm,NNH)等。

(二)评价防治措施效果的精确度

所谓治疗效果的准确度就是可信的程度,上述效果程度的指标是以事件率或实际效果的绝对数据表示,显然仍有机遇因素的影响。为了提供其准确的程度以助于临床重要意义的评价和指导临床应用,常用95%可信区间表示。如可信区间宽,则精确度低。如在上述阿比朵尔治疗流行性感冒的随机双盲安慰剂对照多中心临床研究中,阿比朵尔与安慰剂组相比:试验组疾病持续时间均数为72 h(95%CI:66~78),对照组疾病持续时间均数为96 h(95%CI:87.46~104.54)。该研究结果的95%CI较宽,精确度较低。此外,还可采用χ^2检

验、t 检验等相关统计学方法进行疗效的显著性检验,从而对疗效的准确度做出评价。

三、临床实用性评价

(一)比较证据的患者与实际患者

影响结果的因素有患者的性别、年龄、文化程度、社会经济状况、种族及可影响结果的其他重要因素等。如参与研究的患者与实际工作中的患者有明显差异则不能将此类证据的结论应用于实际患者。如上述单次给维生素 D_3 预防佝偻病的研究是在我国西安地区对医院出生的足月适龄儿进行的,可能不宜用于我国西藏、新疆等日照充足、奶制品食用量大的人群。必要时可对证据的患者各亚组进行分层分析,联系实际情况进行评价,确定是否实用。

(二)评价实际的医疗条件

研究中报道的医疗条件是否与实际相符,医生素质的高低,患者依从性的高低,患者经济状况如何,能否承受医疗费用,医疗保险的覆盖范围如何,是否有追踪观察患者的条件等都会对应用证据后的结果产生影响。如我国某些经济落后地区的妇女在妊娠期没有条件到医院建卡做定期产前检查,因此,当地医务人员无法应用 50 g 糖筛查试验对妊娠妇女进行妊娠期糖尿病筛查,导致无法及早发现患者并进行相应处理,从而引起流产、早产、巨大儿、胎儿宫内窘迫等不良结局的发生率增加。故 50 g 糖筛查试验虽能较好地早期筛查妊娠期糖尿病患者,但目前也无法广泛应用于经济落后且未常规进行产前检查地区的妊娠妇女。

(三)评估患者应用证据后可能的收益与不利,患者对治疗结果和治疗方案的价值观

首先应评估如果不对患者进行干预,发生最大有利和有害后果的可能性是多少。然后评估如果应用既往研究证据进行干预后的利弊如何。如与不干预相比,利大于弊,则适于应用。在应用证据时,还要考虑患者对拟用证据的价值取向和意愿,向患者及家属交代所患疾病的后果及接受拟用干预措施后的利弊,帮助其做出判定,从而提高依从性。

四、临床疗效研究证据评价实例

美国妇女健康启动项目(women's health initiative,WHI)是一项在美国进行的以人群为基础的大规模、多中心、随机对照双盲的临床试验。主要研究目的是评价给绝经后妇女长期应用特定的雌、孕激素补充治疗的受益与风险比。

WHI 的纳入标准为:绝经后女性、年龄 50～79 岁(平均 63.3 岁)、可在当地居住 3 年以上的绝经后妇女。排除标准:曾患乳腺癌,患有可能使存活时间少于 3 年的疾患,过去 10 年患过其他肿瘤,血小板或红细胞压积减少,存在有不能依从的情况等。

1993—1998 年期间,该项临床试验在美国 40 个临床中心共纳入绝经后应用激素替代治疗(hormone replacement therapy,HRT)的妇女 2.7 万人。每位研究对象在测定基线状况之前,都有 3 个月的洗脱期。该研究的随机化方案由 WHI 临床协调中心设计,在各临床中心通过其各自的研究数据库,采用随机置换算法实施随机分组,并且按临床中心和年龄组进行分层。整个临床试验分为 4 组:已行子宫切除术的妇女随机分配到单纯应用雌激素(结合雌激素 0.625 mg,ET 组)或相应的安慰剂对照组;有子宫的妇女随机分配到雌、孕激素连续联合应用[结合雌激素 0.625 mg+(甲羟孕酮)2.5 mg,EPT]组和相应的安慰剂对照组。研究采用双盲法,研究对象和研究人员均不知道每位研究对象的分组情况,所有研究药物均有其单独的药瓶编号和条形码,当研究对象出现某些临床症状或体征需要处理时,则由未参与

研究结果测量和统计的妇科医师予以治疗,尽量保证研究人员和其他研究对象盲法的完成。

研究对象每半年随访 1 次,采用标准的问卷调查相关症状和体征,每年行乳腺检查,每 3 年行心电图检测。如研究对象发生某些状况,需停用药物,研究仍需继续随访这部分妇女直至研究结束。该研究采用回收药瓶并称重的方法来评估研究对象的依从性。该项临床试验研究的主要终点指标为心血管疾病(非致死性心肌梗死及心血管疾病死亡)及浸润性乳腺癌的发生率;次要终点指标包括髋骨骨折、结肠癌、子宫内膜癌、脑卒中、肺栓塞及其他各种原因引起的死亡等。研究对上述结果指标均有详细的定义,并采用 ITT 分析结果数据。该研究采取多种措施以保证研究数据准确、可靠,如采用标准化数据输入程序、定期报告和检查数据库、随机审查表格、常规巡查临床中心。该项试验原计划观察 8 年,预计在 2005 年 3 月结束。

参加 EPT 组的研究对象为 8 506 名,安慰剂组 8 102 名。参加 ET 组的研究对象为 5 310 名,安慰剂组 5 429 名。在平均随访 5.2 年时,研究的中期报告发现 EPT 组冠心病、中风与乳腺癌的风险较安慰剂组有所增加,浸润性乳腺癌的发生例数超过预先制订的安全限制:与安慰剂组相比,接受 EPT 治疗的绝经后妇女的心脏病事件、中风和浸润性乳腺癌的风险分别增加了 29%、41% 和 26%;结肠癌和髋骨骨折的风险分别减少 37% 和 34%。对上述几种风险的综合评价结果是绝经后妇女应用 EPT 弊多利少,不宜用于绝经后妇女心血管疾病的预防;在应用 HRT 预防绝经后妇女骨质疏松时,应考虑其对乳腺和心血管疾病的风险。为此,2002 年 5 月,该项临床试验的安全监察提前终止了 EPT 组研究,而另一半 ET 组的研究继续进行。该研究 EPT 组的结果继 20 世纪 70 年代发现单纯应用雌激素可致子宫内膜癌患病风险增高而引起人们对 HRT 产生恐慌后,再次引起了人们对 HRT 的怀疑和恐慌。

然而,2004 年,WHI 研究的另一部分 ET 组已平均观察了 7 年,与 EPT 组的结果不同,该组除卒中外,冠心病和乳腺癌的风险并没有增加。因结果已经明朗,该组研究也提前 1 年宣告结束。

WHI 是一项在国际临床流行病学专家的指导下进行的超大样本的、多中心的随机双盲对照研究。该研究设计采用了分层随机方案,通过研究中心制订随机方案、编号药瓶等措施对分组进行隐匿,并且对研究人员和研究对象实施盲法。从而,尽量避免选择性偏倚和测量性偏倚影响研究结果。该研究的随访时间充足,对于中途退出的研究对象仍保持继续随访,并且采用 ITT 法分析结果数据,避免发表偏倚、减员偏倚影响研究结果。研究在开始之前,对所有研究对象均予以 3 个月的洗脱期,以避免部分既往曾服用性激素的研究对象对研究结果产生干扰偏倚。研究对于结果指标的定义和结果数据的获取、录入、保存、计算均有详细的规定,以较好地避免测量性偏倚影响研究结果。由此可见,相较于其他的 RCT,WHI 的研究设计方案较科学合理,研究的实施难度较大,研究人员制订并采用了较多的措施以保证研究质量、研究结果的真实性和可靠性。但就是这样一个设计上比较完美的研究,也不可避免地存在一些问题,各国专家在对该研究结果进一步分析时,发现了其设计和实施方面的局限性。

(1) 该项临床试验在研究设计时,未按照是否做过子宫切除术而对研究对象进行分层随机分组。有子宫的绝经后妇女可被随机分至 ET 组、EPT 组或安慰剂组。但是,PEPI 项目研究结果表明单纯补充雌激素不适用于有子宫的妇女后,WHI 的研究计划随即做出相应改动:有子宫的妇女不分至 ET 组。因此,331 例已被分至 ET 组的绝经后妇女又被转至 EPT

组,故这部分妇女未达到盲法治疗。同时,在研究过程中,部分有子宫的妇女因不同原因行子宫切除术后,又被中途转到 ET 组,该部分妇女也未达到盲法治疗,然而,在结果分析时该部分妇女却仍归入 EPT 组进行数据分析。因此,虽然该研究的设计方案看似科学合理,但在具体实施过程中,却并未做到真正的随机和盲法,研究结果受沾染偏倚的影响,其真实性受限。

(2)在该项临床试验中,有 26.1% 的妇女在入组前曾经应用过或正在应用 HRT,有些妇女的用药时间长达 5 年,甚至 10 年以上。而乳腺癌发生的风险是随着 HRT 应用时间的延长而增加的。虽然研究对象于试验开始前有 3 个月的洗脱期,但研究的排除标准却并未进行相关限定。因此,研究结果可能受到干扰或沾染因素的影响,而且研究报告并未讨论这一情况可能对研究结果产生的影响。

(3)WHI 只评价了该研究感兴趣的部分结果,忽略了 HRT 的最明显受益,即有效缓解更年期症状。所以,其对 HRT 的受益/风险比的评估是不全面的。

(4)WHI 研究中 80% 以上是没有绝经症状的健康老年妇女,并不具备 HRT 的适应证。

(5)WHI 的研究对象平均 63 岁,比通常使用 HRT 的人群年龄高 10 年左右。众所周知,年龄越大,心血管疾病和乳腺癌的风险也就越高。WHI 本身的分析也表明 50 岁妇女多种疾病的绝对风险仅为 60 岁妇女的一半,是 70 岁妇女的 1/4。许多妇女在进入研究时已是上述疾病的亚临床状态。因此,研究结果可能受到年龄这一混杂因素的影响。HRT 多用于治疗绝经早期围绝经期症状,是否绝经早期应用 HRT 妇女的心血管疾病和乳腺癌发生的风险会有所不同呢? 在对年龄和绝经年限重新分层后,2007 年对 WHI 进行再分析,结果显示:绝经 10 年内开始接受 HRT 的女性,心血管疾病发生率低于安慰剂组,而绝经 20 年以上再开始接受 HRT 者则高于安慰剂组。据此,"雌激素应用窗口"理论和冠心病"治疗窗口"理论逐渐形成,并逐渐达成绝经早期和绝经过渡期接受 HRT 不增加冠心病风险的共识。

(6)WHI 应用了雌、孕激素连续联合方案(倍美力+甲羟孕酮)这一特定的治疗方案。因此,该研究结果无法推广到其他雌激素、孕激素、其他剂量、其他途径以及其他方案或其他人种。

(7)和某些风险相比,WHI 研究中所阐明的 HRT 对各种事件的绝对风险是很低的,甚至低于肥胖对乳腺癌和心血管疾病的风险。与初次妊娠晚、饮酒、超重及摄入钙剂或维生素 D 不足所引起的乳腺癌风险增加程度相似甚至更低。

鉴于上述结果的再分析,2013 年,国际绝经协会、美国生殖医学协会、亚太绝经联盟、内分泌协会、欧洲女性与男性更年期协会、国际骨质疏松协会和北美绝经协会再次共同制定并发布了绝经后激素治疗的专家共识:① 绝经后激素治疗对于任何年龄段的绝经后妇女均是治疗血管舒缩症状的最有效治疗措施,并且对于年龄小于 60 岁或绝经 10 年以内的妇女,该治疗方法的收益更大于风险。② 对于具有发生骨质疏松相关性骨折的年龄小于 60 岁或绝经 10 年以内的高危妇女,HRT 是其有效适宜的骨折预防措施。③ 标准剂量的单纯雌激素可降低年龄小于 60 岁或绝经 10 年以内的绝经后妇女的冠心病风险及其相关的死亡率,但雌孕激素联合应用于该年龄段的绝经后妇女的冠心病相关风险尚不明确。④ 应考虑个体生活质量需求及所存在的危险因素,制订个体化方案。⑤ 全身性 HRT 是缓解更年期症状的最有效手段,对子宫切除女性可使用 ET,有子宫女性应加用孕激素。⑥ 对于阴道干涩或性交不适雌激素治疗,推荐低剂量。⑦ ET 和 EPT 可增加静脉血栓栓塞和缺血性卒中的风险,但在年龄小于 60 岁的女性中较少发生。⑧ 在使用时间方面,应尽量以最低剂量和最短时间控制更年期症状,强调个体化。⑨ 50 岁以上进行 HRT 的绝经后妇女的乳腺癌风险与其用药时间和孕激素有关,归因于 HRT 的乳腺癌风险值小,停用 HRT 后其风险即降低。

(许良智　王家良)

第三十一章 疾病预后的研究与评价

第一节 疾病预后的概念

(一)疾病预后及其研究的意义

预后(prognosis)是指疾病发生后,对将来发展为各种不同后果(痊愈、复发、恶化、伤残、并发症和死亡等)的预测或事前估计,通常以概率表示,如治愈率、复发率、5 年生存率等。预后研究就是关于疾病各种结局发生概率及其影响因素的研究。医生、患者及其家属都迫切需要了解该病的预后情况,医生知道该病预后情况,不仅对选择治疗方案有重要意义,而且可以回答患者及其家属所提各种问题。然而,要对预后做出客观估计与判断,尽可能使预后结果接近患者的实际结局,有时有一定难度,只有对疾病的预后进行了科学的研究,掌握了大量的预后信息才能做到。

疾病预后研究的意义有:① 了解某种疾病的发展趋势和后果,从而帮助临床医师做出治疗决策,采用何种治疗方针和治疗方案,治疗迫切性如何,应当采用何种社会心理治疗;② 研究影响疾病预后的各种因素,有助于改变疾病的结局;③ 可以从疾病预后研究中来正确评定某项治疗措施的效果,例如治疗癌症方案 A 的 5 年生存率比方案 B 为高,则说明方案 A 的治疗效果较好。因此,疾病预后的研究具有重要的临床意义。

(二)疾病的自然史

疾病自然史(natural history)是指在不给任何治疗或干预措施的情况下,疾病从发生、发展到结局的整个过程。疾病的自然史包括 4 个时期。

1. 生物学发病期(biologic onset) 指病原体或致病因素作用于人体引起有关脏器的生物学反应,造成复杂的病理生理学改变,此时很难用一般临床检查手段发现疾病已经存在。

2. 亚临床期(subclinical stage) 是指病变的脏器损害加重,出现了临床前期的改变,患者没有明显症状,自觉"健康",但如采用某些实验室检查或特异性高及敏感度高的诊断手段,发现疾病已经存在而被早期诊断,可获得早期治疗。

3. 临床期(clinical stage) 指患者病变脏器更加严重而出现解剖上的改变和功能障碍,临床上出现了症状、体征和实验室检查的异常,而被临床医师做出诊断并进行及时的治疗。

4. 结局(outcome) 指疾病经历了上述过程,发展到终末的结局,如痊愈、伤残或死亡等。

不同疾病●其自然史差别很大,某些疾病自然史较短,如急性感染性疾病,短期内出现症状体征和实验室异常,进展较快,较短时期内即可出现结局,而某些慢性非传染性疾病的自然史较长,甚至可达数十年之久,如心脑血管疾病、糖尿病、高血压等,这些疾病的自然史也比较复杂。

研究疾病的自然病史对病因和预后研究、早期诊断和预防、判断治疗效果都有重要的意义。

（三）临床病程

临床病程(clinical course)是指疾病的临床期，即首次出现症状和体征，一直到最后结局所经历的全过程，其中可经历各种不同医疗干预措施。临床医师可采取医疗干预措施来改变其病程。

病程的概念和疾病自然史不同，病程可以因受到医疗干预（包括各种治疗措施）而发生改变，从而使预后发生改变。在病程早期就采取积极医疗干预措施，往往可以改善预后，在病程晚期进行医疗干预措施的效果就不那么明显，疾病预后就比较差，因此，临床医师十分重视疾病临床病程的估计。

（四）预后因素

凡影响疾病预后的因素都可称预后因素(prognostic factors)，若患者具有这些影响因素，其病程发展过程中出现某种结局的概率就可能发生改变。预后因素的研究有助于临床医师进行医学干预，包括筛检、及时诊断、积极治疗和改变患者影响健康的不良行为等，从而为改善患者疾病预后而做出努力。预后因素和危险因素不同，危险因素(risk factor)是指作用于健康人，能增加患病危险性的因素，而预后因素是在已经患病的患者中研究与疾病结局有关的因素，因此，疾病的危险因素和预后因素是不同的概念。虽然有些疾病中某些危险因素也可能同是预后因素，但多数是不相同的，例如从图31-1可见急性心肌梗死的危险因素与预后因素。由此可以看出，有些因素是相同的，且作用相似，如年龄和吸烟，随年龄增大，患病危险增加，预后也不好。有些因素是相反的，如性别，男性发生急性心肌梗死的危险性比女性大，但发生心肌梗死后女性的预后反而比男性差；又如血压，高血压是危险因素，发生急性心肌梗死后低血压则预后不佳。

健康⇨急性心肌梗死发作⇨结局：死亡，恢复，再梗死

危险性	预后
危险因素	预后因素
年龄	年龄
男性	女性
吸烟	吸烟
高血压	低血压
高脂血症	梗死部位
糖尿病	充血性心力衰竭
……	室性心律失常
	……

图31-1　急性心肌梗死的危险因素和预后因素之间的差别

影响疾病预后的因素是复杂多样的，概括起来有以下几个方面。

1. **早期诊断，及时治疗**　任何疾病能否得到早期正确诊断、及时合理治疗，是影响预后的重要因素，尤其是恶性实体瘤，如能早期及时诊断，通过手术治疗，常能获得较好的预后；而发现较晚，已多处转移，失去手术根治机会，则预后很差。如胃癌，通过胃镜发现的早期胃癌，如微小胃癌术后5年生存率可达100%，原位癌术后10年生存率也可达到80%，如侵及黏膜下者，10年生存率为65%，如侵及固有肌层者术后5年生存率为70%；而通过临床诊断的中晚期胃癌术后5年生存率仅为16.9%。

2. **疾病本身的特点** 疾病本身的特点包括疾病的性质、病程、临床类型与病变程度等，常是影响疾病预后的重要因素，某些自限性疾病如上呼吸道病毒感染，不需要治疗也可自愈，预后良好，同样是病毒感染如艾滋病和重症肝炎，预后就很差；败血症虽然病情很重，但可采用有效抗生素治疗而痊愈，而运动神经元疾病肌萎缩侧束硬化虽发展缓慢，但无有效治疗，预后很差，最终都因呼吸麻痹并发肺部感染死亡。霍奇金病的预后和病理类型有关，淋巴细胞为主型预后最好，5 年生存率为 94.3％，而淋巴细胞削减型预后最差，5 年生存率仅为 27.4％。

3. **患者的病情** 通常病情与预后密切相关，病情重者，预后较差。例如肝硬化预后和 child-push 分级有关，child-push 分级是依据肝性脑病的有无和严重度、腹水的有无和严重度、血清胆红素浓度、白蛋白减少程度及凝血酶原时间延长的程度综合评分，A 级 5～8 分，B 级 9～11 分，C 级 12～15 分。评分 C 级表示病情严重，预后差。

4. **患者自身的身体素质** 患者的身体素质是项综合指标，包括年龄、性别、营养状况、免疫功能等。同一种疾病，由于患者身体素质不同，预后差别可以很大。例如同一病理类型的非霍奇金淋巴瘤，若患者身体素质较差，年龄大，营养状况差，不能耐受强烈化疗，因而病情易进展，预后差，生存期短；而身体素质好的患者，经过正规强烈化疗，不仅可长期生存，甚至可以治愈。

5. **医疗条件** 医疗条件的优劣，直接影响疾病预后。例如败血症可因抗生素选择不合理，疗效差；如果结合细菌培养、药物敏感试验合理选用抗生素，疗效可以提高，预后也就较好。又如急性心肌梗死在医疗条件差的医院，许多疗效好的治疗措施都不能实施，病死率较高；而条件好的医院不仅医疗设施好，患者早期的正确诊断概率高且有抢救经验丰富的专科医师及许多有效治疗措施如溶栓治疗、经皮冠状动脉腔内成形术、冠状动脉支架术、冠状动脉搭桥手术等都可以选择，从而可以降低病死率，改善预后。

6. **社会、家庭因素** 如医疗制度、社会保险制度、家庭成员之间关系、家庭经济情况、家庭和患者文化教养及心理因素都会影响患者疾病的预后。

第二节 疾病预后评定方法及其指标

一、疾病预后的评定指标

（一）病死率
在罹患某病的患者总人数中，死于该病的患者所占的比例，称病死率（case-fatality rate）。病死率作为预后指标常用于病程短且易引起死亡的疾病，如各种急性传染病、急性中毒、心脑血管疾病的急性期和迅速致死的癌症。

$$病死率（\%）=\frac{死于该病的患者人数}{患某病的患者总人数}\times100\% \qquad （式 31-1）$$

（二）治愈率
患某病治愈的患者人数占该病接受治疗患者总数的比例，称治愈率（cure rate）。治愈率作为预后指标常用于病程短而不易引起死亡的疾病。

$$治愈率(\%)=\frac{患某病治愈的患者人数}{患该病接受治疗的总患者人数}\times100\%\qquad(式31-2)$$

（三）缓解率

缓解率(remission rate)指给予某种治疗后,进入疾病临床消失期的病例数占总治疗例数的百分比,有完全缓解率、部分缓解率和自发缓解之分。

$$缓解率(\%)=\frac{治疗后进入疾病临床消失期的病例数}{接受议程治疗的总病例数}\times100\%\qquad(式31-3)$$

（四）复发率

复发率(recurrence rate)为疾病经过一定的缓解或痊愈后又重复发作的患者数占观察患者总数的百分比。

$$复发率(\%)=\frac{复发的患者数}{接受观察的患者总数}\times100\%\qquad(式31-4)$$

（五）致残率

发生肢体或器官功能丧失者占观察患者总数的百分比称为致残率(disability rate)。

上述预后指标:缓解率、复发率、致残率等常用于长病程低死亡的疾病,许多慢性非传染性疾病都属于此类。这类疾病病情复杂,预后多样,可缓解、复发、好转、恶化、致残、死亡等。

（六）生存率

生存率(survival rate)即从疾病临床过程的某一点开始,一段时间后存活的病例数占总观察例数的百分比。

$$n\text{年生存率}=(_nP_0)\frac{活满\ n\ 年的病例数}{n\ 年内观察的总例数}\times100\%\qquad(式31-5)$$

式中 P 为生存率,前标 n 为随访时间长度,后标 0 为观察起始点。生存率常用于长病程致死性疾病,如各种癌症,病程较短的癌症可用 1 年生存率($_1P_0$),一般癌症用 5 年生存率($_5P_0$)表示预后。

二、生存分析

在生存分析(survival analysis)中,生存率有两种计算方法:直接法和间接法。

（一）直接法

本法简单、容易计算,如病例多时,抽样误差(s_p)小,一般结论满意;如病例少时,抽样误差大,可出现后一年生存率高于前一年生存率的现象。

预后研究中常出现失访现象,失访包括:① 失去联系者;② 死于其他疾病者;③ 由于进入研究的时间较短,到了整个研究终点而不能继续随访的,也视为失访。

$$_nP_0=\frac{N-\sum_0^n(dx+wx)}{N-\sum_0^n(wx)}\qquad(式31-6)$$

式中 N 为进入研究总人数,dx 为各年死于本病的人数,wx 为各年失访人数。如用单个生存率来表示预后常会丢失许多信息,如图 31-2 所示。图 31-2 所示四种情况：A. 夹层动脉瘤;B. 艾滋病;C. 慢性粒细胞白血病;D. 年满 100 岁老人。统计 5 年生存率,上述四种情况都是 10％,但生存曲线不尽相同。如 A 组夹层动脉瘤患者早期病死率极高,但如能在最初数月存活下来,则以后病死的可能性极小;B 组织 HIV 阳性患者发展到艾滋病引起,在整个 5 年内每年均有死亡者;C 组慢性粒细胞白血病患者在确诊后 1～2 年内,生存几乎不受影响,但以后死亡危险逐渐增高,至第五年时,大部分患者均已死亡;D 组为一般人群中年满 100 岁老年人的 5 年生存情况。这四种情况的 5 年生存率都是 10％,这是生存率的点估计值,它不能反映三种不同疾病 5 年间生存率变化情况,实际上上述三种疾病 5 年间生存率变化均不相同。如以随访时间为横坐标,生存率为纵坐标,即可获得生存率曲线(survival rate curve)。如图 31-3 所示,假定所有病例均随访到,没有失访,小样本获得的曲线为阶梯形,而大样本就形成光滑的曲线。生存曲线分析能获得有关疾病过程任何时刻的生存率,提供

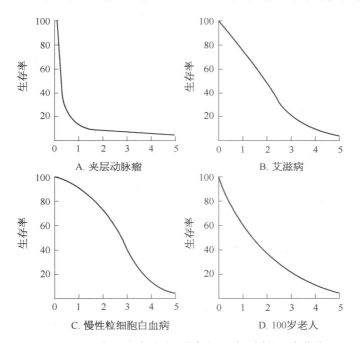

图 31-2　5 年生存率均为 10％时,四种不同的生存曲线

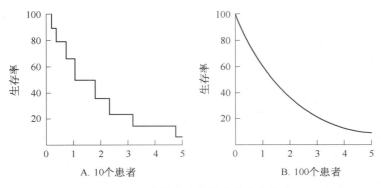

图 31-3　小样本和大样本的生存曲线

的信息远远超过点估计值。

（二）间接法

进行生存率分析,首先要对病例进行前瞻性队列研究,随访观察要以某一规定的起始点开始,如发病日期、确诊日期、治疗开始(或手术)日期,每一研究对象随访观察的起始点务必相同。随访观察的终止目标和终止日期也务必有统一规定,如随访观察到某月末或某年末截止,以死亡时间为终点,但多数随访情况并不那么简单,随访结果可能有四种情况。① 死(或复发)于本病;② 死于其他疾病;③ 观察到规定截止时间尚存活(未复发);④ 失访。后三种情况的观察值都未达到预定的观察终点,都不能提供完全的信息,这种数据称终检值(censoring value)或截尾值。对含有终检值的资料,当例数较多时可用寿命表法(life table)分析,发病例数较少时,也可用 Kaplan-Meier 生存率曲线分析法。寿命表法又叫条件概率法,是描述预后最常用的方法,它是根据概率论的乘法定律设计的,其基本步骤是先分别计算出患者进入观察后各年的生存概率,然后将各年的生存概率相乘,即得出患者进入观察后活过各年的生存率(累积生存率)。

Kaplan-Meier 曲线是以时间 t 为横轴,生存率 P 为纵轴,表示时间与生存关系的函数曲线。从曲线图可对某一病例的预期生存时间大于 t 的概率做出估计。随访观察的时间单位愈小,则精密度愈高,即生存期用日计比月计为佳,计算活过各时点的生存率也是应用连乘积方法。

应用间接法进行生存率分析时必须注意,所绘生存率曲线纵坐标所示是一个假想队列的生存概率,而不是患者实际的生存率;所计算出来的生存率是按概率方法计算出来的对某病各时期生存率的最佳估计。这种估计的可信程度将受到观察病例数的影响,曲线左侧的估计值较右侧可靠,因为左侧的观察病例数总是比右侧多,曲线右侧尾部的可信度往往受到病例数减少的明显影响。

（三）生存率比较

对比不同病型、不同病情、不同治疗方法对疾病预后的影响,可以对生存率进行比较,绘制成的生存曲线图可以直观比较。时序检验(log-rank test)是一种常用且较为理想的比较生存曲线的方法,其主要原理是运用 χ^2 检验,分析实际观察值与理论值之间的差值意义的大小,从而对各组之间的差异做出有无统计学意义的结论。比较两组在某一相同时点上生存率差异,可应用 Z 检验。比较两组生存率的显著性,检验也可用 Mantel-Haenszel 卡方检验,其基本原理是将相比的两组某相同时点的观察结果作为一层,为 2×2 表,不同时点形成一系列 2×2 表,然后用合并的 Mantel-Haenszel 卡方(χ^2_{MH})检验,表明两组在整个观察期间的差异。

生存率尚有总生存率(overall survival, OS)和无病生存率(disease free survival, DFS)之分,后者指患者治疗后进入疾病消失期的生存率,预后研究中还计算生存期的长短,即存活期。存活期的计标,可有平均生存期、中位生存期、无病存活期(disease free survival, DFS)、无"事件"存活期(event free survival, EFS)等。生存时间是一种连续变量,其分布常为非正态,因此使用中位生存期比较合理。生存时间数据中有一部分是完全的,即已经观察到某种事件的发生,如死亡;而一部分是不完全的,即经历了一段时间的观察,某种事件尚未发生,但由于种种原因而中止了观察,这种数据称为截尾数据,生存分析方法能够处理截尾数据。

第三节 疾病预后研究方法

(一)疾病预后研究常用设计方案

疾病预后研究包括预后因素的研究及预后评价研究,根据研究的目的及可行性的原则,可选择有关研究设计方案,包括描述性研究、病例对照研究、回顾性队列研究、前瞻性队列研究等,但预后研究的最佳研究方案是队列研究,包括回顾性队列研究和前瞻性队列研究,以后者为佳。所运用研究设计方案不同,研究结果可以相差很大,例如泌尿系统结石的复发率可有 20%～100%,溃疡性结肠炎癌变的机会为 3%～10%,这是因为研究方法不当造成的。

疾病预后的评定指标(如上节所述)和相关结果,可以将研究对象进行长期随访,纵向调查获得,其基本设计方案是纵向的描述性研究。如要进行两组病例预后评定的比较,其基本设计方案是队列研究。

(二)疾病预后研究设计的若干注意事项

1. 队列研究的起始点 队列研究设计的起始点称零点时间(zero time),在研究设计时必须要明确规定,是在病程的哪一点起进行观察,在两个队列中的每一个研究对象都要用同一起始点进行追踪、观察以及预后结局的比较。故预后研究,要尽可能选择疾病的早期,如收集的队列其集合时间接近疾病初发时日,则称起始队列(inception cohort),因此,起始点必须有明确的标准,不能含糊不清。如果队列研究的患者处于病程的不同阶段,开始观察时间不同,则对康复、复发、死亡等时间的描述很难准确,这种杂乱的零点时间,难以评价真正的预后。

此外,如像研究肿瘤患者的预后,可根据临床病理分期作为起始点,同期或异期间相比,其对预后的评价也是可信的。

2. 研究对象的来源和分组 研究对象的来源要具有代表性,能代表目标疾病的人群。同一种疾病来自不同级别医院,其预后研究结果可能不同,如采用来自三级医院病例的结局评估该病目标疾患者群的预后,显然代表性较差,因为三级医院常集中病情较重、病程接近后期的患者,因而预后差。如采用来自某地区各种级别医院中该疾病的病例作为预后研究对象,通常包括了各种型别及其病情严重程度各异的病例,颇能反映出目标人群的特点,因而代表性就比较好。

研究对象的分组也必须遵循可比性原则,即非研究因素在两组分布应相同,才有可比性。

3. 随访和失访 预后研究中随访工作十分重要,随访工作应组织严密,要尽量使所有研究对象都随访到,做到失访率越低越好,如失访率大于开始队列成员人数的 10% 应引起注意,如果大于 20% 则研究结果可能没有参考价值。因为失访的患者会使疾病预后的信息丢失,从而影响预后结果的可靠程度。防止病例失访应注意以下数点:① 加强对患者及其家属进行随访意义的宣传,以提高随访的依从性;② 建立健全随访管理制度,随访要有专人负责,并对失访者要及时采取随访措施;③ 做到积极回答患者来信的要求,不失信于患者;④ 改进随访信格式与内容,不用使患者及家属反感的措辞,要采用关心、体贴的语言等。

随访期限视疾病病程而定,原则上要有足够长的随访时间,以便能观察到疾病的所有结局。随访间隔时间的确定要合理,以便能观察到各种变化的动态过程。对于一般短病程的疾病,随访间隔时间要短些;病程长的病,随访间隔时间可以长些。随访过程中确定的各种结局,一定要有明确的定义和判断标准,在设计时就规定好,执行中不再变动,标准要有客观性,为了防止测量偏倚,最好用盲法观察等。

对失访者的处理可采用两种方法,一是按死亡统计,另一种是从观察患者人数中删除,不予统计。这两种方法均可损失预后的信息,对失访病例不多的研究,可采用经验法则估计预后的范围,具体方法为先假定失访者均出现预定结局,得到结局因素"最高"发生率,然后假定失访者均不出现结局因素,得到结局因素"最低"发生率,比较"最高"和"最低"率,如两者相差不大,则结果可取,如两者相差很大,则研究结果不可靠。这里宜将"最低"和"最高"值作统计学处理,如 $P<0.05$, $95\%CI$ 位于两值之间,其结果反而不可信,否则可信,这是因为该差值离真值太大。

(三) 疾病预后因素的研究方法

从前述已知影响疾病预后的因素很多,包括患者一般情况如性别、年龄、体质和营养状况、社会经济和心理状况等,疾病本身的情况如病理组织学类型,病灶大小,病原体种类,临床分期,治疗方法及患者、医护人员的依从性等。对疾病预后因素的识别和研究并予以干预将改善疾病的预后,这是疾病预后研究中另一项重要内容。

预后因素的研究方法和疾病危险因素的研究方法相似。一般可以先从回顾性的临床资料中进行筛检,然后通过病例-对照研究,进一步进行前瞻性队列研究加以论证,从而确定是否为预后因素。分析方法可先从单因素分析开始,然后进行多因素分析。

在单因素研究中确定某因素是否系预后因素时,必须保证观察组(存在某预后因素)和对照组(不存在该预后因素)两组的临床特点和其他非研究预后因素都要相同,但在实际工作中常不易做到。为了尽量减少混杂性偏倚,使预后因素的研究获得比较正确的结论,可以采用下列方法,如限制、配比、分层及标准化等方法加以平衡。由于疾病的结局和多种预后因素有关,各种预后因素可以互相影响,它们对结局的作用大小也不相同。为了全面正确地衡量预后因素的作用,近年来随着统计学方法的发展、计算机及多因素分析方法的应用,如多元回归、逐步回归、logistic 回归及 COX 模型等分析方法,可以进一步筛选出与疾病结局有关的主要预后因素,以助建立该疾病预后函数或预后指数,其中尤以 COX 模型应用最广。1972 年英国统计学家 D. R. Cox 提出一种能处理多因素生存资料数据的回归模型,称比例风险模型(proportional hazard model),简称 COX 回归或 COX 模型(参见本书第二十六章及有关统计学专著)。它可以允许"终检"(censoring)数据即截尾数据的存在,终检的原因可能是死于其他原因、失访或到资料总结时随访对象还活着但尚未发生所规定的事件,由于一部分患者"终检",使得许多常规统计方法都不宜应用,且 COX 模型还能有效处理随访迟早不一,随访时间长短不一及资料失访等临床预后研究中经常碰到的问题。前述生存率分析统计方法,基本上都属单变量的统计方法,以描述和分析一个因素对生存时间的影响,而 COX 模型可同时分析众多的因素对生存的影响。在 COX 模型做分析时,也可估计相对危险度。

第四节 预后研究中常见的偏倚及其处理方法

一、预后研究中常见的偏倚

(一) 集合偏倚(assembly bias)

集合偏倚或称分组偏倚、就诊偏倚。由于各医院的性质和任务不同,各医院收治患者的病情、病程和临床类型可能不同,就诊患者的经济收入在不同地区也可能有所不同。在集合成队列进行随访,随访结束时发现预后的差异是上述因素造成的而不是研究因素所致,这是一种选择性偏倚。

(二) 存活队列偏倚(survival cohorts bias)

从各医院收集病例组成队列进行预后研究,由于收集的队列不一定都是起始队列(inception cohort),而是可供研究的病例,都是该病病程中某一时点进入队列且都是存活的病例,故称存活队列偏倚,那些未入院失访病例的信息丢失,造成预后判断的不正确。例如采用起始队列进行研究,集合队列 150 例,随访结果时,预后好的 75 例,预后不好的 75 例,各占 50%;如从医院可供研究的病例组成队列,共 50 例进入队列,其中预后好的 40 例,预后不佳 10 例,占 20%(10/50),可见这里不良预后竟是 20%,而真值是 50%。从这里可以发现,同一例子因为形成队列不同,如采用起始队列,则 50%病例预后良好,如采用可供研究的病例集合成队列,结果有 80%病例预后良好。因此,存活队列偏倚实际上也是集合偏倚的一种特殊类型。

(三) 失访偏倚(lost to follow-up)

这在临床预后研究中是经常遇到的。由于观察时间长,观察对象因迁移、外出、不愿继续合作、因药物不良反应而停止治疗或死于非终点疾病等原因脱离了观察,即失访,造成对研究结果的影响,称失访偏倚。例如一项预后研究是对 100 例患者进行随访观察,但最后有 20%患者失访,在观察到的 80%病例中,其疗效为 80%。如果失访的 20 例中也同样有 80%的疗效,则该研究的实际疗效为 80%。若在随访的 20 例中疗效差的占 80%,则实际疗效仅 68%。可见失访偏倚可严重影响研究结果的真实性和可靠性。

(四) 零时不当偏倚

系由于观察对象之间观察的起始时刻不在该疾病病程的同一起始时刻。例如肾结石的复发率,有人仅从患肾结石住院手术的患者中了解既往有无结石史,发现肾结石的复发率为 30%。住院患者由于观察的零时刻不同,将初发与复发划入同一组去观察预后,显然过高估计复发率。

(五) 迁移性偏倚(migration bias)

随访观察期间患者退出、失访或从一个队列移至另一个队列等各种变动引起的偏倚。变动的人数过多必然会影响结论的真实性。

(六) 测量性偏倚(measurement bias)

观察与判定结局过程发生偏倚,有些结局如死亡、脑血管意外或某些肿瘤,诊断十分明确,不容易遗漏,但是有些结局,如特殊死因、亚临床疾病、不良反应或残疾等判断就不那么清楚,判断时难免有出入,从而影响预后研究的结论,这就是测量偏倚。

二、偏倚的处理方法

(一) 随机化(randomization)

从理论上讲,两个队列进行比较,应当除研究的预后因素外,其他因素最好两组均相同,即基线状况要相同,这样才能比较该预后因素在两组中有无差异。随机化是消除选择偏倚最好的方法,真正的随机化是指每个研究对象都有同等的机会进入观察队列和对照队列,随机化分组使两组可比,但由于队列研究一般是自然分组的,随机化更多地体现在随机抽样环节。

（二）限制（restriction）

在选择研究对象时，限制在具有一定特征的对象中进行观察，以排除其他因素的干扰。例如研究年龄是否急性心肌梗死的预后因素，如将研究对象限制在黄种人、男性、无并发症的前壁心肌梗死患者中进行观察，这样就可以排除种族、性别、心肌梗死部位和并发症等因素的干扰和影响，就能比较清楚地反映年龄对急性心肌梗死预后的影响，但用这种方法来控制偏倚所获得的预后结论常有很大的局限性。

（三）配比（matching）

配比就是为观察组的第一个研究对象匹配一个或几个具有同样因素的对照，然后比较两组的预后因素，配比的方法能消除这些因素对结果的潜在影响。许多研究者常以年龄、性别和种族作为配对条件，因为这些因素常是最常见的混杂因素。许多其他因素也可作为配对条件，如病期疾病严重程度和先前的治疗等，但千万不能把研究因素当做配对条件，否则就不能观察该研究因素在两组中的差异。

（四）分层（stratification）

分层常是最常用的检出和控制偏倚方法之一，特别是有潜在的混杂偏倚时，应用分层方法控制偏倚主要是在临床科研资料的分析阶段。分层是指将科研资料按某些影响因素分成数层（亚组）进行分析，观察研究因素是否在每层内两组间均有差异，以明确该研究因素是否是独立的预后因素。有作者欲研究霍奇金病的预后和初诊时纵隔肿块大小有何关系，所有的研究对象均经过根治性淋巴结放疗。治疗后，无论纵隔肿块的大小，所有患者均进入缓解期，发现复发率和纵隔肿块大小有关，纵隔肿块大者的复发率为 74%，显著地高于肿块小者（27%）及无纵隔肿块者（19%）。此结论是否真实，有否混杂因素？众所周知，霍奇金病的预后和临床分期及有无症状有关。因此作者按临床分期及有无症状进行分层分析，从表 31-1 可见纵隔肿块大小和霍奇金病预后关系是独立存在的，并不是由于其他预后因素如临床分期和有无症状的影响而获得的假象。

表 31-1　纵隔肿块大小和霍奇金病预后关系的分层分析

		例数和复发率（%）	
		纵隔肿块大组	纵隔肿块小或无组
分期	Ⅱ	10/14（71）	6/32（19）
	Ⅲ	4/4（100）	7/13（54）
症状	无	10/14（71）	11/41（27）
	有	4/4（100）	2/4（50）

（五）标准化（standardization）

比较两个率，特别是当两组对象内部构成存在差别足以影响结论时，可用率的标准化加以校正，即使可能影响结果的因素受到同等的加权，则这两个率可比。这种方法称标准化（或校正）。

（六）多因素分析方法

在临床预后因素研究中常比较复杂，可有多个预后因素相互作用，从而影响结局，应用单因素分析还不能将各预后因素对结局的影响分析清楚，此时应借助于多因素分析方法，多因素分析可同时处理多个因素,可以从中筛选出与疾病结局有关的主要预后因素及这些因素在决定预后中的相对比重。在预后因素研究中以比例风险模型 COX 回归分析方法最为常用。

第五节　疾病预后研究的评价原则

对有关疾病预后研究的质量及其研究结论是否真实可靠,应进行评价。文献评价包括三个方面:真实性、重要性和实(适)用性。评价的原则和标准可归纳为九条(表31-2),现分述如下。

表31-2　预后研究文献的评价原则

评　价　原　则
真实性
队列的起始点是否相同
队列是否有代表性
随访是否足够长,是否完整
判断结局时是否有客观的结局标准,是否采用盲法
是否对影响预后研究的重要因素进行了统计学的校正
重要性
报告预后研究的结果是否完整
研究结果的精确性如何? 即可信区间是否较窄
实用性
我们经治的患者是否与文献报道的患者差异明显
研究结果是否有助于治疗方案的制订和对患者及其亲属做出解释

(一) 观察预后的研究对象是否都处于同一起始队列

预后研究要求各队列的研究对象观察疾病预后的起始点一定要统一,可以是症状首发时间、疾病确诊时间或治疗开始时间,务必明确,不应存在杂乱的零点时间。如研究脑卒中的预后因素,纳入的研究对象应是首次发作的脑卒中患者,排除第二或第三次发作者。对入选的研究对象处于病程的哪一个阶段必须清楚地叙述。所选择的零点时间最好是处于病程的早期,即起始队列(inception cohort)。如研究 AML 的生存时间,应该有统一的起点,最好是从诊断之日开始计算,而不能有的是诊断第一天为起点时间,有的是化疗第一天为起点时间。

(二) 研究的对象是否能代表被研究疾病的目标人群

对纳入的研究对象应具有明确的诊断标准、纳入标准和排除标准。对研究对象的来源应作详细叙述,以便判断有无选择性偏倚,对进行预后研究的地区、医疗机构也应叙述,以便了解研究对象的代表性,判断选择研究对象时是否存在选择性偏倚。例如三级医院的糖尿病患者可能血糖更高,并发症较多,而二级和地段医院的糖尿病患者血糖较低,并发症较少。又如研究急性心肌梗死的生存预后,如果采用入院病例作为研究对象,可能就把一些病情严重在急诊就死亡的病例排除在外,病例的代表性就存在问题,导致预后的高估。对研究对象的情况包括年龄、性别、疾病严重度和有否并发症存在等都应详细介绍,这些都和预后有关。

(三) 随访时间是否足够,随访是否完整

由于预后因素常常存在于不良结果时间发生之前一段较长的时间,因此随访时间必须

足够长,以便发现关注的研究结果。如果随访时间很短,只有一小部分患者出现了目标观察事件,如肿瘤发生、康复、复发或是不良事件的发生,这样就不能反映该疾病预后的真实情况,并且随访必须完整,在理想情况下,应当所有纳入研究的对象从疾病早期一直随访到完全康复、复发或死亡,但事实上难以做到,因此存在一定的失访率。如何来判断失访对结论的影响,一般遵从"5 和 20"原则,失访率<5%,其研究结果偏倚少;如失访率>20%则严重影响结果真实性,5%和20%之间结果较可靠。亦可通过前述的敏感性分析来估计对结论的影响,比较"最高"和"最低"发生率,如两者相差不大,则结果可信,如两者相差很大,则研究结果不可信。

(四)判断结局有无客观标准,是否采用了盲法

观察疾病预后的终点,即结局应有客观的标准。在研究开始前,研究者必须对结局进行明确的定义,要有客观的测量标准。有些预后容易确定,如死亡,但大多数结局,如痊愈、残疾、复发、生存质量改变等,都需要有客观的标准,以避免临床医生在判断预后结局时产生分歧,从而影响预后研究的结论。如果判断预后结局属"硬"指标,如"死亡""残疾"等可以不用盲法判断,如结局属"软"指标,如一过性脑缺血、不稳定性心绞痛,则应采用盲法判断,以避免发生疑诊偏倚(diagnostic-suspicious bias),即研究者竭力去寻找观察组中存在被研究结局的证据,而对待对照组则不然;以及预期偏倚(expectation bias),即凭主观印象判断预后产生的偏倚。

(五)是否对影响预后研究的重要因素进行了统计学的校正

预后研究中可能存在各种混杂因素,从而影响预后研究的结论。因此在下结论时应对这些因素应用统计学方法进行校正。Framingham 的研究者曾报道风湿性心脏病心房颤动患者的脑卒中发生率约为 41/1 000 人年,与非风湿性心脏病心房颤动患者的脑卒中发生率十分接近。但风湿性心脏病患者比非风湿性心脏病患者更年轻。对患者的年龄、性别和高血压状态进行校正后,风湿性心脏病心房颤动患者脑卒中的发生率实际是非风湿性心脏病心房颤动患者的 6 倍。由于治疗可以改变患者的预后,因此在分析预后因素时,同样需要对治疗上的差别进行校正。校正的方法最简单的是分层分析,如各亚组有不同预后结果,说明具有混杂因素的干扰,如各亚组均获得相同预后结果,说明被研究的预后因素是独立的预后因素。较为复杂的校正方法是多因素分析法如 logistic 回归及 COX 模型分析,适用于有多个混杂因素的校正。

(六)报告预后研究的结果是否完整

预后研究的定量结果是在一段时间内发生结局的事件数,比如报告生存率有三种方法。① 某一时间点的生存率:如 1 年生存率、5 年生存率等;② 中位生存时间(median survival time):即观察到 50%的研究对象死亡的随访时间;③ 生存曲线(survival curve):可以了解预后随时间变化情况。例如所报告的 1 年生存率都是 20%,但两条生存曲线形态不同,一条显示中位生存时间为 3 个月,提示疾病早期预后就很差;另一条显示中位生存时间为 9 个月,提示疾病早期预后好,随着时间推移而逐渐恶化。因此生存曲线可以了解预后的全貌。完整地报告预后研究结果应当同时报告某一时点的生存率、中位生存时间以及生存曲线等。

(七)研究结果的精确性如何

除了报道生存率、生存时间、生存曲线,还应当报告预后估计的精确度,即预后结局概率的 95%可信区间。对预后因素的研究可用相对危险度和绝对危险度等来表示,同时也要报

告 95％可信区间。95％CI 较窄,说明样本量足够大,结果精确性高,对总体预后的估计更精确。

(八) 我们处治的患者是否与文献报道的患者差异明显

我们经治的患者是否可以采纳文献报道的结果,还要关注患者与文献报道的研究对象是否在年龄、性别、疾病特征等方面相似或存在极大的差异? 如果差异不明显,就可以应用研究结论。

(九) 研究结果是否有助于治疗方案的制订和对患者及其亲属做出解释

研究结果是否直接有助于治疗方案的取舍? 例如在非风湿性心房颤动患者中应用华法林抗凝治疗,能降低缺血性脑卒中的发生率,但在一项"孤立性心房颤动"患者(60 岁以下,无相关的心肺疾病)的研究中,15 年内脑卒中发生率仅为 1.3％,长期应用华法林治疗的危险性很可能超过得益,因此这类患者不必采用华法林抗凝治疗。该研究对确定华法林抗凝治疗的取舍有重要临床价值。

研究结果是否有助于对患者及其亲属做出解释? 例如一项可信、精确度高的研究结果显示疾病具有良好的预后,则十分有助于向焦虑的患者及其家属做出解释而使其放心并配合治疗。另一方面,一项质量高的研究结果显示疾病预后不良,就可以与患者和其家属进行有关不良预后结局的讨论,这同样也有实用价值。

以上评价预后质量的 9 条原则可分别结合表 31-2 内容予以分析,以求理论更好地和临床循证实践相结合。

第六节　文献评价案例

(一) 文献基本内容

1. 文献题目　Arandomized comparison of 4 courses of standard-dose multiagent chemotherapy versus 3 courses of high-dose cytarabine alone in postremission therapy for acute myeloid leukemia in adults: the JALSGAML201 Study。

2. 文献来源　Blood,2011,117:2366-2372。

3. 研究目的　在年龄＜65 岁的 AML 患者获得第一次完全缓解(CR)后,比较 2 种治疗方案对患者预后的影响。一种方案为 4 个疗程的标准剂量、多种化疗药物组合的传统方案(CT),另一种方案为 3 个疗程的大剂量 Ara-C(HiDAC)。

4. 研究设计　为随机对照临床试验,CONSORT 流程图见图 31-4。2001 年 12 月至 2005 年 12 月期间共有 1 057 例新诊断的 AML 符合纳入标准,年龄 15~64 岁,来自 129 个研究中心。第一次随机分组,分别用 IDA+Ara-C 和 DNR+Ara-C 诱导缓解方案进行诱导治疗,共有 823 例患者取得 CR。CR 后再次随机分组,分别用 4 个疗程的大剂量 Ara-C 和 3 个疗程的标准传统方案,42 例患者因为各种原因未参加第二次随访分组。中位随访时间为 48 个月(5~78 个月)。第一次随机化后的观察指标是 CR,第二次随机化后的主要观察指标是 DFS,次要观察指标是 OS 和 3 级以上的不良反应。DFS 定义为从 CR 的第一天开始到白血病复发或各种原因死亡;OS 定义为从白血病诊断的第一天到各种原因死亡。Kaplan-Meier 法估计 DFS 和 OS,单因素预后分析采用 Log-rank 方法,多因素预后分析采用 COX 回归模型。

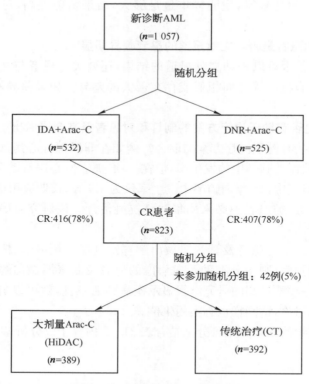

图 31-4 CONSORT 流程图

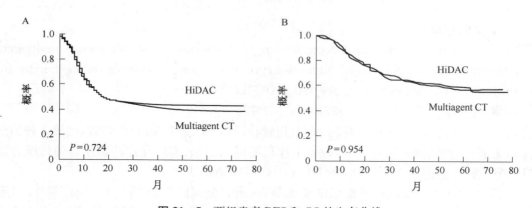

图 31-5 两组患者 DFS 和 OS 的生存曲线

A：大剂量 Ara-C（HiDAC）组的 DFS 是 43％，传统化疗（CT）组为 39％（$P=0.724$）；B：HiDAC 组和CT 组的 5 年 OS 分别是 58％和 56％（$P=0.954$）

5. 研究结果 HiDAC 组和 CT 组的 5 年 DFS 分别为 43％和 39％（$P=0.724$），5 年 OS分别为 58％和 56％（$P=0.954$）（图 31-5）。在染色体预后良好组，HiDAC 组和 CT 组的 5年 DFS 分别为 57％和 39％（$P=0.050$），5 年 OS 分别为 75％和 66％（$P=0.174$）（图 31-6）。在染色体预后中等和不良组中，两组的 DFS 和 OS 无统计学差异。

应用 COX 回归模型进行多因素预后分析，对于 DFS 而言，发病时白细胞$\geq 20 \times 10^9$/L、诱导疗程数 2 次、年龄>50 岁为独立的预后因素，校正了这些因素后缓解后的强化方案（应

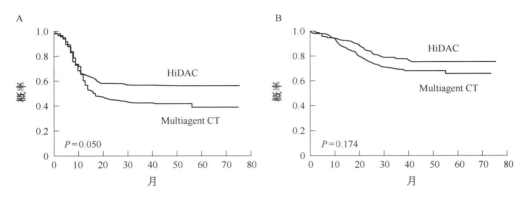

图 31-6　染色体预后良好组的 DFS 和 OS

A：HiDAC 和 CT 组的 5 年 DFS 分别为 57％和 39％（$P=0.050$）；B：HiDAC 和 CT 组的 5 年 OS 分别
为 75％和 66％（$P=0.174$）

用传统化疗）并非独立的预后因素。对于 OS 而言，年龄＞50 岁、诱导疗程数 2 次、发病白细
胞≥$20×10^9$/L、原始细胞过氧化酶（MPO）阳性率＜50％为独立的预后因素，而校正了这些
因素后缓解后的强化方案不是独立的预后因素（表 31-3）。在 HiDAC 组，白细胞减少更明
显，持续时间更长，感染率更高（表 31-4）。

6. 结论　完全缓解后，传统化疗与大剂量 Ara-C 治疗的疗效相当。在染色体预后良好
的患者中 HiDAC 的 DFS 优于传统化疗。

表 31-3　应用 COX 回归进行多因素预后分析

变　　量	分　　类	HR	P 值
DFS			
发病时 WBC 计数	≥$20×10^9$/L	1.49	＜0.000 1
诱导缓解次数	2 个疗程	1.50	0.000 6
年龄	＞50 岁	1.33	0.002 8
强化方案	传统化疗	1.04	0.712 8
OS			
年龄	＞50 岁	2.00	＜0.000 1
诱导缓解次数	2 个疗程	1.58	0.003 3
发病时 WBC 计数	≥$20×10^9$/L	1.41	0.007 0
MPO 阳性的原始细胞比例	＜50％	1.42	0.014 9
强化方案	传统化疗	0.96	0.776 8

注：DFS：无病生存；WBC：白细胞；OS：总体生存；MPO：过氧化酶。

表 31-4　两组不良反应发生情况比较

	大剂量 Ara-C 组	传统化疗组	P 值
第一次化疗后最低白细胞（×10^9/L）	0.17	0.40	＜0.000 1
第一次化疗后白细胞＜$1.0×10^9$/L 持续时间（天）	13(0～40)	12(0～36)	0.000 5
感染发生率(％)	20.9	14.5	＜0.001
出血发生率(％)	0.8	0.7	0.601
30 天死亡率(％)	0.9	0.6	0.389

(二) 文献评价

(1) 观察预后的研究对象是否都处于同一起始队列？

是。急性白血病均为原发性、新诊断的病例,排除了继发性白血病和复发难治的病例。该文对 DFS 和 OS 有明确的定义,DFS 定义为从 CR 的第一天开始到白血病复发或各种原因死亡,OS 定义为从白血病诊断的第一天到各种原因死亡。

(2) 研究的对象是否能代表被研究疾病的目标人群？

是。该研究为多中心研究,研究对象来自 129 个研究单位,1 000 多例病例,样本量大,代表性好。诊断标准明确,在各个研究中心诊断后,有一个专门的专家小组复核每一例纳入病例的血片和骨髓片,确保诊断的准确性。研究设计时计算了样本量,使把握度达到 80% 以上。

(3) 随访时间是否足够？ 随访是否完整？

是。该研究中位随访时间为 48 个月(5~78 个月),从图 31-5 可以估计中位 DFS 约为 20 个月,但尚不能得出中位 OS 时间,对于主要观察指标 DFS 而言随访时间足够,但对于次要观察指标 OS 而言,随访时间尚不够。该文没有直接报道失访率,根据文章描述,所有患者均有完整的随访结果。

(4) 判断结局有无客观标准？ 是否采用了盲法？

是。观察结局为 CR、DFS、OS 和不良反应,均有明确的定义。因为观察指标为客观的指标,不容易产生测量性偏倚,允许不采用盲法。

(5) 是否对影响预后研究的重要因素进行了统计学的校正？

是。应用了 COX 回归模型进行了多因素的分析,对影响预后的主要因素进行了校正。

(6) 报告预后研究的结果是否完整？

是。报道了 CR 率、复发率、DFS、OS,采用 Kaplan-Meier 生存曲线形式展示了结果,也报道了 COX 回归分析后的 HR 值和 P 值。没有报道具体的中位生存时间,但读者可以根据生存曲线进行估计。

(7) 研究结果的精确性如何？

否。没有报道 95%CI,特别是表 31-3 中 HR 应该同时写出 HR 的 95%CI。

(8) 我们经治的患者是否与文献报道的患者相似或差异明显？

该研究为多中心、大样本量研究,亚洲的日本患者与我们中国患者应该相似,不会有很大的人种差异。

(9) 研究结果是否有助于治疗方案的制订和对患者及其亲属做出解释？

是。该结果为临床医生提供了治疗决策,有助于对患者进行解释。

总体而言,该研究结论可信,有临床应用价值,可以指导患者的治疗。

(三) 小结

该研究采用 RCT 的研究方法进行随机分组,保证了两组的可比性,再结合前瞻性队列的方法进行长期随访,随访率高,得出比较可靠的结论,指导临床决策。

(林果为　王小钦)

第三十二章 突发公共卫生事件的
研究、干预与评价

案例：三聚氰胺污染配方奶粉导致儿童泌尿系结石的突发公共卫生事件调查

2008 年 9 月，我国大批婴幼儿发生泌尿系统结石病，初步怀疑其原因可能是由于食用了含有大量三聚氰胺的三鹿牌婴幼儿配方奶粉所致。为了查明两者之间的因果关联和病例的临床特点，北京大学第一医院等机构开展了这项临床流行病学研究工作。研究者以 589 例 3 岁以下泌尿系结石症患儿为研究对象，设计了临床与流行病学调查问卷，以了解婴幼儿的三聚氰胺污染奶粉暴露史、临床症状、可能危险因素和泌尿系结石情况并对其进行了尿常规分析、肝肾功能检测、尿生化标志物、尿钙/肌酐比值和泌尿系统超声检查。将所调查的患儿分为高三聚氰胺污染组（＞500 ppm）、低三聚氰胺污染组（＜150 ppm）和无三聚氰胺污染组（0 ppm）。结果显示，高三聚氰胺污染组婴幼儿发生结石的可能性是无三聚氰胺污染奶粉组的 7 倍（$OR=7$，$95\%CI$：$2.1\sim23.0$），所有组内的早产儿发生结石的可能性是足月儿的 4.5 倍（$OR=4.5$，$95\%CI$：$1.6\sim12.4$）。从而为三聚氰胺污染配方奶粉与儿童泌尿系统结石之间的因果关联提供了强有力的证据并发现患儿往往缺乏典型泌尿系统结石的症状和体征，临床诊断多需要借助超声检查来完成，为临床工作者诊断婴幼儿泌尿系统结石提供了有益的指导。该项研究成果发表在国际权威的医学杂志上，受到国内外广泛关注（N Engl J Med 2009，360：1067 - 1074.）。

第一节 突发公共卫生事件概述

我国《突发公共卫生事件应急条例》中将突发公共卫生事件（emergent public health events）明确定义为："是指突然发生，造成或者可能造成社会公众健康严重损害的重大传染病疫情、群体性不明原因疾病、重大食物和职业中毒以及其他严重影响公众健康的事件。"如果这种事件恶化，则成为"灾难"。

条例中突发公共卫生事件管理的范围主要指传染病疫情的暴发和一些重大中毒事件，与我们通常所讲的突发公共卫生事件相比范围相对较窄，因此可以认为条例中规定的突发公共卫生事件定义具有一定的局限性。

从公共卫生角度考虑，突发公共卫生事件是指突然发生或者可能发生，凡是直接影响到民众健康和社会安全，需要紧急应对的公共卫生事件，包括生物、化学、核辐射等恐怖袭击事件，重大传染病疫情、群体不明原因疾病、严重的中毒事件，影响公共安全的毒物泄露事件，放射性危害事件，影响民众健康的地震、海啸、洪水等严重自然灾害以及其他严重影响民众健康事件等，也均属于突发性公共卫生事件的范畴。重大传染病的概念也不是专指甲类传染病，乙类与丙类传染病引起的暴发或造成多例死亡、罕见的或已消灭的传染病、病原学不明的疾病、新出现的传染病等也均包含在其中。如案例中三聚氰胺污染配方奶粉导致大批儿童发生泌尿系统结石也属突发性公共卫生事件。

历史上,无数起突发的灾害和事故不仅导致了大量死亡,还引起了社会动荡、传染病暴发和饥荒,既影响着人类的健康,又影响着人类社会的安定和幸福。多种多样的突发公共卫生事件,概括起来,不外乎疾病暴发、自然灾害和人为事故三大类,后两类事件的积累后果更加严重。随着全球人口的不断增长和资源的逐步耗竭,突发公共卫生事件的发生频率和强度也许会进一步增加,其危害性可能更为突出。当前,许多国家已将突发公共卫生事件列为重要的公共卫生问题之一。

突发公共卫生事件是在公共卫生领域突如其来、不易预测的,往往具有以下特征。

(一) 突发性

突发性或称之为意外性或高度不确定性。是指许多公共卫生事件发生突然,其发生的时间、地点、影响面、波及的程度均有很强的隐蔽性,虽然存在着发生征兆和预警的可能,但往往难以对其进行准确预测和及时识别。例如各种生物、化学、核恐怖袭击事件,自然灾害引起的暴发疫情和食物中毒等,均难以预测其发生的时间和地点。如 2002—2003 年我国部分地区发生的传染性非典型肺炎(SARS)疫情,开始很难预测到会波及全国 24 个省、自治区和直辖市,乃至世界其他地区,致使我国和世界有关国家在政治、经济和民众生命健康等方面都蒙受了巨大损失。

(二) 多发性

突发公共卫生事件发生后,受危害的不是少数,往往涉及范围广,受害群体较大,故有时亦称群体性,且可长时间地对民众的身心健康产生危害,具有公共卫生属性。例如 2004 年仅国家疾病预防控制中心参与处理的中毒事件就多达 5 401 起。

(三) 多样性

我国地域广阔,人口众多,自然因素和社会因素复杂,所以突发公共卫生事件的种类也呈多样性。其中不仅包括重大传染病疫情、食物中毒、不明原因引起的群体性疾病、有毒有害因素污染造成的群体中毒、急性职业中毒,同时还包括各种自然灾害以及生物、化学恐怖和核辐射事件等多种类型。

(四) 破坏性

既有直接的破坏,还同时具有很多间接的、长期的破坏。如核事故突发事件不仅伤害现场人员的健康,严重者还能影响下代子女。2003 年 SARS 的暴发不仅给民众的身心健康和生命安全带来了巨大威胁,同时对商业贸易、旅游、交通运输与社会安定等均产生较大负面影响。

(五) 规律性和阶段性

突发公共卫生事件的发生、发展有一定的规律性,通常可分为 4 个阶段。

1. 先兆阶段 即突发公共卫生事件发生前的阶段,可能有些先兆表露,如能识别和处理,则往往得以避免。因此,做好监测和预警工作、及时识别事件的先兆,采取有效应对措施,对控制事件的发生会起到积极的作用。

2. 发生阶段 鉴于突发公共卫生事件发生的时间、地点难以预测,一旦发生,往往会迅速蔓延。

3. 消退阶段 针对事件的特点,卫生部门会采取相应干预措施,事件发展速度会减慢,甚或逐渐被得以遏制。

4. 消除阶段　经有效干预后,得到完全控制,直至完全消除,严防"死灰复燃"。

(六)应急处置的综合性和系统性

突发公共卫生事件并非为单一的公共卫生问题,也涉及许多社会问题,政策性很强,所以对其处理将需要在政府的统一领导下,多系统、多部门的共同参与,综合协调,各部门分工合作、共同努力,甚至全社会都要动员起来参与这项工作,才能有效应对,或将其危害降低到最低程度。

(七)国际性和透明性

突发公共卫生事件的发生具有国际互动性。如一些重大传染病可以通过交通、旅游、运输等各种渠道进行远距离传播,甚至可波及全球其他地区和国家。因此,当今突发公共卫生事件的发生信息受国际广泛关注,对其应急处置应是透明的,这关系到政府对公众的关心程度和在国内外的声誉。

(八)紧迫性

突发公共卫生事件发生后,必须动员各方力量,进行紧迫有效处理,力求尽快控制,把损失减少到最低程度。

众所周知,任何一次严重的突发性公共卫生事件,都可以造成大量的人员伤亡,影响人民的生活安定并导致心理创伤,对整个社会也会造成严重度不同的经济损失,破坏自然生态环境,对社会经济的发展会造成相当的负面效应。现就国内外近百年来发生的一些突发公共卫生事件所造成的后果与成因列表 32-1,从中可了解它们的严重性。

表 32-1　国内外近 100 年来发生的一些重大公共卫生事件概览

年　份	名　　称	造成的后果	成　　因
1910 年	中国东北鼠疫大流行	死亡人口达 42 000 人以上	鼠疫杆菌
1930 年	比利时马斯河谷烟雾事件	1 周内近 60 人死亡,千人呼吸系统疾病	二氧化硫的粉尘
1932 年	中国霍乱大流行	霍乱波及中国 23 个省,患者多达 10 万人	霍乱弧菌
1952 年	英国伦敦烟雾事件	先后死亡 1 万多人	烟尘和二氧化硫
1953—1956 年	日本水俣病事件	大量居民中枢神经中毒,60 余人死亡	食用被汞污染的鱼、贝等水生生物
1968 年	日本米糠油事件	中毒患者超过 1 万人,16 人死亡	食用被多氯联苯污染的米糠油造成
1976 年	中国唐山大地震	共造成 24.2 万多人死亡,164 851 人重伤	自然灾害
1977 年至今	埃博拉出血热	累计发病 1 058 人,死亡 746 人,病死率 70.5%	埃博拉病毒
1981 年至今	艾滋病	全球已造成 4 000 万人感染,其中 2002 年有 300 万人死于该病	不洁性行为、吸毒、静脉输血等所致
1988 年	中国上海甲肝大爆发	共有 310 746 人发病,31 人死于该病	食用不洁毛蚶和饮食卫生不良
2000 年至今	自杀性爆炸事件	已发生 70 余起,死亡达数百人以上	战争灾难
2001 年	美国"9·11"空袭事件	罹难人数近 2 800 人	战争灾难
2002 年	中国"5·25"台湾空难	罹难人数达 225 人	意外事故
2003 年	非典型性肺炎(SARS)	全球报告病例 8 202 例,死亡 725 例	冠状病毒变异株
2008 年	中国四川汶川大地震	因灾死亡与失踪人口近 10 万人	自然灾害
2009 年	全球流感大流行	214 个国家和地区报告死亡病例 18 449 例	新型甲型 H1N1 流感病毒
2013 年	中国人感染禽流感流行	我国内地 10 个省市报告病例 130 例,死亡 36 例	H7N9 禽流感病毒

第二节　突发公共卫生事件的分类和分级

一、突发公共卫生事件的分类

突发公共卫生事件分类是一个比较复杂的问题，尚无一个公认的分类。目前根据事件的发生原因，可将其分为如下几类。

1. **病原微生物所致的事件**　主要指由病毒、细菌、寄生虫等病原微生物导致的传染性疾病的区域性暴发、流行；因预防接种、服用药物后出现的群体性异常反应或群体性医院感染等。

2. **食物中毒事件**　因摄入或误食含有生物性、化学性有毒有害物质后所致的急性或亚急性食物中毒事件。

3. **群体性不明原因疾病的突发公共卫生事件**　指在某个相对集中的区域或集体中，短时间内，同时或者相继出现具有相同临床表现的多例患者且病例不断增加，范围不断扩大，暂时尚不能明确原因的疾病。由于其原因尚不明确，诊治困难，因此可能产生严重的后果。

4. **职业中毒事件**　在生产环境、职业性生产劳动过程中，因接触毒物所引起的职业中毒事件。这类毒物可为生产的成品、半成品、杂质、废弃物、反应的中间体、副产品、原料、某些化学物质分解产物或反应产物等，这种突发性公共卫生事件常常造成严重后果。

5. **有毒有害因素污染造成的群体中毒事件**　可因各种污染（如水体污染、大气污染、放射污染）所致，波及范围极广。

6. **其他严重影响公众健康的事件**　如各种巨大的自然灾害造成社会巨大破坏，导致人类伤害突发事件或继发性有关传染病暴发流行事件等。

二、突发公共卫生事件的分级

（一）分级原则

鉴于突发公共卫生事件类型多样，其性质、影响的范围以及造成的社会危害和采取的应对措施也各不相同，因此，在对严重性程度进行分级时，主要考虑以下三条原则：① 危害的严重程度；② 发生和波及的区域，大者可波及全国或全球，小者可限于局部范围如一个社区或单位；③ 事件发生地的行政区划，可依事件发生的行政规划区落实具体的行政管理职责和分工协调机制。

2003 年 SARS 流行期间，世界卫生组织曾对多个地区提出过旅行警告。2009 年春甲型 H1N1 流感在全球迅速蔓延，与针对 SARS 防控措施不同的是世界卫生组织发布全球性升级警告。根据世界卫生组织 2009 年修订的流行病警告级别规定，流感大流行警告共分以下 6 个级别。① 1 级是指流感病毒在动物间传播，尤其是禽类，而并未发现人类感染的病例。② 2 级是指某种动物流感病毒在家养或野生动物间传播且发现人类感染的病例，进而可被认为是一种流感大流行的潜在威胁。③ 3 级是指某种动物或者人畜病毒混杂的流感病毒的传播，已造成散发或局部范围内的人类感染病例，但并未出现足以引发社区级别暴发的人际间传播。有限范围内的人际间传播可能会在某种特定情况下发生。④ 4 级是指某种动物或者人畜病毒混杂的流感病毒在人际间的传播，已被证实可能引发社区级别暴发，甚至持续性疫情的暴发。在这一级别下,流感疫情蔓延的风险较上一级别"显著增加",但并不意味着流感大流行已是既定事实。⑤ 5 级是指在同一地区至少两个国家存在某种流感病毒的人际间传播。虽然在这一级别下,大多数国家并未遭受影响,但该级别已明确指出,流感大流行已迫在眉睫,而完善机构建设、信息传达和防范措施执行的时间也很紧迫。⑥ 6 级指的是在两个或者两个以上地区发生某种流感病毒的人际间传播,意味着全球性流感疫情的蔓延。

其中,1～3 级与流感病毒的防备有关,包括防范能力建设和提早预防反应等,4～6 级则清楚地指明,应当立即采取措施,减缓疫情的蔓延。

（二）分级标准

依据上述原则,目前我国将突发公共卫生事件划分为:特别严重(Ⅰ级)、严重(Ⅱ级)、较重(Ⅲ级)、一般(Ⅳ级)四级,依次用红、橙、黄和蓝四色进行预警。

1. **特别严重(Ⅰ级)**　包括:① 肺鼠疫、肺炭疽在大、中城市发生,疫情有扩散趋势;肺鼠疫、肺炭疽疫情波及两个及以上的省份并有进一步扩散趋势。② 传染性非典型肺炎、人感染高致病性禽流感疫情波及两个及以上省份并有继续扩散的趋势。③ 群体性不明原因疾病同时涉及多个省份并有扩散趋势,造成重大影响。④ 发生新传染病或我国尚未发现的传染病发生或传人并有扩散趋势;发现我国已消灭传染病重新流行。⑤ 国务院卫生行政部门认定的其他特别严重突发公共卫生事件。例如,2008 年我国暴发的婴幼儿配方奶粉污染事件,国家启动了重大食品安全事故Ⅰ级响应预案。

2. **严重(Ⅱ级)**　包括:① 在一个县(市)域内,一个平均潜伏期内发生 5 例及以上肺鼠疫、肺炭疽病例,或者相关联的疫情波及两个及以上的县(市)。② 发生传染性非典型肺炎、人感染高致病性禽流感续发病例,或疫情波及两个及以上市(地)。③ 腺鼠疫发生流行,在一个市(地)范围内,一个平均潜伏期内多点连续发病 20 例以上,或流行范围波及两个及以上市(地)。④ 霍乱在一个市(地)范围内流行,1 周内发病 30 例及以上,或疫情波及两个及以上市(地),有扩散趋势。⑤ 乙类、丙类传染病疫情波及两个及以上县(市),1 周内发病水平超过前 5 年同期平均发病水平 2 倍以上。⑥ 我国尚未发现的传染病发生人传人,尚未造成扩散。⑦ 发生群体性不明原因疾病,扩散到县(市)以外的地区。⑧ 预防接种或群体预防性服药出现人员死亡。⑨ 一次食物中毒人数超过 100 人并出现死亡病例,或出现 10 例及以上死亡病例。⑩ 一次发生急性职业中毒 50 人以上,或死亡 5 人及以上。⑪ 鼠疫、炭疽、传染性非典型肺炎、艾滋病、霍乱、脊髓灰质炎等菌(毒)种丢失。⑫ 省级以上人民政府卫生行政部门认定的其他严重突发公共卫生事件。

3. **较重(Ⅲ级)**　包括:① 发生肺鼠疫、肺炭疽病例,一个平均潜伏期内病例数未超过 5 例,流行范围在一个县(市)以内。② 发生传染性非典型肺炎、人感染高致病性禽流感病例。③ 腺鼠疫发生流行,在一个县(市)域内,一个平均潜伏期内连续发病 10 例及以上,或流行范围波及两个及以上县(市)。④ 霍乱在一个县(市)域内发生,1 周内发病 10～30 例或疫情波及两个及以上县(市),或市(地)级以上城市的市区首次发生。⑤ 1 周内在一个县(市)域内乙类、丙类传染病发病水平超过前 5 年同期平均发病水平 1 倍以上。⑥ 在一个县(市)域内发生群体性不明原因疾病。⑦ 一次食物中毒人数超过 100 人或出现死亡病例。⑧ 预防接种或群体预防性服药出现群体心因性反应或不良反应。⑨ 一次发生急性职业中毒 10～50 例或死亡 5 人以下。⑩ 市(地)级以上人民政府卫生行政部门认定的其他较重突发公共卫生事件。

4. 一般（Ⅳ级） 包括：① 腺鼠疫在一个县（市）域内发生，一个平均潜伏期内病例数未超过 10 例。② 霍乱在一个县（市）域内发生，1 周内发病 10 例以下。③ 一次食物中毒人数 30～100 人，无死亡病例报告。④ 一次发生急性职业中毒 10 人以下，未出现死亡。⑤ 县级以上人民政府卫生行政部门认定的其他一般突发公共卫生事件。

（三）突发公共卫生事件级别的确定

卫生行政部门组织突发公共卫生专家评估和咨询委员会，对突发公共卫生事件的调查情况、性质以及发展趋势进行评估，提出是否成立相应级别的突发公共卫生事件应急处置指挥部的建议，报相应政府批准，并向上一级卫生行政部门和政府报告。各级突发公共卫生事件的评估、建议和批准具体要求见表 32-2。

表 32-2 突发公共卫生事件的评估及判定

事　件	评估组织部门	建　议	批　准
一般突发公共卫生事件	地市级卫生行政部门会同县级卫生行政部门	提出是否成立县级突发公共卫生事件应急处理指挥部的建议	报地市级人民政府批准，并向省级卫生行政部门和省级人民政府报告
较重突发公共卫生事件	省级卫生行政部门会同地市级卫生行政部门	提出是否成立地市级突发公共卫生事件应急处理指挥部的建议	报省级人民政府批准，并向卫生部和国务院报告
严重突发公共卫生事件	国务院卫生行政部门会同省级卫生行政部门	提出是否成立省级突发公共卫生事件应急处理指挥部的建议	报国务院批准
特别严重突发公共卫生事件	国务院卫生行政部门组织国际级突发性公共卫生专家评估和咨询委员会会同省级卫生行政部门	提出是否成立国务院突发公共卫生事件应急处理指挥部的建议	报国务院批准

第三节　突发公共卫生事件的调查与研究

一、开展流行病学调查的意义

鉴于突发公共卫生事件的社会群体性、突发和多样性、可传染及流行性，并且无疆界性，故危害性巨大。因此，从科学防治的角度开展流行病的研究，其意义重大。

1. 科学监测 利用流行病学的疾病监测技术，建立突发公共卫生事件的监测网，实施连续监测，有助于获得我国各类突发事件的基线资料，了解我国事件的流行状况及事件的流行形势，有助于全面了解我国各类突发公共卫生事件发生状况，评价我国突发公共卫生事件的流行形势。根据监测资料及相关防治措施的效力及事件造成的危害与损失，进行科学的评估，进而调整全国突发公共卫生事件的工作重点。

2. 流行病学调查与分析 运用流行病学的调查方法及分析的思维逻辑进行调查研究，有助于从宏观的角度掌握突发公共卫生事件在我国的流行特征，分析事件的时间、地点、人群分布和影响因素，有助于尽快查明发生的原因、发展规律和危害特点，评估造成的危害及引发的需求，为有效的预防和应对提供科学依据。

3. 策略与措施 以流行病学的策略和措施，指导预防和应对预案并促进突发公共卫生事件相关法律的制定，从而提高我国突发公共卫生事件的预防和处理能力。

4. 评价防治水平　根据突发公共卫生事件的发生频率和处理情况,评价各个地区的防治水平,进而调整全国突发公共卫生事件工作。

5. 促进学科发展　通过应对事件的科学研究有助于拓宽流行病学的领域,推动"突发公共卫生事件流行病学"的形成和发展。

二、突发公共卫生事件发生原因的常用研究方法

探索突发公共卫生事件发生的原因,仅凭临床观察是不够的,必须借助设计良好的流行病学调查研究,有步骤、有计划地进行。一般来说,对突发事件发生原因的研究,可通过下面的方法来进行。

1. 收集资料　突发公共卫生事件的发生原因可能是多方面的,由多种因素造成。要从日常积累的资料或此次专门调查的资料入手,了解突发公共卫生事件的人群分布、地区分布和时间分布,从分布中寻找出值得怀疑的因素或有关的流行因素。

2. 提出突发公共卫生事件原因的假设　即对值得怀疑的因素或流行因素进行科学的分析和逻辑思维判断,提出该事件可能发生原因的假设。如案例中怀疑三聚氰胺污染配方奶粉可能是导致儿童泌尿系统结石的原因。

3. 检验假设　可以使用系列病例分析研究、病例对照研究和队列研究方法。如通过病例对照研究发现,食用三聚氰胺污染奶粉的婴幼儿发生泌尿系统结石的风险明显高于无三聚氰胺污染组 ($OR=7,95\%CI$：$2.1\sim23.0$)。

4. 实验性研究　源于现场和受害者采集的样本,通过实验室检验或实验性研究,以验证病因。如禁止销售三聚氰胺污染配方奶粉后儿童泌尿系统结石的流行得以有效控制。

三、突发公共卫生事件的流行病学调查与研究

凡列为国家规定的突发性公共卫生事件,必须迅速采用流行病学调查和果断而积极的防治措施,阻止事件的蔓延和危害性加重,同时要弄清事件的因果关系,以便采取特异性的对策和有关综合措施,达到彻底控制的目的。

(一) 现场调查

一旦发生突发性公共卫生事件,必须立即组织专业人员及相关仪器设备到达事件的现场,进行调查。主要内容包括：事件发生的时间与地点、波及的范围、可能的原因、受害者的人数、伤亡状况、有关的危险人群、是否有传染性;事件地区的人口学资料、环境与气候状况、卫生防疫与医疗条件以及现场采取的防治措施与效果估计等。

对于受害者应采用专门表格逐项登记,对现病史、传染病接触史和流行病学史做全面询问、仔细查体并有针对性地采取临床标本进行有关检验,如生化、毒物、血清学和病原学检验等,有条件则做相关的特殊检查,全面收集临床资料,供临床做出正确诊断,以明确事件性质并为正确地防治提供科学依据。

凡涉及中毒、水源、食物污染或空气污染等所致事件者,务必在现场及时采集相应标本,进行相关检验,以佐证事件的原因。

现场调查后应及时总结分析、报告,包括疾病负担指标、可能原因、干预措施、事件的有关损失,进一步的研究和防治等建议。

突发性事件的流行病学现场调查,既是流行病工作者执行"国家传染病防治法、突发公

共卫生事件应急条例"以及"食品卫生法、职业病防治法"等执法行为,也是具体的对事件所采取的公共卫生行动,这双重任务也是我们的神圣职责。由于突发性公共卫生事件对社会、国家乃至全球都有影响,故应适时如实通过媒体报道,指导正确防治、维护安定。表 32-3 为突发性公共卫生事件现场调查任务表,供调查者参考。

表 32-3　突发公共卫生事件中现场调查的基本任务和步骤

步　骤	基　本　任　务
1. 确定流行的存在	疫情的分布、表现是否发生变化;报告发病数是否超过预期水平;认为可能的原因;对当地医疗机构快速进行调查访谈
2. 确定诊断标准	根据目的确定病例定义;流行病学与临床专家共同确定疑似病例、临床病例、实验室确诊、"现场诊断"标准;病例定义基本要素(时间、地点、人群)
3. 核实病例	严格按照病例定义,核实诊断及病例数
4. 描述"三间分布"	时间、地点、人群,注意分层交叉分析
5. 确定高危人群	根据病例的人群分布特点确定高危人群
6. 建立假设检验	找出致病危险因素;审核资料,综合分析临床、实验室及流行病学特征,假设可能的暴露因素
7. 用事实验证假设	事实必须符合逻辑,疑似暴露因素、传播途径以及侵袭的人群与该病的临床和流行病学特征是否符合
8. 使调查更趋系统完善	补充调查,进一步研究方案,提高病例鉴别的敏感性与特异性,提高分子、分母的调查质量,进行复访
9. 准备书面报告	简明、有序;原始报告、行政报告、学术报告、学术总结,作为流行病学教材
10. 采取控制和预防措施	控制流行,评估干预效果

(二) 现场干预

根据流行病学控制疾病流行三大环节的原则,对于某些病原生物所致的传染病突发流行事件,如 SARS 事件。第一,将发现的病例及其密切接触者应果断地隔离,进行有效的治疗与观察,以达到控制传染源的目的。第二,加强公共卫生措施,切断传染途径,除隔离病例外,对于如经空气传播者则做空气消毒,限制公共场所人群的密切接触与交往,避免交叉传播。如经水源传染者,则加强水源管理,采取严格消毒,勿饮生水等措施,防止污染传播。第三,采取系列的一般防护措施或特异性干预措施(如疫苗接种)以提高人群抗病能力,即免疫能力,免于发病。

(三) 临床与实验性研究

对于突发不明病因的公共卫生事件,应进一步开展临床与实验性的研究。这里应广泛地收集有关医学研究文献,在进行严格评价的基础上,获得真实性高的相关信息,以供临床与实验性研究借鉴。

1. **系列病例研究**　对不明病因所致的事件受害病例,首先要进行全部病例的系列分析,掌握主要的临床特点、病损定位、临床病情严重的程度、治疗反应、预后情况等。经临床综合分析判断提出病因假设,为进一步验证提供依据。例如:泌尿系统结石是成人常见的泌尿外科疾病之一,我国发病率为 1‰~5‰,南方高达 5‰~10‰。婴幼儿结石发病率国内外均无明确报道。婴幼儿食用问题奶粉后,发病时间一般是 3~6 个月。最小的病例有 21 天或者17 天的新生儿。患儿体内结石成分是由二水尿酸和尿酸铵混合形成的,并非是常见的钙结石。在各地报告的 6 244 例患儿中,158 例出现肾衰竭,3 例死亡。其临床症状大多不明显,严重的表现为不明原因哭闹,排尿时尤甚,可伴呕吐;肉眼或镜下血尿;急性梗阻性肾衰竭,表现为少尿或无尿；尿中可排出结石，如男婴结石阻塞尿道可表现为尿痛、排尿困难等。婴幼儿肾结石病例都有食用含三聚氰胺婴幼儿奶粉的历史，从而为下一步病因研究提供了重要线索。

2. **实验室研究**　凡突发事件所致病例，通过临床和实验室以及有关临床特殊检查，仍诊断不明者，应同时将现场所采集的有关标本，进行系列的化学及病原生物学（如真菌、细菌、病毒学等）试验检查，如有因事件而致死者，则应做病理和法医解剖，以明确诊断和弄清事件发生的可能原因（病因）。

例如，不法商家为了牟取暴利在奶粉中添加三聚氰胺，实验室研究发现三聚氰胺在动物体内均排泄较快，主要以原型经肾脏从尿液排出，24 h 可从体内排出 90 ％以上，一般不会在体内造成蓄积。毒作用靶器官均为膀胱和肾脏，主要引起膀胱结石、膀胱上皮细胞增生和肾脏炎症。引起结石的原因主要是在经肾脏排泄时析出结晶沉淀形成结石。

3. **病例对照研究**　鉴于突发性事件被伤害的患者，可能临床病情程度、治疗反应以及预后的结局不一，也可能患者的伤害与某一因素相关联，为了验证这类假设，则可采用病例-对照研究进行临床回顾性分析，以探讨其因-果关系。

例如，在分析三聚氰胺污染奶粉与患儿泌尿系统结石发生关联的研究中，研究者采用病例-对照研究发现，与食用非问题奶粉的婴幼儿相比，食用高三聚氰胺含量奶粉的婴幼儿患泌尿系统结石的 OR 为 6.66（$P<0.01$）；食用中低三聚氰胺含量奶粉的婴幼儿结石的风险略高于食用非问题奶粉的婴幼儿，但与对照组相比差异无统计学意义（表 32-4）。表明食用高三聚氰胺含量奶粉是婴幼儿泌尿系统结石的可能危险因素。

表 32-4　奶粉类型与婴幼儿泌尿系统结石患病风险的关系研究

奶 粉 类 型	病 例 组	对 照 组	$OR(95\%CI)$
含高三聚氰胺	1 108	622	6.66(4.16~10.66)
含中低三聚氰胺	198	609	1.22(0.75~1.98)
不含三聚氰胺	23	86	1.00

4. **队列研究**　突发性事件幸存的受害者，有些可能对健康有着潜在的慢性影响，有的甚至可以影响下一代。因此，对这类特殊性的事件，就要进行较长期的追踪观察以探讨受害者的预后，并做好相应的防护处理来改善预后。

例如核事故或核弹伤害幸存者的预后，就可以采用队列研究，即将核事故的伤害幸存者作为一个队列；将同一地区未受核伤害者可按性别、年龄配对（1∶1 或 1∶2），随机选择若干例作为对照队列，选定一些涉及健康和生育的主要指标，进行较为长期的观测研究，以探讨预后。

5. **特异性干预研究**　如突发性事件的病因为特异性的病原体，像 SARS、AIDS 等，则可将分离纯化的病毒，作为相关疫苗，经试验成功后则可望今后对易感人群做特异性干预以预防发病，这就像麻疹疫苗、乙肝疫苗和天花疫苗各自接种后能预防发病一样。

第四节　突发公共卫生事件的风险评估

突发公共卫生事件发生后，为了决策需要，要及时组织流行病学、临床医学、生物学、心理学和管理学等专业人员,采用多种方式方法进行风险(risk)的科学评估,包括定量分析、定性分析以及定量与定性相结合分析,以达到高效应对突发公共卫生事件的目的。常用的风险评估(risk assessment)方法包括专家会商法、德尔菲(Delphi)法、风险矩阵法等。

一、突发公共卫生事件风险评估的种类

1. **重大传染病**　根据既往有关传染病重大疫情流行和控制资料,将其分为法定传染病、输入性传染病和新发传染病三大类。对每类疫情发生的原因从生物因素、行为因素、环境因素和社会因素等方面进行风险描述和分级,估计其可能产生的影响和危害,并可应用历史资料和现场初步调查结果,建立风险评估体系和模型,综合评价流行风险。

2. **食物中毒**　主要是通过流行病学调查、毒理学分析、体外实验等技术手段广泛收集相关资料,通过模拟食物链中食品消费引起致病菌感染的可能性,提出风险应对策略。

3. **化学物质中毒**　包括急性和有些危害严重的慢性中毒。多采用定性和定量相结合的方法,对危险品的种类、理化性质及其存在形态、暴露时间和暴露浓度、发病率、死亡率等进行风险评估。

4. **大型活动**　主要是识别出在某一特定时间、地域内举行大型活动可能存在的风险及其特征,多采用风险矩阵法开展此类研究。如2008年北京奥运会突发公共卫生事件风险评估与管理。

二、突发公共卫生事件风险评估的内容

风险评估的内容主要包括突发公共卫生事件发生的概率、可能带来的危害、政府和社会的承受能力、应对的优先等级和策略等。

1. **事件的类型和性质**　首先要明确事件的类型和性质,是重大或新发传染病暴发流行,还是群体不明原因疾病,或是食物和职业中毒事件。如果是传染病,是细菌、病毒、衣原体、支原体、寄生虫感染,还是新型病原体引起;如是中毒事件,是食物中毒、化学品中毒,还是职业中毒等。

2. **发展趋势分析**　要及时、全面地对突发公共卫生事件的发展趋势进行预测分析。如通过现有病例的流行病学分布特征分析,掌握突发事件发生的时间和空间上的变化,确定高危人群等。通过进一步深入调查判断疫情可能波及的范围,病例间的流行病学联系,追踪密切接触者等。在分析发展趋势时,一是要充分利用和考虑当地突发公共卫生事件的基线资料和监测资料;二是要考虑当地的突发公共卫生事件监测、报告系统的运行质量和数据的质量;三是要考虑当地的卫生资源配置和专业人员素质与数量,能否满足当前的需求;四是要充分认识事件的性质。

3. **影响范围及严重程度**　分析突发公共卫生事件的影响和危害一定要综合考虑生理的、心理的和社会的因素,对当前影响、后续影响和潜在危害进行逐一判断。包括该事件对个人健康的危害,对公众心理和精神造成的影响,对社会层面的影响等。比如对正常工作、生活、学习秩序的影响,可能造成直接经济损失和间接经济损失,对社会稳定的影响等。

4. **防控措施效果评价**　在突发公共卫生事件调查处置的全过程中,都要对所采取的各类防控措施的有效性进行科学评价,可从社会效益、经济效益以及具体措施的实施效果等方面进行评价。如通过绘制流行曲线,在图上标注不同防控措施采取的时间点,结合事件的潜

伏期,测算罹患率、发生率等的变化,判断应对措施的效果。

5. 事件分级和启动相应　应根据突发公共卫生事件的分级标准,将当前发生的事件进行分级,并根据事件的分级,决定是否启动相应的应急响应。启动响应时,还应考虑反应适度的问题。如果建议不启动响应,也要建议有关部门进行继续调查核实,派出专家组协助调查处理,并可建议采取或完善某些应对措施等。

三、突发公共卫生事件风险评估的过程

在国家标准化管理委员会发布的风险管理标准中,风险评估包括风险识别、风险分析和风险评价3个过程。

1. 风险识别(risk identification)　是指发现、确认并描述风险的过程,其要素包括来源或危险源、事件、后果和概率。它是风险分析的前提,其目的是通过各种方法来确定风险的来源以及风险发生的可能性。由于风险存在不确定性,风险识别不是一次性的行为,而是要有规律地贯穿于整个公共卫生保障实施的过程中。风险识别的过程又包括筛选、监测和诊断3个环节。常用的风险识别方法包括:现场调查法、风险损失清单法、因果图法、事故树法和幕景分析法等。

2. 风险分析(risk analysis)　是指认识风险属性并对发生可能性及后果严重性进行估计或量化分析的过程。风险发生的可能性一般分为5级:① 几乎确定发生;② 很可能发生;③ 可能发生;④ 不太可能发生;⑤ 几乎不可能发生。风险发生的后果严重性也分为5级:1级可忽略的;2级较小的危害;3级中等危害;4级较大危害;5级灾难性危害。根据风险分析的目的和事件类型不同,风险分析的方法有:定性分析、半定量分析、定量分析或以上方法的组合分析。

3. 风险评价(risk evaluation)　指将风险分析结果与风险准则相对比,确定风险等级并做出决策的过程。在风险评价中,有些风险的危害程度较大,但发生概率很小;有些风险的危害程度不大,却很可能出现。这就需要通过风险发生概率和风险危害程度2个因素的综合评价。常用的风险评价方法包括:风险矩阵法、风险度评价、核查表评价和直方图评价等。

第五节　突发公共卫生事件干预与评价

一、突发公共卫生事件应对原则

为有效预防、及时控制和消除突发公共卫生事件对公众健康造成的危害,保障公众身心健康与生命安全,国家突发公共卫生事件应急预案的工作原则如下。

(一) 预防为主,常备不懈

为提高全社会防范突发公共卫生事件发生的意识,落实各项防范措施,做好人员、技术、物资和设备的应急储备工作,对各类可能引发突发公共卫生事件的情况要及时进行分析、预警,做到早发现、早报告、早处理。

(二) 统一领导,分级负责

根据突发公共卫生事件的范围、性质和危害程度,对突发公共卫生事件实行分级管理。各级政府负责突发公共卫生事件应急处置的统一领导和指挥,各有关部门按照预案规定,在

各自的职责范围内做好突发公共卫生事件应急处置的有关工作。

（三）依法规范，措施果断

各级人民政府和卫生行政部门要按照相关法律法规和规章的规定，完善突发公共卫生事件应急体系，建立健全系统、规范的突发公共卫生事件应急处置工作制度，对突发公共卫生事件和可能发生的突发公共卫生事件做出快速反应，及时、有效开展监测、报告和处置工作。

（四）依靠科学，加强合作

突发公共卫生事件应急工作要充分尊重和依靠科学，要重视开展突发公共卫生事件防范和处理的科研和培训，为突发公共卫生事件应急处置提供先进、完备的科技保障。地方和军队各有关部门和单位，包括卫生、科技、教育等各行业和机构要通力合作、资源共享，有效应对突发公共卫生事件，要组织、动员公众广泛参与突发公共卫生事件的应急处置。

二、突发公共卫生事件的监测与预警

（一）突发公共卫生事件的监测

针对生物恐怖及传染病暴发、食物中毒、化学性中毒等各类突发公共卫生事件的威胁，建立及时准确、经济高效的监测报告系统。早期发现和监测疾病暴发的过程，可减少发病和死亡。突发公共卫生事件的监测信息是国家通过监测体系获得有关基本数据，确定公共卫生工作重点，制订公共卫生政策和措施，及时发现突发性公共卫生事件，迅速采取应急行动的前提；也是突发性公共卫生事件应急反应机制的重要组成部分。

1. 突发公共事件监测的目的

（1）连续、系统地收集、分析和解释与突发事件有关的公共卫生信息，包括突发公共卫生事件本身并对突发公共卫生事件提出预警预报，使决策和应急人员及时掌握信息。

（2）突发事件发生期间系统地收集、分析和解释对人们健康有害、其他负面影响情况以及干预措施效果等信息并及时地把分析和解释信息分发给应该知道的人，包括社区。

（3）突发公共卫生事件结束后继续系统收集与事件有关的信息，以总结经验教训，评价干预措施效果，为调整公共卫生政策和策略、增进人们健康行为服务。

2. 监测系统　建立突发公共卫生事件监测、预警与报告网络体系是有效应对突发公共卫生事件的基础，各级医疗、疾病预防控制、卫生监督和出入境检疫机构负责开展突发公共卫生事件的日常监测工作。表32-5概括了突发卫生事件监测的主要项目、内容、方法和责任机构。

表32-5　突发公共卫生事件监测的主要项目、内容及方法

项　目	监　测　内　容	监　测　方　法	监测机构和个人
法定报告传染病监测	甲、乙、丙三类共37种法定报告传染病	建立国家统一的传染病疫情网络直报系统，由现有的国家、省、市（地）、县延伸到各级、各类医疗机构	各级、各类医疗机构；报告机构为卫生行政部门认定的机构和个人
卫生监测	职业卫生（如职业病、工作场所）、放射卫生（如放射源）、食品卫生（如食品、食源性疾病）、环境卫生（如水源污染、公共场所环境）、社会因素、行为因素等	根据各专业监测需要，科学、合理地在全国建立监测哨点，各监测单位必须按照国家制定的监测方案、监测计划进行监测	卫生行政部门认定的医疗机构、疾病预防控制机构

（续表）

项　目	监　测　内　容	监　测　方　法	监测机构和个人
疾病与症状监测	主要对一些重大传染病、不明原因疾病和可能引起爆发、流行的疾病及其相关症状	在大、中城市指定的综合性医院建立监测哨点	卫生行政部门指定监测哨点的医疗机构
实验室监测	重大传染病原体、传播疾病的媒介生物、菌株耐药性、环境中有毒有害物质等	在市(地)级以上疾病预防控制机构和指定的医疗机构建立实验室监测网络,开展相关内容监测及将监测结果及时上报上一级疾病预防控制机构	市(地)级以上疾病预防控制机构和有关医疗机构
国境卫生检疫监测	境外传染病、传播疾病的媒介生物和染疫动物、污染食品等	在出入境口岸建立监测点,将监测信息连接到国家疾病监测信息网	质检总局指定的技术机构
全国报告和举报电话	国家设立统一的举报电话,建立与国家公共卫生信息网络衔接的信息收集通路	举报	群众

3. 监测内容　关于疾病与公共卫生的监测,国家有多种规定的内容,其中突发事件监测内容包括以下几方面。

（1）发生或者可能发生传染病暴发、流行的。

（2）发生或者发现不明原因群体性疾病的。

（3）发生传染病菌种、毒种丢失的。

（4）发生或者可能发生重大食物和职业中毒事件的。

（5）自然灾害、人为灾害引发或可能引发突发公共卫生事件的。

（6）突发公共卫生事件发生的全过程。

4. 监测数据分析　监测数据分析的基本内容和指标是疾病的"三间"(人、时、地)分布及其交叉、组合分析。同时,还应考虑信息的解释和展示方式(统计图、表格、地图)等。监测数据的分析方法与一般描述性流行病学分析方法相同。

5. 确定监测信息分发和使用机制　监测信息分发和常规使用机制,即监测数据的分析结果分发给谁(人员和机构),原始数据向谁开放,是否以及以何种方式向公众发布监测信息等。监测结果除向上级和决策机关报送外,以适当的形式向下级和报告人反馈对于保持监测工作的可持续性和提高报告人的报告意愿及报告质量也相当重要。

6. 确定监测系统的评价方法和质控指标　对监测系统的评价内容包括监测的必要性、监测目的合理性、是否达到预期目的、监测系统的结构、监测系统的运行成本等,以便对监测系统和监测工作进行改进。监测系统特征的评价主要从监测系统的可用性、可接受性、灵活性、简易性、敏感性、阳性预测值、代表性、及时性等方面进行,包括随时评价和阶段性评价。突发公共卫生事件信息报告管理系统流程,见图32-1。

（二）突发公共卫生事件的预警

突发公共卫生事件如能及时、准确地进行预报和解释,提出并迅速采取强有力的防范措施,就会使应对事件的综合能力得到提高,将其危害降低到最小。

1. 预警的概念　突发公共卫生事件的预警是指对各种相关征兆进行监测、识别、判断和评估并及时报警,同时对征兆的潜在危险趋势进行矫正、预防和控制。

2. 预警系统的构成　突发性公共卫生事件预警系统通常由各级疾病预防与控制中心承担,他们将各地疾病监测系统数据广泛地收集后,录入计算机管理分析系统,建立突发性事件的相关体系,遵循敏感性、独立性、可测性和规范性原则,确立评价与判别模型(计算公式),设定警戒线(阈值),以提供突发性事件的可能性(高危险)及其时间或地区,做出预警。辅助决策系统在预警机制的最后一个阶段,通过辅助决策系统将报警系统的输出信号,针对不同的地区及其卫生现状,采取解决和化解危险的一系列办法和措施,以防止事件的发生。

根据传统经验和历史的教训,"大灾之后必有大疫",因此,即使在大灾的紧急情况下,也应"预警"大疫。如像四川省 2008 年 5 月 12 日发生的 8 级大地震,发生的时间是夏季,地震的中心在一个巨型水库的周边地区,也是川西平原上水上风的山区地带,受害地区广泛,人口达几千万,因灾死亡与失踪人口近 10 万人,数百万人受灾。面对如此严重灾情,在抗震救灾的同时,灾后防疫极端重要,在政府的组织领导下,采取了一系列的公共卫生措施,有力地预防了各种传染病的发生,保障了灾区人民群众与社会稳定,实为人间奇迹。

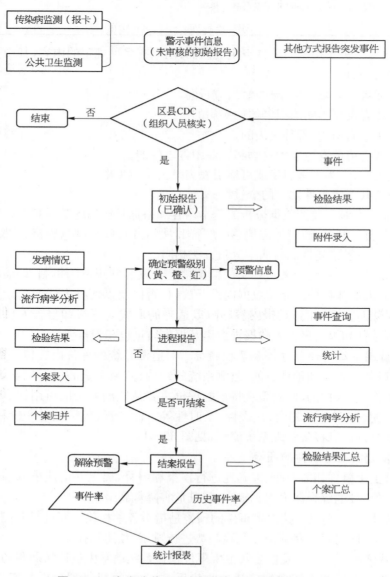

图 32-1 突发公共卫生事件信息报告管理系统流程

三、突发公共卫生事件的报告

(一) 报告的基本要求

1. 责任报告单位和责任报告人

(1) 责任报告单位

1) 县级以上各级人民政府卫生行政部门指定的突发公共卫生事件监测机构。

2) 各级、各类医疗卫生机构。

3) 卫生行政部门。

4) 县级及以上地方人民政府。

5) 有关单位,主要包括突发公共卫生事件发生单位、与群众健康和卫生保健工作有密切关系的机构(如检验检疫机构、食品药品监督管理机构、环境保护监测机构、教育机构等)。

(2) 责任报告人:执行职务的各级、各类医疗卫生机构的医疗卫生人员、个体开业医生。

2. 报告时限和程序　突发公共卫生事件监测报告机构、医疗卫生机构和有关单位,应当在 2 h 内尽快向所在地区县级人民政府卫生行政部门报告。接到突发事件信息报告的卫生行政部门,应当在 2 h 内尽快向本级人民政府报告和上级人民政府卫生行政部门报告,并应立即组织进行现场调查确认,及时采取措施,随时报告事件的进展情况。各级地方人民政府应在接到报告后 2 h 内尽快向上一级人民政府报告。对可能造成重大社会影响的突发公共卫生事件,省级以下地方人民政府卫生行政部门可直接上报国家卫生部,卫生部接到报告后,应当立即向国务院报告。

3. 突发公共卫生事件网络直报　医疗机构和乡(镇)卫生院可直接通过互联网的专用系统报告突发事件,提高信息报告的及时性。县级及以上各级疾病预防控制机构接收到报告信息后,应逐级及时审核信息,确保信息的准确性并进行汇总统计与分析,按照有关规定报告本级人民政府卫生行政部门。

(二) 突发公共卫生事件报告信息的类别

1. 基于事件管理的信息

(1) 初次报告:突发事件初报内容的核心是强调及时,不求准确、全面,但事件名称、发生地点、发生时间、波及人群或潜在的重大影响、联系人等要素要填写清楚。

(2) 进程报告:事件的进程报告可能有多个。录入时,可对初次报告内容进行修改,为提高时效性,进程报告的发病数和死亡数由个案数据汇总生成,但允许填报人修改。具体内容强调在现场调查分析和初步处理的基础上进一步填写、录入个案调查的相关内容。

(3) 结案报告:每起事件都应有一个结案报告。结案报告根据需要直接由系统产生并由填报人修改和确认,所有数据由初次报告和进程报告的数据汇总得来。结案报告是在突发公共卫生事件结束后,在充实和确定初次报告、进程报告各项内容的基础上,通过客观描述、分析推理的结论性报告,同时应归入突发公共卫生事件档案备查。

2. 基于事件个案的信息

(1) 个案信息报告:个案报告内容包括传染病、食品、放射、职业、空气污染、水源污染、生物监测等相关信息。每起事件应包含一种个案报告卡,个案报告卡的记录数可能有多条,但在初次报告及进程报告中不一定每次都会收集到个案信息。

(2) 流行病学调查个案信息报告:现场患者个案调查对于明确诊断、确定原因、制订防治措施十分重要。各种突发公共卫生事件调查的内容与详略程度不同,但调查的项目大同小异。每起事件最多只能有一种个案调查表,个案调查表的记录数可能有多条,但在初次报告及进程报告中不一定每次都会录入个案调查表。

3. 其他信息

(1)实验室检验结果报告:每一起事件可有检验结果报告,同一事件可以有一次或多次检验结果,但在初次报告及进程报告中不一定每次都有检验结果。

(2)各级卫生、行政管理部门签批意见信息:各级疾病预防控制中心及卫生行政部门都可对每起事件进行简短地批示,同一事件可以进行多次批示,但在初次报告及进程报告中不一定每次都有批示。

(三)对报告事件信息的分析

应结合实际处置情况,对报告的突发公共卫生事件做出具体分析,可考虑从以下几方面描述。

1. 统计分析

(1)特征统计指标:① 空间分布,地点、地点类别;② 时间分布,年、月、旬、周、日、任意时间;③ 事件分布,事件类型、发生原因、危害因素。

(2)主要统计指标

1)统计变量:是对报告突发公共卫生事件最基本信息的统计变量,可按行政区划、事件分类(含亚类或种)、发生地点的单位类别、发生场所、波及地域范围、涉及人口数、发病数、死亡数、年龄、性别、职业、民族、发病时间、报告时间、病例分类、转归、检验结果等进行统计。

2)统计指标:是以县(区)为单位,对事件的起数、发病/中毒人数、死亡人数、罹患率、病死率、流行/影响天数、流行因素、检出率、病例分类比例、转归(痊愈、排除)比例等统计的指标,包括公共卫生事件的统计指标及其与历史资料的对比分析。

3)变量与指标的组合统计分析:在实际工作中,突发公共卫生事件往往复杂而多变,因此,需根据实际需要,进行任意时间(发病时间、报告时间),任意级别行政区划、单位类别,任意事件分类,任意年龄、性别、职业分类(应包括公共卫生事件的变量与指标组合条件)的组合统计分析。

(3)结果分析:根据所报告的突发公共卫生事件,可定期或不定期进行分析,方式可有以下几类:① 对每起突发公共卫生事件分析;② 按事件分类归并分析;③ 所有事件汇总分析;④ 按报告类别(初次、进程、结案)汇总分析;⑤ 按事件报告或发生时间分析,如按月分布、按年分布;⑥ 各类二维及三维图表统计和地理信息图分析。

(四)对报告事件信息的管理

通过国家突发公共卫生事件报告管理信息系统,可直接列表显示辖区内各级的所有事件列表,可按地区、末次报告时间、事件类型等排列,形成默认的排列方式,可进行个性化修改,也可利用地理信息系统显示辖区内所有报告的突发公共卫生事件。

(五)报告事件信息的利用

1. 发现异常,辅助决策　通过及时、准确的监测信息以及对报告事件信息的分析,可及时发现异常情况和突发公共卫生事件的发生、发展及其变化情况,为决策部门提供可靠的信息。

2. 信息发布与交流　各级卫生行政部门通过对其权限内突发事件相关信息的发布,给各级突发事件应急处置部门提供业务指导平台。各级之间可实时交流突发事件处理与报告的技术方法，以通报辖区内各级处置人员的情况。通过信息的发布与交流，以了解和掌握辖区内突发事件的情况。

3. 信息资源的共享利用　突发公共卫生事件报告系统应与传染病疫情报告系统、公共卫生常规监测和信息报告系统产生链接，实现信息资源的共享并通过某些变量进行查重，防止同一事件被不同系统、不同地区、不同用户重复报告。

4. 信息保密与安全　给不同级别突发公共卫生事件的报告单位赋予不同的权限，以实现网络信息报告的安全性。

四、突发公共卫生事件现场处置

突发公共卫生事件的伤亡处理主要包括 3 个阶段，即现场急救、医院接收治疗和必要时将患者转送其他医院。

1. 现场急救　严重突发公共卫生事件后，搜寻、急救任务往往很重。通常正确的做法是，最好不要把伤员从现场直接送往医院，而应该先给予充分地就地抢救治疗，以免在转送过程中耽搁治疗或意外死亡。

2. 医院接收治疗　医院接报后，应立即调动全院相关医疗力量，做好各项准备工作，如通知急诊室做好接诊准备，通知相关临床科室人员迅速到达急诊现场，必要时通知手术室、血库等做好准备；当伤亡人员的数量大、伤势重时，医院的救护条件不能满足救治伤员的需要时，就应该采取与平时不同的治疗安排，按照伤势轻重分类处理。当大批患者几乎在同一时间送至医院后，医院除及时进行必要的登记和统计外，另一项重要工作是组织人员进行预检分诊，预检分诊一是要初步诊断伤病员的主要病情；二是根据患者的主要伤情，确定首诊负责科室；三是提出进一步需做的影像学或实验室检查方案等。

3. 转送其他医院　突发公共卫生事件通常都会出现大批量伤病员，突如其来的情况，往往超出就近的接诊医院或当地整个卫生系统的抢救承受能力。此时就需要考虑将部分患者转送其他医院。为此，在平时就要居安思危，有备无患，制订综合性、针对性的应急预案，对提高应急抢救能力极为重要。

五、突发公共卫生事件的干预效果评价

本章开始所述的三鹿牌婴幼儿配方奶粉污染三聚氰胺导致婴幼儿泌尿系统结石事件是一起典型的突发公共卫生事件，整个事件的波及面广，除婴幼儿配方乳粉外，还涉及了含乳的其他食品，一些国家相继出台措施对可能受到污染的食品下架、限制进口。该事件的发生导致了我国 20 余万婴幼儿泌尿系统异常，也严重影响了我国的食品工业，教训是十分惨痛的。党中央、国务院高度重视，国家启动了重大食品安全事故Ⅰ级响应机制并采取了各项积极措施对事件进行了有效的处理。首先是对三聚氰胺污染奶粉事件发生的原因进行了深入分析，然后重点是提出了进一步加强我国食品安全管理体系的针对性建议，包括构建有效的食品安全监管体制、完善信息监测与快速预警机制、强化对非法添加物质的监控、提高未知物的检测鉴定能力、加强食品企业自身管理和原料供应体制建设、做好事件发生后的应对和处理等。通过这一系列强有力的措施，很快查明真相，惩治不法商人，免职了监督不力政府官员，及时平息了这起突发公共卫生事件。随后，国务院颁布了《乳品质量安全监督管理条

例》，进一步从国家和法律层面防止类似事件的发生。从这起突发公共卫生事件发生发展到平息，对医疗卫生工作者也有以下三方面的启示。

（一）细致调查和科学研究是应对突发公共卫生事件的前提

在救治患者、控制受污染产品的基础上，要进一步重视相关的科学研究工作，为事件的妥善处理提供依据，还可为类似事件的处理积累科学资料。

对于本次突发事件，相关部门在患病婴幼儿的临床特征、流行病学调查、三聚氰胺及其类似物的毒理学研究和检测方法等方面开展了大量的卓有成效的研究工作，为迅速平息这起突发事件提供了科学依据，也为广大患儿的救治提供了强有力的支持。

（二）加强风险信息交流是应对突发公共卫生事件的关键

迅速、科学地掌握所需的科学信息也能充分反映出一个国家的科研实力。如北京大学第一医院等医疗单位迅速将研究成果发表在国际权威专业杂志上，让国际相关研究领域听到了中国的声音。

在突发事件的应对和处理方面，做好风险信息交流工作同样重要。在突发事件的处理中，做好政府各部门之间的信息交流，政府、专家、行业间的信息交流可以促使采取的各项管理措施更加科学可行。面对公众和媒体的交流效果则更加直观，尤其是作为一名医务工作者传递出的信息，具有不可替代的解释宣传作用，对于迅速平息事态，保持社会稳定能够起到至关重要的作用。

（三）临床流行病学方法是应对突发公共卫生事件的重要手段

临床医师往往站在突发公共卫生事件的最前哨，也是突发公共卫生事件研究和患者救治的主力军。三鹿牌婴幼儿配方奶粉污染三聚氰胺导致儿童泌尿系统结石事件就是首先由临床医生在日常诊治工作中发现和上报的。北京大学第一医院丁洁教授带领其研究团队对其做出快速回应，并展开了调研工作。经多方合作，在不到两天的时间就完成了设计调研方案、相关危险因素制订并及时通过了北京大学第一医院伦理委员会审定。来自该院儿科、检验科、医学统计室及北京大学第三医院临床流行病学研究中心的共 15 位作者参与了本课题的研究工作。临床流行病学方法在该项研究中发挥了至关重要的作用，因此临床流行病学方法成了开展突发公共卫生事件研究的重要手段。

（闫永平　王滨有）

第三十三章 健康相关生存质量的研究与评价

随着医学模式和疾病谱的转变,临床科研与医疗实践的对象,不单是纯粹的生物学患者,而是具有生物-心理-社会-环境等综合属性的患者。传统意义上的纯生物学指标已不能满足对疾病和健康的评价要求。为此,健康相关生存质量(health related quality of life, HRQoL)应运而生,它全面反映了患者的身体功能、心理功能和社会功能状态,同时作为一个较为完善的多维综合评估体系已被广泛用于病因/危险因素、疗效评价以及预后研究。以患者为中心的健康相关生存质量的分析与评价,又把临床研究与循证医学实践推向了一个更宽的范畴,具有十分重要的现实意义。

第一节 生存质量及健康相关生存质量

(一) 生存质量的产生与发展

生存质量(quality of life, QoL)作为一个专业术语最早出现于20世纪30年代,最初是当做一个独立的社会经济学指标使用,用以反映经济复苏状况下的国民幸福指数。后经20多年的发展,逐渐形成了两大学派:社会指标学派和生存质量学派。至20世纪50年代,社会经济学领域中有关生存质量研究已日臻成熟,逐渐形成一套完整的生存质量研究与评价的方法学体系。

与此同时,在医学领域也发生着深刻地变革,随着医学模式从单纯生物医学模式向生物-心理-社会-环境综合医学模式的转变,临床医疗实践与研究理应从单纯的生物医学视角,扩展到患者的生理、心理以及社会功能等范畴。同时随着疾病谱与人口结构的改变,我国的常见病与多发病也从以传染性疾病为主,转变为慢性非传染性疾病占主导地位,恶性肿瘤与心脑血管疾病分列我国人口主要死因的前两位。过去一些传统的生物医学指标(如生存率、伤残率等),已远远不能满足临床研究的需要;况且也不符合以患者为中心的新的医疗观,因此临床研究与实践中迫切需要一套与新医学模式相匹配的评价指标体系,以全面反映患者的健康状态及其变化情况。在此大背景下,生存质量开始引入到医学研究领域。最早用于患者生存质量的测评,当推20世纪40年代的KPS量表(Karnofsky Performance Status, KPS),用于评估肿瘤术后功能恢复情况。进入20世纪70年代,医学研究领域陆续出现一些通用生存质量量表,用于测定患者的总体健康水平。20世纪80年代以后开始研制专用生存质量量表,用于测量特定患者,如慢性疾病及恶性肿瘤患者的生存质量及其变化。因此,对患者生存质量的研究与应用,无论在国内还是国外,均有重要的现实意义。

近年来,国内外越来越多的临床工作者以及卫生决策者开始关注生存质量研究,有关生存质量文献发表数量增长很快,例如文献检索的结果发现,2001—2005年度发表的生存质量相关文献篇数和1971—1975年相比,竟增长万倍之多,已有一些生存质量研究结果被成功用于临床实践及卫生政策的决策之中。

（二）生存质量及健康相关生存质量

生存时间（生存数量）属于客观指标，比较容易定义和测评；相对生存时间而言，生存质量是主观指标，无论是定义还是测量，均比较困难。特别是对生存质量的定义存在比较大的争议，不同研究领域、不同文化背景的研究者对生存质量的定义也不尽相同。争议主要集中在两个问题：生存质量的本质是什么？生存质量包括哪些方面？从 20 世纪生存质量引入医学领域以来，对生存质量的内涵和外延基本达成了如下共识。① 生存质量是一个多维概念，至少应包括生理、心理及社会等功能状态的评价；② 生存质量本身属于主观感受评价，应通过被测试者自评来完成；③ 生存质量的测评应建立在一定的文化背景与价值体系之上。为此，世界卫生组织（WHO）在 1995 年提出了一个能被广泛接受的生存质量定义，即"生存质量是指个人处于自己的生存环境与文化和价值体系之下，对自身生存的一种自我感受，它与个人的生存目的、期望、标准及其关注等有关。"（QoL is defined as "an individual's perception of their position in life in the context of the culture and value systems in which they live and relation to their goals，expectations，standards and concerns"，WHO 1995）同时，对生存质量的测量可从 3 个层次进行（图 33 - 1），最高层次的生存质量称为总体生存质量，是指个体的整体生存满意度以及个人幸福感的总体感受，常用生存质量的评分合计或效用值表示；生存质量的第二层次是测量生存质量的主要维度或不同维度的组合，如按照生存质量的定义，可分别测定心理功能、生理功能、社会功能等基本维度，是第二层次生存质量的主要测量内容；生存质量的第三层次则更为细化，是不同维度下的具体条目组合，这些条目是生存质量组成的基本单元。例如，心理功能维度包括焦虑、抑郁、情感与认知等方面的条目；生理功能维度又可进一步设置包括日常活动能力、睡眠、疼痛、活力等在内的具体条目。

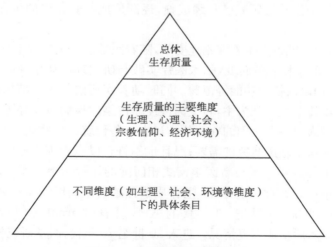

图 33 - 1　生存质量的测量层次

在医学研究领域，对患者生存质量的探讨，当然要从健康的科学概念出发，世界卫生组织（WHO）将健康定义为"健康不仅意味着无病或残疾，而且在生理、心理及社会功能等方面，都要处于一种完全的良好状态。"（Health is a state of complete physical，mental and social well-being and not merely the absence of disease or infirmity，WHO 1948）因此，在临床研究中对患者生存质量的测量，必然要涉及患者的生理功能、心理功能、社会功能等方面，这些方面既相互独立又相互影响。例如，由于患病，患者机体遭受病理损害而致生理功能障碍;在心理及精神上亦会受到困扰,造成心理及精神上的负担和刺激;同时对社会交往、人际关系及社会适应等方面,亦会受到不同程度的限制或影响。随着心理、生理及社会诸功能的降低,其生存质量必然下降;反之,随着疾病的痊愈或好转,也会引起上述诸方面功能的恢复或提高,从而使生存质量得以改善(图33-2)。由此,将这些与健康密切相关的部分单独提出来,称为健康相关生存质量(health related quality of life,HRQoL)。

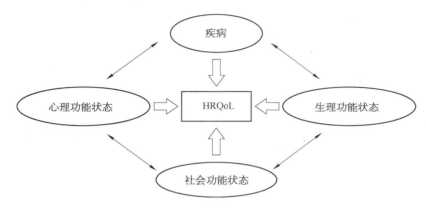

图 33-2 健康相关生存质量示意图

此外,尽管收入水平低、环境质量差等也会影响健康水平,同时对其生存质量产生负面影响,但这些影响对于患者而言一般认为是间接相关的,这些内容可划归为非健康相关生存质量(non-health related quality of life,NHRQoL)的范畴。在临床研究中,一般以健康相关生存质量的测试为主,但偶尔也会涉及非健康相关生存质量相关内容的评估。

第二节 健康相关生存质量的测试量表

传统的纯生物学指标,如血脂、血糖、血压等临床理化指标,可以采用专用仪器设备进行检测,但对于健康相关生存质量这样的"软指标"并不适用,这是因为健康相关生存质量比较特殊,具有主观性、多终点性、多时点性、隐含性等一系列特点,决定了健康相关生存质量的测试必须借助一些特殊工具——量表(instrument)来完成。量表类似于一种调查问卷,其测试内容和条目组成实际上经历了3个时期的变迁:早期为"硬指标期",量表中的条目大多设置为"硬指标",诸如测评生存时间、收入水平、教育程度、身体结构是否完整等;第二时期为"主观感觉指标为主期",量表开始设置一些条目用于评价研究对象的主观感受和体验,包括健康状态与社会环境状态等;进入20世纪80年代中后期,生存质量界定及测量愈来愈趋向于仅测量主观感觉指标。量表一般呈现树状结构,依次由条目(item)、方面(facet)、维度(domain)所组成。如量表可分生理功能维度与心理功能维度,其中心理功能维度又可细分为情绪、情感认知等多个方面,而每个方面又是由一个或多个条目所组成的。条目是量表的基本组成单位,数量可从几个到上百个不等。目前,在医学研究领域的生存质量测评量表中,尽管形式和内容多种多样,但按照测试目的、量表结构及适用范围可大致分为两大类,即通用量表(工具)和专用量表(工具),现分述如下。

(一) 健康相关生存质量通用测量量表

在临床研究中,通用量表(Generic Instrument of HRQoL)主要应用于罹患不同疾病人群的健康相关生存质量的测评与比较。该类量表一般设置了包括生理功能、社会与心理功能、疼痛、自理能力以及其他活动情况在内的维度，不具特殊的针对性。

按照通用量表的应用特点，又可细分为两个亚组，健康维度类量表和效用测量类量表。健康维度类量表侧重于测量健康相关的关键维度，既可得到每个维度的具体评分，又可将不同维度评分相加，最终得到一个综合分；而效用测量来源于经济与决策理论，反映了患者对治疗过程与结局的偏好与意愿。效用测量的核心就是将健康状态与偏好测量相互结合，如质量调整寿命年，即整合了生存时间与生存质量后所形成的一个效用指标。通常定义死亡的效用分值为 0，完全健康为 1，其他状态的效用分值则介于 0～1 之间。需要注意的是，效用测量只能反映总体 HRQoL 的变化情况，但不能具体反映出哪些维度在改善或哪些维度在恶化。

临床研究中比较常用的通用量表包括 SIP 量表、WHOQoL - 100 及简化量表以及 MOS - SF36量表等。其中 SIP 量表（Sickness Impact Profile）测量了包括生理功能维度（如日常活动、行走、运动能力等）、心理功能（人际交往、情绪、情感等）以及另外 5 个独立维度（包括吃饭、工作、家务、睡眠和休息以及娱乐和消遣等）内容；由 WHO 牵头设计的通用生存质量量表（WHOQoL - 100）设置了 100 个条目，涉及生理、心理、独立生活水平、社会关系、环境以及宗教信仰等方面，其简化量表包括 25 个条目，对估价个体和人群的整体生存质量是颇为有用的；SF - 36 量表是由美国兰德公司的医学结局研究组（Medical Outcomes Study，MOS）于 20 世纪 80 年代初期开发的一个普适性通用量表，至 20 世纪 90 年代不同语种版本的 SF - 36 量表相继问世，包含 8 个维度 36 个条目，涉及生理功能（10 个条目）、生理问题对功能的限制（4 个条目）、心理问题对功能的限制（3 个条目）、心理健康（5 个条目）、精力疲惫或乏力（4 个条目）、疼痛（2 个条目）、社会功能（2 个条目）、健康总体评价（5 个条目）等，外加一项比较以往健康变化的条目，共计 36 个条目。该表信度及效度颇佳，已被广泛应用。此外，SF - 36 还有 SF - 20、SF - 12 等简化版，虽然能够提高应答率，但由于条目过于局限，在临床研究中仍推荐使用 SF - 36。

此外，类似通用量表还有 NHP 量表（The Nottingham Health Profile）、幸福质量表（The Quality of Well-Being Scale，QWB）、健康效用指数（The Health Utilities Index，HUI）、EQ - 5D 表（The EuroQol Instrument）等。其中 QWB、HUI 和 EQ - 5D 量表主要用于效用测量。

（二）健康相关生存质量的专用量表

专用量表（Specific Instrument of HRQoL）用于特定的临床状态，尤其是测量治疗后疾病或健康问题负担的生存质量。这种量表往往是临床用以观测某些慢性疾病的患者生存质量或药物治疗中的某些反应而专门设计的，具有针对性，可以针对某一疾病、某些特定人群（老年人群），甚至某一特定症状（疼痛）以及某项功能（睡眠）而专门设计。专用量表中以测定某些慢性非传染性疾病的量表居多，如西雅图心绞痛量表（SAQ）、慢性肺部疾病患者（CRO）量表、类风湿性关节炎患者的生存质量量表（HAQDI - 20）、糖尿病患者（DCCT）量表、心房纤颤 AF - QOL18 量表等。其中以测试癌症患者生存质量的量表最为常见，如由欧洲癌症治疗与科研组（The European Organisation for Research and Treatment of Cancer，EORTC）设计的核心量表 QLQ - C30，包括 5 个功能子量表（躯体、角色、认知、情绪和社会功能）及 3 个症状子量表（乏力、疼痛、恶心呕吐），专门用来测定癌症患者的自理能力、日常活动能力以及症状和体征的改变情况等。

(三)量表的来源与选择

量表的来源主要分自行设计与引用现成的量表两个途径。其中自行设计量表,即研究者联系所研究疾病的实际情况及其观察目的而专门设计。健康相关生存质量量表的设计,从条目的设置及语义表达、条目筛选、预试,到信度效度考评等,是一个相当复杂的过程,且还需要在临床研究实践中不断地修改、补充和完善。因此,研发一个成熟的量表,需要动用大量人力、物力和资源。

第二个途径也是最为常用的是引用现成量表。由于我国生存质量相关研究起步较晚,自行设计的量表较少,大多引用国外现成的量表,为测试 HRQoL 服务。鉴于生存质量有一定的文化依赖性,在引用跨文化的量表时,应考虑种族及文化、经济差异,必要时做适当的修改和补充。一旦选定 HRQoL 量表,还应对其进行等价性评估。① 量表项目翻译的等价性:即项目的中文含义应与原文意义吻合贴切。要用准确的语言将其进行翻译并回译,以保证中文版翻译既表达通顺而又不失原意;然后将翻译好的量表进行预试,继而做必要的修改和完善;再投入测试研究并评价,通过反复实践证明效果满意后可定案,作为正式的生存质量测试工具。② 执行等价性:调查方式应一致,若原量表采用自填法,应用时尽可能避免访谈法。③ 测试范围(内涵与外延)的等价性:调查内容、范围、定义、对象等尽可能与原量表一致。④ 测量选项的等价性:若量表原文中备选答案不同等级是等间距的,翻译中文备选答案也应是等距的。如 SF-36 量表中第八个条目,"过去 4 周内,身体上的疼痛影响你的工作和家务事吗?"备选答案是"1=完全没有影响,2=有一点影响,3=中等影响,4=影响很大,5=影响非常大"。上述 5 个选项的尺度应是等间距的,要与原文版本一致。

第三节　健康相关生存质量的测试

健康相关生存质量的信息是通过量表加以测量的,量表应该准确真实地反映出被测试的生存质量,对不同的生存质量水平,具备一定的判别和评价能力。

一、HRQoL 量表的测试目的

根据 HRQoL 量表的不同应用目的,在功能方面,可分为以下三种。

1. 预测功能　即应用某种特殊的 HRQoL 量表所获得信息,在尚无特殊事件发生的情况下,通过观察追踪生存质量的变化情况,具有预测某种特殊事件发生的功能,例如预测疾病的发展、转归、康复或死亡等。如在 Wolfe 进行的一项研究表明,在控制了一些潜在的影响因素后,如人口学与临床特征等,HAQ-DI 量表得分成为很强的死亡预测因子。健康评估问卷-残疾指数(The Health Assessment Questionnaire Disability Index, HAQ-DI)是一个针对类风湿关节炎患者的自评问卷。

2. 辨别功能　即应用 HRQoL 量表同时测试不同健康状态的对象,其结果要能反映出他们之间的 HRQoL 真实的差异水平,因而具有辨别生存质量差异性的功能。例如 Hays 使用 SF-36 量表分别测量了无症状 HIV 感染者、一般人群及慢性疾病患者、有症状的 AIDS 患者的身体功能,结果发现无症状 HIV 携带者身体功能与美国一般人群相近,均数±标准差分别为 92±16 和 90±17,但对于那些有症状的携带者及 AIDS 患者,评分明显偏低,依次为

76 ± 28 和 58 ± 31。

3. 评价功能 应用 HRQoL 量表,测试患者接受治疗或干预前-后生存质量的变化,而这种时序变化的数值,应具有对干预或治疗效应的评价功能。例如高血压患者血压处于高水平时,HRQoL 测试值为低水平,而如果患者接受了有效的降压治疗后,血压水平下降至正常水平,症状缓解,生存质量改善,其测试值随之上升,于是 HRQoL 治前和治后的测试变化值,就具有一定的评价功能。评价功能的高低与测试条目的敏感性(sensitivity)或称反应性(responsibility)密切相关。

当然对于一个 HRQoL 量表,其功能的定位因应用目的而异,如有些以评价功能为主的量表,经适当调整后也可用于辨别或预测。

二、HRQoL 量表的验证与预试

效度与信度是验证量表的两个主要定量指标,一个好的量表,要求同时具备良好的信度与效度。

(一)信度

信度或称为可靠性(reliability)是指生存质量量表所测试结果的可靠程度或可重复的程度。HRQoL 量表的测试结果,应力求有良好的信度,要能很好地被重复(reproducibility)。在临床研究中,信度应在 0.70 以上;同时量表本身所含条目的内部一致性也要强,这样就能确保 HRQoL 信息的质量。信度评价主要从两方面进行:重测信度与内在一致性检验。

1. 重测信度 为验证 HRQoL 量表的重测信度,可采取一位调查者对同一(批)对象,间隔一定期间做重复调查的一致性分析;或者两位不同的调查者背对背地测试同一(批)患者的两次结果进行一致性分析。通过计算组内相关系数(intra-correlation coefficient,ICC)或 Kappa 值,确定量表的重测信度。通常 Kappa 或 ICC 值>0.70,表明可信度高;$0.4 \sim 0.70$ 为信度较好;若<0.4,则信度较差。

2. HRQoL 量表中条目间的内在一致性检验 目的是检验有关 HRQoL 的条目,在对总体 HRQoL 测试的结果中,各条目间内在的一致性程度,通常用克龙巴赫α系数大小来确定(参阅统计学专著)。从理论上讲,克龙巴赫α系数应>0.8。但大多数研究者认为>0.6 就可取,足以表明条目间内在的一致性较好和可靠。例如大量研究显示,SF-36 量表及其各分量表的信度就较好,均在 $0.80 \sim 0.93$ 之间。

因此,可信度高的 HRQoL 量表,其测试结果能被很好地重复(reproducibility),同时本身所含条目的内部一致性也强,这样保证了 HRQoL 测试结果的可靠性。

使用信度高的量表,虽可使得到的测试结果相对稳定,但本身并不能排除系统误差的影响,若系统误差持续存在,仍会使测量结果持续偏高或偏低。因此,还需进一步考核量表测试结果的真实性。

(二)效度或称真实性

效度(validity)是指 HRQoL 量表所测试的结果符合被测者生存质量的真实程度。应用生存质量量表测出的生存质量水平,应与患者的病况相关联,具有内在联系的一致性,即患者病况差时,测试的分值就低;当患者病况好转或痊愈时,测试的分值就高。如果整个量表的各个条目都能从各方面反映出良好的真实性,那么这种量表的效度就好,反之就差。

效度可分为表面效度、结构效度、效标效度等。其中,表面效度系根据一般的感觉加上病理生理学以及临床真实情况的知识予以综合判断。对于量表所涉及的调查条目、内容,应首先经专家评估,以确立其表面效度,即从"表面上"评价条目是否合适和有价值。此外,还要考核量表本身的适用性如何? 是否简洁明了? 有无可能出现测量偏倚? 完整性如何? 有无多余条目?

结构效度与效标效度主要用来反映测试结果的真实性,理论上使用量表的测试结果与疾病病情和处理反应之间应有内在的逻辑一致性。若存在金标准量表,可以计算效标效度,常用相关系数来表示;若无金标准量表,则需要分析量表的结构效度。

对于结构效度的分析,一般先建立模型与理论结构假设,然后将实际测量的结果进行因子分析,最后比较实际与理论结构的吻合程度。某一条目的结果与总目标符合的程度＞50%者,则表示效度较好,其值与效度呈正相关系。HRQoL 量表的测试结果,包含两种成分,其一称之为"信号"(signal),表示 HRQoL 量表中的有关条目,在测试生存质量这一总目标中,能反映出生存质量真实水平的信息量,因此,就效度而言,肯定是"信号"越强越好。其二,称之为"噪度"(noise),表示 HRQoL 量表中有关测试条目反映出的信息结果与拟测试的生存质量总目标没有或没有显著意义的相关关系。也就是说,这种条目测试 HRQoL 的结果与测试的 HRQoL 无关。就量表的效度而言,是"噪度"越小越好。将"信号"和"噪度"联合考虑,用"信噪比"表示,自然是它们的比值越大越好。对于信度和效度水平的统计分析方法,颇为复杂,可参阅有关生物统计学专著。

下面用图 33-3 来阐述信度与效度的关系,对于 HRQoL 量表,只有其信度和效度均佳才有实用价值,两者缺一不可。

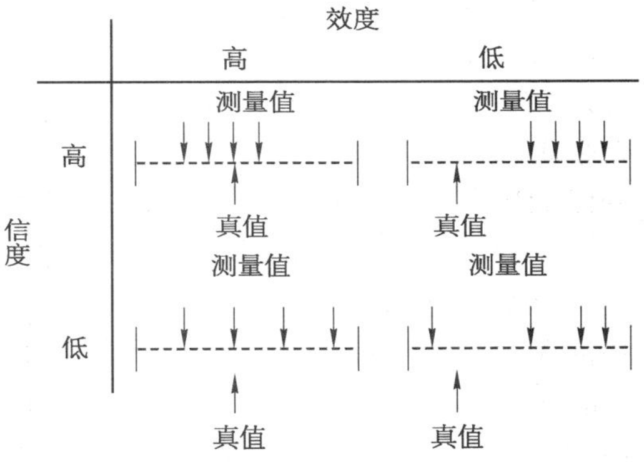

图 33-3　效度与信度关系示意图

三、HRQoL 量表的一般测试要求

临床研究中,若准备使用 HRQoL 量表测试患者的生存质量,在信度、效度验证的基础上,还要进一步考核 HRQoL 量表是否满足如下测试要求。

(1) HRQoL 测试量表的条目所代表的意义及其表达应该明确无误,被调查者能正确理解和准确回答,以确保反映 HRQoL 信息的质量。

(2) HRQoL 量表是否适用于拟研究或评价的对象? 是否适用于疾病的急性进展期抑或为慢性恢复期?

(3) HRQoL 量表提供的信息是来自患者本人抑或为相关人员(如家属、医务人员)? 是自我回答还是访谈者相助? 若是患者自填,是否考虑了患者的文化程度及宗教信仰? 是开放式问卷抑或是关闭式或两者兼之? 量表的完成时间? 在应用前,应充分的分析和估价。

(4) HRQoL 量表收集信息的场合是否合适? 适于住院患者抑或非住院患者或两者兼之? 不同的场合调查可否影响真实性? 例如患者评价医疗服务质量对 HRQoL 的影响时,在医院内医患间面对面收集的信息,相对于医院外用信函收集的信息,会有不同,患者出于情面关系可能造成两者测试结果的不一致。

第四节　健康相关生存质量在临床研究及
卫生政策决策中的应用

传统的临床医学研究,通常都注重临床效果和有关生物学指标变化值以及对其与临床的关系加以评价,而且都是由临床医生根据治疗的反应而决定。对于治疗后的生存者的健康状态及其生存质量的自我评价少有关注,近年来这种情况已大为改观。人们越来越重视对生存质量的评价,并且逐步应用于临床研究与卫生政策的决策实践之中。

(一) 健康水平调查

HRQoL 的研究可用于评估社区人群和特殊人群的健康状况。随着我国人口进入老龄化,越来越多的研究者开始关注老年人的生存质量,如针对城区老年人、离退休人员等进行大样本生存质量调查研究等。另外,对于特殊人群的健康状况评估,如儿童生存质量研究也日益多见。

(二) 临床试验与药物不良反应测试

健康相关生存质量用于测量评价疾病在临床试验中的变化,是有一定限度的,并非适用于所有疾病的患者。对于罹患重要器质性疾病且处于临床晚期的患者,有研究表明,随着接近生命终点,其生存质量迅速降低,倘若治疗的目的仅仅是为了延长有限的生存期,那么观测生存质量的价值就不大了。因此在临床医学研究中,适宜做健康相关生存质量观测者,多为那些慢性疾病患者且需要较为长期维持治疗者。如心脑血管疾病(高血压、心肌梗死、脑卒中等)、肿瘤、糖尿病、风湿病、药物成瘾者等。

药物治疗性研究以及药物流行病学的研究,关注的是药物疗效和药物不良反应(adverse drug reactions, ADRs)。除了应用临床及有关生物学指标外,同时采用 HRQoL 量表联合观察治疗反应,可以帮助研究者获得更全面的结论。当疗效满意时,则患者的生存质量改善,倘若在长期维持治疗中,发现患者的 HRQoL 由好变差时,则要警惕药物治疗的不良反应。这种生存质量的变化有时可能早于生物学指标的阳性发现,因此有着重要的临床参考价值。

(三) 效用评价

HRQoL 的研究,还适用于效用评价(utility evaluation)。生存质量的测量可为临床干预结果的全面评估提供重要佐证,有助于临床决策。利用生存质量进行效用评价,分为三种情况,死亡效用直接定义为 0 分,完全健康为 1 分,当患病时人们对自己病后的生存质量可在 0~1.0 之间评分定位,然后结合生存时间,计算质量调整寿命年(quality-adjusted life years, QALYs)来评价自身的生存效用。效用常作为健康效果的测试指标,进行经济学评价,为不同健康服务干预措施结果的综合评价提供一些重要的信息。如可用来比较不同干预措施的成本与健康效果,两者若结合在一起,进行成本-效用分析(cost-utility analysis)。例如,美国一研究报道,血液透析治疗慢性肾功能不全者平均获得每个 QALY 花 3 万~5 万美元的费用,无疑成本是十分高昂的,这对临床医疗以及卫生政策的决策有重要的参考价值。

在进行效用分析时,应注意以下问题:① 研究对象健康状态的权重赋值问题,不同的健康状态,其权重值应有差异。② 在不同研究间进行横向比较时,只有通用工具测定的生存质量综合分,才能进行成本-效用分析,而多数专用工具并不适合。

第五节　健康相关生存质量研究的评价

随着对健康相关生存质量(HRQoL)的关注越来越多,国内外开展了许多相关研究,健康相关生存质量研究的数量尽管逐年增加,但其质量如何,特别这些研究结果的真实性、重要性和适用性如何,还需进一步严格评价,具体可参考以下评价标准。

(一) 研究结果是否真实可靠

1. 主要标准(Ⅰ级标准)

(1) 对于 HRQoL 量表所测试的结果,是否做了信度和效度的检验? 量表的辨别或评价功能如何? 如果 HRQoL 结果的信度和效度好,确有辨别或评价功能,则可进一步地评价: ① 研究者测试患者的 HRQoL,患者本人是否也认为是重要的内容? 医生考虑的 HRQoL 一定要与患者自己认同的重要内容相统一,而不能仅注重临床及生物学指标。HRQoL 要采取医患相结合的原则与方法进行测评。② HRQoL 测试的结果是否有被省略的重要内容?

HRQoL 通常要测试有关重要生理、心理及社会功能等方面的内容,特别是疾病所致的特异性功能改变内容。例如对口腔癌患者,如果 HRQoL 的评价仅仅注重疼痛及其体能方面的变化,而缺少了心理及社会活动功能方面,评价就不够全面。因此,在研究 HRQoL 时一定要注意是否遗漏或省略了重要的 HRQoL 内容。

(2) 研究者是否对 HRQoL 分析方法做了评价?

要考察是否报告了 HRQoL 量表测试的全部内容、分析方法以及相应结果。如试验开始时有多少患者属于地板效应和天花板效应(即在 HRQoL 较低或较高时,分值在接近上下限时出现钝化);是否有失访发生并影响了最终结果?

2. 次要标准(Ⅱ级标准)　研究者对生存质量是否做了质与量的转化以及卫生经济学的评价?

要考虑生存质量的效用评价,是否采用了正确的方法做了 QALY 分析以及成本效用分析。

(二) HRQoL 研究的结果有多大的临床意义

HRQoL 量表测试出的分值及其确定的生存质量评价界值,一定要考虑对临床疾病和对健康判断的意义,是否高于或低于某一分值就属于正常或异常? 或者分值变化程度要达多大范围才有临床价值? 因此要做出相应分析与评价。此外,还应重点探讨生存质量的改变是否与疾病的严重程度、时间变化、相关临床测试结果的变化有关?

(三) HRQoL 的测试结果是否有助于自己的患者处治

HRQoL 测定应与临床医疗实践相结合,在应用这类测量方法以及量表时,一定要考虑自己的具体条件和其可行性以及是否有助于自己的临床实践。因此,需特别注意是否与研究中的"PROGRESS"要素相匹配:P(place 为地点,考虑研究地点与证据应用地点的异同);R(race 为种族,不同种族与基因类型);O(occupation 为职业);G(gender 为性别);R(region 为风俗习惯、信仰);E(education 为教育程度);S(social-economic status 为社会经济地位);S(support system 为社会支持系统与保障体系)。应用时,将 HRQoL 研究中患者特征与自己诊治的患者按上述 8 个要素逐一进行比对,以判断 HRQoL 研究是否适用。

(康德英)

第三十四章 卫生经济学在临床科研
中的应用与评价

第一节 概 述

(一) 卫生经济学在临床科研中的必要性

近几十年来,世界各国卫生保健体系正在发生变革,这是由于人口数量的迅速增长对卫生保健提出了更多的需求。被服务人群需求的变化,如老年人口比例增加、慢性病占疾病比重增大;卫生保健技术发展迅速,新药不断涌现,高、精、尖仪器设备不断问世;处于信息时代的医生努力跟踪医学研究的进展,高新技术的广泛应用;患者从被动接受者向主动的消费者转变等,使卫生保健费用不断攀升(表34-1,表34-2)。医疗保健预算增长的幅度远远跟不上医疗费用上涨的速度,卫生保健的经济需求与卫生资源之间的矛盾日益突显。人们需要更有效率、效果更好的卫生保健服务,社会也要求最大限度地利用各类卫生资源。我国作为人口众多、资源匮乏的大国,进行卫生经济学的研究和应用则显得尤其必要。

表34-1 部分欧洲国家的卫生费用变化

国 别	卫生费用占国内生产总值(%)		人均卫生费用(美元)	
	1989 年	2009 年	1989 年	2009 年
奥地利	8.2	11	1 093	5 035
比利时	7.2	10.8	983	4 749
丹麦	6.3	11.5	912	6 452
芬兰	7.1	9.0	1 067	4 078
法国	8.7	11.9	1 274	4 840
德国	8.2	11.7	1 232	4 723
希腊	5.1	10.6	371	3 015
冰岛	8.6	9.8	1 353	3 698
爱尔兰	7.3	9.4	658	4 719
意大利	7.6	9.4	1 050	3 323
卢森堡	7.4	7.9	1 193	8 262
荷兰	8.3	12.0	1 135	5 751
挪威	7.6	9.7	1 234	7 533
葡萄牙	6.3	10.7	464	2 365
西班牙	6.3	9.6	644	3 032
瑞典	8.8	10.0	1 361	4 347
瑞士	7.8	11.4	1 376	7 185
土耳其	3.9	6.7	175	575
英国	5.8	9.8	836	3 440

(Egon Jonsson, 1999;中国卫生统计年鉴,2012)

卫生经济学(health economics)是一门研究卫生保健中的经济规律及其应用的学科,它运用经济学的基本原理和方法,分析研究有限的卫生资源的最优分配办法,对各项卫生措施进行经济学的评价,目的就是使有限的卫生资源发挥尽可能大的社会经济效益。由此,卫生经济学在临床科研与实践中的必要性不言而喻。

表 34-2 我国 1980—2011 年卫生总费用及占 GDP 比例

年 份	卫生总费用(亿元)	人均卫生总费用(元)	卫生总费用占 GDP 比例(%)
1980	143.23	14.5	3.15
1990	747.39	65.4	4.00
1995	2 155.13	177.9	3.54
2000	4 586.63	361.9	4.62
2005	8 659.91	662.3	4.68
2010	19 980.39	1 490.1	4.98
2011	24 268.78	1 801.2	5.15

(中国卫生统计年鉴,2012)

(二) 卫生经济学在临床科研中的重要性

运用卫生经济学评价可以解决许多临床科研与实践领域中的决策问题,具体如下。

1. 在特定情况下,选择适宜的临床治疗方案 例如肾衰竭的患者选择肾移植还是透析治疗? 十二指肠溃疡患者应选择哪一种方案抗幽门螺杆菌治疗以利溃疡愈合并减少复发?

2. 选择恰当的干预时机 例如冠状动脉搭桥手术对象应选择中度心绞痛且伴有单支血管病变者,还是选择严重心绞痛伴有左主干支冠状动脉病变者?

3. 选择提供医疗服务的最佳场所 例如针对特定的患者是选择医院、社区还是家中进行诊疗?

4. 针对不同卫生问题的可选方案 如果在一个国家或地区存在多个需要解决的卫生问题,如何抉择最需解决而又可取得良好效果的项目与方案? 例如将一笔有限的资金投资到建立流感免疫项目还是冠心病监护中心?

5. 同一方案的不同应用范围 若已有一套行之有效的防治方案,但由于资金有限,如何从卫生经济学的观点与标准去抉择不同的应用范围? 例如:乙肝疫苗的注射用于母亲 HBeAg 阳性的新生儿,还是所有新生儿?

要对上述医疗卫生保健措施进行选择,必须有令人信服的证据。卫生经济分析和评价就是从社会或其他特定的角度,用经济学的基本原理和方法,比较不同卫生措施的成本及效应(effects),做出经济分析,形成经济学上的证据。人们根据这些证据才能做出正确的决策,这就是经济评价的目的和意义。

临床经济学(clinical economics)是近年发展起来的一门交叉学科,是卫生经济学的一个分支,它是在经济学理论指导下,运用经济学的原理和方法对临床使用的药物、诊治方案、仪器设备等临床技术措施进行评价,为临床人员和政策决策者提供决策信息。

临床医师是使用医疗保健资源的守门人,占总人口不到 0.05% 的医务卫生保健人员可以支配占国民(内)生产总值 5%～10% 的卫生费用。为了实现卫生费用的高效利用,临床评价不仅要测定每项卫生保健措施的效果(effectiveness)和效力(efficacy),还应在此基础上进行效率(efficiency)分析,这样才能提供完整证据,供临床医师在日常工作中对诊断治疗预防做出正确的决策。

(三) 我国卫生领域中经济评价的应用情况

根据中国期刊全文数据库文献检索的结果,1980—2011 年,以"经济学评价"为主题词的论文数量已达 2 000,尽管统计还不完整,但足以说明在我国的卫生领域中经济学评价已成为研究的一个重要方面。当然在这部分研究中非临床科研还占有很大部分,例如投资决策、计划生育、疾病控制、大型设备评估、计划免疫等,迄今为止与临床诊治有关的经济评价文章相对较少,其中大部分是治疗方案的选择(如外科提出有 10 种侵入性治疗方法有较好的成本-效果)、药品经济学研究(如降血脂药、抗肝炎病毒药物——干扰素、抗贫血药——促红素、抗幽门螺杆菌治疗等)。与国外相比,无论从数量还是质量上,我国有关经济学评价,尤其是临床经济学评价的研究与实践还相对落后,需进一步加强与完善。

第二节 临床经济分析的类型

完整的经济分析和评价必须对两种或两种以上的干预措施同时分析其成本和获得的结果,根据结果单位不同可以分为以下几种经济学分析技术。

(一) 最小成本分析

最小成本分析(cost minimization analysis,CMA)也可称为成本确定分析(cost identification analysis)。最小成本分析是假定两个或更多临床医疗服务干预方案的结果相同,通过分析和比较每个干预方案的成本来进行方案的选择,以成本最小为最佳方案。

该类型适用于多种医疗措施的治疗结果相同或相似情况下,确定不同医疗措施所消耗的成本,选择成本低的措施。例如骨髓炎患者提前出院在门诊继续用抗生素治疗和常规住院治疗相比,前者花费 2 271 美元,比常规住院 2 781 美元的费用低,最小成本分析结果显示早期出院方案每例患者可节约 510 美元。由于该法只能比较同一种疾病且结果相同时的成本,故使用范围有限。

(二) 成本-效果分析

1. 定义 成本-效果分析(cost-effectiveness analysis,CEA)是将成本和效果结合在一起考虑,主要是评价使用一定量的医疗资源后个人的健康效益或干预措施的结果,是以最低成本去实现确定的健康结局。表示为每一健康效果单位所耗费的成本(成本-效果比)或每一个增加的健康效果所需要耗费的增量成本(增量比)等。这就使两种不同的医疗措施,在进行比较选择时,有了相同的评价单位,从而为临床决策者提供科学的依据。

成本-效果分析是用来确定最有效地使用有限资源的一种分析方法,也是目前在医疗保健领域的完整经济评价方法中最常用的一种。例如某透析中心进行的成本-效果分析显示对终末期尿毒症,每延长一个寿命年的成本,使用连续腹膜透析成本为 33 400 美元,而在医院做血液透析的成本为 48 700 美元。由此可见,在效果相同(即延长一个寿命年)的情况下。连续腹膜透析比血液透析成本低,成本-效果更佳。

2. CEA 效果的表达指标 在 CEA 中,效果可以同时或分别使用中间测量指标(intermediate measures)和健康测量指标(health measures)。前者包括症状、危险因素或有关临床测定的结果,例如溃疡的愈合率、乙型肝炎病毒 e 抗原的阴转率、血清胆固醇的下降程度等。后者包括病残天数、寿命年的延长、死亡数等。例如在高血压的治疗项目中,血压下降百分率为中间测量指标,而通过降压治疗预防中风后死亡则是最终健康指标。当最终结果的测定所需时间太长时,可选择用中间结果,进行 CEA 分析。

3. 成本-效果比(cost/effectiveness, C/E) 成本-效果比是 CEA 的一种表示方式,即每延长一个生命年、挽回 1 例死亡、诊断出一个新病例或提高一个健康结果单位所花的成本。C/E 越小,就越具效率。单一的 C/E 是没有意义的,它主要用于两个或两个以上项目的 C/E 比较,并且是比较有相同结果单位的两个项目。例如一个高血压干预项目对 60 岁男性高血压患者,将舒张压从 110 mmHg 降低到 90 mmHg,可延长一个寿命年,所需成本为 16 330 美元,另一项用两种不同降血脂药物治疗患者的高胆固醇血症,为达到延长一个寿命年目标,所需降脂药物花费的成本分别为 59 000 美元和 17 800 美元。由此可见,同样延长一个寿命年,高血压干预项目更具成本-效果。又如比较纤维结肠镜和乙状结肠镜加钡剂灌肠两种措施对治疗下消化道出血及结肠癌的诊断价值。成本-效果分析的结果显示治愈一例下消化道出血的成本,前者为 2 319 美元,后者为 2 895 美元;诊断一例结肠癌成本,分别为 2 694 美元和 2 896 美元。结果还显示纤维结肠镜诊断的敏感度(80%)、特异度(95%)均高于后者(分别为 57%和 80%)。最后判定纤维结肠镜的 C/E 较好。

再如十二指肠溃疡的治疗方案,一种是幽门螺杆菌根除疗法,另一种是抑酸疗法。前者在治疗首周由于应用质子泵抑制剂联合两种抗生素的治疗方案,虽花费较高,但由于根除幽门螺杆菌后,就不再需要长期抑酸剂治疗,故与单纯抑酸治疗方案(需用质子泵抑制剂 6～8 周)相比成本是较低的,再加上根除幽门螺杆菌后,溃疡年复发率从 80%下降到 10%以下,所以后期治疗复发患者的成本更低,根除幽门螺杆菌方法降低了治疗所需要的总成本,成本-效果比减小,C/E 较好。

(三) 成本-效用分析

成本-效用分析(cost-utility analysis, CUA)是 CEA 分析的一种特殊形式。由于 CEA 不能比较两个完全不同的卫生项目,如肾移植治疗慢性肾衰竭与预防中风的抗高血压干预项目,因为两种措施干预的对象不同,而且对病残或病死率的影响也不同,因此无法应用 CEA 比较两者。倘若将其分母单位都统一为质量调整寿命年(quality adjusted life years, QALYs),进行成本-效用分析就能比较两者了。有研究结果显示肾移植项目每获得一个 QALY 花费的成本为 4 710 英镑,而抗高血压治疗预防中风为 940 英镑/QALY,显然后者经济效果更好。表 34-3,表 34-4 分别显示在不同健康状况下的效用值及不同疾病的成本-效用分析结果。

表 34-3 不同健康状况的效用值

健 康 状 况	效 用 值
健康	1.00
高血压治疗(副作用)	0.95～0.99
肾移植	0.84
中度心绞痛	0.70
家庭透析	0.54～0.64
严重心绞痛	0.50
抑郁	0.45
死亡	0.00
失去知觉	<0.00

(Feeney & Torrance, 1989)

表34-4 成本-效用分析

项　　目	成本/QALY(英镑)
胆固醇测定和节食疗法(40～69岁)	220
脑外伤神经外科治疗	240
劝导戒烟	270
蛛网膜下腔出血神经外科手术	490
预防中风的抗高血压治疗(45～64岁)	940
安装起搏器	1 100
髋关节置换术	1 180
主动脉狭窄换瓣术	1 140
冠状动脉搭桥(左主干病变严重心绞痛)	2 090
肾移植	4 710
乳腺癌普查	5 780
心脏移植	7 840
胆固醇监测和治疗(25～30岁)	14 150
家庭血液透析	17 260
冠状动脉搭桥(单支病变、中度心绞痛)	18 830
连续腹膜透析	19 870
医院血液透析	21 970
用促红素治疗血液透析患者贫血	54 380
(假设可降低死亡率10%)	
恶性颅内肿瘤神经外科手术	107 780
用促红素治疗血液透析患者的贫血	126 290
(假设不增加存活率)	

(Mason J，Drummond M，Torrance G，1993)

CUA分析中效用值的测定最为关键,常见的方法有以下几种。

1. 时间交换法(time trade-off) 直接对不同的健康状态做等量估计,即让患者在"接受某一特殊措施后,可维持好的健康状态,但是活的时间却要短些"与"不接受这一特殊治疗可维持目前的状态,但是活的时间要长些"之间做出自己的选择。例如告诉心绞痛患者,若不治疗可带病存活25年,另假设某一种治疗方案可使心绞痛完全缓解,但寿命可能要缩短,问他无病生存时间为多少年(X)时,他才愿意选择这一治疗,这就需要患者决策。如果患者愿意能健康地活15年才选择这一治疗,否则就拒绝,于是无心绞痛生存15年就相当于伴有心绞痛生存25年的效用。心绞痛的效用值为15/25=0.6。也可表达为0.6×25=15(年),即X年的健康=效用×不健康年限。

2. 标准概率法(standard probability method) 这是一种风险选择法(最坏和最好的结果),又称标准博弈法(standard gamble),即在可选择的范围内做出的判断。例如某一疾病可以手术治疗,但要承担手术失败的风险,手术(A)的最坏结果是死亡,最好的结果是术后可以无病生活25年(风险选择),其概率均为50%;另一方面也可采用姑息治疗(B),而不承担手术的风险,但处在带病状态,效果比手术的最佳效果差。因此,可以在手术治疗和姑息治疗间做一选择。

当问患者姑息疗法可生存5年时,选择A还是B,患者回答选A。生存6年时,仍选A。生存7年时,患者改为选择B,也就是说患者宁愿不手术以带病状态生存7年,也不愿冒50%死亡、50%可能治愈生存25年的风险,此时的效用值为7/25=0.28(图34-1)。

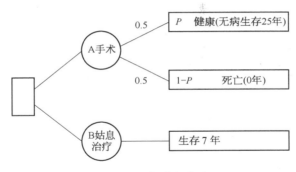

图 34-1　标准概率法

3. 等级尺度法(rating scale)　1969 年由美国经济学家 Robert Stobaugh 提出,目前已成为国际上最流行的一种目标市场分析法。方法:画一条线,由患者自己操作,每一条线两端写上描述性短语,线可划

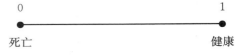

图 34-2　等级尺度法

为 10 等份。0 为死亡,1 为健康,将疾病状态清楚地描述给患者后,要求患者在线段上某一点画一条横/竖线以表明自己目前的健康状态,画线处即为其目前的效用值(图 34-2)。

4. 量表测量法(measurement scale)　通过专门的量表获得健康效用指标。目前常用类似心理学和精神病学中广泛应用的量表调查方法。量表分通用量表和专用量表。通用量表适用于健康人群和患有疾病的人群,测量的内容涉及人的健康状况、功能情况、残疾和焦虑等。这类量表很多,如:疾病影响指数(sickness impact profile,SIP)、McMaster 健康指数调查表(McMaster health index questionnaire)、Nottingham 健康指数(Nottingham health profile,NHP)、SF-36(short-form 36)、EQ-5D 等。专用量表则将着眼点放在特定疾病相关特征或特殊人群方面,例如针对某一特定的疾病(如关节炎、癌症),针对某一特定的人群(如儿童),针对某一特定的功能领域(如抑郁、性功能、失眠)或由某一潜在的疾病而导致的健康问题。许多疾病都有各自疾病别量表,比如癌症(癌症患者生活功能指数,FLIC)、心血管疾病(纽约心脏协会分类量表)、脑卒中病情严重程度评估量表(美国国立卫生院脑卒中量表,NIHSS)等。

(四)成本-效益分析

成本-效益分析(cost-benefit analysis,CBA)用相同的货币单位来分析比较成本与健康获益之间的关系,医疗服务的成本和健康效果都用货币单位来表示。效益评价的方法主要有三种:人力资本方法、显示偏好法和意愿支付法,将健康结果货币化。

以泌尿道感染的预防为例,把以往每年有 2 次以上尿路感染的患者分为两组,一组给予复方磺胺甲噁唑片,另一组给予安慰剂,治疗组发作次数 0.15 次/年,对照组为 3 次/年,每年抗感染费用为 126 元/人,预防给药费用为 85 元/人,以人为单位,成本-效益分析如下。

预防费用:85 元;效益:126×(3－0.15)＝359(元);

效益成本比:359/85＝4.2;

净效益:359－85＝274(元)。

从结果来看,这个预防项目因有较大的经济效益而建议推广。

另一项风疹疫苗预防项目提示：如用于 12 岁以上女性，其效益/成本比为 25∶1，而用于 2 岁以下的男女儿童，则效益/成本比为 8∶1，显然前者优于后者。

（五）临床经济分析类型的比较

三种常用临床经济分析方法的比较见表 34-5。

表 34-5　三种临床经济分析方法的比较

	CEA	CUA	CBA
比较方式	C/E	C/U	B−C 或(B/C)
成本单位	货币单位(元)	货币单位(元)	货币单位(元)
结果单位	健康效果自然单位	QALYs	货币单位(元)
可比较的措施数量	2 个或 2 个以上	2 个或 2 个以上	1 个或 1 个以上
可测定的目标	1 次测定 1 个	1 个以上	1 个以上
需测定的健康结果	效果测定	效用测定	健康效应转为货币
测定方法	随不同结果单位而定	标准概率法	人力资本法
		时间交换法	支付意愿法
		等级尺度法	
		量表	
可比性	随结果测定而变化	理论上可比	理论上可比

第三节　卫生经济学评价方案的设计步骤

（一）确定要分析的项目及要进行比较的方案

（1）确定研究问题时，不仅要阐明研究的方法，还要描述研究对象的人口学特征。例如在一项对不同抗幽门螺杆菌（Hp）方案治疗十二指肠溃疡的经济学评价研究中，应首先描述患者的基本特征，如年龄、性别、病程、溃疡大小、溃疡数目等。

（2）应写明比较方案的选择理由和依据，例如在上述研究中，拟比较质子泵抑制剂加阿莫西林与 H_2 受体拮抗剂加两个抗生素两种方案，应说明为什么选择这两种方案进行比较，其合理性和依据如何。

（3）详细描述所选的具体治疗方案及其在各种治疗方案中所处的地位。例如描述这两个方案中各自药物的具体剂量、用法和疗程，还应进行文献复习，比较其在众多候选治疗方案中占的地位。

（二）确定经济学评价的立足点

明确表明立足点（角度）是临床经济学评价的基础，这决定了在评价中有关成本和结果的定义、范围与内涵。选取何种评价角度主要取决于评价的目的，不同的评价目的，其评价角度不同。评价的角度包括患者、医疗服务的提供者、医疗费用的支付方（如保险）或社会等角度。

（三）确定经济学评价的方法

评价方法包括 CMA、CEA、CUA 和 CBA，根据研究问题及研究目的，选择适宜的评价方法并明确选用评价方法的理由。

（四）确定资料获取的研究方法

可选以下任一种或两种方法组合，如前瞻性随机对照研究、系统评价、观察性资料等，陈述理由，一般前瞻性研究常采用随机对照临床研究，在此基础上进行 CEA 或 CUA。

（五）增值分析

卫生经济学评价时，除了比较成本/效果（效用、效益）比外，还应报告增值分析（incremental analysis）结果，即在额外措施造成成本增加的同时，健康效果（效用、效益）相应增加的额度是多少。具体可表示为一个项目比另一个项目多付的费用，与该项目比另一个项目多得到的效果（效用、效益）之比，称为增值比（$\triangle C/\triangle E$、$\triangle C/\triangle U$、$\triangle C/\triangle B$）。

（六）确定结果测定的方法

例如使用 CUA 分析时，应报告质量调整寿命年和效用值的具体测定方法，是用标准概率法、时间交换法还是等级尺度法？同时阐明这些方法的具体测定步骤。

（七）成本的确定

所有相关的成本都应确定、收集并报告。成本的测量应尽量反映机会成本的概念，包括人头费、管理费等。成本主要包括直接成本和间接成本。

1. 直接成本（direct cost）　直接提供治疗、服务时所产生的成本。

（1）直接医疗成本（direct medical cost）：指卫生服务过程中用于治疗、预防、保健的成本，常包括住院费、药费、诊疗费、实验室检查费、大型仪器设备检查费、手术费、家庭病房费、康复费或假肢安装费等。

（2）直接非医疗成本（direct nonmedical cost）：指患者因病就诊或住院所产生的非医疗服务成本，如患者的伙食费、交通费、住宿费、家庭看护费、由于疾病所要添置的衣服费用、患者住院后家属探望的往返路费、外地患者家属的住宿费等。

2. 间接成本（indirect cost）　间接成本即社会成本，是指由于患病、伤残和死亡致使有效劳动时间减少和劳动能力降低，引起的社会和家庭目前价值和未来价值的损失，即间接造成的经济损失。

（1）与病残率（morbidity）有关的成本：由于病假和疾病引起工作能力减退及长期失去劳动力所造成的损失，如因病损失的工资、奖金及丧失的劳动生产力造成的误工产值。

（2）与死亡率（mortality）有关的成本：由于病死所造成的损失，例如，规定 60 岁退休，患者因病于 50 岁死亡，损失的 10 年工资、奖金都应作为间接成本计算。

（八）对发生在将来的结果和成本做贴现计算

当某一医疗措施的实施需数年完成时，为了准确估计成本和效果，扣除因物价上涨带来的影响，应对发生在将来的成本和效果（效益或效用）通过贴现（discounting）的方法，换算为目前的实用价值。计算公式：

$$P = \sum_{n=1}^{t} Fn\,(1+r)^{-n} \qquad\qquad （式 34-1）$$

P：成本或效果现在值，Fn：成本或效果在 n 年时的值，r：年贴现率，t：项目完成的预期年限。贴现率一般取 $3\%\sim5\%$。

（九）敏感性分析

在得到上述经济学评价结果后，可进一步做敏感性分析（sensitivity analysis），即当其中几个主要的变量如价格、成本、贴现率、结果的判断标准发生变化以及采用不同经济分析方法时对评价结果的影响程度，称为敏感性分析。如果稍微改变一下变量的数值，其经济评价的结论就发生改变，则表明其可靠性较差。

由于对将来发生的某些情况如工资、失业率、期望寿命、治疗费、年贴现率等不能肯定，因此应将敏感性分析作为经济学评价中一项必要步骤。研究中所有不肯定的结果都应报告，建议使用关键参数的可信区间等概念。

（十）确定分析项目推广及应用的价值

在上述分析的基础上，得出结论，还要进行文献复习，与其他研究结果进行比较，特别注意方法学上的区别。例如对间接成本的处理以及不同人群的差别，这对确定研究结果的推广应用价值非常重要。

第四节　临床经济学评价文章的评定标准

对临床经济学评价研究结果，建议使用下述的 10 条标准评价其科学性、重要性和适用性。

（1）研究是否回答了关于经济学评价的问题：即是否同时比较了两种或两种以上不同措施的成本和结果（效果、效用或效益），采用的是何种临床经济评价的方法。同时，是否阐明经济评价的立足点，是从患者角度、社会角度、提供医疗服务的单位如医院角度，还是支付方角度如医疗保险公司的角度。

（2）对所要比较的方案是否做了详细的描述：方案的描述内容应包括实施方案的时间、地点、对象、方法和分组情况等。

（3）是否有健康结果测定的有效证据，结果的测定是否真实可靠：可靠性最强的证据是从临床随机对照研究得出的结果，其次是非随机同期对照的研究。历史对照的研究结果可靠性较差。如果是队列研究应该有相同的起点，还应考虑各项评价结局指标是否客观，各项指标的估算与预测是否有科学性等。

（4）是否对每一组重要的成本和结果都做了确定：结果的测定是中间测定指标还是健康测定指标？成本是否包括直接医疗、直接非医疗及间接成本等。

（5）成本与结果的测定单位是否恰当：各测定单位是如何确定的，有无科学性。

（6）成本结果估计的可信性：如效用值是如何确定的，测定方法的可信性如何，是否做了信度与效度分析，成本计算的来源是否可靠和合理。

（7）对发生在将来的成本和结果是否做了时间上的校正，贴现率是多少，如何确定的，贴现后经济学评价结果如何。

（8）有无进行增值分析。

（9）是否做了敏感性分析：是否列出敏感性分析的各项参数及其变化范围，经济分析结果是否发生改变，敏感性分析的结论是什么。

（10）研究报告中的结果和讨论是否包括了读者所关心的问题，是否做了伦理学上的讨论。本点涉及研究结果的推广应用价值，在决策时应兼顾伦理学问题，特别是涉及一些与生命有关的问题，如当费用降低时，效果也减少（寿命的缩短或死亡率的增加），此时是否要继续采用该项方案。

第五节　临床经济学评价实例介绍

为便于读者理解，本章翻译了"对极低出生体重儿进行新生儿监护的经济学评价"一文

(Boyle MH 等,1983)的摘要并用上述的 10 条标准,对全文内容展开评价。

摘要:采用加拿大安大略省汉密尔顿地区新生儿监护方案实施前后的结果和成本,对极低出生体重的新生儿监护进行经济学评价。新生儿监护同时增加生存率和费用。对体重1 000~1 499 g 的新生儿,每增加一个生存者的成本为 59 500 加元(1978),延长一个生命年的成本为 2 900 加元,延长一个质量调整寿命年的成本为 3 200 加元;若不经贴现,监护有净经济收益。若对费用、效果和收入按每年 5% 贴现计算,监护则有净经济损失。对体重500~999 g 新生儿,相应增加的费用是:每增加一个生存者 102 500 加元,延长一个生命年为 9 300加元,延长一个质量调整寿命年为 22 400 加元;监护引起净经济损失。对每项经济学评估的测量表明,对出生体重为 1 000~1 499 g 新生儿的监护效果比出生体重为 500~999 g 的好。有关对极低出生体重儿进行监护的经济价值,需与其他卫生计划相比较做出判断。文献评阅如下:

1. 是否回答了关于经济评价的问题 是。

(1)是否比较了两种医疗措施的成本和效果:是。

(2)是否阐明从什么角度进行经济评价:是。

本文作者从社会观点出发,将极低体重新生儿(<1 500 g)分为 1 000~1 499 g 和 500~999 g 两组,比较采用新生儿监护方案前后的结果和成本,进行经济学评价。

2. 对所要比较的方案是否做了详细的描述 是,文章对研究的时间(1964 年 7 月到1969 年 12 月,1973 年 1 月到 1977 年 12 月期间)、地点(加拿大汉密尔顿的温特渥尔县)、对象和方法(<1 500 g 的极低体重新生儿分为出生体重 1 000~1 499 g 和 500~999 g 两组,又分 1964—1969 年的非新生儿监护组和 1973—1977 年的新生儿监护组共 4 个队列)以及新生儿监护具体方案,做了详细的描述。

3. 是否有结果测定有效性的证据 是,根据对有关预后文章正确性的评价标准如下。

(1)本研究观察的 4 个队列均以出生日开始计算,故有统一的起点。

(2)随访时间足够长并且完整,观察时间包括从出生到出院、到 15 岁和到死亡的时间。

(3)由于观察的结果:成活、死亡以及有质量的生命年均为客观指标。对于生命结果和成本的预测是由两位儿科专家利用每个儿童的健康史资料独立完成的,为了使估算能反映将来情况的变化,儿科专家对每种预期结局做概率分布估计而不是点估计。

总之,以上均是该研究中所测定的结果有效、可信的证据。

4. 分析是否对每一组重要的有关成本和结果都做了确定 是。

(1)健康结果的确定见表 34-6。

表 34-6 采用新生儿监护方案前后,极低体重出生儿健康结局(按出生体重分组,未贴现)

期 间	出生体重 1 000~1 499 g		出生体重 500~999 g	
	监护前 (1964—1969) n=213	监护后 (1973—1977) n=167	监护前 (1964—1969) n=160	监护后 (1973—1977) n=98
出院存活率(%)	62.4	77.2	10.60	22.40
估算至 15 岁				
生命年/活产婴儿	9.0	11.1	1.46	3.37
* QALYs/活产婴儿	6.4	8.1	1.22	1.80

（续表）

期　　间	出生体重 1 000~1 499 g		出生体重 500~999 g	
	监护前 (1964—1969) $n=213$	监护后 (1973—1977) $n=167$	监护前 (1964—1969) $n=160$	监护后 (1973—1977) $n=98$
估算至死亡				
生命年/活产婴儿	38.8	47.7	6.60	13.00
QALYs/活产婴儿	27.4	36.0	5.50	9.10

注：QALYs 为质量调整寿命年。

（1）测定新生儿住院期间死亡率。在存活出院儿童中，随访了 1964—1968 年间的 150 例中的 121 例(81%)和 1973—1977 年间的 151 例中的 134 例(89%)并用调查表进行信访调查。

（2）增加的存活人数。

（3）增加的生命年和质量调整寿命年。

（2）成本测定见表 34-7。

表 34-7　按体重分组的成本测定(按加元计算)

期　　间	出生体重 1 000~1 499 g		出生体重 500~999 g	
	监护前 (1964—1969)	监护后 (1973—1977)	监护前 (1964—1969)	监护后 (1973—1977)
成本/活产婴儿				
至出院时				
健康保健	5 400	14 200	1 500	13 600
估算至 15 岁				
健康保健	8 100	18 700	1 800	18 000
其他	4 000	2 000	200	1 900
总成本	12 100	20 700	7 000	19 900
估算至死亡				
健康保健	45 400	61 500	9 500	28 600
其他	47 100	38 600	1 500	15 000
总成本	92 500	100 100	11 000	43 600
收益/活产婴儿				
预测至死亡	122 200	154 500	19 200	48 100

1) 新生儿监护成本：包括护理的直接成本(工资等)、辅助部门的成本(管理和看护)和一般的管理成本(雇员收入和设备折旧费等)，其他新生儿护理成本包括支付给医生的费用、在社区医院中恢复期的护理费用、使用救护车费用。

2) 出院后的追加成本：新生儿从出院后资源消耗的成本，包括健康保健费(住院费、医疗费和药费)和其他费用(如托幼机构、特殊服务、用具、特殊教育的额外费用等各种费用)。

3) 成本的来源合理：医生的收费数据由加拿大安大略省健康保险公司提供。其他如个人收入和健康保健消费和有健康障碍的儿童在家里接受父母护理以及托幼机构护理成本，由加拿大安大略省公共社会福利部提供资料，但没有考虑到隐性成本，如婴儿意外死亡或伤残给家庭带来的精神损失。

5. 成本和结果测定单位是否恰当　是，对结果的测定单位运用生存率、生命年和质量调节生命年是恰当的，对存活者健康状况的测定，是根据躯体功能(分 6 级)、角色功能(分 5

级)、社会和情感功能(分 4 级)和健康问题(分 8 级)对健康进行分类,共有 960 种可能状况,在对每个队列中随机抽取样本进行家庭访谈时,使用该分类描述。

所有成本均以 1978 年加拿大元表示,用最合适的单位测定提供的服务(如住院天数、放射工作单位或手术)并根据 1978 年财政和服务资料决定每项服务的完全分配单价,如每个患者每天住院需多少元,每个工作单位需多少元或每项手术需多少元,将每种服务次数乘以单价,再进行总和,故是恰当的。

6. 成本和结果估计的可信性　可靠,除采用客观的结果外,对于效用测定是通过加拿大安大略省汉密尔顿学生双亲的随机样本,测定上述 960 种可能健康状况中每种情况的效用值并按常规或特殊教育情况和父母性别分层,测定方法正确,可信度大。

成本测定是对提供新生儿护理的 3 家医院逐个测定新生儿护理费用,分别估算每个医院中有关部门的成本。同时资料来源合理,故是可靠的。

7. 对发生在将来的成本和效果是否做了时间上的校正　是,新生儿监护方案需以早期的大量资金消耗来获得远期收益(生命年或劳动力)。因此把将来的价值转换为现在价值,在计算将来的成本、收入和效果(延长的生命年和质量调整寿命年)时,使用 5% 年贴现率。表 34-8 是未做时间校正的经济学分析结果,而表 34-9 是以 5% 作为年贴现率的分析结果。

表 34-8　新生儿监护的经济学评价按出生体重分组

时　　期	出 生 体 重 分 组	
	1 000～1 499 g	500～999 g
至出院时		
成本/增加的存活者	59 500+	102 500
至 15 岁(估算)		
成本/增加的生命年	4 100+	9 400
成本/增加的 QALY	5 100	30 900
至死亡(预测)		
成本/增加的生命年	900	5 100
成本/增加的 QALY	900	9 100
净收益(损失)/活产婴儿	24 700	(3 700)
净成本/增加的生命年	NA	600
成本/增加的 QALY	NA	1 000

注:表中数据未做贴现,以 1978 年加元表示;注有"+"的数据是从表 34-6 和表 34-7 计算得出:(14 200-5 400)/(0.772-0.624)=59 500;(20 700-12 100)/(11.1-9.0)=4 100。

表 34-9　新生儿监护的经济学评价按出生体重分组

时　　期	出 生 体 重 分 组	
	1 000～1 499g	500～999g
至出院时+		
成本/增加的存活者	59 500	102 500
至 15 岁(估算)		
成本/增加的生命年	6 100	12 200
成本/增加的 QALY	7 700	40 100
至死亡(预测)		
成本/增加的生命年	2 900	5 100
成本/增加的 QALY	3 200	9 100

（续表）

时　　期	出生体重分组	
	1 000～1 499g	500～999g
净收益（损失）/活产婴儿	（2 600）	（16 100）
净成本/增加的生命年	900	7 300
成本/增加的 QALY	1 000	17 500

注：表中数据年贴现率为 5%，以 1978 年加元表示；注有"＋"的数据表示所有的成本和效益都发生在第一年。

8. 有无进行增值分析　是，$\triangle S = S_2 - S_1$（监护组与未监护组相比，每活产婴儿增加的生存数）；$\triangle Y = Y_2 - Y_1$（每个活产婴儿增加的生命年，同样是两组相比所得）；$\triangle Q = Q_2 - Q_1$（每个活产婴儿增加的质量调整寿命年）；$\triangle C = C_2 - C_1$（每个活产婴儿增加的成本）；$\triangle W = W_2 - W_1$（每个活产婴儿增加的效益）；$C/E = \triangle C/\triangle S$（每增加一个存活者增加的成本）；$C/E = \triangle C/\triangle Y$（每增加一个生命年增加的成本）；$C/E = (\triangle C - \triangle W)/\triangle Y$（每增加一个生命年增加的净成本）。

9. 是否做了敏感性分析　是，在所有的经济评价分析中都进行了敏感性分析。当年贴现率从 0 变化到 10% 时，对两个体重组的经济结果都不利；在 1 000～1 499 g 组中，当年贴现率低于 3.5% 时，每活产婴儿净收益为正数，贴现率高于 3.5% 时，则引起负的净收益。在 500～999 g 组中，贴现率为 0 时，净收益已为负数，随贴现率上升，净收益负增加。年贴现率、期望寿命、失访者及效用值 4 种因素的变化，均不影响两组之间的差别，经济效益仍是 1 000～1 499g 组优于 500～999 g 组，这一结论在所有的敏感性分析研究中均很稳定。

10. 研究结果和讨论是否包括了读者所关心的问题，有无做伦理学上的讨论　是，本研究在健康结局上的结果能推广到类似地区极低体重新生儿的监护研究中。本研究的经济学评价如仅从临床角度考虑可能会得出完全不同的结论，例如 750～999 g 体重新生儿监护在所有体重组中生存率增幅最大（19%～43%），但其经济损失也最大（25 500 加元/活产婴儿）。对于那些无法对所有极低体重新生儿进行监护的地区和国家，可优先考虑对出生体重为 1 000～1 499 g 的新生儿进行监护，但这种新生儿监护的配给方案，即优先提供那些最易获益新生儿的做法，无疑会产生较大的、值得讨论的伦理学问题。

（王吉耀　廖晓阳）

第三十五章　最佳研究成果转化于临床实践

——循证医学

　　如本书总序中所言：临床流行病学的精华要旨，在于根据研究的具体临床问题应用临床流行病学的研究理论、知识与方法学于研究实践，以提高研究质量，力争获得最佳成果，而任何最佳的研究成果（证据），都应该推广于临床医疗实践，促进临床医疗水平的提高，更好地服务于人类的健康，有效地防治疾病，才是临床研究的最终目的。如何将最佳的研究成果（证据）应用于临床医疗实践，这并非一个简单的过程。它将涉及临床医生如何发现、理解哪些新近的研究成果是最佳和适用的；如何联系患者的实际问题、在什么样的医疗环境和条件下才能应用并产生良好的结果，又如何扬长避短；同时患者又是否乐于接受这类"最佳诊疗措施"。这里就呈现出：医生-患者-最佳证据（的发现）-具体的医疗环境、条件等临床医疗运作的重要因素及其互动关系。于是，从临床流行病学的发展中就引申并催产了其次生的学科，称之为循证医学。

　　循证医学（evidence based medicine）是现代临床医疗诊治决策的一种科学方法学，也是最佳研究成果转化在临床实践中的具体体现。即针对患者具体的临床问题所做出的有关诊治措施，都要建立在最新、最佳的研究成果/证据基础之上，而且要参与患者互动以期获得最佳结局。因此，这种医疗模式较优于传统的临床医学实践模式，所以备受国内外医学界的关注。

　　当代医学科学研究是十分丰富多彩的，最佳研究成果的来源十分广泛且硕果累累，发现、认识并有效地转化应用于临床实践，掌握循证医学的方法是颇为重要的。

第一节　循证医学的基本概念

（一）循证医学的概念

　　循证医学指的是临床医生面对具体的患者，在收集病史、体检以及必要的实验和有关检查资料的基础上，应用自己的理论知识与临床技能，分析与找出患者的主要临床问题（病因、诊断、治疗、预后以及康复等）并进一步检索、评价当前最新的相关研究成果，取其最佳证据，结合患者的实际临床问题与临床医疗的具体环境做出科学、适用的诊治决策，在患者的配合下付诸实施，最后分析与评价效果。这样做既能有效地解决患者的临床问题，促进患者康复，同时也会推动临床医疗水平的提高和临床医学的进步。可见，循证医学对患者的诊治决策是建立在当前最新、最佳的证据基础之上，以追求最佳诊治效果，故称之为"evidence based medicine"。这样就超出了传统临床医学的水平。

（二）循证医学的临床实践基础

　　1. 医生　是循证医学实践的主体，作为实践循证医学的医生，首先要具备良好医学理论基础与过硬的临床经验和技能，同时还要有不断进取的革新精神、高尚的医德以及全心全意为患者服务的精神,这样,才可能去发现患者的具体临床问题并充分地应用自己的智慧和能力去解决患者的问题,促进循证医学实践以提高自己的临床学术水平。

2. 患者 是循证医学实践服务的主体。实践循证医学,务必要取得患者的合作,具备对诊疗措施良好的依从性。为此,应关心体贴患者,构建良好的医患关系,否则,任何有效的方法与措施,如无患者的合作,都难以成功。

3. 最佳证据 最佳证据乃实践循证医学的"武器",是解决患者临床问题的手段。当然是来源于现代临床医学的研究成果,而这种证据的获取,则依赖于应用科学的方法去检索、分析与评价(详见本书第二十八至第三十一章),结合具体的临床问题择优采用。

4. 医疗环境 循证医学实践都要在具体的医疗环境下推行。不同级别的医院,设备条件和医务人员的水平各异,即使某一最佳措施和方法对某疾病疗效很好,可是当医疗环境条件受限时,也是难以实现的。因此,循证医学实践应结合具体的医疗环境,讲求实事求是。

在我国,随着医疗制度的深化改革,国家对人民卫生事业的关注与资源投入,各级卫生医疗机构的设备物资条件有了显著的改善。因此,医疗环境的改进与提高为实践临床循证医学创造了很好的基础,关键是如何利用良好的医疗条件去全心全意地为患者服务。

上述 4 个部分是循证医学的基础,缺一不可,是一个临床患者科学诊治复杂的系统工程。这里还必须强调的是:要真正地实践循证医学,不掌握必要的临床流行病学的知识、理论与方法学,想要真实地认识、分析和评价最佳证据,往往有些困难。因为循证医学的理论和标准及方法学源于临床流行病学且为该学科在临床实践中的应用。

在我国由于有些人对循证医学(EBM)十分热情,在尚未完全了解 EBM 的情况下,曾出现过某些不利于正确发展 EBM 的概念。例如,将 EBM 等同于 Cochrane 项目、系统评价(systematic review)、大型多中心随机对照试验,或称 EBM 为临床科研方法学等。这些概念,难免产生误导作用,值得吸取经验和教训。

第二节 循证医学发展的简史

严格地讲,循证医学并非是在现今才有的,凡是接受过正规医学教育的临床医生,都具备现代生物学、人体解剖学、生理学、病理学、免疫学、临床医学等基本理论知识,他对患者的诊治,也是从临床实际出发,根据患者的临床特征,结合自己掌握的理论知识和临床经验,做出相应的诊治决策。在一定程度上,当然也是"循证"的,只不过在及时采用最新和最佳的证据方面,特别是在采用现代临床科研方法学分析和进行严格的质量评价中有所不足。因此,对于现阶段人们应用的临床医疗决策过程,不应都视为"临床经验医学"。

然而,就临床医学的实质而言,它是一门实用的科学,总是随着自然科学和临床科学的发展以及人们认识的深化而不断发展和丰富。因此,临床医生要使自己的临床工作做得更好,就必须不断地更新自己的知识,学习、掌握和应用先进的技能和理论以指导自己的临床实践。据美国哈佛大学医学院原院长 Burwell S 称:"在大学里教给学生的知识,在 10 年后约有 50%是错的,而教师往往不知道错的是哪一半。"这说明我们不断学习,更新自己的知识是何等重要。当前,据统计在国际范围内已拥有生物医学杂志 25 000 余种,每年发表的论著达 400 余万篇,加上不完整统计达千余家的网络系统,发表的信息资料难以计数!如此浩瀚的文献,任何人要想全部阅读是不现实的,而且其中良莠并存,精华与糟粕互混也是必然的。

临床医生的工作又十分繁忙,读书的时间十分有限,但是为了汲取当代医学研究的精华,提高医疗质量,却又必须去发掘有价值的研究文献及其研究成果并应用于临床实践。

什么样的临床研究文献(成果)是"最佳证据"呢? 其真实性(validity)和可靠性(reliability)如何呢? 临床重要程度(importance)及其实(适)用性(applicability)又怎样呢? 这是临床医生阅读和引用"最佳证据"文献的时候必须回答的问题。在国际医学领域里从 20 世纪 70 年代后期开始,日益发展和完善的临床流行病学(clinical epidemiology)以其先进的临床科研方法学(clinical research methodology)、强调临床科研设计(design)、测量(measurement)和评价(evaluation)的科学性推动了临床科学研究的发展,产生了日益丰富的高质量的临床研究成果,同时总结出了一系列严格评价(critical appraisal)的方法和标准,这些又都被国际临床医学界所接受和应用,于是极大地促进了临床医学信息科学的发展和循证医学的实践。

20 世纪 80 年代初期,在国际临床流行病学发源地之一的 McMaster 大学,以临床流行病学创始人之一、国际著名内科学专家 David L. Sackett 为首的一批临床流行病学家,在该医学中心的临床流行病学系和内科系率先对年轻的住院医师举办了"如何阅读医学文献(how to read clinical literature)"的学习班,他们联系患者的临床实际问题,检索与评价医学文献并应用所获得的新近成果于自己的临床实践,如此在学习应用临床流行病学原理与方法的基础上,进行循证医学培训,取得了很好的效果。经过反复实践,于 1992 年起相继在 JAMA 等杂志上发表了系列总结性文献,作为对临床医生一种新型培训措施,将这种临床医学实践的方法正式冠以"循证医学"(evidence based medicine)之名,受到了临床医学界的广泛关注。为了促进循证医学的发展,由 Haynes 和 Sackett 发起,美国内科医师学院(American College of Physicians)组织了一个杂志俱乐部(Journal Club),即 ACPJC。从 1991 年起,对国际上著名的 30 多种医学杂志发表的论著,由临床流行病学、临床有关学科及方法学专家,有选择性地、系统地进行分析与评价,将最佳的研究论文,以精练的摘要加专家评述的形式,作为 *Annals of Internal Medicine* 的副刊发表,向临床医生推荐,供循证医学实践之用。1995 年 Sackett 医生受聘于英国牛津大学,彼时在英国建立了循证医学中心(Evidence-Based Medicine Center),相继出版了循证医学专著及由英国医学杂志和美国内科医师学院联合主办的循证医学杂志。为了全面地推荐国际上经过严格评价的最佳研究证据,自 1999 年起,他们还整理编辑并出版了"clinical evidence"专集,将经过专家筛选、严格评价及评论后的最佳研究成果以每年两期形式公开发行,推荐给临床医生在临床医疗实践应用。此外,1993 年国际上还成立了 Cochrane 协作网(Cochrane collaboration),广泛地收集临床随机对照试验(RCT)的研究结果,在严格的质量评价的基础上,进行系统评价(systematic review)以及 Meta 分析(meta-analysis),将有价值的研究结果推荐给临床医生以及相关专业的实践者,以帮助实践循证医学。

在我国,于 1996 年在国家卫生部的领导与支持下,正式成立了中国循证医学中心及 Cochrane 中心,组织了对全国临床医生和相关专业的人员培训,开展了广泛的国际、国内合作,出版了两种全国性的循证医学杂志。在医学院校开设了循证医学课程,编辑出版了循证医学专著以及国家级 5~8 年制循证医学高级教材,在推动临床与预防医学实践、提高医学水平等方面产生了良好效果。然而,由于现代科技日新月异地发展,新的临床诊疗技术、治疗方法和药物随之而来地涌入临床并广泛应用,特别是在社会商品经济发展的大环境中,在一定范围内提高医疗水平的同时,又显示了某种"过度诊断与过度治疗"而有悖于循证医学的原则,导致了"看病贵"的现象,造成患者的过度负担。这种不利于我国循证医学发展的状况是人们颇为忧虑的。

总之,人们对循证医学正投以极大的关注,随着时代的前进步伐,它将日臻完善,为临床决策的科学性和临床医学的现代化做出更大贡献。

第三节 循证医学实践的类别

循证医学实践的类别,可分为两种类型:循证医学最佳证据的提供者(doer)和最佳证据的应用者(user)。

最佳证据的提供者,是由一批颇具学术造诣的临床流行病学家、各专业的临床学家、临床统计学家、卫生经济学家和社会医学家以及医学科学信息工作者,共同协作,根据临床医学实践中存在的某些问题,从全球年逾 200 余万篇的生物医学文献中,收集、分析、评价以及综合最佳的研究成果(证据),为临床医生实践循证医学提供证据。因此,证据提供者是循证医学的组成部分,没有他们的辛勤劳动就不可能做到循证医学实践。

这些专家不仅提供了最佳证据,他们还有如何将这些优秀成果(证据)推广到临床循证医学实践中去应用的艰巨任务。这就要涉及对医学生的循证医学教育以及对临床医生进行循证医学实践的培训和宣传。只有将最好的研究成果最大程度为广大患者的医疗及防病治病服务,让临床医生能掌握与应用循证医学临床实践的理论与方法并能进入主动性与创造性相结合的自我教育和提高的良性循环,才能达到循证医学的真正目的。

最佳证据的应用者为从事临床医学的医务人员,包括医疗管理和卫生政策的决策者。为了做到对患者诊治决策以及卫生管理和政策决策的科学化,应联系各自的实际问题去寻找、认识、理解和应用最佳、最新的科学证据,做到理论联系实践,方能取得最好的结果。

证据的提供者和应用者,除了都具有临床的业务基础之外,也要具有相关学科的知识和学术基础,只是要求的程度有所不同(表 35-1)。当然,证据的提供者本身也可以是应用者;而应用者本身的深化发展,又可以成为证据提供者。

表 35-1 循证医学实践的类别

	证据提供者(doer)	证据应用者(user)
确定临床问题	+++	+++
任务	收集与评价文献	正确地应用证据
	提供最佳证据	+++
	临床实践 +++	+
	临床流行病学研究方法学+++	
专业基础与技能	临床统计学 ++	+
	卫生经济学 ++	+
	社会医学 ++	+
	计算机技能 +++	++
技术力量	团队力量	个体

第四节　循证医学实践的方法

根据国外实践循证医学的教学培训与临床经验,归纳成为"五部曲"的循证医学实践方法,见图 35-1,其中每个步骤都具有丰富的内涵和科学的方法,它们之间是互相联系的一个完整的整体,无论在哪一方面存在缺陷或不足,都会影响循证医学实践的质量。

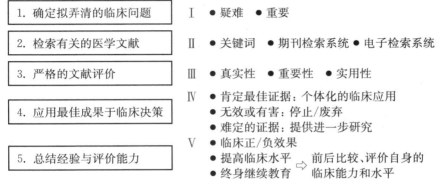

图 35-1　实践循证医学"五部曲"图示

1. *找准患者存在的且应解决的临床重要问题*　在循证医学的临床实践中,首先应该找准自己的患者究竟存在什么重要的临床问题? 用现有的理论知识和临床技能是否可以有效地解决? 如果棘手,这就是循证医学应该回答与解决的问题了。

找准患者需要回答和解决的临床问题是实践循证医学的首要环节,如果找不准或者根本不是重要的问题,那么就会造成误导,或者本身就不是医疗常规所能解决的问题,这就像一个临床科研选题的差误一样,必然会造成研究的结果毫无价值。

为了找准重要的临床问题,应该强调的是临床医生必须准确地采集病史、查体及收集有关实验结果,占有可靠的一手资料,充分应用自己的理论、临床技能和经验、思维以及判断力,经过仔细分析论证后,方可准确地找出临床存在而需解决的且必须回答的疑难问题。

2. *检索有关医学文献*　根据第一步提出的临床问题,确定"关键词",应用电子检索系统和期刊检索系统检索相关文献,从这些文献中找出与拟弄清和回答的临床问题关系密切的资料,作为分析评价之用(参见本书第十一章)。

3. *严格评价文献*　将收集的有关文献,应用临床流行病学及 EBM 质量评价的标准,从证据的真实性、重要性以及实用性做出具体的评价,并得出确切的结论。这里将有三种结果:其一,质量不高的文献或质量可靠但属无益或有害的干预证据者,当弃之勿用;其二,研究的证据尚难定论,当做参考或待进一步研究和探讨;其三,属最佳证据,则可根据临床的具体情况,解决患者的问题,用以指导临床决策。如果收集的合格文献有多篇的话,则可以做系统评价(systematic reviews)和 Meta 分析(Meta-analysis)(参考本书第二十六章)。这样的评价结论更为可靠。

4. *应用最佳证据,指导临床决策*　将经过严格评价的文献,从中获得的真实、可靠并有重要临床应用价值之最佳证据,用于指导临床决策,服务于临床。反之,对于经过严格评价为无效甚至有害的治疗措施则予以否定;对于尚难定论并有期望的治疗措施,则可为进一步地研究提供信息。

将最佳证据用于对自己的患者做相关决策时,务必遵循个体化的原则,要对具体的情况做具体分析,切忌生搬硬套。此外,还要有涉及患者接受相关诊治决策的价值取向和具体的医疗环境及条件,只有三者的统一,才可能使最佳决策得以实施。

5. 总结经验与评价能力   通过对患者的循证医学临床实践,必然会有成功或不成功的经验和教训,临床医生应进行具体的分析和评价,认真地总结,以从中获益,达到提高认识、促进学术水平和提高医疗质量的目的,此为自身进行继续教育和提高自我临床水平的过程。对于尚未或难以解决的问题,可为进一步地研究提供方向。国外通过随机对照试验证明了EBM自我继续教育方式远优于传统的继续教育,进而作为培训临床专科医生的重要手段。

第五节   循证医学实践的目的与意义

(一) 循证医学实践的目的

循证医学实践有着强烈的临床性,是为了解决临床医疗实践中的难题,充分地应用医学研究的最佳成果,指导临床医疗实践,以最有效地服务于患者,保障人民的健康,同时也培养高素质的临床医务人员,促进临床医学发展等。

由于循证医学的概念被人们"热情"地日趋泛化,似乎包涵了医疗卫生各个学科领域,甚至超出了它们本身而成为当今"震荡世界的伟大思想之一"。毫无疑问:循证医学实践使用最现代化的科技信息手段,发掘与评价当今医学研究产出的最佳人类知识,遵循科学的客观规律,做到将先进的理论有机地联系实际,解决具体的临床问题,从而使人们的认识提高到一个新的水平。实际上这是人类本身实践着的科学发展观和认识世界的一个客观过程,只不过是在当今信息科学、人类生物科学、医学等领域知识爆炸和经济全球化的条件下,使得人们认识和改造世界的水平达到了一个新的高度而已。因为不尊重知识、凭经验或感觉、不按事物发展客观规律决策办事,导致临床医疗的失误实在是太多了,但是把循证医学当成一个"伟大思想"也是不恰当的。从实践循证医学的本身,其目的归纳如下。

(1) 加强临床医生的临床训练,提高专业能力,紧跟先进水平:循证医学要求临床医生要具有过硬的临床能力、敬业和创新精神,同时要有高尚的道德情操并以患者为中心和尊重患者本身价值取向的服务热情。通过具体的 EBM 实践,提高医学教育水平并培训高素质的临床医生。

(2) 弄清疾病的病因和发病的危险因素:弄清了有关疾病的病因或危险因素的证据,有利于指导健康者预防发病的 1 级预防;对于已发病而无并发症的患者,也有利于做好预防并发症的 2 级预防;对于有并发症的患者,也有利于指导 3 级预防达到降低病死率或病残率的目的(参见本书第二十八章)。

(3) 提高疾病早期的正确诊断率:循证医学的特点是要针对严重危害人类健康或预后较差的疾病,掌握与综合应用诊断性试验的证据,要力争做出早期正确的诊断,为有效地治疗决策提供可靠的诊断依据(参见本书第二十九章)。

(4) 帮助临床医生为患者选择最真实、可靠、具有临床价值并且实用的治疗措施;此外,还能指导临床合理用药,避免药物的不良反应(参见本书第三十章)。

(5) 改善患者预后:分析和应用改善患者预后的有利因素,有效地控制和消除不利于预后的因素，以改善患者预后和提高其生存质量（参见本书第三十一章）。

（6）促进卫生管理决策：应用最佳的研究证据于卫生管理，可促进管理决策的科学化。循证医学的发展对未来临床医学的影响无疑是巨大的。

（二）循证医学实践对临床医学的意义

循证医学实践对临床医学以及预防医学的影响可大致概括为以下几个方面。

（1）促进医疗决策科学化，避免乱防乱治、浪费资源，因而可提高临床医疗及预防医学水平，促进临床医学与预防医学的发展。

（2）促进临床医学教学培训水平的提高，培训素质良好的人才，紧跟科学发展水平。

（3）发掘临床医学难题，促进临床医学与临床流行病学科的研究。

（4）提供可靠的科学信息，有利于卫生政策决策科学化。

（5）有利于患者本身的信息检索，监督医疗，保障自身权益。

最后，引用国际临床流行病学及循证医学创始人 Sackett 对循证医学实践者的四项要求作为本章的结束语：① 必须做踏实的临床基本训练，正确地收集病史、查体和检验，掌握患者的真实情况，方能发掘临床问题。② 必须将循证医学作为终身自我继续教育，不断丰富和更新知识。③ 保持谦虚谨慎，戒骄戒躁。④ 要有高度的热情和进取精神，否则就要成为临床医学队伍的落伍者。

（王家良）

第三十六章 临床决策分析

第一节 概 述

(一) 为什么要进行临床决策分析?

临床决策(clinical decision making)是医务人员在临床实践过程中,根据国内外医学科研的最新进展,不断提出新方案,与传统方案进行比较后,取其最优者付诸实施,从而提高疾病诊治水平的过程。

为什么要进行临床决策分析? 在临床医疗实践中,许多事件的发生是随机的,对个体患者来说治疗措施的疗效、远期预后常常是不确定的和不可准确预测的,究竟何种选择最好很难简单做出决定。例如某种新的治疗措施文献报道可以提高疗效,但风险大,可能伴有严重的不良反应或者价格昂贵,是否应该选择该治疗方案? 又如对临床诊断尚不确定的患者,采用某种诊断试验后,是肯定疑似诊断立即进行新的治疗,或否定疑似诊断停止相应的治疗措施,还是需要再接受新的试验进一步明确诊断? 从社会的角度来说,对严重威胁人类健康、大量消耗卫生资源的疾病,应当根据临床科学的进展,定期对各种新的治疗措施进行总结,形成临床指南。在指南制定过程中,指南制定委员会推荐某项治疗的依据是什么? 当某项新治疗措施出现时,医保等机构支付此项治疗费用的依据是什么? 在这些过程中都需要使用计量的决策方法,通过临床决策分析(clinical decision analysis)做出合理决策。

临床决策分析在充分评价不同方案的风险及利益之后推荐一个最佳的方案,最大限度地保障患者权益,减少临床实践及卫生决策失误。

临床决策的过程是将高质量证据与个体患者或者高危人群具体情况相结合,理论联系实际、应用已有的人类知识积累寻求当下最佳解决方案的过程,是应用临床流行病学与循证医学指导临床实践的过程。

(二) 如何进行临床决策分析

决策分析可以建立在患者的立场上,接受哪种处理(诊断试验或者治疗措施)对患者自身更有利;可以建立在费用支付者角度如保险公司,是否支付该项治疗的费用及成本-效果如何;可以建立在研究管理方如基金委员会的立场,是否批准资助临床研究者提供的项目研究计划;可以从指南制定委员会角度进行决策分析,如是否在指南中推荐某项治疗措施;也可以从社会的角度考虑如何让有限的资源发挥最大的社会效益。为使决策分析更显公正,目前决策研究文献大多以第三方角度出发,同时要求收集所有重要的临床收益和风险资料。特别是必须具备可供选择的备选方案且这些备选方案的选择不是盲目的,要有真实可靠的证据支持,方案本身同时应兼顾临床重要性及实用性。

临床决策分析包括 5 个步骤:① 定义问题;② 构建决策模型;③ 收集决策模型中的重要参数信息;④ 分析模型;⑤ 敏感性分析。

1. 制订和选择临床决策问题必须遵循以下原则 ① 真实性原则：即据以制定及评价决策方案的依据必须是真实的，经过科学研究验证的。② 先进性原则：即决策的全过程必须充分利用现代信息手段，必须是在尽可能收集并严格评价国内外证据的基础上进行，使决策摆脱个体经验的局限性。③ 效益性原则：即决策过程遵循优胜劣汰的原则，选择更有效、更安全、更经济的方案，以能获得最大的社会效益与经济效益者为首选。④ 重要性原则：即对重要的临床问题进行决策分析，所选择的方案与其他备选方案相比，其差异应该具有重要的临床意义。

在进行临床决策时，应当首先寻找高质量的证据如系统评价文献、决策分析文献等作为决策的参考依据。其中系统评价由于收集了大量质量较高的临床研究报告，有严格的纳入排除标准并按严格规范的程序进行综合，对原始研究报告的方法学质量进行了严格的评价，因而证据论证强度较高。需要注意的是，进行决策分析时同样要考虑来源证据的局限性，例如来源证据若为 RCT 研究，其样本代表性问题要影响决策。在决策分析研究中，对拟采用的文献证据仍需要进行严格评价，同时充分考虑公众及患者对决策价值的判断以及成本及效益因素等。

2. 决策模型的构建与分析 模型分析（model analysis）是决策分析的主要手段之一，借助模型分析可进行定量决策，分析改变决策推荐意见的影响因素，提高决策效率，尤其对复杂的临床问题能平衡比较方案中的各种收益与风险。可用于临床决策分析的模型有许多，如决策树模型、Markov 模型、生存分析模型等。在急性病或短期项目的决策分析中，以传统的决策树模型最为常用，对慢性病有多种可能互相转换的结局者，则适合使用 Markov 模型。

在进行临床决策时，要根据具体的分析内容和临床疾病的特征设定合理的时间框架或分析期。如溃疡病的治疗中对根除幽门螺杆菌处理方案的决策可以设半年；预防食管静脉曲张破裂再出血，可以设 1~2 年；大肠癌筛查方案的选择则需要设定 5~10 年为分析期。目前更多的针对慢性病的决策分析通常比较不同医疗措施对生存的影响，采用延长生存时间的寿命年或者质量调整寿命年表示。

第二节 决策树分析

一、决策树分析的步骤

决策树分析法（decision tree analysis）是通过决策树图形展示临床重要事件的可能发展过程及结局，比较各种备选方案的预期结果从而进行择优决策的方法。决策树分析法通常有 6 个步骤。

1. 明确决策问题，确定备选方案（decision alternatives） 对欲解决的问题有清楚的界定，应列出所有可能的备选方案。在决策树上决策的选择应用决策结（decision node 又称选择结，choice node）来代表，通常用方框表示，每个备选方案用从方框引出的臂表示，表示最终决策结果的决策结总是放在决策树的最左端。

2. 用树形图展示决策事件 决策树的画法是从左至右，可能发生的最终结局总是放在决策树最右端，用小三角形表示，称为结局结（final outcome node）。每一种结局都是一系列机会事件按时间顺序自然发展的结果，在决策树上这种事件如治疗的中间结果、检验结果和诊断等,用圆圈符号表示,称为机会结(chance node)。每一个机会事件的直接结局用与圆圈联结的臂表示,不同机会结从左至右的顺序是事件发生的时相关系的反映。一个机会结可以有多个直接结局,例如某种治疗措施有治愈、改善、无效及药物毒性使病情加重4个结局,则该机会结有4个臂。从每个机会结引出的结局必须是独立、互不包容的状态。

3. 标明各种事件可能出现的概率 每一种事件出现的可能性用概率表示,一般应从质量可靠的文献中查找并结合专家的临床经验及本单位情况进行推测。从每一个事件发生的各种后续事件的可能性服从概率论的加法定律,即每一个机会结发出的直接结局的各臂概率之和必须为1.0。

4. 对最终结局赋值 可用效用值为最终结局赋值。效用值是对患者健康状态偏好程度的测量,通常应用0~1的数字表示,最好的健康状态为1,死亡为0。有时可以用寿命年、质量调整寿命年表示。

5. 计算每一种备选方案的期望值 计算备选方案期望值的方法是从"树尖"开始向"树根"的方向进行计算,效用值与其发生概率的乘积即是期望效用值,每个机会结的期望效用值为该机会结所有可能事件的期望效用值之总和。在决策树中如果有次级决策结时,与机会结期望效用值的计算方法不同,只能选择可提供最大期望效用值的决策臂,而忽略其他臂。最后,选择期望值最高的备选方案为决策方案。

6. 对结论进行敏感性分析 由于临床实践中的事件发生概率值及健康状态的效用值等都可能在一定范围内变动,需要进行敏感性分析。敏感性分析要回答的问题是:当概率及结局效用值等在一个合理的范围内变动时,决策分析的结论方向会改变吗? 敏感性分析的目的是测试决策分析结论的稳定性。

二、决策树分析举例

(一)全髋关节置换术后人造股骨头假体松动的治疗决策

一名63岁家庭主妇,原发性骨关节炎行全髋关节置换术后8年。术后可自由活动,没有疼痛症状。1年来负重行走时发现髋部疼痛进行性加重。在室内可依靠拐杖短距离行走,乘坐轮椅前来就诊。有10年心绞痛史,8个月前曾患前壁心内膜下心肌梗死,尽管有所恢复,但长期有心绞痛存在,限制其行走活动。

临床诊断为人工股骨头松动。如再次手术能够获益同时也有巨大的风险,不同手术方案的风险和获益各不相同。① 仅需要更换人工髋臼的可能性为25%,取得较好的效果如自由行走的可能性为80%,较差的结果如仍需乘坐轮椅的可能性为20%。由于心血管疾患,在围术期死亡的可能性为5%。② 仅需要更换人工股骨头的可能性为65%,该手术成功的可能性为60%,失败的可能性为40%,围术期死亡的可能性为10%。③ 需要同时更换人工髋臼与人工股骨头的可能性为10%,该手术成功的可能性为45%,手术失败继续使用轮椅的可能性为55%,围术期死亡率为15%。④ 如果不进行手术,病情维持现状的可能性为20%,病情加重需要永久性乘坐轮椅的可能性为80%。

医疗组为确定是否手术、如手术以何种方案为宜产生了争论,反对者主要担心围术期死亡。对是否邀请患者参加临床决策,也拿不定主意。后来,在专家的帮助下,采用了决策树分析方法。与患者讨论后确定的每种可能健康状态的效用值如下。手术成功能自由行走为1.0,死亡为0,手术失败需乘坐轮椅为0.25,病情保持不变为0.40,病情加重为0.20。

应用 Treeage 软件初步做出的决策树如图 36-1 所示。从右向左依次计算每一个机会结各臂事件概率值与该事件直接结局效用值的乘积,其和为该机会结的预期效用值。

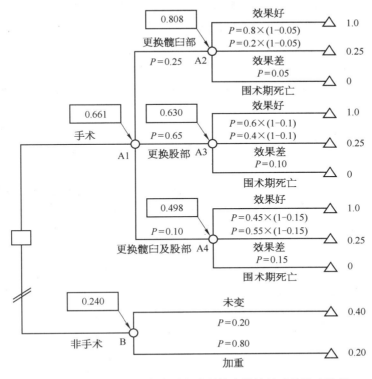

图 36-1 全髋关节置换术后人造股骨头假体松动的治疗决策

A2 结的预期效用值 $=0.8 \times (1-0.05) \times 1.0 + 0.2 \times (1-0.05) \times 0.25 + 0.05 \times 0 = 0.808$;

A3 结的预期效用值 $=0.6 \times (1-0.10) \times 1.0 + 0.4 \times (1-0.10) \times 0.25 + 0.1 \times 0 = 0.630$;

A4 结的预期效用值 $=0.45 \times (1-0.15) \times 1.0 + 0.55 \times (1-0.15) \times 0.25 + 0.15 \times 0 = 0.499$;

A1 结的预期效用值 $=0.25 \times 0.808 + 0.65 \times 0.63 + 0.10 \times 0.499 = 0.661$;

B 结的预期效用值 $=0.20 \times 0.40 + 0.80 \times 0.20 = 0.240$。

A1 结的预期效用值表示患者如果接受手术时可能达到的生存质量;而 B 结的预期效用值表示患者如果不接受手术时可能达到的生存质量;两者相比较,显然前者为最佳决策方案。

某些医生又提出了新的事件概率值,患者经与家属讨论后也修改了对某些健康状态效用值的估计。按照这些重新提出的概率值和效用值进行敏感性分析,再次计算的结果,均是手术治疗方案优于保持现状的治疗方案。最终治疗组与患者取得了一致治疗意见,该患者愉快地接受了手术并取得了较好的效果。

(二) 胃内巨大溃疡全胃切除或者保守治疗的决策

一男性患者,38 岁,上腹部不适 3 周伴间歇黑便就诊,胃镜检查发现胃内巨大溃疡病灶,活检病理诊断为慢性炎症。内镜医师根据临床经验重复进行了胃镜检查与活检并进一步配合了其他辅助检查如腹部增强 CT、超声胃镜及生化免疫指标等,判断胃癌的可能性为 80%,但因缺乏确诊胃癌的病理诊断,临床医生需要在以下处理措施中做出选择:全胃切除或者保守治疗。

根据临床经验本例中的临床结局预期在1～2年内发生。立即进行全胃切除会出现以下结果：保全生命但严重影响患者生存质量；由于疾病本身和手术风险造成死亡。保守治疗会出现以下结果：疾病为炎症通过药物完全治愈、延误治疗恶化死亡、最终明确胃癌诊断并延期切除全胃，可能术后生存、恶化死亡或围术期死亡。图36-2为决策树模型。

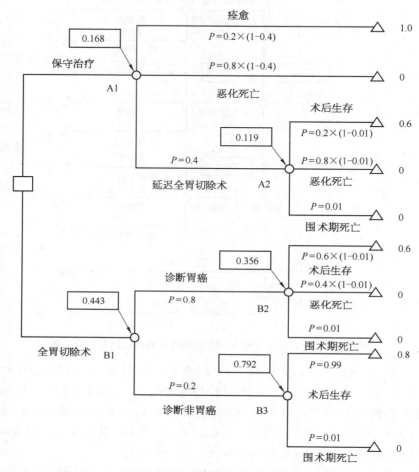

图36-2　胃内巨大溃疡全胃切除或者保守治疗的决策分析

按时间顺序从左到右划出树状结构，决策结发出的两个臂分别代表立即全胃切除术与保守治疗两种方案。搜寻有关临床研究的证据并咨询本专业资深专家后，得到该年龄段、该病情下胃癌及时接受全胃切除（必要时行根治性全胃切除术）的生存率为60%，死亡率为40%，围术期死亡风险为1%。考虑患者胃癌诊断的不确定性，胃癌患病概率为80%，非胃癌概率为20%，非胃癌接受全胃切除的生存率为99%，围术期死亡风险仍为1%。

在保守治疗时出现不同结局的概率如下。痊愈为20%、恶化死亡为80%，积极随访直到最终确定胃癌诊断，延迟接受全胃切除手术的患者比例为40%，在这一部分患者中，术后生存率为20%，术后恶化死亡率为80%，围术期死亡风险为1%。

最右端的三角形表示最终结局，痊愈、健康生存的效用值为1.0，死亡为0，因为全胃切除对患者的生活质量有严重影响，效用值为0.6，但对于非胃癌，手术后生活质量受影响的程度略轻,效用值为 0.8。

建立决策树后,计算各机会结期望效用值,对两种方案进行评价。

A2 结的预期效用值＝0.2×0.99×0.6＋0.8×0.99×0＋0.01×0＝0.119;

A1 结的预期效用值＝0.2×0.6×1.0＋0.4×0.119＋0..8×0.6×0＝0.168;

B2 结的预期效用值＝0.6×0.99×0.6＋0.4×0.99×0＋0.01×0＝0.356;

B3 结的预期效用值＝0.99×0.8＋0.01×0＝0.792;

B1 结的预期效用值＝0.356×0.8＋0.792×0.2＝0.443。

如及时手术治疗得到的预期效用值为 0.443,而保守治疗得到的预期效用值为 0.168,显然及时手术治疗的方案更好。

决策分析的最后步骤是进行敏感性分析以评价不确定因素在一定范围内变化对预期结果的影响。从表 36-1 可以看出,只有保守治疗痊愈或胃癌术后生存的概率很大或治疗后恶化死亡的概率很小时,才可能逆转结果,即保守治疗的预期效用值更高,这种情况有可能在未来随着医学科学技术的进步而出现。在目前的技术条件下,假若保守治疗痊愈或胃癌术后生存的概率及术后恶化死亡的概率在较小范围内变动,对决策结论没有影响;延迟手术及手术死亡概率的改变对决策结论的方向也没有影响;表 36-2 则显示,改变不同健康状态的效用值对决策结论的方向同样没有影响。上述事实表明,对该性别年龄段且具有该病情的患者,在目前的医疗技术条件下首选手术治疗是最佳决策方案。当然如果有新的诊断试验出现(如术中快速冰冻病理检查),可能需要进一步选择与分析。

表 36-1 胃内巨大溃疡全胃切除或者保守治疗的决策敏感分析

变 量	保 守 治 疗		延 期 手 术		立 即 手 术	
	概率值	效用值*	概率值	效用值#	概率值	效用值*
保守治疗痊愈或胃癌	0.1	0.084	0.1	0.084	0.2	0.254
术后生存	0.4	0.311	0.3	0.311	0.4	0.349
	0.8	0.599	0.5	0.599	0.8	0.538
恶化死亡	0.2	0.694	0.1	0.694	0.1	0.586
	0.4	0.406	0.3	0.406	0.2	0.538
	0.6	0.383	0.6	0.383	0.3	0.491
延迟手术	0.2	0.184		0.184	—	0.443
	0.8	0.135		0.135	—	0.443
手术死亡	—	0.166	0.05	0.166	0.05	0.432
	—	0.163	0.10	0.163	0.10	0.418

注：*为决策臂预期效用值；#为保守治疗臂预期效用值。

表 36-2 胃内巨大溃疡全胃切除或者保守治疗的决策效用值敏感分析

变 量	效 用 值	保 守 治 疗	立 即 手 术
保守治疗痊愈	0.4	0.096	0.443
	0.8	0.144	0.443
胃癌术后生存	0.4	0.152	0.349
	0.8	0.183	0.538
非胃癌术后生存	0.4	0.168	0.364
	1.0	0.168	0.483

第三节 Markov 模型决策分析

(一) Markov 模型决策分析的步骤

如果决策分析中存在临床事件反复发生或较多的临床事件与结局互相转化,则不便应用上述决策树分析方法,而适用于 Markov 模型决策分析。

Markov 模型决策分析的原理是将所研究的疾病按其对健康的影响程度划分为几个不同的健康状态,各状态在一定时间内相互间以特定概率转换,估计每种状态的资源消耗和健康结果,通过循环运算估计疾病发展的结局或所需费用。应用 Markov 模型进行决策分析的步骤如下。

1. 根据研究目的和疾病的自然转归设立 Markov 状态 将所有可能发生的事件模拟为从一个状态向另一个状态转换的过程,将所要分析的期间划分为相同的时间周期,称为 Markov 循环周期。在每个循环周期中,患者可能从一个状态转移到另一个状态。

图 36-3 为 Markov 模型决策分析的原理图,图中 3 个 Markov 状态分别为健康、患病和死亡。实际应用中可根据具体分析的疾病或干预措施设定不同的状态,如在通过治疗高血压病预防脑卒中的研究中,可设定高血压病、脑卒中、残疾和死亡 4 个状态。在预防肝硬化食

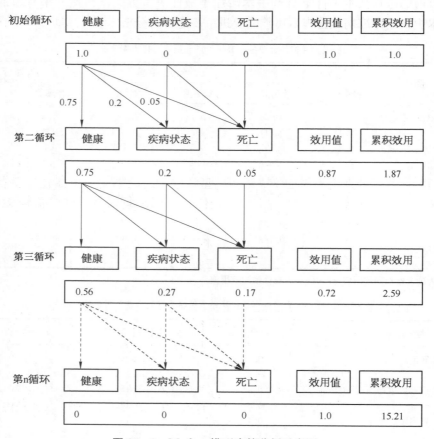

图 36-3 Markov 模型决策分析示意图

管静脉曲张破裂出血的决策分析中,可以设定肝硬化、肝硬化静脉曲张初次出血、肝硬化静脉曲张再次出血、肝硬化其他并发症、死亡 5 个状态。图中状态间的箭头表示患者在一个循环周期中可从一个状态转移到另一个状态,也可仍停留在原状态,应根据实际病程的发生而定。例如某些疾病可能治愈或自愈,转回到健康状态;也可进一步发展到更严重的疾病状态,但有些严重的疾病状态如残疾,不可能回到健康的状态,只能停留在残疾状态或转换到死亡。

2. 确定循环周期和每个周期中各状态间的转换概率　Markov 循环周期的时间长短通常根据临床意义设定。例如在对功能性消化不良处理的分析中,通常以 1 个月治疗周期作为1 个循环周期;如肝硬化食管静脉曲张破裂出血,常用 1 年作为 1 个循环周期。确定了Markov 状态及循环周期后,结合有关的临床研究或流行病学调查结果,可估计出患者在各状态上停留的时间或转换到另一个状态的可能性。

图中各箭头的相应数据代表转移概率。在循环开始时研究人群均为健康状态,所以在患病和死亡状态上初始概率为 0。在第一个循环中,健康者患病的概率为 0.2,发生死亡的概率为 0.05,所以在第二个循环初期,3 个状态的概率分布为 0.75、0.2 和 0.05。以后每个循环中状态间的转移概率可以是固定不变的,也可因疾病的实际情况表现为不同的转移概率,如肝硬化首次出血后,再次出血的概率增加,同样,预防再次出血的疗效也没有预防首次出血那样好。

3. 确定各健康状态的效用值　可根据具体疾病对患者的影响,充分考虑生存质量和经济学指标评估制定。如图中假定健康、患病和死亡的效用值分别为 1、0.6 和 0,第二个循环初期的效用值则为 $0.75\times1+0.2\times0.6+0.05\times0=0.87$。

4. 通过运算估计整个分析期的效用　首先确定每个循环周期内各状态的分布概率。依据不同状态的概率和相应的效用值可计算每次循环的效用值和累积效用值。

5. 敏感性分析　和决策树分析一样,Markov 模型分析也应在基线分析的基础上进行敏感性分析,以判断分析结果的稳定性以及影响分析结果的主要不确定因素。

一项临床干预措施可能影响患者在各状态上的分布,也可能影响状态间的转换概率即疾病的进程,此时可分别用不同的 Markov 模型估计和比较不同干预措施下患者的期望寿命、质量调整寿命年或者成本花费,以此选择最佳干预方案,同时也可进行成本-效果分析、增量分析等。

例如乙肝和丙肝的转归复杂,部分患者可能发展到肝硬化或肝细胞肝癌,目前还没有一种药物能够有效地控制乙肝和丙肝的发展。干扰素被证明能清除肝炎病毒,但存在不良反应,治疗费用较贵,并且仅对接受治疗的一小部分慢性肝炎患者有效。是否应该推广应用干扰素治疗慢性乙肝和丙肝,在哪些患者中应用较合适,能否减少肝癌的发生等一系列问题已成为人们关注的焦点。应用 Markov 模型进行决策分析可以提供决策依据。Wong 用Markov 模型对使用或不用干扰素治疗乙肝和丙肝患者的疾病转归进行模拟分析,结果表明用干扰素治疗 20 岁的乙肝和丙肝患者,平均可延长患者的期望寿命 4.8 年和 3.1 年;在患者的整个存活期中,平均每人减少治疗费用 6 300 美元/人(乙肝)和 6 900 美元/人(丙肝)。他认为从社会的角度和长远的效益考虑,干扰素治疗乙肝和丙肝是一种可以延长患者生命、减少治疗费用的方法。

Markov 决策模型可以看作是一种回归的决策树模型,用 Markov 模型分析慢性疾病中反复发作的临床事件,可使分析的问题更清晰明了。在多种可模拟慢性疾病过程的模型中,Markov 模型被认为是最合理且易于理解的方法。近年来更有将决策树分析与 Markov 模型相结合进行决策分析的案例,用决策树展示方案选择和相应的结果,用 Markov 模型展示一段时间内可能重复发生的各种结局。

Markov 模型分析需要进行大量的计算,可以采用相关的决策分析软件如 Decision Marker 和 DATA (decision analysis by treeage)对复杂的决策模型分析进行计算。成功进行 Markov 模型分析的关键是分析所用参数的准确性和可及性,特别是转移概率的估计有赖于设计完善的临床流行病学研究和临床试验,如果没有相应的研究结果提供准确的转移概率,分析的可靠性就无法保证。

(二) 小型腹主动脉瘤早期手术与严密随诊的决策分析

小型腹主动脉瘤在美国男性死因中占第十五位,约一半患者在动脉瘤破裂后未能行抢救手术而死亡,急诊术后 30 天内死亡率平均为 54%,选择性手术病死率为 4%~5%,有人建议对筛查诊断为小型腹主动脉瘤的患者早期进行选择性手术。有人建议密切随诊,在有症状或肿瘤直径为 5~6 cm 时施术,这样处理时,可能发生破裂,须在随访期施术。有数个多中心临床试验正在进行之中,尚未得出结果。

该问题的特点:对于临床随诊者,可在多个时间点做出手术的决定,具有时间依赖性的特点。在随访过程中,受到年龄、肿瘤大小等因素的影响,患者健康状态可能发生转换,需要应用 Markov 决策模型进行决策分析。对每一种健康状态赋以一定的效用值或生存质量评分。所有对象均纳入决策之中,随诊至所有对象死亡,计算期望质量调整寿命年(quality-adjusted life expectancy, QALE),期望质量调整寿命年较大者为其决策方案。

从大型系列报告特别是群体研究的文献中估计事件的概率值。健康状态的效用值分别为:良好=1,死亡=0,并发症中风=0.5,肾衰=0.6,对接受手术者,调整住院时间及恢复健康的时间以后,接受选择性手术者减少 2 周 QALE,急诊手术者减少 4 周 QALE。

假定:患者依从性为 100%,在腹主动脉瘤一定大小时其穿破率恒定,胸段及肾上段腹主动脉瘤的穿破率相同,手术病死率、并发症发生率与动脉瘤的大小和形态无关,腹主动脉瘤完整未破裂者与成功的修复者长期生存率相当,选择性手术与急诊手术的生存率相当,腹主动脉瘤扩张率对破裂、急性扩张的影响仅取决于动脉瘤的大小。

结果:基线代表性病例为男性 60 岁,无症状型腹主动脉瘤,直径 4 cm,年破裂率 3.3%,手术病死率 4.6%,具有与同性别年龄的健康人一样的其他死亡风险。决策分析结果显示,对这种病例早期手术方案比严密随诊多获益 0.6QALE,寿命延长 4.8%。严密随诊组病例在死于他因前,因腹主动脉瘤直径已达到 5 cm,70%需要接受选择性手术,其中 3%术后死亡,7% 因动脉瘤破裂死亡,3%发生术后并发症。敏感性分析发现,早期手术对以下因素敏感:选择性手术的死亡率、动脉瘤年破裂率以及急性扩张率,就诊年龄、选择性手术的决策阈值等。对选择决策影响最大的两个因素是腹主动脉瘤破裂率与选择性手术的死亡率。对腹主动脉瘤直径 24 cm 者,早期手术更好,尤其是对具有平均水平的手术风险、高风险动脉瘤破裂率及急性破裂扩张率的患者获益最多。对具有平均水平破裂风险及高水平手术风险的病例,两种决策方案的效果相当。而对腹主动脉瘤直径小(如 3 cm)、破裂及急性扩张风险小的病例,随诊是首选方案。

第四节　阈　值　分　析　法

一、诊断阈值与诊断-治疗阈值

在诊断与治疗个体患者时,临床医生经常会面临这样的决策：是应该停止某种治疗方案还是需要进行新的诊断试验而根据新的试验结果确定是否需要治疗;或者不用进行新的诊断试验而直接进行治疗呢？回答这个问题,要应用阈值分析法,考虑诊断试验的风险和可靠性、治疗的价值及其风险,把这些因素予以量化,计算诊断阈值(testing threshold)与诊断-治疗阈值(test-treatment threshold)。

应用该阈值分析法的假定条件是：单个疾病;有明确有效的治疗方法或者能延长患者生存;在证实患有该病的情况下,接受治疗利大于弊,无病接受治疗则有一定风险;另外一种新的诊断方法可以提供是否有病的新信息,从而可以进一步确定治疗方案,但因其诊断价值有限,既有假阴性,又有假阳性存在,并且在进行这种诊断试验时存在某种风险。

图 36-4 为个体患者通过某种诊断试验确诊为某种疾病的验后概率(P)的模式图,有两个阈值点(T_t 和 T_{trx})把 0～1 的验后概率分成 3 个部分。T_t 称为诊断阈值,在此点,停止治疗与进行新的诊断试验的价值相当。T_{trx} 被称为诊断-治疗阈值,在此点,进行新的诊断试验与进行治疗的价值相当。验后概率位于两端时,新的诊断试验的风险超过诊断信息可能带来的利益。$P < T_t$ 时,最好的决策是停止治疗;$P > T_{trx}$ 时,最好的决策是给予治疗;$T_t < P < T_{trx}$ 时,需要做诊断试验来确定治疗决策。阈值分析法将诊断试验与治疗的获益与风险联系起来,确定治疗决策不受诊断试验影响,可以避免不必要的诊断试验,减少由此引起的并发症以及经济负担。

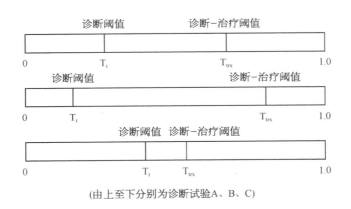

（由上至下分别为诊断试验A、B、C）

图 36-4　验后概率诊断阈值和诊断-治疗阈值

计算诊断试验阈值 T_t 的公式为：

$$T_t = (FPR \times R_{rx} + R_t) / (FPR \times R_{rx} + SN \times B_{rx}) \tag{式 36-1}$$

计算诊断-治疗阈值 T_{trx} 的公式为：

$$T_{trx} = (SP \times R_{rx} - R_t)/(SP \times R_{rx} + FNR \times B_{rx}) \qquad (式\ 36-2)$$

式中 SN(sensitivity)为诊断试验的敏感度；FNR(false negative rate)为漏诊率(假阴性率)；SP(specificity)为特异度；FPR(false positive rate)为误诊率(假阳性率)；R_t(risk of diagnostic test)为诊断试验风险；B_{rx}(benefit of treatment in patients with disease)为治疗收益(患者治疗获益)；R_{rx}(risk of treatment in patients without disease)为治疗风险(无病者接受治疗的风险)。

例如，一男性患者，70 岁，有长期上腹不适伴黑便史，消化道钡餐检查显示空肠上段有 2 cm 充盈缺损，小肠增强 CT 提示该部位有 2 cm 占位。临床诊断考虑为十二指肠占位，间质瘤可能。胃肠道病专家与放射科专家根据病史及钡餐检查的结果，认为小肠间质瘤的可能性为 0.5。对此病例是应该进行探查手术、进行小肠镜检查？还是继续进行内科保守治疗，既不进行胃镜检查也不做探查手术？

对此问题进行文献检索的结果是：

治疗获益(B_{rx})及风险(R_{rx})：进行探查手术时，如发现小肠间质瘤则可行肿块切除术。空肠间质瘤早期切除可防止区域淋巴结转移，术后 5～10 年无瘤生存率为 47%，如有局部转移，术后 5～10 年无癌生存率为 14%，治疗获益可计为 33%。对该年龄段患者，探查手术的死亡率(治疗风险)为 2%。

诊断风险(R_t)：小肠镜检查的死亡率为 0.005%。

诊断准确性：小肠镜及检查诊断间质瘤(活检病灶表面黏膜，间质瘤不能得到确定诊断，癌可以得到确定病理诊断)的敏感度为 96%，特异度为 98%。假阴性率为 0.04，假阳性率为 0.02。

计算诊断试验阈值 T_t：

$$T_t = (FPR \times R_{rx} + R_t)/(FPR \times R_{rx} + SN \times B_{rx})$$
$$= (0.02 \times 0.02 + 0.000\ 05)/(0.2 \times 0.2 + 0.96 \times 0.33) = 0.001\ 4$$

计算诊断-治疗阈值 T_{trx}：

$$T_{trx} = (SP \times R_{rx} - R_t)/(SP \times R_{rx} + FNR \times B_{rx})$$
$$= (0.98 \times 0.02 - 0.000\ 05)/(0.98 \times 0.02 + 0.04 \times 0.33) = 0.596$$

结论：如果医生估计间质瘤的概率为 $P < 0.001\ 4$，则不需要进行小肠镜检查及探查手术；如果医生估计间质瘤概率为 $P > 0.596$，则不需要进行小肠镜检查，而应该直接进行探查手术；如果医生估计胃癌概率为 $0.001\ 4 < P < 0.596$，则需要进行小肠镜检查。本例临床医生估计小肠间质瘤的概率为 0.5，因此进行小肠镜检查是更好的临床决策。

在应用公式计算上述阈值时，可以从不同的途径获得必要信息。例如，可从某些文献中获得诊断试验准确性的信息，包括诊断试验的敏感度、特异度等主要诊断指标，而从另外的文献中获得诊断试验风险的信息，从临床专家获得治疗获益与风险的信息。临床医师必须熟悉自己所在医疗环境各种疾病的处理水平、疗效与风险，常用诊断试验的敏感度与特异度。由于治疗水平、患者依从性、药物品种、医师操作与判断水平等原因，实际治疗水平与诊断效率不一定达到理论值。进行临床决策更需要结合自己的医疗环境参考敏感性分析结果。只有这样，才能做出正确的临床决策。

如果一个诊断试验具有高准确性即高敏感度和高特异度,从上述公式可看出,其验后概率更接近 0 或反之接近 1.0,即诊断阈值与诊断-治疗阈值之间的差值增大,如图 36-4 诊断试验 B 所示,有助于排除诊断或反之肯定诊断。相反,如果诊断试验只能提供不太准确的诊断信息,其验后概率更接近 0.5,那就不利于肯定或排除诊断,如图 36-4 诊断试验 C 所示。此外,诊断试验本身的风险也是应该考虑的因素。应该重视应用简易、价廉、准确及低风险的辅助诊断手段,及时引入更准确的诊断试验,做好检查人员的培训,操作过程及仪器、试剂及实验条件的质控,保证诊断试验结果的准确性和可重复性。

二、预防治疗相关不良事件阈值的分析

临床医师在对患者采取某种治疗措施时,治疗的目标通常为推迟和防止不良预后的发生,可称之为"目标结果"或"靶事件",但治疗本身也可带来一系列风险,引起不良事件。应对治疗的获益及风险做出综合评价,计算预防治疗相关不良事件阈值,另外也应考虑到治疗的成本效益。计算这种治疗阈值的步骤如下。

(1) 对各个临床亚组的靶事件进行综合评估,计算靶事件的平均效用值、平均治疗成本(目标成本)及因病造成的生命和健康损失的平均价值(目标价值)。

(2) 对治疗引起的不良事件进行综合评估,包括严重不良事件(severe adverse event,SAE)、轻微不良事件(mild adverse event,MAE)的发生率,相应的效用值,治疗成本及因这种不良事件造成损失的价值。

(3) 估算主要不良事件与靶事件相比的相对价值,其公式为:

$$相对价值=(1-不良事件效用值)/(1-靶事件平均效用值) \quad (式36-3)$$

根据公式计算 SAE、MAE 相对价值。

(4) 估算治疗 1 例不良事件的平均成本(A_{cost}:cost for treatment of an adverse event)。

(5) 计算预防 1 例不良事件需治疗例数,作为预防治疗相关不良事件阈值(T_{AE}-NNT,threshold of number needed to treat for preventing one adverse event)。

$$T_{AE}\text{-}NNT=1/(SAE 相对值×SAE 发生率+MAE 相对值×MAE 发生率) \quad (式36-4)$$

(6) 从成本角度考虑,计算预防治疗相关不良事件阈值(T_{AEcost}-NNT,threshold of number needed to treat for preventing one adverse event from cost of view)。

$$T_{AEcost}\text{-}NNT=(目标成本+目标价值)/[A_{cost}+(SEA 成本+SEA 价值)×SEA 发生率+\\(MEA 成本+MEA 价值)×MEA 发生率] \quad (式36-5)$$

(7) 结论:如果 NNT<预防治疗相关不良事件阈值 T_{AE}-NNT(不考虑成本),并且 NNT<预防治疗相关不良事件阈值 T_{AEcost}-NNT(考虑成本),则治疗获益大于治疗带来的不良事件的风险及其相应费用,该治疗方案值得采用。

例如一女性患者,76 岁,患慢性充血性心力衰竭合并心房纤颤,超声心动图显示左心房扩张,但无高血压病、瓣膜疾病,10 年来曾服阿司匹林作为抗栓剂,还曾服用过卡托普利、呋塞米及美托洛尔,问题是,应对患者华法林抗凝治疗预防脑卒中危险,还是继续阿司匹林治疗,或者不进行任何治疗? 在这几种情况下,患者预后可能是什么? 脑血管栓塞、颅内出血、

消化道出血或其他部位出血?

根据系统评价、决策分析资料以及临床实践指南,华法林可降低非瓣膜性心房纤颤患者发生脑卒中的危险性,系统评价对抗凝剂预防脑卒中定量分析的结果是,华法林治疗可使脑卒中的危险度降低68%(95%可信区间:50%~79%),但不同亚组的疗效不同。年龄75岁以上曾发生过脑血管意外、糖尿病、高血压病、心脏病的患者,脑卒中的年发生率为8.1%,抗凝药物可使其降至2.6%,绝对危险下降5.5%,每预防一例脑卒中需治疗人数NNT=18,即每防治1例脑卒中患者,应治疗18例75岁以上合并上述并发症的患者,而对于年龄小于65岁、不伴有上述危险因素者,发生脑卒中的危险为1%,使用华法林治疗后,发生脑卒中的相对危险下降68%,绝对危险下降0.68%,NNT=146。脑卒中效用值、治疗成本及因脑卒中造成的生命及健康损失的价值见表36-3。

华法林可降低非瓣膜性心房纤颤患者发生脑卒中的可能性,但也可能因此造成中枢及消化道出血,其构成比、效用值、治疗成本以及因之造成的生命及健康损失的价值见表36-3。多项研究证实,预防1次脑卒中而冒5次上消化道出血的风险是值得的,据此计算NNT阈值为152。当治疗获益等于治疗带来的风险及费用支出时,称为治疗阈值,费用及风险大于该值不需治疗,小于该值则应治疗。

非瓣膜性心房纤颤患者应用抗凝剂预防脑卒中的成本-效益分析见下列表格(表36-3~表36-5)。

表36-3 靶事件为脑卒中的成本及生命健康损失价值

卒中类型	构成比	效用值	治疗成本(美元)	损失价值(美元)
致死性	0.25	0	0	100 000
严重	0.25	0.4	34 200	60 000
轻度	0.50	0.8	7 800	20 000
中等严重		0.5	12 450	50 000

表36-4 中枢CNS及消化道出血的治疗成本及其生命健康损失价值

出血类型	风险	构成比	效用	成本	损失价值
致死 CNS 出血	0.001 2	0.20	0	0	100 000
严重 CNS 出血	0.000 18	0.03	0.4	34 200	60 000
轻度 CNS 出血	0.004 8	0.08	0.8	7 800	20 000
消化道出血	0.004 14	0.69	0.8	3 920	20 000
严重并发症(SAE)	0.006		0.628	4 355	37 200
轻度并发症(MAE)	0.15		0.993	100	700

在靶事件效用值为0.5时,各不良反应的相对价值计算如下(表36-5)。

表36-5 不良反应的相对价值

不良事件	效用	相对价值
致命 CNS 出血	0	2.0
严重 CNS 出血	0.4	1.2
轻度 CNS 出血	0.8	0.4

（续表）

不 良 事 件	效　用	相 对 价 值
消化道出血	0.8	0.4
严重不良反应	0.628	0.774
轻度不良反应	0.993	0.014

注：治疗成本（A_{cost}）为每例患者 800 美元。

预防治疗相关不良事件的阈值 T_{AE}- NNT（不包括成本）计算：

$$T_{AE}\text{- NNT} = 1/(\text{SAE 相对值} \times \text{SAE 发生率} + \text{MAE 相对值} \times \text{MAE 发生率})$$
$$= 1/(0.774 \times 0.006 + 0.014 \times 0.15) = 152$$

预防治疗相关不良事件的阈值 T - NNT（包括成本）计算：

$$T_{AEcost}\text{- NNT} = (\text{目标成本} + \text{目标价值})/[A_{cost} + (\text{SEA 成本} + \text{SEA 价值}) \times$$
$$\text{SEA 发生率} + (\text{MEA 成本} + \text{MEA 价值}) \times \text{MEA 发生率}]$$
$$= (12\,450 + 50\,000)/[800 + (4\,355 + 37\,200) \times$$
$$0.006 + (100 + 700) \times 0.15] = 53$$

对<65 岁、无危险因素者，NNT=146，与预防治疗相关不良事件阈值 152 接近，意味着可以不对这一组患者采取服用抗凝剂的预防措施。75 岁以上且伴有一个以上危险因素者，其 NNT=18，远远小于不包括成本的及包括成本的预防治疗相关不良事件阈值。结论是华法林治疗非瓣膜性心房纤颤合并一项以上脑卒中危险因素的患者符合成本效益。

第五节　临床决策分析评价

临床决策已得到广泛重视和应用，从文献中寻找与临床实践有关的决策信息已经成为可能。但是，在用于自己的临床实践之前，应当对这些信息进行严格的评价。要能回答以下三个问题：这个临床决策分析的结果是真实的吗？结果的重要性如何？这个结果适用于我诊治的患者吗？

第一个问题：临床决策分析推荐的方案是否真正优于另外的方案？其所使用的方法学正确吗？这个问题包含 4 个要点。

(1) 在决策分析时，是否包括了所有重要的决策方案及结局：应明确文献中决策分析的主要目的，分析所用的模型或方法是否能解决作者所提出的临床决策问题。进行比较的临床方案是否为临床常用的方案？决策分析中至少应有两个方案互相比较且对所比较各种临床策略进行详细的描述。阐述方案各自的优缺点，说明比较的理由，在决策方案中，应该包括所有有关的结局。对威胁生命的疾病，预期寿命应该是主要的测量指标，而对非致死性疾病，可以用不适和残疾的时间来测量。应该考虑到患者实际上可能承受的所有风险以及可能获得的利益。对重要的影响决策的变量，应该计算其决策阈值。

(2) 在确定事件概率时，是否全面收集和整合了有关证据：在进行决策分析时，可通过收集有关的文献、调查患者实际情况及请教专家等多种方式确定事件概率。在收集文献过程中要注意对文献的真实性进行严格的评价，在此基础上，直接引用有关概率或者将有关信息转换为有关事件概率的量化估计值。应当报告文献来源及数据转换的方法。

（3）效用值是否从可信赖的来源取得的：效用值是决策者对临床决策最终结局的量化测量值，通常是从 0（最差的结局，如死亡）到 1（最好的健康状态）。对于涉及个体患者的临床决策，最好的效用值量化指标可能是患者自己对最终结局的量化估计。如果是涉及卫生政策的临床决策分析，则结局的测量指标可来源于涉及同类疾病的人群研究、同类患者对生存质量价值的判断以及正常人群的流行病学调查。

（4）是否应用敏感分析对临床决策方案的不确定性程度进行了检验：临床决策分析应当用敏感性分析对所引用资料的不确定性进行系统检查，对结论的稳定程度做出评价。要注意在敏感性分析中是否重要的变量都包括进来了？每个变量的波动范围是多少？什么变量可以改变决策的选择？一般来说要应用最接近实际情况的概率值进行决策分析，对所有重要的事件概率值都应当进行敏感性分析。变量值的变动范围取决于所引用原始文献研究质量的高低，研究质量高则概率值变动范围小，反之变动范围较大。对效用值也应当进行敏感性分析，其变动范围也取决于引用文献的研究质量。

第二个问题：决策分析结果重要吗？该问题包括 3 个要点。

（1）决策方案结果是否对患者具有临床重要性，如果不是，是否与传统的方案等效 决策分析是通过比较各方案可能获得的总的"期望效用"，得到的结果是不同方案间的平均差别，选择效用最大的方案作为推荐的最佳方案。对决策方案结果差异的重要性，尚无统一的认识。有人认为，在应用预期质量调整寿命年作为效用值指标时，相差两个月以上就有一定临床重要性，而相差数天可认为方案是等效的。在应用其他效用值时，应当结合临床情况进行不同决策方案间差异的重要性评价。

（2）在决策分析中应用的证据，是否有足够的论证强度：决策分析结论的论证强度，在很大程度上取决于所引用证据的论证强度，因此应当对所引用的文献进行方法学评价。以研究设计较完善、方法可靠、质量较高的研究结果作为估计值，在采用方法学质量不太高的研究证据时，应当对其局限性进行分析并应用敏感分析方法予以检验。

（3）证据的不确定性能否改变分析的结果 如果决策分析的结果随着某个变量赋值的改变而变化，则决策分析对此变量敏感，如果决策分析结果的方向不随着变量赋值的改变而变化，则可认为决策分析结论稳定可靠。

第三个问题：这个结果适用于我诊治的患者吗？该问题包括两个要点。

（1）决策分析中事件概率的估计值是否符合个体患者的实际情况：在实际应用决策分析结论时，要看其患者特点是否与自己的临床实际一致。还要进一步检查决策分析引用的文献中，患者情况是否与自己的临床实际一致。如果决策基线分析中患者的情况与自己处治患者情况不一致，还可检查其敏感分析的结果，是否部分符合临床患者的特点。否则，应该谨慎地对待决策分析中的结论。

（2）决策分析的效用值是否与实际患者对临床结局的评价一致：因为效用值与备选方案的选择有密切的关系，必须考虑实际患者对临床结局的评价是否与决策分析一致。如果出入较大，可用实际患者的估计值重新做敏感性分析，看是否改变决策分析的结论。

决策分析的实践贯穿于临床诊治疾病的具体过程中，只有循证决策才能使临床决策更科学。临床决策受很多因素的影响，当这些因素发生变化时，决策分析的结论也随之变化，需要审慎地应用决策分析的结论。

（史宗道　陈世耀）

第三十七章　临床实践指南及临床路径的研究与评价

通过临床流行病学原理开展的各类研究,所获得的结果如何应用到临床实践中,使医学决策能够实现"基于科学证据"这一理念,临床实践指南和临床路径在其中起了不可忽视的作用,而临床实践指南及临床路径的质量则是由其制订过程中所采用方法的科学、严谨程度所决定的。

第一节　临床实践指南

(一) 临床实践指南的概述

1. 概念　临床实践指南(clinical practice guideline,CPGs),又称医学指南、临床指南,是针对特定临床问题,以系统评价(综述)为依据,用于指导决策及为医生和患者提供卫生保健的某特定领域中诊断、管理及治疗相关原则的文件。通常是由权威机构遵循循证医学原则,按照系统规范的方法,以当前可及最佳证据为依据,对特定临床情况做出正确诊断和治疗决策的系统指导意见。

自20世纪80年代后期以来,国际上越来越重视特定疾病状态临床实践指南的制定。高质量的临床实践指南已逐渐成为医疗决策中不可缺少的组成部分。指南的意义在于通过严谨准确的文字描述使医务人员可以及时获取、阅读到临床研究结果并将其迅速运用到医疗实践相关活动中去。相较于原始研究证据和系统评价证据而言,指南更贴近临床实践的需要。指南也被认为是缩小当前最佳可及证据与临床实践之间差距的临床决策工具。此外,其推广和应用有利于减少或避免医疗措施的不当使用,从而达到保障和提高医疗质量的目的。

2. 内容　临床实践指南一般包括标题、书目来源、正文以及指南的版本信息。其中,正文部分的内容主要包括以下几方面。① 领域:指南的范围和目的、目标人群、疾病类别及相应临床专业、关键临床问题或临床情景、涉及的干预方案及主要关注的结果。② 方法:文献检索和筛选、评估证据质量、谨慎判断并分析证据、证据分级及推荐强度建议体系。③ 推荐:针对具体临床情景就预防、处理或监护等方法提出推荐建议并相应地标明支持该建议的证据分级,必要时也可通过树状结构流程图来图式化表示临床解决方案。支持推荐意见的证据也应有所说明。④ 其他:包括指南推荐带来的获益与效果、指南发布机构说明、指南执行说明、指南的适用性以及免责声明等。

3. 资源　循证临床实践指南的网络资源中,比较有影响力和具有权威性的有以下7个(表37-1),现对前5个简介如下。

(1) 美国国家指南交换中心(National Guideline Clearinghouse,NGC)是一个免费提供临床实践指南及相关证据的由美国政府的卫生保健研究质量机构(Agency for Healthcare

Research and Quality，AHRQ)、美国医学会(American Medical Association)以及美国卫生规划协会(American Association of Health Plans)联合建立的数据库。NGC 可以通过直接检索或类目浏览进行指南的检索并可以通过结构式摘要进行指南间的比较。

（2）英国国家临床优化研究所(National Institute for Health and Clinical Excellence，NICE)是一个国家性的高效地为预防、诊断和治疗疾病提供客观、权威和循证指引的机构。其中也有可检索到已发表指南以及正在制定指南的清单，对指南的研发以及指引的形成过程也有说明。该机构由于面向社会，因此有专门为患者和公众提供的卫生保健相关指引。

（3）加拿大医学会临床实践指南库(Canadian Medical Association Infobase，CMAI)是由加拿大医学会负责维护，加拿大政府、州或地区医学专业协会或组织支持的指南数据库，收集了由加拿大各机构团体提供的指南。网站有多种搜索和浏览功能。

（4）苏格兰院际指南网络(Scottish Intercollegiate Guidelines Network，SIGN)是一个为苏格兰国家卫生服务(National Health Service，NHS)机构研发循证临床实践指南的学术组织，目的是在系统科学地评价文献的基础上，加速研究结果向临床实践的转化过程，提高对患者而言重要的临床效果。

（5）新西兰临床实践指南研究组(New Zealand Guidelines Group，NZGG)是一个为研发和推动临床实践指南的执行，在新西兰卫生委员会引导下设置的机构。

表 37-1　临床实践指南的网络资源

网 络 资 源	资 源 名 称	链 接 地 址
美国国家指南交换中心	National Guideline Clearinghouse, NGC	http://www.guideline.gov/
英国国家临床优化研究所	National Institute for health and Clinical Excellence, NICE	http://guidance.nice.org.uk/CG/Published
加拿大医学会临床实践指南库	Canadian Medical Association Infobase, CMAI	http://www.cma.ca/clinicalresources/practiceguidelines
苏格兰院际指南网络	Scottish Intercollegiate Guidelines Network, SIGN	http://www.sign.ac.uk/
新西兰临床实践指南研究组	New Zealand Guidelines Group, NZGG	http://www.nzgg.org.nz/
加拿大指南咨询委员会	Guidelines Advisory Committee, GAC	http://www.gacguidelines.ca/
循证医学指南	EBM Guidelines	http://www.ebm-guidelines.com

（二）临床实践指南的制定步骤和方法

从具体步骤看，不同的指南制定组织有其不同的制定步骤和方法。如苏格兰指南制定组织(SIGN)将指南制定过程具体归纳为：组建指南制作小组、文献检索、评价证据、谨慎判断并提出推荐建议、咨询及同行评议、评估、患者参与、文件存档、指南的执行以及资料来源等。而国际指南联盟(Guideline International Network，GIN)则认为指南的制定可以划分为几个阶段，包括准备、指南制定过程的设计、复习文献、专家或同行的认同以及发布、执行和评价阶段。

尽管具体的步骤可能会有所不同，但比较认同的是指南的制定一般包含这几个部分。① 计划和准备：确定指南制定的目的、适用范围，组建指南制定小组并规范制定程序。其中指南制定小组多由来自不同地区的多学科人员组成，通常为 15～20 人。这些人员需要不同程度地具备以下几个核心技能：临床专业技能、卫生保健的实践经验、专业知识以及评估技能。② 形成推荐意见或建议：依据指南制定的目的，由指南制定小组提出指南拟解决的主要问题,进行文献检索、文献系统分析以及证据的分析、评价和提出推荐意见。文献检索范围除包括 Cochrane Library、Medline、Embase 等医学文献数据库外,还可以在专业学会、协会和指南出版机构的网站以及临床试验注册网站上进行检索。已有的指南、系统评价结果以及单个临床研究,如随机对照试验、观察性研究等均可以不同程度地作为证据加以应用。证据的评价一般包含以下两个方面,一是对证据内涵和质量的评价,如证据间在研究目的、入选人群特征、研究内容等方面是否一致? 研究结果是否与实际运用时的结果一致? 证据是否针对指南的目标人群? 证据的容量(患者和研究的数量)如何等;二是证据的解释,也就是说将证据应用于每个具体情况时应该考虑哪些因素,包括患者的意愿、资源分配的合理性和现有医疗实践的差距等。在此基础上,依据证据的质量和其对拟解决主要问题的推荐强度来决定建议的等级,从而形成指南的初稿。初稿经咨询和修订版再送同行评价等过程,由独立的指南编辑小组对指南的内容进行审查并做出评价。③ 指南的撰写和发布:除正文外,还需要完善一些基本信息,如指南的命名、语言、发布日期和计划更新日期、与其他指南的关系等。指南的执行、评价以及使用情况监控等则属于指南制定的后续工作。

达成共识是临床实践指南制定过程中非常重要的一个环节,多应用于咨询专家或同行意见的这个阶段。早期的临床实践指南多仅建立在专家意见的基础之上,通过一些非正式共识方法(informal consensus method),如一次或多次专家集体讨论、会谈后,达成共识形成推荐意见进而形成指南。非正式共识方法固然有简单、快速、经济等优势,但由于专家间的相互影响,专家的判断并非独立完成的,因而容易忽视客观存在的证据的细节,而过多地从主观角度加以解释,亦有可能受个别地位较高专家意见的左右,而产生从众现象。近年共识方法的科学性受到指南制定者的关注,正式共识方法(formal consensus method)已逐渐成为指南制定过程中不可或缺的获得共识的方法。常用的正式共识方法包括德尔菲法(Delphi)、命名小组技术法(nominal-group technique)、共识会议(consensus development conference)等。正式共识方法的优势在于可以较准确采集每位专家的意见并合理地进行整合。

尽管不同政府或学术机构对临床实践指南可能会采用不同的分类方法,但一般都会对推荐意见和强度进行标注。常用的标注方法包括美国心脏学会(American College of Cardiology,ACC)采用的Ⅰ～Ⅲ类推荐、A～C级证据的分类法以及 GRADE(Grading of Recommendation Assessment Development and Evaluation,GRADE)证据评价和推荐方法。相比而言,GRADE 分级评价体系更能涵盖所有医学领域,同时分级及推荐级别的界定更为清晰,易于掌握。GRADE 系统证据质量分为高、中、低、极低 4 个等级证据,证据质量的最初起点是按设计方案来划分的,基于随机对照试验的证据被视为高质量,但其最终的等级评定有可能会因以下 5 种情况而降低。① 研究质量有明显缺陷;② 重要研究结果的不一致性;③ 一些或主要研究结果为间接而非直接证据;④ 结果的精确度或样本量不足;⑤ 发表偏倚。相应地,尽管观察性研究最初被划分为低质量,起点不高,但以下 4 种情况也可以提升其证据等级。① 效应量大、无合理的混杂因素;② 效应量非常大且无偏倚风险或精确性相关的问题;③ 剂量-反应关系;④ 所有合理的混杂或偏倚将降低其显示的效应。对上述每一种降级或升级条件,依据其强度不同还给予相应的赋值,如"-1""-2""+1""+2",并以"○"代表降级,"+"代表升级,相应体现表示在证据集群的质量等级中。推荐意见则以利、弊关系明确或不明确分为两类,当"利"明确大于"弊"或"弊"明确大于"利"则为强推荐;反之,利弊不确定或利弊相当时,则为弱推荐。

（三）临床实践指南的评价方法

由于临床实践指南在指导临床方面意义重大，自 20 世纪 90 年代以来，人们越来越重视其制定过程的方法学问题。总的来说，指南的评价主要也是从真实性、重要性及适用性等角度进行的。真实性和重要性是前提，或者说是必要条件，而适用性则是充分条件，包括疾病负担（burden）、价值取向（beliefs）、花费（bargain）和障碍（barriers）4 个因素，适用性也是决定指南能否在本地区成功应用的关键。当然，指南的表述也很重要，例如，是否能够将证据的内容与针对具体问题的推荐意见区分开来阐述被认为是评价指南好坏的标准之一。

为使临床实践指南的评价更加系统、科学和客观，多个国家或学术团体制定了临床实践指南的评价工具，如 1990 年美国医学研究所（Institute of Medicine，IOM）研制的针对临床实践指南的评价工具以及美国指南标准化会议（Conference on Guidelines Standardization，COGS）2002 年制定的包含 18 个条目的评价指南的标准等。指南研究与评价工具（Appraisal of Guidelines Research and Evaluation，AGREE）是由 13 个国家的研究者制定的，在国际上拥有较高的权威性，因而被较广泛地采用。

AGREE 量表由 6 个部分（指南的范围和目的、制定的严谨性、表述与格式的明晰性、适用性、参与者的代表性和编辑工作的独立性）共 23 个条目组成。采用评分的方式，每个条目的分数为 1～4 分，完全符合要求的 4 分，完全不符合的 1 分，介于两者之间的则根据审查者的判断给予 2 或 3 分。6 个部分中的每个部分都是独立的，其得分由于不同质不能加以合并计算。在标准化每部分得分后，依据 6 个部分的百分比综合判断指南的推荐价值，分为强烈推荐、推荐和不推荐三个等级。AGREE Ⅱ 为后续的修订版，在第一版的基础上对部分条目进行增删、修改，仍是由 6 个领域 23 个条目组成。不过，需要指出的是 AGREE 量表只是针对指南研发过程中所采用的方法学是否科学、合理进行评估，并不涉及指南建议的内容及其所采纳的证据进行评价。也就是说，经 AGREE 或其他指南评价工具评价后认为是比较好的指南，其好的方面更多的是和指南所表现出来的形式相关，并不和指南中阐述的专业内容直接相关。因此如需要对指南的专业部分进行评估的话，咨询专家或同行评议恐怕是必不可少的，但这并不妨碍人们在进行临床实践指南评价时采用现有的最合适的评价工具。

（四）临床实践指南的应用原则

在临床决策中，循证医学强调的是证据、个人经验与临床实际情景的结合，临床实践指南是临床证据的一个重要来源，是为医务人员处理临床问题提供了参考性的文件，但指南并不是"指令"，应用时切忌盲目地照搬，应注意以下几个原则。① 个体化：一般而言，指南是依据群体统计数据得到的普遍性指导原则，但在临床实践中面对具体的患者时，遇到的问题往往具有复杂性和（或）特殊性的特点。作为临床医生，掌握指南的内容，了解进展固然重要，不过更重要的是应该具有迅速判断患者所处状况进行准确诊断和选择恰当处理措施的临床经验和技能，并能较准确地对其预后进行估计和判断。临床医务人员是将最佳可及证据转化为恰当临床决策和实践的最为重要的一个环节，医务人员能否较好地掌握指南执行时的个体化原则，是指南的推广和执行能否成功的关键。② 适用性：与个体化有些类似，只不过，这里强调的是指南推荐意见产生的依据，其证据来源中的目标人群是否和临床上遇到的患者相似。如果将某类患者群体得到的研究结果武断地运用于另一类患者的诊治，后果将不堪设想。当然，适用性原则的实践需要以临床医生熟悉指南的相关内容并掌握指南的具体推荐建议的证据来源为前提。③ 患者意愿：这个方面在早期的指南中更容易被忽视，仅注重证据级别,推荐意见也只是在证据级别的基础上产生的,尽管近期的指南在给出推荐建议时已将患者意愿作为一个要素,但无论哪类指南,在应用于临床的时候均应重视结合当地的文化背景、价值取向以及患者的意愿加以考虑。④ 时效性:医学科学日新月异的发展,可以从每天全球巨大的论文数量中窥见一斑。多数临床实践指南的更新计划在研发时就已制定好了,其更新周期具体不等,通常为1~3年,但也因病种或干预措施等的不同,而有更短或更长周期的。指南使用者也应密切关注相关领域的发展动态,尽可能使用最新制定的临床实践指南。

第二节　临　床　路　径

一、概述

1. 概念　临床路径(clinical pathways,CP),也称为关键路径(critical pathways),是20世纪80年代中后期从制造业领域引入医学领域的一种基于循证的多学科临床实践模式,将不同干预措施以小时、天或访视的方式针对某特定患者群的可预见医疗过程加以界定、优化或序化。它是设计好的包括诊断、用药和会诊在内的医疗和护理计划,使治疗成为一种规范的、有效的、多学科合作过程。

临床路径是一种质量效益型的医疗质量管理模式,如果说最初引入的目的是为了降低平均医疗费用,缓解一些国家在医疗方面所面临的财政压力的话,那么随着临床路径的应用和不断发展,人们发现其在降低平均住院日、规范医疗行为、增加医疗服务的系统性以及提高患者满意度等方面均有较好的作用,因而也日益受到医学界的关注,在全球范围内掀起多次推广应用浪潮。四川大学华西医院于1998年开始以护理人员为中心试行临床路径,是我国最早开始实行临床路径的医疗机构。医学领域引入临床路径的目的包括寻找和选择相对最优的循证实践方式,优化流程,制订检验、检测和诊疗标准,合理确定评价时点和内容,推动多学科参与和实施,保障和提高医疗质量,减轻医务人员负担并且使患者满意度得到提升。

临床路径与临床实践指南是两个有联系但又有区别的概念,临床路径的制订通常会以临床实践指南为依据,可以说临床路径是临床实践指南“本土化”的一个过程。比较而言,临床实践指南适用范围广,更具权威性,可以为医师、患者或照顾者提供有价值的信息;而临床路径则适用于每个医疗机构,细化了医疗过程,具有高度的时效性。多数情况下,不同的医疗机构会根据自身的特点就同一个病种制订不同的临床路径。这样的路径原则上不与临床实践指南或其他一些公认的医学认识相违背,只是流程不同而已。

2. 特点　临床路径通常都包含以下4个方面的特点。① 明确医疗服务目标及管理时限:一般以病种或某种操作(如手术、针灸等)为对象,可以通过诊断相关分组(DRGs)或ICD码来界定,也可针对诊疗过程的某个阶段并确定管理该对象的时限,通常以小时或天数来表示。② 多学科协调合作:根据临床路径管理对象的需要,可以包括医疗、护理、药剂、功能检查、检验、影像、麻醉、营养、康复等所有与临床诊疗过程相关的学科。③ 时序性医疗服务计划:对进入管理时限内的医疗、护理及其他医务活动按发生顺序或访视方式等予以时序化。④ 结果评价及持续质量改进:从效果、效率、满意度等角度对临床路径实施结果进行评价并以此为基础进行更新和完善。

二、临床路径的构建过程和方法

在正式进入临床路径研发流程前,往往需要首先建立组织架构,通常分为3级,即医疗机构临床路径技术管理委员会(1级)、临床路径指导评价小组(2级)及共性技术小组、科室临床路径研发小组、相关医技科室协调小组(3级)等。临床路径是一项有利于保障医疗质量提高医疗效率的系统工程,因此,通常都是由医疗机构领导直接负责的,如医院院长和分管医疗工作的副院长等,技术管理委员会成员还可以包括由临床医学、护理、药学、职能部门及临床流行病学专家等。临床路径指导评价小组是具体负责临床路径研发和实施的技术指导、质量监控以及制订评价指标和提出改进措施的,其指导的范围可以涵盖该医疗机构中各相关专业的临床路径。临床路径指导评价小组的职能是通过共性技术、科室临床路径研发以及相关医技科室协调小组实现的。

其次,需要明确医疗服务目标及管理时限,包括病种的选择、病例筛选以及确定管理时限。病种选择时一般应考虑选择诊断明确、处置方式的共识程度较高、变异较少的病种或疾病阶段;病种是否占用较多的医疗资源等。此外,卫生医疗政策也是影响选择的因素之一,如社会医疗保险支付的方式等。确定病种后从该病种中筛选适合实施路径的一类人群即是病例的筛选,这方面与临床试验类似但亦有所不同。一个相对完善的临床路径应该可以适用于该病种或疾病阶段的 60%～80%以上的人群,或者说纳入临床路径管理的人群应该具有较好的代表性。管理时限即临床路径的标准诊疗时段,如标准住院日。其设置是依据该医疗机构近1～3年该病种的诊疗时段以及对计划纳入临床路径实施的诊疗方案的预期而设定的,也可参考同级别医疗机构该病种的既往诊疗时段。

在进入临床路径研发流程后,与临床实践指南的制订相似,证据的收集、评价和整合是必不可少的一个环节,只是这里除了包括临床实践指南在内的文献证据及在文献证据缺乏或证据不充分的情况下进行专家共识外,还应有既往该医疗机构同一病种的医疗记录分析证据。通过对本医疗机构该病种近年诊疗要素、关键检查项目及时点、治疗方案的时序变化等的采集、整理和分析,得到有关治疗用药情况、并发症、药物不良反应、疾病转归、平均住院天数和费用、住院天数及费用的极值(最大值和最小值)等信息,为临床路径的研发提供"本土"信息为参照,将有利于保障研发出的临床路径在该医疗机构具有适用性。

时序化病种诊疗方案的制订应该是临床路径研发的核心内容,其内容一般包括医疗服务对象、疾病诊断标准、病例筛选标准、诊疗措施和时序对应关系以及疗效评价标准等。这个过程应充分借鉴定期更新的临床实践指南以及前期采集的证据包括来自该医疗机构既往医疗记录的信息。

临床路径的框架及其文本体系包括以下几方面。① 临床路径表单:一般包含医师临床路径表单及患者临床路径告知单。通常医师临床路径表单都以横、纵轴的方式将疾病诊疗的内容和阶段以时间单位为划分列出,一般以天为单位。这也是将诊疗项目和医嘱的时序化过程加以直观展示的文本。患者版临床路径告知单则是以简明扼要的语言或流程图的方式,描述入院到出院(或者说整个医疗服务)的过程及相关诊疗项目,达到让患者知情的目的。② 临床路径流程图:通常以树状图的形式概括临床路径管理的全过程,方便参与实施的医务人员较快速掌握相关要点和流程,提高执行效率。可以分为临床路径总体实施、疾病诊断和评估、治疗和评价、监护和护理以及管理和质量控制流程图等。建议在流程图中做出相应的标引,使得诊疗措施与其背后的支撑证据相关联,这些支撑证据通常是以附件的形式附在临床路径方案后面的,从而,有利于对该临床路径的进一步更新和完善。③ 其他文件:还应包括变异记录单、质量控制表单以及病种相关评价量表或表格等。变异是指患者的实际情况或疾病进展与预想的情况有偏离,任何预期的标准、规范、目标、阈值或结果有所变化,都可以认为是变异。变异的管理不仅涉及过程记录及因果关系的确定,还涉及反馈和改进,是临床路径质量监控及定期更新的重要依据。实施者每天都要通过记录单的形式对项目执行情况的变异及其相应的处理进行记录。质量控制表单设计的重点是对其流程及关键环节执行情况进行记录。此外,还有一些病种相关的评估病情时需要采用的量表或表格,也应作为临床路径文本的一个部分。

三、临床路径的评价

临床路径研发阶段的科学性、合理性以及执行阶段的质量、效果、效率等均是评价路径能否达到规范医疗行为、保障和提高医疗质量、提高医疗服务效率的目的的关键。国际上已有不少临床路径评价工具多从组织结构、临床路径文件格式、内容、多学科参与、循证医学原则的应用等角度用于评价临床路径的特性和(或)路径实施的效果。国内亦有学者构建临床路径管理评价指标体系,从组织架构和环境、开发和设计、实施控制以及实施效果评估反馈等层面进行评价。临床路径的评价通常包括构建、实施过程及实施效果评价 3 个大的方面。

(一) 临床路径构建的评价

临床路径的构建不仅需要制订相关的诊疗内容和标准化其流程,同时需要协调好各个环节之间的衔接关系,如何依据病种等医疗服务对象的特点对临床路径进行较好的定位和设计,是构建临床路径时面临的挑战之一。

目前尚未有专门用于评价临床路径构建过程科学性和合理性的工具,不过一些对临床路径进行整体评价的工具中有涉及这部分的内容。例如,整合照顾临床路径评估工具(The Integrated Care Pathway Appraisal Tool, ICPAT)包括一些用于评价路径构建过程的条目,如是否记录决策过程、是否开展预运行等。但是,ICPAT 未涉及组织机构等方面的评价,对构建过程的评价欠全面和系统。

(二) 临床路径实施过程的评价

临床路径的实施涉及多个不同的部门和人员,是一个落实临床路径方案的过程。表面上看,路径的实施只是在按照时序执行项目,评价其流程执行情况即可。其实不然,从路径的特性出发,我们会发现实施中有许多环节是保障其执行质量的关键,不容忽视。这些环节包括变异的管理、层级质控及关键环节达标情况等,对每一个这样的环节都应该设置相应的指标和标准并做出评估和反馈。实施过程可能涉及的评价指标有符合诊断病例纳入率、路径流程达标率、关键环节达标率、变异率以及路径文本文件完成质量指标等。

Kris 等研制了一个临床路径实施过程的评价工具,即照顾流程自评工具(Care Process Self-Evaluation Tool, CPSET),含 5 个方面的内容,用于评价医疗实践过程中的关键因素,涉及医患沟通、医务人员的协作及对医疗过程的监控等。有研究表明,CPSET 具有较好的测量特性并可协助医疗服务质量的提升。

(三) 临床路径实施效果的评价

临床路径的实施效果不仅仅体现在临床实践中,更重要的是其对社会和经济效益产生的影响。因此，对其实施效果的评价应该从多维的角度进行。路径实施效果评价除包括一些病种相关的疗效指标外，还应包括与医疗效率和人本相关的指标。也有学者指出，评价指标固然重要，但路径评价过程也应设计严谨，并纳入评价的范围。如 Spooner 等提出的临床路径系统评价模式，其中提及对评价过程进行评价应该就以下一些方面提出问题：① 评价目标是否完全达到？② 评价过程是否设计良好？③ 评价过程设计或程序还可以怎样改进？④ 评价结果的完整性和合理性如何？⑤ 评价报告的优势和不足各有哪些？⑥ 所获信息和评价报告是否满足了路径管理和执行者的期望？⑦ 此次评价的结果是什么？⑧ 评估结果如何被其他项目或机构采纳？

综合临床路径相关文献中涉及的评价指标（表 37-2），可以将其分为三类：医疗效果、效率及人本评估类指标。其中医疗效果类指标着重从健康、临床结局方面评估临床路径所带来的影响。医疗效率类指标则是通过对医疗资源利用、成本耗损、诊疗效率等的评估了解临床路径在卫生经济学方面所起的作用。人本评估指标是从提供、接受医疗服务人员间的协调性和满意度等角度考虑实施效果的，也可包括健康教育过程和效果评价的内容。

表 37-2 临床路径实施效果评价指标举例

类　　别	具 体 指 标 举 例
效果	治愈率/好转率 入院率/再入院率 并发症例数或发生率 病死例数或发生率 病种相关检验、检查指标 整体功能状态指标，如生存质量 不良事件或不良反应发生率
效率	住院天数 住院费用 卫生经济学指标 医疗资源利用和（或）成本耗损指标 诊疗效率指标，如候诊时间
人本评估	多学科间的协调性指标 患者满意度 医务人员满意度 健康教育相关指标

（吴大嵘）

第五篇　临床流行病学在中医药研究中的应用

我国中医药学的发展经历了数千年的历史,为人类的健康和疾病的防治做出了巨大贡献,鉴于现代科技和医学事业迅速发展,传统的中医药学无论在理论体系或临床诊治的实践,必然会遇到巨大的挑战,至少要对前人传统医药的理论知识以及医药和诊治措施进行科学评价,做到继往开来、去伪存真、科学创新,以期推动中医药学的发展,为人类健康事业做出贡献,故而就要对中医药学进行科学研究。

中医药学的理论基础乃是基于"天人合一""阴阳五行""相生相克"学说,是主张人与自然、人体本身脏器功能的全面统一和协调,任何失调则导致病证的发生。中医药学的证候、诊断,继而辨证论治理论方法,均无不源于其理论系统的指导。然而,中医的理论基础和现代医学的理论体系是不一致的。尽管它们防病治病,保障人类健康的目的是一样的。

因此,对中医药学的研究,简单的套用现代医学的研究方法是不完全合适的,但可以吸取其有用的理论知识和方法并密切地结合中医药学研究的实践,创新我国中医药学研究和评价的方法体系。对此,在国家中医药管理局的领导和推动下,30多年来做了大量的研究和探讨,也取得了一些可喜的成就,然而,还有很多事情要做,并且尚待做好,方能在现代中医学的研究创新中"开花结果"。

本篇就进一步推动中医药的研究和发展问题,由广州中医药大学DME中心的新老专家从他们在国内中医学领域里如何借鉴临床流行病学理论知识和方法,联系中医药研究实际,就其研究的特点、思路、内容和方法等做了颇为全面地论述,期望能对有兴趣的中医药学研究者或读者,起到"抛砖引玉"或激起共识的作用。

第三十八章　中医药临床科研的基本特点与思路

在长期的实践过程中,中医药积累了一整套探索和认识人体生命活动以及疾病发生规律和防病治病、保健养生的方法,对保障我国人民群众的健康和中华民族的繁衍发挥着重要的作用。随着医学模式的转变,传统医学对人类健康的作用越来越受到重视,具有悠久历史的中医药也日益备受国际社会的关注。中医药学不仅是我国卫生事业的重要组成部分,而且正在逐渐为许多国家所接受,对其服务需求也在不断增长,成为多国人民卫生保健的措施之一。

然而,由于中医药学对人体生命活动规律的认识、临床思维和实践特点都与西医学有着许多重大的差异,其中有显示中医药学优势特色的一面,也有反映由于历史所带来的局限性一面,如何吸取、应用现代科学技术(包括西医学)的理论、方法和手段促进中医药学的发展,是极富有意义和挑战的课题。20 世纪 80 年代以来,国际上发展起来的临床流行病学和循证医学,是医学界公认的对指导临床研究、制定研究方案、实施研究、解释结果和临床决策具有极其重要价值的方法学。在应用临床流行病学/DME 方法于中医药临床研究时,如何充分考虑中医药学自身的特点,使中医药的临床科研方法显得更为复杂和重要。

第一节　中医药临床实践与研究的基本特点

(一) 在临床实践中提出并检验假说是中医药临床实践和研究的重要模式

由于假说的检验、理论的产生以及方法的形成等主要是通过在人体身上的中医药医疗实践而完成,因此,在临床实践中发现问题、探索解决方案、根据临床疗效对观察到的经验进行整理、总结并根据当时的方法学将其总结、升华为中医学理论,反馈回临床实践进行理论的修正是中医药学实践和理论体系构建、发展的基本形式。这一点与西医学从动物实验到临床研究的过程有着显著的差异。直接从临床实践观察得到的研究结论固然可以避免结论外推过程中从动物到人的种属差异,但与其他设计严谨的临床试验性研究相比,观察性研究容易受到各种因素的影响而产生偏倚,所得结论亟须用更严格的现代临床研究方法进行甄别,由观察性研究升华形成的中医理论,亦需从更多的论证强度更高的证据中得到修正与更新。如"十八反""十九畏"是中医学界根据数千年的观察得出的用药配伍禁忌,但近代有临床经验总结与实验研究表明"十八反""十九畏"中的有些药物并不"反""畏",有的是否"反""畏"则与配伍剂量以及病理、生理模型密切相关。这些均说明,在当代需要结合现代临床研究方法学及药理、药化、毒理等方面的基础实验医学,发展中医药理论。

(二)"辨证论治"是中医药学诊疗疾病的基本准则

"辨证论治"集中体现了中医药学对人体生理、病理规律的认识和临床治疗水平,是有别于现代医学诊疗体系的一大特色和优势。"辨证"是论治的前提。"证"是对疾病发生发展过程中某一阶段病因、病机、病性、病位、病势的概括,"证候"是"证"的临床表现情状,是机体在疾病(泛指非健康,不是单指西医学中的"疾病"单元)发生发展过程中某一阶段(时点)出现的互相关联的症状、体征(包括舌象、脉象等)的组合,是从整体观出发对疾病内在变化的概括。"证"及"证候"这些关键环节的研究和突破,极有可能带动中医药学各领域的进展并推动中医药学术的全面发展。然而,由于证候的判断(辨证)乃以症状、舌象、脉象等一系列软指标或定性指标为依据,在很大程度上还有赖研究者的个人经验。因此,证候研究的客观性成了亟待解决的难题。这一难题的解决仍有待于科学方法学的应用。

(三) 中医学临床实践,重视人的禀赋、体质、心理活动(七情)以及社会环境、自然环境对健康与疾病的影响

建立在整体论基础上的中医学认为:疾病是机体在内外多种有害因素的作用下,自身功能调节的失衡和对自然、社会环境适应能力的下降。中医临床不仅是以"病"为研究对象,更重要的是以患病的"人"作为对象,这就决定了"个体化治疗"成为中医学的重要医疗模式,同时也决定了中医对人的健康与疾病的认识规律、临床治疗学(如多种治疗方法的综合、复方的应用)等具有多维的性质和丰富的内容。因而对于人体的健康与疾病的衡量、治疗反应的评价上不应仅限定于生物学发病机制微观指标的改变,更应重视其自身功能的调节及对于环境(自然、社会)的适应能力。这些方面,反映了中医药临床研究的难度与复杂性,另一方面,也向现有的临床科研方法学带来了新的挑战。

(四) 中医药学的传统研究方法对中医药理论体系以及诊疗体系的形成和发展,均发挥了极其重要的作用

传统的研究方法内容极其丰富,既有哲学方法,如归纳、演绎、推理判断、概念化等,也有一般的科学方法,如观察法、比较法、类比法、分类法、调查法、试错法等,其中不乏其自身的独特内涵,许多方法也是现代科学方法论的雏形或者是其重要组成部分。可以说,中医学的形成和发展正是中医学独具特色的思维模式和研究方法相结合的过程。然而也必须看到,由于长期的封建统治,桎梏了生产力和科学技术,许多已经萌芽或初步形成的方法没有得到进一步发展和完善。总的来说,中医药传统科研方法着重于宏观性、整体性和直观性,因而形成了宏观描述较多而精确量化较少、综合推理较多而具体分析较少、直观观察较多而实验研究较少。"三多"是其优势,而"三少"却是劣势,在一定程度上阻碍了中医药学的发展。正确地应用现代科研方法学,合理地继承中医学传统研究方法,促进两者的有机结合,将对发挥中医药学的固有优势有十分重要的价值。

第二节 中医药临床科研的基本思路

(一) 临床需求是立题的根本

临床科研是以有限的资源应对人们对健康的无限需求,因此,必须有所为有所不为,如何选择有价值的研究问题是关键。中医药的临床实践是多元模式,如传统独立模式,遵循传统理论,多仅以中医的传统治疗方法为主要的预防和治疗手段;中西医结合模式,取中西医理论和实践之长,病证结合,择优治疗;现代创新模式,以创新药物或新的复方进行有针对性的诊治,如青蒿素抗疟疾、砷剂抗白血病等。不同的实践模式,遇到不同的临床问题,产生不同的临床需求,中医临床科研的立题应以临床需求为导向,以切实解决临床问题,提高临床疗效为目标,在科学继承的基础上,求实创新(参见本书第四章)。

（二）研究方法选用得当

医学科研的范围十分浩瀚，对于中医药临床研究而言，除证候标准、结局指标等临床基础研究外，更多地集中在回答"能否有效地防病、治病或促进健康、康复？"等有关评价或验证治疗方法有效性的问题。在回答这类问题的时候，除随机对照临床试验外，还有其他一系列的方法可供选择，包括非随机对照试验、观察性研究等。既要明确随机对照试验是公认的对于干预措施有效性评价提供最有力支持强度的临床研究方法；另一方面也要了解，这不是唯一的方法，应在全面了解各种临床研究方法的优势和不足的基础上，有针对性地加以选择。例如，观察性研究方法在发现罕见且严重的不良反应方面较随机对照试验有明显的优势；又如，如果某疗法在治疗重大或疑难疾病时符合"全或无"现象，在接受这种疗法之前，所有患者都无一例外地死亡或多数病例死亡，而在接受这疗法之后，有患者可以存活（第一次采用链霉素治疗结核性脑膜炎就属于这种情况）或多数病例存活。那么，这种疗法的价值也是不需要通过随机对照试验来验证的。当然，中医药领域更多的治疗措施对于防治疾病而言是具有中等度作用的，在验证这类治疗的价值时，首先推荐采用随机对照试验等实验性方法，因为观察性研究方法往往容易产生错误的结果。参见本书第八、第十四至第二十四章。

（三）提倡多学科合作

由于中医学是一门融合了自然科学、哲学、人文社会科学的医学科学，涉及多学科知识，除了医学生物学、社会科学、心理学外，还与文学、数学、哲学、气象学、环境学等密切相关。因此，中医药临床科研，必须结合多个学科，从不同的方面和角度探索其理论及临床思维方法，挖掘其科学内涵。对于单个临床研究而言，在研究开始前组建多学科团队也是非常必要的，以中医药随机对照临床研究为例，团队中除需要实施治疗的中医师外，还应有在研究设计、实施以及研究质量控制方面提供支撑的临床流行病学家、在疾病的诊断和更新了的西医治疗方案等方面提供有价值信息的该病种领域的西医专家、生物统计学家以及负责收集资料、结局评价、研究流程管理的协调员等。值得注意的是：是研究质量而不是研究类型，决定着研究的价值。不以质量为前提，哪怕是随机对照试验也不可能提供具有价值的研究结论；而高质量的临床研究哪怕是观察性研究或获得了阴性的结果，其重要性程度和意义也是不容忽视的。多学科合作有益于弥补单个研究人员自身由于知识结构不合理所带来的缺陷，也有益于保障研究的质量，这也是产生创新意义的研究成果的重要基础。

第三节　临床流行病学/DME方法在中医药临床研究应用的意义

临床流行病学/DME方法确立了以群体为研究对象的原则，以期全面、准确、系统地获取临床研究中的信息，并应用概率论和严格的逻辑推断，以定量与定性相结合推导研究结论，使研究结论建立在严谨的科学基础之上。临床流行病学/DME原理与方法不仅适用于现代医学的研究，同时对中医学的研究也有重要的指导作用。20世纪50年代以来，中医学这门古老的学科焕发出灿烂的异彩，无论是临床实践，还是理论的研究都进入了一个生机勃勃的新时期，应用现代科学技术包括现代医学对中医学的研究更是方兴未艾。实践证明，无论是理论上的探讨还是临床实践的研究都促进了中医学的发展，同时也大大地丰富了当代医学的内涵。但是，必须指出，中医的研究，尤其是临床研究仍存在不少问题。如不少方药的疗效研究,其假说或研究目的不清晰,设计不严谨,试验分组没有严格执行随机化分配的原则,试验组与对照组基线特征缺乏可比性,或者是无对照组的描述性研究;观察对象的标准缺乏严格的规定、没有足够的样本数量和较好的样本代表性,结局评价指标的选择不明确,综合评价指标的组成随意性较大;较少使用盲法,导致数据采集、分析和推论时往往自觉、不自觉地掺杂着观察者的主观成分,较易受期望性偏倚的影响。所有这些都大大影响了研究结论的可靠性,难以反映方药的真实效应或削弱了论证强度。

在中医药的临床科研设计、实施、数据分析和结论推导的诸多环节中,正确地应用临床流行病学/DME 的原则、程序和方法将有助于上述问题的解决,提高研究结果的客观性和科学性。从上述中医药临床研究若干基本特点考虑,下面有关临床流行病学/DME 方法,对提高中医药临床研究的科学性,突显中医药的优势,尤其具有重要的价值。

(1)关于临床试验必须遵守的对照、随机、重复、盲法的原则(参见本书第八章)。

(2)关于临床试验在设计、实施、结论推导各个阶段克服、识别偏倚(bias)的方法和措施(参见本书第十章)。

(3)关于减少和识别机遇(chance)对研究结论影响的方法(参见本书第五、第六、第十章)。

(4)关于诊断性试验的评价原则和方法(参见本书第二十九章)。

(5)关于研究结局评价(outcome study)的一系列方法,包括终点指标的选择、评价标准的确定与测量等(参见本书第八、第十二章)。

(6)关于建立软指标的衡量与评价体系的原则和方法(参见本书第八、第二十六章)。

(7)关于统计分析方法的应用和临床意义与统计学意义在结论推导中作用的意义(参见本书第二十六章)。

尽管上述相关的原则与方法可能为我国中医药学的临床科研提供某些有益的支撑,但如何恰当地引入或应用,又如何用以促进中医药研究水平的改进或提高,则需要结合丰富多彩的中医学研究实践,并且如前所述,必须发挥多学科精英人才的聪明才智,密切合作,群策群力,积极奉献,艰苦深入地研究设计、贯彻执行、密切观察、资料精细准确、统计分析科学、结果评价严格,以保证所研究课题结论科学可靠。如此进一步又推动有价值的成果转化为中医临床循证医学实践,从而真正有效地推动我国中医药学的科学发展。目前我国的中医药研究已取得了很大的进步与成绩,本章所叙之"思路"或将为其增添助力。

(吴大嵘　郭新峰　赖世隆)

第三十九章　中医药临床研究主要
内容与常用方法

　　临床流行病学/DME方法可广泛地应用于中医药临床研究的各个领域。从推动中医药学术发展的关键环节看,下述有关领域的研究,临床流行病学/DME方法的应用显得特别重要。

一、完善或建立中医证候标准的研究

(一) 探讨建立具有相对"金标准"(Gold Standard)的证候宏观标准

　　中医的防病治病乃建立在"整体观""辨证论治"等理论体系的基础上。"辨证"是"论治"的前提。"论治"是治病时立法、遣方、用药的过程。中医传统的辨证过程乃医家以"四诊"为手段,获取了患病个体的表观信息,进而根据中医学理论,去粗取精,去伪存真,分析、思辨,并借助一定的标准,进行度量并将其归属于相应的证候类别。今天,人们称之为宏观辨证,其作为判别依据的标准则称之为"证候宏观标准"。从真正科学意义上说,作为度量客观事物的标准,必须具备准确性和可靠性的特点。然而,由于学科的特点和历史的原因,中医学的证候宏观标准在上述的两个特性上仍有相当的距离。

　　证候的宏观标准是以特定的症状、舌象、脉象等所组成的,它们属于"软指标"或定性指标的范畴。加之目前不少证候标准不尽一致,这些都导致了临床研究中"选择性偏倚""测量性偏倚"的产生以及寻找证候相关微观指标和疗效判定的失真。

　　现代医学应用临床流行病学/DME方法评价某一检测指标对疾病诊断的价值时,总是需要与"金标准"加以比较。中医学的证候宏观标准,由于主要由软指标及定性指标组成,难以有像西医病种的"金标准",然而我们可以在方法学上下功夫,使建立的证候宏观标准成为具有相对意义的"金标准",在这个基础上所进行的论治,才具有更高的准确性,疗效判定才具有更高的客观性,而其揭示的关于证候的微观改变,才具有更大的价值。否则由于"选择性偏倚"或"测量性偏倚"的干扰,将导致研究结论的失真。

　　现时证候宏观标准产生的背景大致有以下几种情况:① 来源于古代医家的论述、医著的记载;② 现代教科书中的描述;③ 学术机构所制定;④ 政府部门组织专家编写的诊疗规范;⑤ 来源于一定范围的临床流行病学研究。

　　以上所述之"标准"对于临床实践和科研具有一定的指导意义。然而就前四者来说,几乎都缺乏在群体调查的基础上进行严格的数理统计推断,许多学术机构、专家所编写、制定的标准,充其量只是少数专家传统形式的集体讨论或征求意见,少有遵从专家共识(expert consensus)的原则和方法。20世纪80年代以来,应用临床流行病学/DME方法,开展了有限的证候标准研究,也由于方法的应用上不尽成熟、样本量及代表性的限制等,其结论有一定局限性。

　　鉴于上述情况,笔者认为,可首先在广泛分析文献的基础上,通过设立问卷,在全国范围内开展专家咨询(而不是少量的专家座谈),以此为基础进行多中心的大样本临床流行病学调查,并经过严格的数理统计分析,从效度(validity)、信度(reliability)及反应度(responsiveness)加以评价,有可能对若干常见基本证候建立具有相对意义的"金标准"宏观标准。有学者认为,将临床流行病学/DME方法运用到证候研究是传统研究思路与方法的突破。如我们曾进行的脾肾虚基本证候的研究,便是遵循了严格的德尔菲法原则,从全国挑选有较好代表性的中医临床专家,进行了两轮的专家群体调查。在科学汇聚专家共识的基础上,对每一个证候给出其规范名称、证候基本临床特征、定性及定位指标、证候相关指标重要性排序、证候定量诊断阈值,最终形成了较有参照价值的定性与定量相结合的证候宏观诊断标准。

(二)证候微观指标的研究

正如前述,传统的辨证过程,依赖于从宏观的层次上,通过对"四诊"获取信息的分析和辨证。随着科学技术的进步,对于疾病认识的深化,许多医学工作者,借助现代科学的技术和手段,从人体的不同层次和水平(系统、器官、细胞、亚细胞、分子与基因等)去阐明证候在结构、代谢、功能诸方面的物质基础,寻找对证候具有诊断价值的微观指标,建立证候的微观标准。相对于依赖"四诊"以获得信息的宏观辨证而言,人们称之为"微观辨证"。由于证候综合性、整体互动性的特点,在众多的"层次"和"水平"中,如何去寻找和发现对证候的诊断有价值的微观指标,成为人们十分关注的课题。现代医学研究中关于生物标志物与疾病关联性研究与此类似,在于探索生物标志物是否可以作为疾病诊断、预后判断的指标。证候微观指标的研究,也可有类似目的,可通过对一个或多个生物标志物的分析研究,探索其对于证候的临床意义、诊断价值和应用前景。

微观指标的选择,一方面应充分考虑证候产生的中医理论基础并结合现代医学对微观指标的生物学基础和异常改变的意义。同时,应用临床流行病学/DME关于诊断性试验的方法进行研究和评价,除设计的合理性外,至少尚需从两方面进行评价,一是指标的相关性,主要从敏感度(sensitivity)、特异度(specificity)、准确度(accuracy)加以综合评价;二是多指标的综合判断(多指标的联合测试),否则难以反映证候的本来面目。

鉴于中医系统的病证与现代医学具体疾病及其发病机制并不一致,因此,试图应用现代医学之病理以及有关生物学的实验方法和指标,对有关中医证候进行诊断性研究,以期待得到科学证据,从中、西医对病证的基础理论认知各异看,这些研究目的是难以达到的。尽管都做了一些研究工作,但未获得令人满意的结果。

二、中医药的随机对照试验

直至目前为止,随机对照临床试验仍然为医学界所公认是对干预措施有效性评价提供最有力支持强度的研究方法。应用随机对照临床试验对中医药有效性进行评价,也具有同样的价值。20世纪80年代以来,随着临床流行病学/DME方法在中医系统的引入,国家中药新药审批相关法规的公布与实施,中医药的随机对照临床试验逐步得到重视,试验设计水平也在逐步提高。然而其应用范围仍相当有限,方法学上也存在诸多问题,加之中医药治疗特点给研究带来的难度,以致不少中医药的临床疗效未能得到科学地评价和认可,阻碍了中医药走向世界。

中医药的临床试验应遵循随机、对照、盲法、重复的一般原则,同时结合中医药的理论与临床特点,需着重抓好下述几个环节。

(一)证候判断的一致性及标准化

如前所述,证候的标准化对中医药学术发展具有重要的意义,其在临床试验中的作用显而易见。中医药的临床试验证候标准具有与西医药的诊断标准同等重要的价值。在确定受试对象时,病证结合是十分必要的。鉴于证候的标准化研究本身就是一个难度极大的课题,目前仍可采用现行的公认标准,例如《中医病证诊断疗效标准》(中华人民共和国行业标准,国家中医药管理局发布)或全国性学术组织制定的标准。由于证候标准主要由症状、舌象、脉象等软指标所组成,临床观察的判定容易产生不一致性,因此临床试验实施过程中,必须对证候及组成证候的软指标进行一致性的衡量,以提高数据的准确性和可靠性。

(二)盲法是保证临床试验过程中数据的收集、记录的真实性、数据分析的合理性和研究结论推导的科学性极为重要的措施

虽然中医药临床试验有时由于干预措施的特点,导致实施盲法有一定的困难,如中药汤剂、针刺、灸法、气功等,但一方面我们仍应尽量采取措施,减少期望性偏倚的产生,例如可以进行结局的盲法评价和盲法统计分析(疗效评价者、统计人员不了解患者组别);另一方面国际上已经开展了许多中药、针刺、灸法及其他传统医学非药物疗法的盲法研究,如个体化中药处方双盲胶囊、双盲针灸器具研制、使用类似太极拳的动作对对照组受试者实现盲法等,对国内的中医药研究人员有很好的借鉴意义。近年来国内采用对中药复方煎煮后的汤剂进行低温喷雾干燥技术制作中药颗粒剂,较为成功地进行了多个中药复方的双盲随机对照试验,便是一种有益的尝试和良好的开端。

(三)结局指标的选择与临床疗效的科学评价

由于生物医学模式的影响,在相当长的时间里,西医学对疾病的常规性疗效标准,着重于评价解剖学指标、病理损害指标、生化指标改变等。随着医学模式的转变和疾病谱的改变,逐渐重视对于人体功能活动和生存质量的评价。中医药在具有对疾病的"对因治疗"作用的同时,更具有在调整改善人体脏腑、气血功能活动和整体功能,提高人体对社会和自然环境的适应能力的特点。尤其在防治非传染性慢性疾病以及延缓衰老等方面具有其优势。从中医药"整体治疗"的特点出发,在按照常规疗效评定标准的同时,从患者自我感觉、功能状态、生存质量多个层次提供中医药对疾病影响的证据,以期反映中医药防治疾病所具有的真正效能(efficacy)是十分有意义的工作。

需要重视的是,症状、功能状态、生存质量等属软指标范畴,其评价需严格的科学程序。尤其是国内中医药临床试验常用的复合指标(综合实验室指标、症状体征、临床结局等多方面的改善,对临床疗效做出有效、无效等判断),虽然从理论上讲是科学评价患者总体疗效的一种正确思路和有益尝试,但这种复合指标的形成(包括哪些指标、如何确定每个指标的权重)需要经过科学的甄选和验证过程。当前学术界应逐步对国内外最常用的疗效评价指标进行分析、比较和评价,对每个复合指标的分析与验证都需要在该病种不同干预措施的多个大规模队列研究、临床试验中,对复合指标与国际认可的该疾病的主要结局指标(如病死率、生活能力、复发率等)的相关性(包括敏感度、特异性等)进行评价。只有正确理解终点指标(包括主要终点、次要终点)、替代指标(包括复合指标),用严谨的临床流行病学方法对中医界常用的复合指标进行改善,在中医药临床试验中根据研究目的选用合适的指标并进行严谨的结论推导,才能最终使中医药的临床疗效得到科学的评价和认可。

（四）其他保证临床试验质量的措施

1. **完善、规范的临床试验流程** 要认识到一个严谨的临床试验，应该包括下列主要步骤。

（1）认真开展预试验，进行可行性的初步论证并为正式的临床试验提供各方面的经验和数据，包括研究目的或假说的完善、样本含量、试验失访率等。无论从临床研究开展的原则与方法方面，还是从伦理方面，进行临床研究的程序一般都应该是先从病例（组）报告发现问题、必要时利用临床上积累的资料进行回顾性研究，在此基础上再进行小规模的前瞻性研究。预试验不只包括前瞻性的随机对照试验，回顾性研究也是一种有益的方法。

（2）临床试验的伦理学批准、试验登记等制度。研究者一定要清楚，临床试验是真正的以人体做"实验"，在伦理和可行性上必须非常谨慎。国际上早已开展了临床试验的登记制度，国际医学杂志编辑委员会（ICMJE）于 2004 年 9 月召开了关于临床试验注册的第一次正式会议并发表宣言，宣布从 2005 年 7 月 1 日起，ICMJE 成员杂志只发表已在公共临床试验注册机构注册的临床试验结果报告。

2. **规范临床研究报告** 这方面的工作主要是推广已被国际广泛认可的临床试验报告标准 CONSORT STATEMENT 及其针对中医、中药、针灸、非药物疗法的一系列扩展标准。鼓励主要中医药学术杂志尽快采用这些标准，并让一线的临床研究人员了解和掌握这些标准，认识到规范地进行临床试验报告的重要性，这将对提高中医药临床试验的质量有较好的促进作用。

应该说，无论是病因学研究、诊断性研究、防治性研究、预后研究，中西医学临床研究的原则和方法学是通用的。虽然因为中医药学以辨证论治、整体观为主的诊疗特色与现代医学有所不同，导致中医药临床研究（尤其是双盲的临床研究）实施难度很大，但我们不应只是强调中医药临床研究的特殊性和困难，更多的是需要认真对待、逐步解决这些技术难题，一步一个脚印地开展中医药临床研究。国外已经开展了许多传统医学临床试验方法学的研究，如针对中医汤剂辨证论治如何实施随机与双盲及针刺的盲法（假针刺）研究等，近十几年来国际上发表了许多设计非常严谨的中医药随机对照临床试验，其方法和精神很值得我们学习和借鉴，而且一些设计严谨的临床试验出现了一些值得我们思考的结果，如辨证论治与标准治疗效果相当、针刺疗法与假针刺均优于西医治疗但其两者无差别，我们认可的针刺治疗方法，某些研究的结果却是阴性的。这些都需要我们去科学、理性地分析、交流。中医药临床研究人员亟待加强这方面的学习和交流。

三、非随机对照研究

国际上普遍认为 RCT 作为检验治疗干预措施有效性的金标准是有其过程的。实际上随机的方法只是在 20 世纪 30 年代以后才引入医学领域，20 世纪 50 年代以后才逐步受到重视，随着其他相关学科的发展，其方法才慢慢得以完善。应该说，RCT 在作为评价西药、化学药、中药新药（以制剂形式出现的中药新药）的疗效方面，其作用是毋庸置疑的。然而，RCT 并不是医学研究，更不是临床研究，也不是治疗干预措施有效性评价的唯一方法，不同的研究目的需要应用不同的设计方案。在西药疗效评价的历史上，像青霉素、氯霉素的疗效肯定并没有经过 RCT 的检验。许多综合治疗（复杂干预）、外科治疗方法的肯定也没有经过 RCT 的检验。人们在实践的基础上，经过无数次的反复实践，取得大致相同结果的治疗手段、方法应该得到肯定。再者,RCT 也有其应用的局限性,包括诸如在一定条件下所遇到的伦理道德问题和可行性问题。因此,国际上的另一种倾向性共识是,设计良好的非随机对照试验在评价治疗干预的有效性方面也是可以信赖的。此外,也不能全盘否定其他的研究方法,例如系列病例观察、个案观察,因为这些研究为后续的 RCT 或严格的非随机对照试验的假说形成奠定了基础。

中医药临床实践的固有特征需要重视非随机化对照研究及其他观察性研究,如事先有明确研究目的的疾病登记研究、长期随访研究,事先无明确研究目的的大型数据库(如日常诊疗数据库、医疗保险数据库等)的回顾性数据分析、数据挖掘。中医药临床实践的一个重要特征是几乎所有各级证据均主要源于临床,并在临床研究中不断发展、完善、确认。这不同于西医学的治疗性研究,许多的初始证据首先来源于药理、毒理等实验室研究。另一方面,中医药强调"三因制宜"等的个体化诊疗,强调"辨证论治"等阶段性诊治目标的动态调整,这些因人而异的措施更多地需要一系列的探索性临床研究来揭示其合理性和规律性,而最终形成的治疗方案可采用证实性研究确定其整体疗效。要针对中医药的实际(多年积累的宝贵经验、临床经验总结的实际),进行多种适合中医临床经验总结的非随机对照试验、观察性研究,并合理使用各种非随机试验的评价、分析方法如倾向性评分(propensity score)等。

设计合理的疾病登记研究、长期纵向研究可为中医药辨证、动态调整等方法治疗疾病效果评价提供可行的研究方法。证候的动态变化、多种疗法适当的调整、因时因地因人辨证是中医临床实践常用的方法,其效果的评价涉及时间变量和过程的变异,只有长期随访追踪多个治疗周期才可能观察、评价其效果。已有学者将分析周期性数据的马尔科夫决策方法(Markov decision processes)用于评价多个阶段多种中西医结合疗法的疗效比较,这是值得进一步尝试的。

针对非随机对照研究的固有缺点,在研究设计、实施时就予以注意,将可能获得有参考价值的结果。例如,尽量收集可能的影响因素的资料,对观察性研究的影响效应其他因素也观察记录,研究过程数据收集全面、完整、及时和准确,将有助于更好地分析、评价和解释此类研究结果。

四、中医药治疗性研究的系统评价与 Meta 分析

医学文献的系统性分析是医学科研的基础性工作,对指导临床医学的治疗决策也具有重大的意义。自 1992 年英国 Cochrane 合作研究中心成立以来,国际上对临床医学文献的系统性分析进入了一个全新的阶段,形成了国际性的合作研究网络(Cochrane collaboration)。国内中医药临床医学研究文献的系统性评价也得到了广泛的开展,发表了大量的关于中医药疗效的系统性分析。这对我们全面了解中医药临床科研方法学的应用状况和存在问题、为进一步开展高质量的临床研究,促进中医药走向世界,都起到了一定的促进作用。

但我们也应看到,尽管系统性分析有许多优点,它也因其特点而受到一些限制,最主要的是它所做的总效应估计的质量和真实性,有赖于每一个研究的质量。伴随着国内 RCT 和 SR 文献数量的激增,其研究设计及论文报道的质量和真实性已经逐步引起了国内外学术界的警觉,多位学者指出:国内发表的 RCT 多数只是作者临床经验的回顾性总结,而非真正研究性的、前瞻性的 RCT;中医药领域循证医学研究的当务之急还是继续进行临床研究方法学的培训、普及,培养高水平的研究骨干,生产出更多高质量的 RCT,对中医药治疗疾病的疗效

进行科学的评价和总结。不从源头上提高中医药临床研究的质量和真实性,方法再完善的系统评价也会成为"无源之水",甚至将一些虚假的信息进行精确的综合还会造成误导和危害。

五、中药不良反应研究

众所周知,我国应用传统中药防病、治病已有数千年的历史。可以说,这是对于中药的功效、不良反应认识不断深化的过程。中医药古代文献早有关于中药"毒性"的记载,当然,这里所指"毒性"的含义,不完全等同于"不良反应""毒副作用",它既包含药物之赖以治病、调整人体阴阳盛衰所具有的"纠偏"作用,也包含了其可能对人体损害的不良反应。

一般来说,对比于化学合成的药品而言,中药等天然药物具有相对较高的安全性。然而,这不等于说中药是绝对安全的。事实上,关于中药及其制剂的不良反应和毒副作用已屡有报告。20世纪90年代比利时和英国相继发现因服用含马兜铃酸中药引起的肾功能损害病例,宣布禁止使用和销售马兜铃属植物的药物和补充剂。美国及其他一些国家亦随后命令停止进口、制造和销售70余种已知含有和怀疑含有马兜铃酸的原料及成品。我国也于2003年发生了影响很大的"龙胆泻肝丸事件",其后学术界亦开始对含马兜铃酸中药的肾毒性、中药的肝脏毒性、特殊剂型中药(如中药注射剂)的不良反应进行了大量的研究,国际上先后不断出现中药导致严重肝脏、肾脏损害的报道,需要引起中医药学术界的重视。

我们一方面应该重视这一问题,另一方面,也不能"因噎废食"。导致中医药不良反应的原因甚多,某些情况也十分复杂,有药物自身的因素、药物栽培过程的问题(如农药污染)、提取工艺及生产的问题,有患者个体差异的情况,更有用药不当、误用的问题;另外还有因为中医药事业发展过程中出现的新问题(如中药新品种的发现、新制剂工艺的采用、新有效部位和单体的提取等)。客观、积极的态度应是重视和研究中药不良反应研究,如实报告不良反应的具体情况,分析、权衡相关药物或治疗措施的利弊,寻找、发现可能导致不良反应的原因,减少不良反应的发生,一旦发生,又有恰当的应对措施,而不是全盘否定。国家食品药品监督管理总局(SFDA)于2008年强调中药新药上市后5年内必须提交有关不良反应的4期临床研究数据,多位学者亦强调了对上市后中药,尤其是对国家基本药物目录的品种进行不良反应流行病学调查的重要性。国内多家研究机构亦相继开展了包括疏血通注射液、灯盏细辛注射液、参麦注射液、喜炎平注射液、抗病毒口服液等十余种常用中药注射剂、中成药的大规模不良反应监测研究,其结果表明上述中药并非存在严重的安全性问题,而是在预期的、合理的范围内。

临床流行病学/DME中关于个体药物不良事件因果关系的判断原则、群体药物不良反应研究的原则和方法也同样适用于中药不良反应的研究。

如前所述,临床流行病学作为一门科研方法学,对于临床医学发展的作用,已为国际医学界所公认。中医药历经数千年,经久不衰,表现出其强大的生命力,究其原因,不论其理论和临床诊疗,都有许多科学的内涵。中医学对于生命活动规律和疾病发生学的整体观,强调个体化治疗的医疗模式;运用综合疗法或复方对机体的多层次、多水平、多靶点的整体调节,以实现机体的动态平衡等都是中医学的精髓与优势,也丰富了健康科学的内涵,同时也向包括临床流行病学在内的科研方法学提出了挑战。尽管似乎当前许多常规的研究方法还难以满足中医药学提出的科研命题,然而随着临床流行病学等现代科研方法学的发展,许多问题也必将为中医学的研究带来新的思路和方法。世界卫生组织传统医学策略报告(2002—2005)指出：当前对传统医学盲目的热情和无知的怀疑都是不可取的。中、西医学界,中国与世界需要以认真、求实的科学态度,联合应用多学科理论与技术,探索新方法,全面、系统地对传统中医药学的经验和理论进行评价、研究,这对于发展中医药学是十分必要的。

(吴大嵘　郭新峰)

参 考 文 献

[1] Lau J, Antman EM, Jimenez-Silva J, et al. Cumulative Meta-Analysis of Therapeutic Trials for Myocardial Infarction. New England Journal of Medicine, 1992,327(4): 248 - 254.

[2] C. J Murry. Quantifying the burden of disease: The technical basis for disability-adjusted life year. Bulletin of the WHO, 1994,72(3): 429 - 445.

[3] Oxman AD. Checklists for review articles. BMJ, 1994, 309(6955): 648 - 651.

[4] Spooner SH, Yockey PS. Assessing clinical path effectiveness: A model for evaluation. Nursing Case Management. 1996,1(4): 188 - 198.

[5] Sacks HS, Berrier J, Reitman D, et al. Meta-analyses of randomized controlled trials. N Engl J Med, 1987,316(8): 450 - 455.

[6] Shea BJ, Grimshaw JM, Wells GA, et al. Development of AMSTAR: a measurement tool to assess the methodological quality of systematic reviews. BMC Med Res Methodol, 2007,7: 10.

[7] Higgins JPT, Green S. Cochrane Handbook for Systematic Reviews of Interventions Version 5. 1. 0 (updated March 2011). The Cochrane Collaboration, 2011, Available from www. cochrane-handbook. org.

[8] Brennan DS, Spencer AJ. Comparison of a generic and a specific measure of oral health related quality of life. Community Dent Health, 2005, 22(1): 11 - 18.

[9] P. Ktandon. Applications of global statistics in analyzing quality of life data. Statistics in medicine, 1990, 9: 819 - 827.

[10] Liberati A, Altman DG, Tetzlaff J, et al. The PRISMA statement for reporting systematic reviews and meta-analyses of studies that evaluate health care interventions. Ann Intern Med, 2009, 151(4):W65 - W94.

[11] R. D. Hays, R. Anderson and D. Revicki. Psychometric considerations in evaluating health-related quality of life measures. Quality of Life Research, 2003, 2: 441 - 449.

[12] Sacks HS, Berrier J, Reitman D, et al. Meta-analyses of randomized controlled trials: an update of the quality and methodology. Medical Uses of Statistics, 1992,(2): 427 - 442.

[13] Hadorn DC, Hays RD. Multitrait-multi method analysis of health-related quality of life preferences. Med Care, 1991,29: 829 - 840.

[14] Yanli Nie, Lin Li, Yurong Duan, et al. Patient safety education for undergraduate medical students: a systematic review. BMC Med Educ, 2011, 11: 33.

[15] R. M Kaplan, J. W Bush. Health related quality of life measurement for evaluation research and policy analysis. Health Psychol,1982,1: 61 - 80.

[16] Kris Vanhaecht, Karel de Witte, Roeland Depreitere. Clinical pathway audit tools a systematic review. Journal of Nursing Management, 2006, 14: 529 - 537.

[17] Wells G, Shea A, O'Connell D, et al. The Newcastle-Ottawa Scale(NOS) for assessing the quality of nonrandomised studies in meta-analyses. URL: http: //www. ohri. ca/programs/clinical_epidemiology/ oxford. htm.

[18] Pahel BT,Rozier RG,Slade GD. Parental perceptions of children's oral health: the Early Childhood Oral Health Impact Scale(ECOHIS). Health Qual Life Outcomes,2007,5: 66 - 68.

[19] Centre for Reviews and Dissemination. Systematic Reviews: CRD's Guidance for Undertaking Reviews in Healthcare. University of York, 2008.

[20] Ramey DR, Fries JF, Singh G. Spilker Quality of Life and Pharmacoeconomics in Clinical Trials, 2nd ed. The Health Assessment Questionnaire 1995—Status and Review. Philadelphia: Lippincott-Raven Pub, 1996, 2: 227 - 237.

[21] Kris Vanhaecht, Karel de Witte, Roeland Depreitere, et al. Development and validation of a care process self-evaluation tool. Health Services Management Research, 2007, 20: 189 - 202.

[22] Whiting PF, Rutjes AWS, Westwood ME, et al. QUADAS - 2: A Revised Tool for the Quality Assessment of Diagnostic Accuracy Studies. Annals of Internal Medicine, 2011, 155(8): 529 - U104.

[23] Wolfe F. A reappraisal of HAQ disability in rheumatoid arthritis. Arthritis Rheum, 2000, 43: 2751 - 2761.

[24] Altman DG, Schulz KF. Statistics Notes: Concealing treatment allocation in randomised trials. BMJ, 2001, 323(7310): 446 - 447.

[25] Alves JG, Figueiroa JN, Meneses J. Breastfeeding protects against type 1 diabetes mellitus: a case-sibling study. Breastfeed Med, 2012, 7(1): 25 - 28.

[26] Chalmers TC, Matta RJ, Smith H Jr. Evidence favoring the use of anticoagulants in the hospital phase of acutemyocardial infarction. N Engl J Med, 1977, 297: 1091 - 1096.

[27] Choi HK, Soriano LC, Zhang Y. Antihypertensive drugs and risk of incident gout among patients with hypertension: population based case-control study. BMJ, 2012, 344: d8190.

[28] Christopher JL. Global Health Measuring the Global Burden of Disease. N Engl J Med, 2013,369: 448 -457.

[29] Echt DS, Liebson PR, Mitchell LB, et al. Mortality and morbidity in patients receiving encainide, flecainide, or placebo: the Cardiac Arrhythmia Suppression Trial. *N Engl J Med*, 1991, 21(324): 781 - 788.

[30] Fletcher RH, Fletcher SW, Fletcher GS. Clinical epidemiology: The essentials. Lippincott Williams & Wilkins, 2012,50: 225 - 236.

[31] Fletcher RH, Fletcher SW, Wagner EH. Clinical epidemiology — The Essentials. Lippincott Williams & Wilkins, 2005,4: 131 - 132.

[32] Gallin JI, Ognibene FP. Principles and Practice of Clinical Research. Elsevier: Academic Press, 2012, 3: 483 - 490.

[33] Gonghuan Yang. Rapid health transition in China, 1990—2010: findings from the Global Burden of Disease Study 2010. Lancet, 2013, 381: 1987 - 2015.

[34] Guan N, Fan Q, Ding J, et al. Melamine-contaminated powdered formula and urolithiasis in young children. N Engl J Med, 2009,360(11): 1067 - 1074.

[35] Guyatt G. Preparing a research protocol to improve its chances for success. Journal of Clinical Epidemiology, 2006, 59: 893 - 889.

[36] Mark SD, Qiao YL, Dawsey SM, et al. Prospective study of serum selenium levels and incident esophageal and gastric cancers. J Natl Cancer Inst,2000,92: 1753 - 1763.

[37] Medical Research Council Streptomycin in Tuberculosis Trials Committee. Streptomycin treatment of pulmonary tuberculosis. BMJ, 1948,2: 769 - 783.

[38] Mittleman MA, Maclure M, Tofler GH, et al. Triggering of acute myocardial infarction by heavy

physical exertion. Protection against triggering by regular exertion. Determinants of Myocardial Infarction Onset Study Investigators. N Engl J Med, 1993, 329(23): 1677 – 1683.

[39] Recht MH, Smith JM , Woods SE, et al. Predictors and outcomes of gastrointestinal complications in patients undergoing coronary artery bypass graft surgery: a prospective, nested case-control study. Am Coll Surg, 2004, 198(5): 724 – 747.

[40] Redondo CM, Gago-Domínguez M, Ponte SM, et al. Breast feeding, parity and breast cancer subtypes in a Spanish cohort. PLoS One, 2012, 7(7): e40543.

[41] Ross RK, Yuan JM, Yu MC, et al. Urinary aflatoxin biomarkers and risk of hepatocellular carcinoma. Lancet. 1992, 339(8799): 943 – 946.

[42] Sacks H, Chalmers TC, Smith H Jr. Randomized versus historical controls for clinical trials. Am J Med, 1982, 72: 233 – 240.

[43] Salisbury C, Noble A, Horrocks S, et al. Evaluation of a general practitioner with special interest service for dermatology: randomised controlled trial. BMJ, 2005, 331: 1441 – 1446.

[44] Schulz KF, Chalmers I, Grimes DA, et al. Assessing the quality of randomization from reports of controlled trials published in obstetrics and gynecology journals. JAMA, 1994, 272(2): 125 – 128.

[45] Schulz KF, Chalmers I, Hayes RJ, et al. Empirical evidence of bias: dimensions of methodological quality associated with estimates of effects in controlled trials. JAMA, 1995, 273(5): 408 – 412.

[46] Schulz, Kenneth F. Subverting randomization in controlled trials. JAMA, 1995, 274(18): 1456 – 1458.

[47] Seto WK, Wong DK, Fung J, et al. A large case-control study on the predictability of hepatitis B surface antigen levels three years before hepatitis B surface antigen seroclearance. Hepatology, 2012, 56(3): 812 – 819.

[48] Torgerson DJ, Roberts C. Understanding controlled trials: randomization methods: concealment. BMJ, 1999, 319(7206): 375 – 376.

[49] Zhou Q, Li M, Zhu W, et al. Association Between Interferon Regulatory Factor 6 Gene Polymorphisms and Nonsyndromic Cleft Lip With or Without Cleft Palate in a Chinese Population. Cleft Palate Craniofac J, 2013, 19: Epub ahead of print.

[50] Stephen S Lim. A comparative risk assessment of burden of disease and injury attributable to risk factors and risk factor clusters in 21 regions, 1990—2010: a systematic analysis for the Global Burden of Disease Study 2010. Lancet, 2012, 380: 2224 – 2260.

[51] 王家良. 循证医学. 2 版. 北京：人民卫生出版社, 2006.

[52] 王家良. 循证医学(附盘). 2 版. 北京：人民卫生出版社, 2010.

[53] 刘建平. 循证医学. 北京：人民卫生出版社, 2012.

[54] 吕玉波, 吴大嵘, 邹旭. 中医及中西医结合临床路径研究方法学. 北京：人民卫生出版社, 2011.

[55] 袁剑云, 英立平. 临床路径实施手册. 北京：北京医科大学出版社, 2006.

[56] 周保利, 英立平. 临床路径应用指南. 北京：北京大学医学出版社, 2007.

[57] 王伟. 临床路径管理评价指标体系的研究及应用. 重庆：第三军医大学社会医学与卫生事业管理, 2006.

[58] 管娜, 姚晨, 黄松明, 等. 三聚氰胺污染奶粉相关泌尿系结石危险因素的多中心巢式病例-对照研究. 北京大学学报(医学版), 2010, 42(6): 690 – 696.

[59] 林果为, 沈福民. 现代临床流行病学. 上海：上海医科大学出版社, 2000.

[60] 林果为, 沈福民. 现代临床流行病学. 2 版. 上海：复旦大学出版社, 2007.

[61] 林果为. 临床科研设计报告书、论文和综述的撰写. 林果为, 沈福民. 现代临床流行病学. 2 版. 上海：复

旦大学出版社,2007.

[62] 沈晓明,颜崇淮,吴胜虎,等.健康教育对轻中度铅中毒儿童干预作用的随机临床对照研究.中华儿科杂志,2004,42(12)：892-897.

[63] 谭红专.现代流行病学.2 版.北京：人民卫生出版社,2008.

[64] 王家良,王滨有.临床流行病学.3 版.北京：人民卫生出版社,2008.

[65] 王家良.临床流行病学——临床科研设计、测量与评价.3 版.上海：上海科学技术出版社,2009.

[66] 徐飚.流行病学基础.2 版.上海：复旦大学出版社,2011.

[67] 易洪刚,陈峰,于浩,等.病例同胞对照设计.中华流行病学杂志,2006,27(2)：170-172.

[68] 易洪刚,陈峰.病例父母亲对照研究.中华流行病学杂志,2004,25(5)：439-444.

[69] 詹思延.流行病学.7 版.北京：人民卫生出版社,2012.

附　表

附表1　t界值表

自由度		概 率 P								
t	单侧:	0.25	0.10	0.05	0.025	0.01	0.005	0.002 5	0.001	0.000 5
	双侧:	0.50	0.20	0.10	0.05	0.02	0.01	0.005	0.002	0.001
1		1.000	3.078	6.314	12.706	31.821	63.657	127.321	318.309	636.619
2		0.816	1.886	2.920	4.303	6.965	9.925	14.089	22.327	31.599
3		0.765	1.638	2.353	3.182	4.541	5.841	7.453	10.215	12.924
4		0.741	1.533	2.132	2.776	3.747	4.604	5.598	7.173	8.610
5		0.727	1.476	2.015	2.571	3.365	4.032	4.773	5.893	6.869
6		0.718	1.440	1.943	2.447	3.143	3.707	4.317	5.208	5.959
7		0.711	1.415	1.895	2.365	2.998	3.499	4.029	4.785	5.408
8		0.706	1.397	1.860	2.306	2.896	3.355	3.833	4.501	5.041
9		0.703	1.383	1.833	2.262	2.821	3.250	3.690	4.297	4.781
10		0.700	1.372	1.812	2.228	2.764	3.169	3.581	4.144	4.587
11		0.697	1.363	1.796	2.201	2.718	3.106	3.497	4.025	4.437
12		0.695	1.356	1.782	2.179	2.681	3.055	3.428	3.930	4.318
13		0.694	1.350	1.771	2.160	2.650	3.012	3.372	3.852	4.221
14		0.692	1.345	1.761	2.145	2.624	2.977	3.326	3.787	4.140
15		0.691	1.341	1.753	2.131	2.602	2.947	3.286	3.733	4.073
16		0.690	1.337	1.746	2.120	2.583	2.921	3.252	3.686	4.015
17		0.689	1.333	1.740	2.110	2.567	2.898	3.222	3.646	3.965
18		0.688	1.330	1.734	2.101	2.552	2.878	3.197	3.610	3.922
19		0.688	1.328	1.729	2.093	2.539	2.861	3.174	3.579	3.883
20		0.687	1.325	1.725	2.086	2.528	2.845	3.153	3.552	3.850
21		0.686	1.323	1.721	2.080	2.518	2.831	3.135	3.527	3.819
22		0.686	1.321	1.717	2.074	2.508	2.819	3.119	3.505	3.792
23		0.685	1.319	1.714	2.069	2.500	2.807	3.104	3.485	3.768
24		0.685	1.318	1.711	2.064	2.492	2.797	3.091	3.467	3.745
25		0.684	1.316	1.708	2.060	2.485	2.787	3.078	3.450	3.725
26		0.684	1.315	1.706	2.056	2.479	2.779	3.067	3.435	3.707
27		0.684	1.314	1.703	2.052	2.473	2.771	3.057	3.421	3.690
28		0.683	1.313	1.701	2.048	2.467	2.763	3.047	3.408	3.674
29		0.683	1.311	1.699	2.045	2.462	2.756	3.038	3.296	3.659
30		0.683	1.310	1.697	2.042	2.457	2.750	3.030	3.385	3.646
31		0.682	1.309	1.696	2.040	2.453	2.744	3.022	3.375	3.633
32		0.682	1.309	1.694	2.037	2.449	2.738	3.015	3.365	3.622
33		0.682	1.308	1.692	2.035	2.445	2.733	3.008	3.356	3.611
34		0.682	1.307	1.691	2.032	2.441	3.728	3.002	3.348	3.601
35		0.682	1.306	1.690	2.030	2.438	2.724	2.996	3.340	3.591
36		0.681	1.306	1.688	2.028	2.434	2.719	2.990	3.333	3.582
37		0.681	1.305	1.687	2.026	2.431	2.715	2.985	3.326	3.574
38		0.681	1.304	1.686	2.024	2.429	2.712	2.980	3.319	3.566
39		0.681	1.304	1.685	2.023	2.426	2.708	2.976	3.313	3.558
40		0.681	1.303	1.684	2.021	2.423	2.704	2.971	3.307	3.551
50		0.679	1.299	1.676	2.009	2.403	2.678	2.937	3.261	3.496
60		0.679	1.296	1.671	2.000	2.390	2.660	2.915	3.232	3.460
70		0.678	1.294	1.667	1.994	2.381	2.648	2.899	3.211	3.435
80		0.678	1.292	1.664	1.990	2.374	2.639	2.887	3.195	3.416
90		0.677	1.291	1.662	1.987	2.368	2.632	2.878	3.183	3.402
100		0.677	1.290	1.660	1.984	2.364	2.626	2.871	3.174	3.390
200		0.676	1.286	1.653	1.972	2.344	2.601	2.839	3.131	3.340
500		0.675	1.283	1.648	1.965	2.335	2.586	2.820	3.107	3.310
1 000		0.675	1.282	1.646	1.962	2.330	2.581	2.813	3.098	3.300
∞		0.674 5	1.281 6	1.644 9	1.960 0	2.326 3	2.575 8	2.807 0	4.090 2	3.290 5

附表 2 *F* 界值表（方差齐性检验用）

$P = 0.05$（双侧）

较大均方的自由度 ν_1

ν_2	2	3	4	5	6	7	8	9	10	12	15	20	30	60	∞
1	799.5	864.2	899.6	921.8	937.1	948.2	956.7	963.3	968.6	976.7	984.9	993.1	1 001	1 010	1 018
2	39.00	39.17	39.25	39.30	39.33	39.36	39.37	39.39	39.40	39.41	39.43	39.45	39.46	39.48	39.50
3	16.04	15.44	15.10	14.88	14.73	14.62	14.54	14.47	14.43	14.34	14.25	14.17	14.08	13.99	13.90
4	10.65	9.98	9.60	9.36	9.20	9.07	8.98	8.90	8.84	8.75	8.66	8.56	8.46	8.36	8.26
5	8.43	7.76	7.39	7.15	6.98	6.85	6.76	6.68	6.62	6.52	6.43	6.33	6.23	6.12	6.02
6	7.26	6.60	6.23	5.99	5.82	5.70	5.60	5.52	5.46	5.37	5.27	5.17	5.07	4.96	4.85
7	6.54	5.89	5.52	5.29	5.12	4.99	4.90	4.82	4.76	4.67	4.57	4.47	4.36	4.25	4.14
8	6.06	5.42	5.05	4.82	4.65	4.53	4.43	4.36	4.30	4.20	4.10	4.00	3.89	3.78	3.67
9	5.71	5.08	4.72	4.48	4.32	4.20	4.10	4.03	3.96	3.87	3.77	3.67	3.56	3.45	3.33
10	5.46	4.83	4.47	4.24	4.07	3.95	3.85	3.78	3.72	3.62	3.52	3.42	3.31	3.20	3.08
11	5.26	4.63	4.28	4.04	3.88	3.76	3.66	3.59	3.53	3.43	3.33	3.23	3.12	3.00	2.88
12	5.10	4.47	4.12	3.89	3.73	3.61	3.51	3.44	3.37	3.28	3.18	3.07	2.96	2.85	2.72
13	4.97	4.35	4.00	3.77	3.60	3.48	3.39	3.31	3.25	3.15	3.05	2.95	2.84	2.72	2.60
14	4.86	4.24	3.89	3.66	3.50	3.38	3.29	3.21	3.15	3.05	2.95	2.84	2.73	2.61	2.49
15	4.77	4.15	3.80	3.58	3.41	3.29	3.20	3.12	3.06	2.96	2.86	2.76	2.64	2.52	2.40
16	4.69	4.08	3.73	3.50	3.34	3.22	3.12	3.05	2.99	2.89	2.79	2.68	2.57	2.45	2.32
17	4.62	4.01	3.66	3.44	3.28	3.16	3.06	2.98	2.92	2.82	2.72	2.62	2.50	2.38	2.25
18	4.56	3.95	3.61	3.38	3.22	3.10	3.01	2.93	2.87	2.77	2.67	2.56	2.44	2.32	2.19
19	4.51	3.90	3.56	3.33	3.17	3.05	2.96	2.88	2.82	2.72	2.62	2.51	2.39	2.27	2.13
20	4.46	3.86	3.51	3.29	3.13	3.01	2.91	2.84	2.77	2.68	2.57	2.46	2.35	2.22	2.09
21	4.42	3.82	3.48	3.25	3.09	2.97	2.87	2.80	2.73	2.64	2.53	2.42	2.31	2.18	2.04
22	4.38	3.78	3.44	3.22	3.05	2.93	2.84	2.76	2.70	2.60	2.50	2.39	2.27	2.14	2.00
23	4.35	3.75	3.41	3.18	3.02	2.90	2.81	2.73	2.67	2.57	2.47	2.36	2.24	2.11	1.97
24	4.32	3.72	3.38	3.15	2.99	2.87	2.78	2.70	2.64	2.54	2.44	2.33	2.21	2.08	1.94
25	4.29	3.69	3.35	3.13	2.97	2.85	2.75	2.68	2.61	2.51	2.41	2.30	2.18	2.05	1.91
26	4.27	3.67	3.33	3.10	2.94	2.82	2.73	2.65	2.59	2.49	2.39	2.28	2.16	2.03	1.88
27	4.24	3.65	3.31	3.08	2.92	2.80	2.71	2.63	2.57	2.47	2.36	2.25	2.13	2.00	1.85
28	4.22	3.63	3.29	3.06	2.90	2.78	2.69	2.61	2.55	2.45	2.34	2.23	2.11	1.98	1.83
29	4.20	3.61	3.27	3.04	2.88	2.76	2.67	2.59	2.53	2.43	2.32	2.21	2.09	1.96	1.81
30	4.18	3.59	3.25	3.03	2.87	2.75	2.65	2.57	2.51	2.41	2.31	2.20	2.07	1.94	1.79
40	4.05	3.46	3.13	2.90	2.74	2.62	2.53	2.45	2.39	2.29	2.18	2.07	1.94	1.80	1.64
60	3.93	3.34	3.01	2.79	2.63	2.51	2.41	2.33	2.27	2.17	2.06	1.94	1.82	1.67	1.48
120	3.80	3.23	2.89	2.67	2.52	2.39	2.30	2.22	2.16	2.05	1.94	1.82	1.69	1.53	1.31
∞	3.69	3.12	2.79	2.57	2.41	2.29	2.19	2.11	2.05	1.94	1.83	1.71	1.57	1.39	1.00

附表3 F界值表(方差分析用)

上行:P=0.05 下行:P=0.01

v_2(较小均方的自由度)	v_1(较大均方的自由度)										
	1	2	3	4	5	6	7	8	12	24	∞
1	161.4	199.5	215.7	224.6	230.2	234.0	236.8	238.9	243.9	249.1	254.3
	4 052	4 999.5	5 403	5 625	5 764	5 859	5 928	5 982	6 106	6 235	6 366
2	18.51	19.00	19.16	19.25	19.30	19.33	19.35	19.37	19.41	19.45	19.50
	98.50	99.00	99.17	99.25	99.30	99.33	99.36	99.37	99.42	99.46	99.50
3	10.13	9.55	9.28	9.12	9.01	8.94	8.89	8.85	8.74	8.64	8.53
	34.12	30.82	29.46	28.71	28.24	27.91	27.67	27.49	27.05	26.60	26.13
4	7.71	6.94	6.59	6.39	6.26	6.16	6.09	6.04	5.91	5.77	5.63
	21.20	18.00	16.69	15.98	15.52	15.21	14.98	14.80	14.37	13.93	13.46
5	6.61	5.79	5.41	5.19	5.05	4.95	4.88	4.82	4.68	4.53	4.36
	16.26	13.27	12.06	11.39	10.97	10.67	10.46	10.29	9.89	9.47	9.02
6	5.99	5.14	4.76	4.53	4.39	4.28	4.21	4.15	4.00	3.84	3.67
	13.75	10.92	9.78	9.15	8.75	8.47	8.26	8.10	7.72	7.31	6.88
7	5.59	4.74	4.35	4.12	3.97	3.87	3.79	3.73	3.57	3.41	3.23
	12.25	9.55	8.45	7.85	7.46	7.19	6.99	6.84	6.47	6.07	5.65
8	5.32	4.46	4.07	3.84	3.69	3.58	3.50	3.44	3.28	3.12	2.93
	11.26	8.65	7.59	7.01	6.63	6.37	6.18	6.03	5.67	5.28	4.86
9	5.12	4.26	3.86	3.63	3.48	3.37	3.29	3.23	3.07	2.90	2.71
	10.56	8.02	6.99	6.42	6.06	5.80	5.61	5.47	5.11	4.73	4.31
10	4.96	4.10	3.71	3.48	3.33	3.22	3.14	3.07	2.91	2.74	2.54
	10.04	7.56	6.55	5.99	5.64	5.39	5.20	5.06	4.71	4.33	3.91
12	4.75	3.89	3.49	3.26	3.11	3.00	2.91	2.85	2.69	2.51	2.30
	9.33	6.93	5.95	5.41	5.06	4.82	4.64	4.50	4.16	3.78	3.36
14	4.60	3.74	3.34	3.11	2.96	2.85	2.76	2.70	2.53	2.35	2.13
	8.86	6.51	5.56	5.04	4.69	4.46	4.28	4.14	3.80	3.43	3.00
16	4.49	3.63	3.24	3.01	2.85	2.74	2.66	2.59	2.42	2.24	2.01
	8.53	6.23	5.29	4.77	4.44	4.20	4.03	3.89	3.55	3.18	2.75
18	4.41	3.55	3.16	2.93	2.77	2.66	2.58	2.51	2.34	2.15	1.92
	8.29	6.01	5.09	4.58	4.25	4.01	3.84	3.71	3.37	3.00	2.57
20	4.35	3.49	3.10	2.87	2.71	2.60	2.51	2.45	2.28	2.08	1.84
	8.10	5.85	4.94	4.43	4.10	3.87	3.70	3.56	3.23	2.86	2.42
30	4.17	3.32	2.92	2.69	2.53	2.42	2.33	2.27	2.09	1.89	1.62
	7.56	5.39	4.51	4.02	3.70	3.47	3.30	3.17	2.84	2.47	2.01
40	4.08	3.23	2.84	2.61	2.45	2.34	2.25	2.18	2.00	1.79	1.51
	7.31	5.18	4.31	3.83	3.51	3.29	3.12	2.99	2.66	2.29	1.80
60	4.00	3.15	2.76	2.53	2.37	2.25	2.17	2.10	1.92	1.70	1.39
	7.08	4.98	4.13	3.95	3.34	3.12	2.95	2.82	2.50	2.12	1.60
120	3.92	3.07	2.68	2.45	2.29	2.17	2.09	2.02	1.83	1.61	1.25
	6.85	4.79	3.65	3.48	3.17	2.96	2.79	2.66	2.34	1.95	1.38
∞	3.84	3.00	2.60	2.37	2.21	2.10	2.01	1.94	1.75	1.52	1.00
	6.63	4.61	3.78	3.32	3.02	2.80	2.64	2.51	2.18	1.79	1.00

附表4 χ^2 界值表

自由度	概率 P												
ν	0.995	0.990	0.975	0.950	0.900	0.750	0.500	0.250	0.100	0.050	0.025	0.010	0.005
1					0.02	0.10	0.45	1.32	2.71	3.84	5.02	6.63	7.88
2	0.01	0.02	0.05	0.10	0.21	0.58	1.39	2.77	4.61	5.99	7.38	9.21	10.60
3	0.07	0.11	0.22	0.35	0.58	1.21	2.37	4.11	6.25	7.81	9.35	11.34	12.84
4	0.21	0.30	0.48	0.71	1.06	1.92	3.36	5.39	7.78	9.49	11.14	13.28	14.86
5	0.41	0.55	0.83	1.15	1.61	2.67	4.35	6.63	9.24	11.07	12.83	15.09	16.75
6	0.68	0.87	1.24	1.64	2.20	3.45	5.35	7.84	10.64	12.59	14.45	16.81	18.55
7	0.99	1.24	1.69	2.17	2.83	4.25	6.35	9.04	12.02	14.07	16.01	18.48	20.28
8	1.34	1.65	3.18	2.73	3.49	5.07	7.34	10.22	13.36	15.51	17.53	20.09	21.95
9	1.73	2.09	2.70	3.33	4.17	5.90	8.34	11.39	14.68	16.92	19.02	21.67	23.59
10	2.16	2.56	3.25	3.94	4.87	6.74	9.34	12.55	15.99	18.31	20.48	23.21	25.19
11	2.60	3.05	3.82	4.57	5.58	7.58	10.34	13.70	17.28	19.68	21.92	24.72	26.76
12	3.07	3.57	4.40	5.23	6.30	8.44	11.34	14.85	18.55	21.03	23.34	26.22	28.30
13	3.57	4.11	5.01	5.89	7.04	9.30	12.34	15.98	19.81	22.36	24.74	27.69	29.82
14	4.07	4.66	5.63	6.57	7.79	10.17	13.34	17.12	21.06	23.68	26.12	29.14	31.32
15	4.60	5.23	6.26	7.26	8.55	11.04	14.34	18.25	22.31	25.00	27.49	30.58	32.80
16	5.14	5.81	6.91	7.96	9.31	11.91	15.34	19.37	23.54	26.30	28.85	32.00	34.27
17	5.70	6.41	7.56	8.67	10.09	12.79	16.34	20.49	24.77	27.59	30.19	33.41	35.72
18	6.26	7.01	8.23	9.39	10.86	13.68	17.34	21.60	25.99	28.87	31.53	34.81	37.16
19	6.84	7.63	8.91	10.12	11.65	14.56	18.34	22.72	27.20	30.14	32.85	36.19	38.58
20	7.43	8.26	9.59	10.85	12.44	15.45	19.34	23.83	28.41	31.41	34.17	37.57	40.00
21	8.03	8.90	10.28	11.59	13.24	16.34	20.34	24.93	29.62	32.67	35.48	38.93	41.40
22	8.64	9.54	10.98	12.34	14.04	17.24	21.34	26.04	30.81	33.92	36.78	40.29	42.80
23	9.26	10.20	11.69	13.09	14.85	18.14	22.34	27.14	32.01	35.17	38.08	41.64	44.18
24	9.89	10.86	12.40	13.85	15.66	19.04	23.34	28.24	33.20	36.42	39.36	42.98	45.56
25	10.52	11.52	13.12	14.61	16.47	19.94	24.34	29.34	34.38	37.65	40.65	44.31	46.93
26	11.16	12.20	13.84	15.38	17.29	20.84	25.34	30.43	35.56	38.89	41.92	45.64	48.29
27	11.81	12.88	14.57	16.15	18.11	21.75	26.34	31.53	36.74	40.11	43.19	46.96	49.64
28	12.46	13.56	15.31	16.93	18.94	22.66	27.34	32.62	37.92	41.34	44.46	48.28	50.99
29	13.12	14.26	16.05	17.71	19.77	23.57	28.34	33.71	39.09	42.56	45.72	49.59	52.34
30	13.79	14.95	16.79	18.49	20.60	24.48	29.34	34.80	40.26	43.77	46.98	50.82	52.67
40	20.71	22.16	24.43	26.51	29.05	33.66	39.34	45.62	51.81	55.76	59.34	63.69	66.77
50	27.99	29.71	32.36	34.76	37.69	42.94	49.33	56.33	63.17	67.50	71.42	76.15	79.49
60	35.53	37.48	40.48	43.19	46.46	52.29	59.33	66.98	74.40	79.08	83.30	88.38	91.95
70	43.28	45.44	48.70	51.74	55.33	61.70	69.33	77.58	85.53	90.53	95.02	100.42	104.22
80	51.17	53.54	57.15	60.39	64.28	71.14	79.33	88.13	96.58	101.88	106.63	112.33	116.32
90	59.20	61.75	65.65	69.13	73.29	80.62	89.33	98.64	107.56	113.14	118.14	124.12	128.30
100	67.33	70.06	74.22	77.93	82.36	90.13	99.33	109.14	118.50	124.34	129.56	135.81	140.17

附表5 ψ值表(1)

$\alpha=0.05, \beta=0.1$

v_2	v_1																
	1	2	3	4	5	6	7	8	9	10	15	20	30	40	60	120	∞
2	6.80	6.71	6.68	6.67	6.66	6.65	6.65	6.65	6.64	6.64	6.64	6.63	6.63	6.63	6.63	6.63	6.62
3	5.01	4.63	4.47	4.39	4.34	4.30	4.27	4.25	4.23	4.22	4.18	4.16	4.14	4.13	4.12	4.11	4.09
4	4.40	3.90	3.69	3.58	3.50	3.45	3.41	3.38	3.36	3.34	3.28	3.25	3.22	3.20	3.19	3.17	3.15
5	4.09	3.54	3.30	3.17	3.08	3.02	2.97	2.94	2.91	2.89	2.81	2.78	2.74	2.72	2.70	2.68	2.66
6	3.91	3.32	3.07	2.92	2.83	2.76	2.71	2.67	2.64	2.61	2.53	2.49	2.44	2.42	2.40	2.37	2.35
7	3.80	3.18	2.91	2.76	2.66	2.58	2.53	2.49	2.45	2.42	2.33	2.29	2.24	2.21	2.19	2.16	2.13
8	3.71	3.08	2.81	2.64	2.54	2.46	2.40	2.35	2.32	2.29	2.19	2.14	2.09	2.06	2.03	2.00	1.97
9	3.65	3.01	2.72	2.56	2.44	2.36	2.30	2.26	2.22	2.19	2.09	2.03	1.97	1.94	1.91	1.88	1.85
10	3.60	2.95	2.66	2.49	2.37	2.29	2.23	2.18	2.14	2.11	2.00	1.94	1.88	1.85	1.82	1.78	1.75
11	3.57	2.91	2.61	2.44	2.32	2.23	2.17	2.12	2.08	2.04	1.93	1.87	1.81	1.78	1.74	1.70	1.67
12	3.54	2.87	2.57	2.39	2.27	2.19	2.12	2.07	2.02	1.99	1.88	1.81	1.75	1.71	1.68	1.64	1.60
13	3.51	2.84	2.54	2.36	2.23	2.15	2.08	2.02	1.98	1.95	1.83	1.76	1.69	1.66	1.62	1.58	1.54
14	3.49	2.81	2.51	2.33	2.20	2.11	2.04	1.99	1.94	1.91	1.79	1.72	1.65	1.61	1.57	1.53	1.49
15	3.47	2.79	2.48	2.30	2.17	2.08	2.01	1.96	1.91	1.87	1.75	1.68	1.61	1.57	1.53	1.49	1.44
16	3.46	2.77	2.46	2.28	2.15	2.06	1.99	1.93	1.88	1.85	1.72	1.65	1.58	1.54	1.49	1.45	1.40
17	3.44	2.76	2.44	2.26	2.13	2.04	1.96	1.91	1.86	1.82	1.69	1.62	1.55	1.50	1.46	1.41	1.36
18	3.43	2.74	2.43	2.24	2.11	2.02	1.94	1.89	1.84	1.80	1.67	1.60	1.52	1.48	1.43	1.38	1.33
19	3.42	2.73	2.41	2.22	2.09	2.00	1.93	1.87	1.82	1.78	1.65	1.58	1.49	1.45	1.40	1.35	1.30
20	3.41	2.72	2.40	2.21	2.08	1.98	1.91	1.85	1.80	1.76	1.63	1.55	1.47	1.43	1.38	1.33	1.27
21	3.40	2.71	2.39	2.20	2.07	1.97	1.90	1.84	1.79	1.75	1.61	1.54	1.45	1.41	1.36	1.30	1.25
22	3.39	2.70	2.38	2.19	2.05	1.96	1.88	1.82	1.77	1.73	1.60	1.52	1.43	1.39	1.34	1.28	1.22
23	3.39	2.69	2.37	2.18	2.04	1.95	1.87	1.81	1.76	1.72	1.58	1.50	1.42	1.37	1.32	1.26	1.20
24	3.38	2.68	2.36	2.17	2.03	1.94	1.86	1.80	1.75	1.71	1.57	1.49	1.40	1.35	1.30	1.24	1.18
25	3.37	2.68	2.35	2.16	2.02	1.93	1.85	1.79	1.74	1.70	1.56	1.48	1.39	1.34	1.28	1.23	1.16
26	3.37	2.67	2.35	2.15	2.02	1.92	1.84	1.78	1.73	1.69	1.54	1.46	1.37	1.32	1.27	1.21	1.15
27	3.36	2.66	2.34	2.14	2.01	1.91	1.83	1.77	1.72	1.68	1.53	1.45	1.36	1.31	1.26	1.20	1.13
28	3.36	2.66	2.33	2.14	2.00	1.90	1.82	1.76	1.71	1.67	1.52	1.44	1.35	1.30	1.24	1.18	1.11
29	3.36	2.65	2.33	2.13	1.99	1.89	1.82	1.75	1.70	1.66	1.51	1.43	1.34	1.29	1.23	1.17	1.10
30	3.35	2.65	2.32	2.12	1.99	1.89	1.81	1.75	1.70	1.65	1.51	1.42	1.33	1.28	1.22	1.16	1.08
31	3.35	2.64	2.32	2.12	1.98	1.88	1.80	1.74	1.69	1.64	1.50	1.41	1.32	1.27	1.21	1.14	1.07
32	3.34	2.64	2.31	2.11	1.98	1.88	1.80	1.73	1.68	1.64	1.49	1.41	1.31	1.26	1.20	1.13	1.06
33	3.34	2.63	2.31	2.11	1.97	1.87	1.79	1.73	1.68	1.63	1.48	1.40	1.30	1.25	1.19	1.12	1.05
34	3.34	2.63	2.30	2.10	1.97	1.87	1.79	1.72	1.67	1.63	1.48	1.39	1.29	1.24	1.18	1.11	1.04
35	3.34	2.63	2.30	2.10	1.96	1.86	1.78	1.72	1.66	1.62	1.47	1.38	1.29	1.23	1.17	1.10	1.02
36	3.33	2.62	2.30	2.10	1.96	1.86	1.78	1.71	1.66	1.62	1.47	1.38	1.28	1.22	1.16	1.09	1.01
37	3.33	2.62	2.29	2.09	1.95	1.85	1.77	1.71	1.65	1.61	1.46	1.37	1.27	1.22	1.15	1.08	1.00
38	3.33	2.62	2.29	2.09	1.95	1.85	1.77	1.70	1.65	1.61	1.45	1.37	1.27	1.21	1.15	1.08	0.99
39	3.33	2.62	2.29	2.09	1.95	1.84	1.76	1.70	1.65	1.60	1.45	1.36	1.26	1.20	1.14	1.07	0.99
40	3.32	2.61	2.28	2.08	1.94	1.84	1.76	1.70	1.64	1.60	1.44	1.36	1.25	1.20	1.13	1.06	0.98
41	3.32	2.61	2.28	2.08	1.94	1.84	1.76	1.69	1.64	1.59	1.44	1.35	1.25	1.19	1.13	1.05	0.97
42	3.32	2.61	2.28	2.08	1.94	1.83	1.75	1.69	1.63	1.59	1.44	1.35	1.24	1.18	1.12	1.05	0.96
43	3.32	2.61	2.28	2.07	1.93	1.83	1.75	1.69	1.63	1.59	1.43	1.34	1.24	1.18	1.11	1.04	0.95
44	3.32	2.60	2.27	2.07	1.93	1.83	1.75	1.68	1.63	1.58	1.43	1.34	1.23	1.17	1.11	1.03	0.94
45	3.31	2.60	2.27	2.07	1.93	1.83	1.74	1.68	1.62	1.58	1.42	1.33	1.23	1.17	1.10	1.03	0.94
46	3.31	2.60	2.27	2.07	1.93	1.82	1.74	1.68	1.62	1.58	1.42	1.33	1.22	1.16	1.10	1.02	0.93
47	3.31	2.60	2.27	2.06	1.92	1.82	1.74	1.67	1.62	1.57	1.42	1.33	1.22	1.16	1.09	1.02	0.92
48	3.31	2.60	2.26	2.06	1.92	1.82	1.74	1.67	1.62	1.57	1.41	1.32	1.22	1.15	1.09	1.01	0.92
49	3.31	2.59	2.26	2.06	1.92	1.82	1.73	1.67	1.61	1.57	1.41	1.32	1.21	1.15	1.08	1.00	0.91
50	3.31	2.59	2.26	2.06	1.92	1.81	1.73	1.67	1.61	1.56	1.41	1.31	1.21	1.15	1.08	1.00	0.90
60	3.30	2.58	2.25	2.04	1.90	1.79	1.71	1.64	1.59	1.54	1.38	1.29	1.18	1.11	1.04	0.95	0.85
80	3.28	2.56	2.23	2.02	1.88	1.77	1.69	1.62	1.56	1.51	1.35	1.25	1.14	1.07	0.99	0.90	0.77
120	3.27	2.55	2.21	2.00	1.86	1.75	1.66	1.59	1.54	1.49	1.32	1.22	1.09	1.02	0.94	0.83	0.68
240	3.26	2.53	2.19	1.98	1.84	1.73	1.64	1.57	1.51	1.46	1.29	1.18	1.05	0.97	0.88	0.76	0.56
∞	3.24	2.52	2.17	1.96	1.81	1.70	1.62	1.54	1.48	1.43	1.25	1.14	1.01	0.92	0.82	0.65	0.00

附表6　ψ值表(2)

$\alpha = 0.05, \beta = 0.2$

υ_2	υ_1																
	1	2	3	4	5	6	7	8	9	10	15	20	30	40	60	120	∞
2	5.65	5.58	5.56	5.55	5.54	5.54	5.53	5.53	5.53	5.53	5.52	5.52	5.52	5.52	5.51	5.51	5.51
3	4.26	3.94	3.81	3.74	3.69	3.66	3.64	3.62	3.61	3.60	3.56	3.55	3.53	3.52	3.51	3.50	3.49
4	3.76	3.35	3.18	3.08	3.02	2.97	2.94	2.92	2.90	2.88	2.83	2.81	2.78	2.77	2.75	2.74	2.73
5	3.51	3.06	2.86	2.75	2.67	2.62	2.58	2.55	2.53	2.51	2.45	2.42	2.38	2.37	2.35	2.33	2.32
6	3.37	2.88	2.67	2.54	2.46	2.40	2.36	2.33	2.30	2.28	2.21	2.17	2.14	2.12	2.10	2.08	2.06
7	3.27	2.76	2.54	2.41	2.32	2.26	2.21	2.18	2.15	2.12	2.05	2.01	1.97	1.95	1.92	1.90	1.88
8	3.20	2.68	2.45	2.31	2.22	2.15	2.11	2.07	2.04	2.01	1.93	1.89	1.84	1.82	1.79	1.77	1.74
9	3.15	2.62	2.38	2.24	2.14	2.08	2.02	1.98	1.95	1.93	1.84	1.79	1.74	1.72	1.69	1.67	1.64
10	3.11	2.57	2.33	2.18	2.08	2.01	1.96	1.92	1.89	1.86	1.77	1.72	1.67	1.64	1.61	1.58	1.55
11	3.08	2.53	2.28	2.14	2.04	1.96	1.91	1.87	1.83	1.80	1.71	1.66	1.60	1.58	1.55	1.52	1.48
12	3.05	2.50	2.25	2.10	2.00	1.92	1.87	1.82	1.79	1.76	1.66	1.61	1.55	1.52	1.49	1.46	1.42
13	3.03	2.47	2.22	2.07	1.97	1.89	1.83	1.79	1.75	1.72	1.62	1.57	1.51	1.48	1.44	1.41	1.37
14	3.02	2.45	2.20	2.04	1.94	1.86	1.80	1.76	1.72	1.69	1.59	1.53	1.47	1.44	1.40	1.37	1.33
15	3.00	2.43	2.17	2.02	1.91	1.84	1.78	1.73	1.69	1.66	1.56	1.50	1.43	1.40	1.37	1.33	1.29
16	2.99	2.42	2.16	2.00	1.89	1.82	1.76	1.71	1.67	1.64	1.53	1.47	1.41	1.37	1.33	1.29	1.25
17	2.98	2.40	2.14	1.98	1.88	1.80	1.74	1.69	1.65	1.61	1.51	1.45	1.38	1.34	1.31	1.26	1.22
18	2.97	2.39	2.13	1.97	1.86	1.78	1.72	1.67	1.63	1.60	1.49	1.42	1.36	1.32	1.28	1.24	1.19
19	2.96	2.38	2.11	1.95	1.85	1.76	1.70	1.65	1.61	1.58	1.47	1.40	1.33	1.30	1.26	1.21	1.17
20	2.95	2.37	2.10	1.94	1.83	1.75	1.69	1.64	1.60	1.56	1.45	1.39	1.31	1.28	1.24	1.19	1.14
21	2.94	2.36	2.09	1.93	1.82	1.74	1.68	1.63	1.58	1.55	1.43	1.37	1.30	1.26	1.22	1.17	1.12
22	2.93	2.35	2.08	1.92	1.81	1.73	1.66	1.61	1.57	1.54	1.42	1.35	1.28	1.24	1.20	1.15	1.10
23	2.93	2.35	2.08	1.91	1.80	1.72	1.65	1.60	1.56	1.53	1.41	1.34	1.27	1.23	1.18	1.13	1.08
24	2.92	2.34	2.07	1.91	1.79	1.71	1.64	1.59	1.55	1.51	1.40	1.33	1.25	1.21	1.17	1.12	1.06
25	2.92	2.33	2.06	1.90	1.73	1.70	1.64	1.58	1.54	1.51	1.39	1.32	1.24	1.20	1.15	1.10	1.05
26	2.91	2.33	2.06	1.89	1.78	1.69	1.63	1.58	1.53	1.50	1.38	1.31	1.23	1.19	1.14	1.09	1.03
27	2.91	2.32	2.05	1.88	1.77	1.69	1.62	1.57	1.52	1.49	1.37	1.30	1.22	1.17	1.13	1.08	1.02
28	2.91	2.32	2.04	1.88	1.76	1.68	1.61	1.56	1.52	1.48	1.36	1.29	1.21	1.16	1.12	1.06	1.01
29	2.90	2.31	2.04	1.87	1.76	1.67	1.61	1.55	1.51	1.47	1.35	1.28	1.20	1.15	1.11	1.05	0.99
30	2.90	2.31	2.04	1.87	1.75	1.67	1.60	1.55	1.50	1.47	1.34	1.27	1.19	1.14	1.10	1.04	0.98
31	2.89	2.31	2.03	1.86	1.75	1.66	1.60	1.54	1.50	1.46	1.34	1.26	1.18	1.14	1.09	1.03	0.97
32	2.89	2.30	2.03	1.86	1.74	1.66	1.59	1.54	1.49	1.45	1.33	1.26	1.17	1.13	1.08	1.02	0.96
33	2.89	2.30	2.02	1.86	1.74	1.65	1.59	1.53	1.49	1.45	1.32	1.25	1.17	1.12	1.07	1.01	0.95
34	2.89	2.30	2.02	1.85	1.74	1.65	1.58	1.53	1.48	1.44	1.32	1.24	1.16	1.11	1.06	1.00	0.94
35	2.88	2.29	2.02	1.85	1.73	1.64	1.58	1.52	1.48	1.44	1.31	1.24	1.15	1.11	1.05	0.99	0.93
36	2.88	2.29	2.01	1.84	1.73	1.64	1.57	1.52	1.47	1.44	1.31	1.23	1.15	1.10	1.05	0.99	0.92
37	2.88	2.29	2.01	1.84	1.72	1.64	1.57	1.51	1.47	1.43	1.30	1.23	1.14	1.09	1.04	0.98	0.91
38	2.88	2.29	2.01	1.84	1.72	1.63	1.56	1.51	1.46	1.43	1.30	1.22	1.14	1.09	1.03	0.97	0.90
39	2.88	2.28	2.00	1.84	1.72	1.63	1.56	1.51	1.46	1.42	1.29	1.22	1.13	1.08	1.03	0.96	0.89
40	2.87	2.28	2.00	1.83	1.71	1.63	1.56	1.50	1.46	1.42	1.29	1.21	1.12	1.07	1.02	0.96	0.88
41	2.87	2.28	2.00	1.83	1.71	1.62	1.56	1.50	1.45	1.42	1.28	1.21	1.12	1.07	1.01	0.95	0.88
42	2.87	2.28	2.00	1.83	1.71	1.62	1.55	1.50	1.45	1.41	1.28	1.20	1.11	1.06	1.01	0.94	0.87
43	2.87	2.27	2.00	1.82	1.71	1.62	1.55	1.49	1.45	1.41	1.28	1.20	1.11	1.06	1.00	0.94	0.86
44	2.87	2.27	1.99	1.82	1.70	1.62	1.55	1.49	1.45	1.41	1.27	1.20	1.11	1.06	1.00	0.93	0.86
45	2.87	2.27	1.99	1.82	1.70	1.61	1.54	1.49	1.44	1.40	1.27	1.19	1.10	1.05	0.99	0.93	0.85
46	2.86	2.27	1.99	1.82	1.70	1.61	1.54	1.49	1.44	1.40	1.27	1.19	1.10	1.05	0.99	0.92	0.84
47	2.86	2.27	1.99	1.82	1.70	1.61	1.54	1.48	1.44	1.40	1.26	1.19	1.09	1.04	0.98	0.92	0.84
48	2.86	2.27	1.99	1.81	1.70	1.61	1.54	1.48	1.43	1.40	1.26	1.18	1.09	1.04	0.98	0.91	0.83
49	2.86	2.26	1.98	1.81	1.69	1.60	1.54	1.48	1.43	1.39	1.26	1.18	1.09	1.03	0.98	0.91	0.83
50	2.86	2.26	1.98	1.81	1.69	1.60	1.53	1.48	1.43	1.39	1.26	1.18	1.08	1.03	0.97	0.90	0.82
60	2.85	2.25	1.97	1.80	1.68	1.59	1.52	1.46	1.41	1.37	1.23	1.15	1.06	1.00	0.94	0.86	0.77
80	2.84	2.24	1.95	1.78	1.66	1.57	1.49	1.44	1.39	1.35	1.21	1.12	1.02	0.96	0.89	0.81	0.70
120	2.83	2.22	1.94	1.76	1.64	1.55	1.47	1.41	1.37	1.32	1.18	1.09	0.98	0.92	0.85	0.75	0.62
240	2.82	2.21	1.92	1.74	1.62	1.53	1.45	1.39	1.34	1.30	1.15	1.06	0.94	0.88	0.79	0.69	0.51
∞	2.80	2.19	1.91	1.73	1.60	1.51	1.43	1.37	1.32	1.27	1.12	1.02	0.90	0.83	0.74	0.61	0.00

附表7 λ值表(1)

α＝0.05

υ	β								
	0.9	0.8	0.7	0.6	0.5	0.4	0.3	0.2	0.1
1	0.43	1.24	2.06	2.91	3.84	4.90	6.17	7.85	10.51
2	0.62	1.73	2.78	3.83	4.96	6.21	7.70	9.63	12.65
3	0.78	2.10	3.30	4.50	5.76	7.15	8.79	10.90	14.17
4	0.91	2.40	3.74	5.05	6.42	7.92	9.68	11.94	15.41
5	1.03	2.67	4.12	5.53	6.99	8.59	10.45	12.83	16.47
6	1.13	2.91	4.46	5.96	7.50	9.19	11.14	13.62	17.42
7	1.23	3.13	4.77	6.35	7.97	9.73	11.77	14.35	18.28
8	1.32	3.33	5.06	6.71	8.40	10.24	12.35	15.02	19.08
9	1.40	3.53	5.33	7.05	8.81	10.71	12.89	15.65	19.83
10	1.49	3.71	5.59	7.37	9.19	11.15	13.40	16.24	20.53
11	1.56	3.88	5.83	7.68	9.56	11.57	13.89	16.80	21.20
12	1.64	4.05	6.06	7.97	9.90	11.98	14.35	17.34	21.83
13	1.71	4.20	6.29	8.25	10.23	12.36	14.80	17.85	22.44
14	1.77	4.36	6.50	8.52	10.55	12.73	15.22	18.34	23.02
15	1.84	4.50	6.71	8.78	10.86	13.09	15.63	18.81	23.58
16	1.90	4.65	6.91	9.03	11.16	13.43	16.03	19.27	24.13
17	1.97	4.78	7.10	9.27	11.45	13.77	16.41	19.71	24.65
18	2.03	4.92	7.29	9.50	11.73	14.09	16.78	20.14	25.16
19	2.08	5.05	7.47	9.73	12.00	14.41	17.14	20.56	25.65
20	2.14	5.18	7.65	9.96	12.26	14.71	17.50	20.96	26.13
21	2.20	5.30	7.83	10.17	12.52	15.01	17.84	21.36	26.60
22	2.25	5.42	8.00	10.38	12.77	15.30	18.17	21.74	27.06
23	2.30	5.54	8.16	10.59	13.02	15.59	18.50	22.12	27.50
24	2.36	5.66	8.33	10.79	13.26	15.87	18.82	22.49	27.94
25	2.41	5.77	8.48	10.99	13.49	16.14	19.13	22.85	28.37
26	2.46	5.88	8.64	11.19	13.72	16.41	19.44	23.20	28.78
27	2.51	5.99	8.79	11.38	13.95	16.67	19.74	23.55	29.19
28	2.56	6.10	8.94	11.57	14.17	16.93	20.04	23.89	29.60
29	2.60	6.20	9.09	11.75	14.39	17.18	20.33	24.22	29.99
30	2.65	6.31	9.24	11.93	14.60	17.43	20.61	24.55	30.38
31	2.69	6.41	9.38	12.11	14.82	17.67	20.89	24.87	30.76
32	2.74	6.51	9.52	12.28	15.02	17.91	21.17	25.19	31.13
33	2.78	6.61	9.66	12.45	15.23	18.15	21.44	25.50	31.50
34	2.83	6.70	9.79	12.62	15.43	18.38	21.70	25.80	21.87
35	2.87	6.80	9.93	12.79	15.63	18.61	21.97	26.11	32.23
36	2.91	6.89	10.06	12.96	15.82	18.84	22.23	26.41	32.58
37	2.96	6.99	10.19	13.12	16.01	19.06	22.48	26.70	32.93
38	3.00	7.08	10.32	13.28	16.20	19.28	22.73	26.99	32.27
39	3.04	7.17	10.45	13.44	16.39	19.50	22.98	27.27	33.61
40	3.08	7.26	10.57	13.59	16.58	19.71	23.23	27.56	33.94
50	3.46	8.10	11.75	15.06	18.31	21.72	25.53	30.20	37.07
60	3.80	8.86	12.81	16.38	19.88	23.53	27.61	32.59	39.89
70	4.12	9.56	13.79	17.60	21.32	25.20	29.52	34.79	42.48
80	4.41	10.21	14.70	18.74	22.67	26.75	31.29	36.83	44.89
90	4.69	10.83	15.56	19.80	23.93	28.21	32.96	38.74	47.16
100	4.95	11.41	16.37	20.81	25.12	29.59	34.54	40.56	49.29
110	5.20	11.96	17.14	21.77	26.25	30.90	36.04	42.28	51.33
120	5.44	12.49	17.88	22.68	27.34	32.15	37.47	43.92	53.27

附表8 λ值表(2)

$\alpha = 0.01$

υ	β								
	0.9	0.8	0.7	0.6	0.5	0.4	0.3	0.2	0.1
1	1.67	3.01	4.21	5.39	6.63	8.00	9.61	11.68	14.88
2	2.30	3.94	5.37	6.76	8.19	9.75	11.57	13.88	17.43
3	2.76	4.62	6.22	7.75	9.31	11.01	12.97	15.46	19.25
4	3.15	5.19	6.91	8.56	10.23	12.04	14.12	16.75	20.74
5	3.49	5.68	7.52	9.26	11.03	12.94	15.12	17.87	22.03
6	3.79	6.13	8.07	9.90	11.75	13.74	16.01	18.87	23.18
7	4.08	6.53	8.57	10.48	12.41	14.47	16.83	19.79	24.24
8	4.34	6.91	9.03	11.02	13.02	15.15	17.59	20.64	25.21
9	4.58	7.27	9.47	11.52	13.59	15.79	18.30	21.43	26.12
10	4.82	7.60	9.88	12.00	14.13	16.39	18.97	22.18	26.98
11	5.04	7.92	10.27	12.45	14.64	16.96	19.60	22.89	27.80
12	5.25	8.23	10.64	12.89	15.13	17.51	20.20	23.56	28.57
13	5.45	8.52	11.00	13.30	15.59	18.03	20.78	24.21	29.32
14	5.65	8.80	11.35	13.70	16.04	18.53	21.34	24.83	30.03
15	5.84	9.07	11.68	14.08	16.48	19.01	21.88	25.43	30.72
16	6.02	9.34	12.00	14.45	16.90	19.48	22.40	26.01	31.39
17	6.20	9.59	12.31	14.81	17.30	19.93	22.90	26.57	32.03
18	6.37	9.84	12.61	15.16	17.69	20.37	23.39	27.12	32.65
19	6.54	10.08	12.91	15.50	18.08	20.80	23.86	27.65	33.26
20	6.70	10.31	13.19	15.83	18.45	21.21	24.32	28.16	33.85
21	6.86	10.54	13.47	16.16	18.81	21.62	24.77	28.66	34.43
22	7.02	10.76	13.74	16.47	19.17	22.01	25.21	29.15	34.99
23	7.17	10.98	14.01	16.78	19.52	22.40	25.64	29.63	35.54
24	7.32	11.20	14.27	17.08	19.86	22.77	26.06	30.10	36.07
25	7.47	11.41	14.53	17.37	20.19	23.14	26.47	30.56	36.60
26	7.61	11.61	14.78	17.66	20.51	23.51	26.87	31.01	37.11
27	7.75	11.81	15.02	17.95	20.83	23.86	27.26	31.45	37.62
28	7.89	12.01	15.26	18.23	21.15	24.21	27.65	31.88	38.11
29	8.02	12.20	15.50	18.50	21.45	24.55	28.03	32.30	38.69
30	8.16	12.40	15.73	18.77	21.76	24.89	28.40	32.72	39.07
31	8.29	12.58	15.96	19.03	22.05	25.22	28.77	33.13	36.54
32	8.42	12.77	16.19	19.29	22.35	25.55	29.13	33.53	40.01
33	8.55	12.95	16.41	19.55	22.64	25.87	29.49	33.93	40.46
34	8.67	13.13	16.63	19.80	22.92	26.18	29.84	34.32	40.91
35	8.80	13.31	16.84	20.05	23.20	26.50	30.18	34.71	41.35
36	8.92	13.48	17.05	20.29	23.48	26.80	30.52	35.08	41.78
37	9.04	13.65	17.26	20.54	23.75	27.10	30.86	35.46	42.21
38	9.16	13.82	17.47	20.77	24.02	27.40	31.19	35.83	42.63
39	9.27	13.99	17.67	21.01	24.28	27.70	31.51	36.19	43.05
40	9.39	14.15	17.88	21.24	24.54	27.99	31.84	36.55	43.46
50	10.48	15.71	19.77	23.42	26.99	30.71	34.86	39.92	47.31
60	11.46	17.11	21.47	25.39	29.21	33.18	37.59	42.96	50.79
70	12.37	18.40	23.05	27.21	31.25	35.44	40.10	45.76	53.98
80	13.21	19.61	24.51	28.89	33.15	37.55	42.43	48.36	56.95
90	14.01	20.74	25.89	30.48	34.93	39.53	44.62	50.80	59.74
100	14.76	21.81	27.19	31.98	36.61	41.40	46.69	53.10	62.38
110	15.48	22.83	28.43	33.41	38.22	43.18	48.66	55.30	64.88
120	16.16	23.80	29.61	34.77	39.75	44.88	50.55	57.39	67.28

附表 9　估计总体均数时所需样本含量

$\alpha = 0.05$

σ/δ	0.0	0.1	0.2	0.3	0.4	0.5	0.6	0.7	0.8	0.9
1	7	8	9	9	11	12	13	14	15	17
2	18	20	22	23	25	27	29	31	33	35
3	38	40	42	45	47	50	53	56	58	61
4	64	68	71	74	77	81	84	88	91	95
5	99	103	107	111	115	119	123	128	132	137
6	141	146	151	156	160	165	170	176	181	186
7	191	196	202	207	213	219	225	231	237	243
8	249	255	261	268	274	281	288	294	301	308
9	315	322	329	336	343	351	358	366	373	381
10	389	396	404	412	420	428	437	445	453	462
11	470	478	487	496	505	514	523	532	541	550
12	559	569	578	588	597	607	617	626	636	646
13	656	667	677	687	697	708	718	729	740	750
14	761	772	783	794	805	816	828	839	851	862
15	874	885	897	909	921	933	945	957	969	982
16	994	1 006	1 019	1 032	1 044	1 057	1 070	1 083	1 096	1 109
17	1 122	1 135	1 149	1 162	1 175	1 189	1 203	1 216	1 230	1 244
18	1 258	1 272	1 286	1 300	1 314	1 329	1 343	1 358	1 372	1 387
19	1 402	1 416	1 431	1 446	1 461	1 476	1 491	1 507	1 522	1 537
20	1 553	1 568	1 583	1 600	1 616	1 631	1 647	1 663	1 680	1 696

附表 10　估计总体率时所需样本含量

$\alpha = 0.05$

δ	P									
	0.50	0.45 / 0.55	0.40 / 0.60	0.35 / 0.65	0.30 / 0.70	0.25 / 0.75	0.20 / 0.80	0.15 / 0.85	0.10 / 0.90	0.05 / 0.95
0.200	24	24	23	22	20	18	15			
0.180	30	29	28	27	25	22	19			
0.160	38	37	36	34	32	28	24			
0.140	49	49	47	45	41	37	31	25		
0.120	67	66	64	61	56	50	43	34		
0.100	96	95	92	87	81	72	61	49		
0.090	119	117	114	108	100	89	76	60	43	
0.080	150	149	144	137	126	113	96	77	54	
0.070	196	194	188	178	165	147	125	100	71	
0.060	267	264	256	243	224	200	171	136	96	
0.050	384	380	369	350	323	288	246	196	138	73
0.045	474	470	455	432	398	356	304	242	171	90
0.040	600	594	576	546	504	450	384	306	216	114
0.035	784	776	753	713	659	588	502	400	282	149
0.030	1 067	1 056	1 024	971	896	800	683	544	384	203
0.025	1 537	1 521	1 475	1 398	1 291	1 152	983	784	553	292
0.020	2 401	2 377	2 305	2 185	2 017	1 801	1 537	1 225	864	456
0.015	4 268	4 226	4 098	3 884	3 585	3 201	2 732	2 177	1 537	811
0.010	9 604	9 508	9 220	8 740	8 067	7 203	6 147	4 898	3 457	1 825
0.005	38 416	38 032	36 879	34 959	32 269	28 812	24 586	19 592	13 830	7 299

附表 11　配对比较(t 检验)时所需样本含量

δ/σ	单侧:α=0.005 双侧:α=0.01					单侧:α=0.01 双侧:α=0.02					单侧:α=0.025 双侧:α=0.05					单侧:α=0.05 双侧:α=0.1					δ/σ
1−β	0.99	0.95	0.9	0.8	0.5	0.99	0.95	0.9	0.8	0.5	0.99	0.95	0.9	0.8	0.5	0.99	0.95	0.9	0.8	0.5	
0.05																					0.05
0.10																					0.10
0.15																				122	0.15
0.20										139					99					70	0.20
0.25					110					90				128	64			139	101	45	0.25
0.30				134	78				115	63			119	90	45		122	97	71	32	0.30
0.35			125	99	58			109	85	47		109	88	67	34		90	72	52	24	0.35
0.40		115	97	77	45		101	85	66	37	117	84	68	51	26	101	70	55	40	19	0.40
0.45		92	77	62	37	110	81	68	53	30	93	67	54	41	21	80	55	44	33	15	0.45
0.50	100	75	63	51	30	90	66	55	43	25	76	54	44	34	18	65	45	36	27	13	0.50
0.55	83	63	53	42	26	75	55	46	36	21	63	45	37	28	15	54	38	30	22	11	0.55
0.60	71	53	45	36	22	63	47	39	31	18	53	38	32	24	13	46	32	26	19	9	0.60
0.65	61	46	39	31	20	55	41	34	27	16	46	33	27	21	12	39	28	22	17	8	0.65
0.70	53	40	34	28	17	47	35	30	24	14	40	29	24	19	10	34	24	19	15	8	0.70
0.75	47	36	30	25	16	42	31	27	21	13	35	26	21	16	9	30	21	17	13	7	0.75
0.80	41	32	27	22	14	37	28	24	19	12	31	22	19	15	9	27	19	15	12	6	0.80
0.85	37	29	24	20	13	33	25	21	17	11	28	21	17	13	8	24	17	14	11	6	0.85
0.90	34	26	22	18	12	29	23	19	16	10	25	19	16	12	7	21	15	13	10	5	0.90
0.95	31	24	20	17	11	27	21	18	14	9	23	17	14	11	7	19	14	11	9	5	0.95
1.00	28	22	19	16	10	25	19	16	13	9	21	16	13	10	6	18	13	11	8	5	1.00
1.1	24	19	16	14	9	21	16	14	12	8	18	13	11	9	6	15	11	9	7		1.1
1.2	21	16	14	12	8	18	14	12	10	7	15	12	10	8	5	13	10	8	6		1.2
1.3	18	15	13	11	8	16	13	11	9	6	14	10	9	7		11	8	7	6		1.3
1.4	16	13	12	10	7	14	11	10	9	6	12	9	8	7		10	8	7	5		1.4
1.5	15	12	11	9	7	13	10	9	8	6	11	8	7	6		9	7	6			1.5
1.6	13	11	10	8	6	12	10	9	7	5	10	8	7	6		8	6	6			1.6
1.7	12	10	9	8	6	11	9	8	7		9	7	6	5		8	6	5			1.7
1.8	12	10	9	8	6	10	8	7	7		8	7	6			7	6				1.8
1.9	11	9	8	7	6	10	8	7	6		8	6	6			7	5				1.9
2.0	10	8	8	7	5	9	7	7	6		7	6	5			6					2.0
2.1	10	8	7	7		8	7	6	6		7	6				6					2.1
2.2	9	8	7	6		8	7	6	5		7	6				6					2.2
2.3	9	7	7	6		8	6	6			6	5				5					2.3
2.4	8	7	7	6		7	6	6			6										2.4
2.5	8	7	6	6		7	6	6			6										2.5
3.0	7	6	6	5		6	5	5			6										3.0
3.5	6	5	5			5															3.5
4.0	6																				4.0

附表 12　非配对病例-对照

$\alpha=0.05$（双侧）

	p_0，对照组												
R	0.01	0.02	0.03	0.04	0.05	0.10	0.15	0.20	0.25	0.30	0.35	0.40	0.45
0.1	1 420	707	469	351	279	137	89	66	52	42	36	31	27
0.2	1 965	981	653	489	390	194	129	96	77	64	55	48	44
0.3	2 786	1 394	930	698	558	280	188	142	115	97	85	76	70
0.4	4 092	2 051	1 370	1 030	826	419	284	217	178	152	134	122	113
0.5	6 323	3 174	2 125	1 600	1 286	658	450	347	287	248	221	203	190
0.6	10 554	5 306	3 557	2 683	2 158	1 112	767	596	497	433	390	360	340
0.7	19 962	10 049	6 745	5 094	4 105	2 130	1 478	1 158	971	852	773	720	686
0.8	47 614	23 998	16 129	12 196	9 838	5 137	3 587	2 827	2 386	2 107	1 924	1 804	1 730
0.9	201 260	101 552	68 328	51 726	41 773	21 933	15 401	12 209	10 364	9 206	8 453	7 971	7 689
1.1	222 890	112 691	75 975	57 631	46 635	24 732	17 542	14 046	12 044	10 805	10 022	9 545	9 300
1.2	58 429	29 568	19 953	15 149	12 269	6 536	4 657	3 746	3 226	2 907	2 708	2 591	2 535
1.3	27 172	13 762	9 295	7 063	5 725	3 063	2 191	1 770	1 531	1 385	1 296	1 245	1 223
1.4	15 962	8 091	5 469	4 159	3 374	1 812	1 302	1 056	916	832	782	754	743
1.5	10 649	5 402	3 654	2 781	2 258	1 217	878	714	623	568	535	518	512
1.6	7 697	3 907	2 645	2 014	1 637	886	641	523	458	419	396	384	382
1.7	5 876	2 985	2 022	1 541	1 253	680	494	405	355	326	309	301	300
1.8	4 669	2 373	1 609	1 227	998	544	396	326	287	264	251	245	245
1.9	3 823	1 945	1 319	1 007	820	448	327	270	238	220	210	206	206
2.0	3 206	1 632	1 107	846	689	378	277	229	203	188	180	176	177
2.5	1 667	851	579	443	362	201	150	125	112	105	102	102	103
3.0	1 074	550	375	288	236	133	100	85	77	73	71	71	73
3.5	775	398	272	209	172	98	74	64	58	56	55	56	58
4.0	599	308	211	163	134	77	59	51	47	45	45	46	48
4.5	485	250	172	133	109	63	49	43	40	39	39	40	42
5.0	406	210	144	112	92	54	42	37	35	34	34	35	37
6.0	304	158	109	85	70	42	33	29	28	28	28	29	31
7.0	242	126	87	68	56	34	27	25	24	24	24	26	27
8.0	201	105	73	57	47	29	24	22	21	21	22	23	25
9.0	172	90	63	49	41	25	21	19	19	19	20	21	23
10.0	150	78	55	43	36	23	19	18	17	18	19	20	22
15.0	91	49	34	27	23	15	13	13	13	14	15	16	18
20.0	66	36	26	21	18	12	11	11	11	12	13	14	16

研究时所需样本含量

$\beta=0.10$

暴露者比例													
0.50	0.55	0.60	0.65	0.70	0.75	0.80	0.85	0.90	0.95	0.96	0.97	0.98	0.99
24	22	20	19	18	17	18	19	23	36	43	55	78	150
40	37	35	34	34	35	37	42	54	92	112	144	210	406
65	62	60	59	60	63	69	81	107	189	231	300	439	856
107	103	102	102	105	112	125	150	201	362	443	579	851	1667
182	177	176	180	188	203	229	277	378	689	846	1 107	1 632	3 206
329	324	325	334	353	385	439	536	739	1 363	1 677	2 200	3 249	6 397
667	662	670	694	739	812	935	1 151	1 601	2 977	3 669	4 824	7 135	14 073
1 693	1 691	1 725	1 799	1 927	2 134	2 473	3 068	4 297	8 048	9 933	13 077	19 370	38 261
7 572	7 608	7 805	8 190	8 826	9 832	11 461	14 306	20 160	37 994	46 948	61 885	91 782	181 516
9 251	9 390	9 729	10 313	11 225	12 632	14 873	18 752	26 691	50 812	62 912	83 096	123 489	244 712
2 533	2 582	2 687	2 860	3 127	3 534	4 179	5 291	7 563	14 457	17 915	23 683	35 224	69 860
1 227	1 255	1 312	1 402	1 538	1 745	2 072	2 633	3 778	7 250	8 991	11 894	17 704	35 139
749	769	806	865	952	1 084	1 292	1 648	2 372	4 567	5 668	7 503	11 176	22 197
518	533	561	604	668	762	911	1 166	1 684	3 252	4 039	5 350	7 973	15 845
387	400	422	456	505	579	694	891	1 290	2 499	3 104	4 114	6 135	12 200
305	316	335	363	403	463	557	716	1 040	2 020	2 511	3 330	4 968	9 885
250	260	276	300	334	385	463	598	870	1 694	2 107	2 796	4 173	8 306
211	220	234	255	284	328	397	513	749	1 460	1 817	2 412	3 602	7 172
182	190	203	221	248	287	347	450	658	1 286	1 600	2 125	3 174	6 323
107	113	122	134	152	178	217	284	419	826	1 030	1 370	2 051	4 092
77	82	89	99	113	133	163	215	319	634	791	1 053	1 578	3 153
61	65	71	80	92	109	134	178	266	530	662	882	1 323	2 646
51	55	61	68	79	94	117	155	232	465	582	776	1 165	2 331
44	48	54	60	70	84	105	140	210	422	528	705	1 058	2 118
40	44	48	55	64	77	96	129	194	390	489	653	981	1 965
34	37	42	48	56	67	85	114	172	348	437	584	877	1 759
30	33	37	43	50	61	77	104	159	322	403	539	812	1 628
27	30	34	40	47	57	72	98	149	303	380	509	766	1 537
25	28	32	37	44	54	69	93	142	290	363	486	732	1 471
24	27	31	36	42	52	66	89	137	279	351	469	707	1 420
20	23	26	31	37	45	58	79	122	251	315	422	636	1 279
18	21	24	28	34	42	54	75	115	238	299	400	604	1 215

附表 13　两样本均数比较(t 检验)时所需样本含量

δ/σ , $1-\beta$	单侧α=0.005 双侧α=0.01					单侧α=0.01 双侧α=0.02					单侧α=0.025 双侧α=0.05					单侧α=0.05 双侧α=0.1					δ/σ
	0.99	0.95	0.9	0.8	0.5	0.99	0.95	0.9	0.8	0.5	0.99	0.95	0.9	0.8	0.5	0.99	0.95	0.9	0.8	0.5	
0.05																					0.05
0.10																					0.10
0.15																					0.15
0.20																				137	0.20
0.25															124					88	0.25
0.30										123					87					61	0.30
0.35					110					90					64				102	45	0.35
0.40					85					70				100	50			108	78	35	0.40
0.45				118	68				101	55			105	79	39		108	86	62	28	0.45
0.50				96	55			106	82	45		106	86	64	32		88	70	51	23	0.50
0.55			101	79	46		106	88	68	38		87	71	53	27	112	73	58	42	19	0.55
0.60		101	85	67	39		90	74	58	32	104	74	60	45	23	89	61	49	36	16	0.60
0.65		87	73	57	34	104	77	64	49	27	88	63	51	39	20	76	52	42	30	14	0.65
0.70	100	75	63	50	29	90	66	55	43	24	76	55	44	34	17	66	45	36	26	12	0.70
0.75	88	66	55	44	26	79	58	48	38	21	67	48	39	29	15	57	40	32	23	11	0.75
0.80	77	58	49	39	23	70	51	43	33	19	59	42	34	26	14	50	35	28	21	10	0.80
0.85	69	51	43	35	21	62	46	38	30	17	52	37	31	23	12	45	31	25	18	9	0.85
0.90	62	46	39	31	19	55	41	34	27	15	47	34	27	21	11	40	28	22	16	8	0.90
0.95	55	42	35	28	17	50	37	31	24	14	42	30	25	19	10	36	25	20	15	7	0.95
1.00	50	38	32	26	15	45	33	28	22	13	38	27	23	17	9	33	23	18	14	7	1.00
1.1	42	32	27	22	13	38	28	23	19	11	32	23	19	14	8	27	19	15	12	6	1.1
1.2	36	27	23	18	11	32	24	20	16	9	27	20	16	12	7	23	16	13	10	5	1.2
1.3	31	23	20	16	10	28	21	17	14	8	23	17	14	11	6	20	14	11	9	5	1.3
1.4	27	20	17	14	9	24	18	15	12	8	20	15	12	10	6	17	12	10	8	4	1.4
1.5	24	18	15	13	8	21	16	14	11	7	18	13	11	9	5	15	11	9	7	4	1.5
1.6	21	16	14	11	7	19	14	12	10	6	16	12	10	8	5	14	10	8	6	4	1.6
1.7	19	15	13	10	7	17	13	11	9	6	14	11	9	7	4	12	9	7	6	3	1.7
1.8	17	13	11	10	6	15	12	10	8	5	13	10	8	6	4	11	8	7	5		1.8
1.9	16	12	11	9	6	14	11	9	8	5	12	9	7	6	4	10	7	6	5		1.9
2.0	14	11	10	8	5	13	10	9	7	5	11	8	7	6	4	9	7	6	4		2.0
2.1	13	10	9	8	5	12	9	8	7	5	10	8	6	5	3	8	6	5	4		2.1
2.2	12	10	8	7	5	11	9	7	6	4	9	7	6	5		8	6	5	4		2.2
2.3	11	9	8	7	5	10	8	7	6	4	9	7	6	5		7	5	5	4		2.3
2.4	11	9	8	6	5	10	8	7	6	4	8	6	5	4		7	5	4	4		2.4
2.5	10	8	7	6	4	9	7	6	5	4	8	6	5	4		6	5	4	3		2.5
3.0	8	6	6	5	4	7	6	5	4	3	6	5	4	3		5	4	3			3.0
3.5	6	5	5	4	3	6	5	4	4		5	4	4	3		4	3				3.5
4.0	6	5	4	4		5	4	4	3		4	4	3			4					4.0

附表 14 两样本率比较时所需样本含量(单侧)

上行:α=0.05,1-β=0.80
中行:α=0.05,1-β=0.90
下行:α=0.01,1-β=0.95

较小率(%)	两组率之差(%),δ													
	5	10	15	20	25	30	35	40	45	50	55	60	65	70
5	330	105	55	35	25	20	16	13	11	9	8	7	6	6
	460	145	76	48	34	26	21	17	15	13	11	9	8	7
	850	270	140	89	63	47	37	30	25	21	19	17	14	13
10	540	155	76	47	32	23	19	15	13	11	9	8	7	6
	740	210	105	64	44	33	25	21	17	14	12	11	9	8
	1 370	390	195	120	81	60	46	37	30	25	21	19	16	14
15	710	200	94	56	38	27	21	17	14	12	10	8	7	6
	990	270	130	77	52	38	29	22	19	16	13	10	10	8
	1 820	500	240	145	96	69	52	41	33	27	22	20	17	14
20	860	230	110	63	42	30	22	18	15	12	10	8	7	6
	1 190	320	150	88	58	41	31	24	20	16	14	11	10	8
	2 190	590	280	160	105	76	57	44	35	28	23	20	17	14
25	980	260	120	69	45	32	24	19	15	12	10	8	7	
	1 360	360	165	96	63	44	33	25	21	16	14	11	9	
	2 510	660	300	175	115	81	60	46	36	29	23	20	16	
30	1 080	280	130	73	47	33	24	19	15	12	10	8		
	1 500	390	175	100	65	46	33	25	21	16	13	11		
	2 760	720	330	185	120	84	61	47	36	28	22	19		
35	1 160	300	135	75	48	33	24	19	15	12	9			
	1 600	410	185	105	67	46	33	25	20	16	12			
	2 960	750	340	190	125	85	61	46	35	27	21			
40	1 210	310	135	76	48	33	24	18	14	11				
	1 670	420	190	105	67	46	33	24	19	14				
	3 080	780	350	195	125	84	60	44	33	25				
45	1 230	310	135	75	47	32	22	17	13					
	1 710	430	190	105	65	44	31	22	17					
	3 140	790	350	190	120	81	57	41	30					
50	1 230	310	135	73	45	30	21	15						
	1 710	420	185	100	63	41	29	21						
	3 140	780	340	185	115	76	52	37						

附表 15 两样本率比较时所需样本含量(双侧)

上行:$\alpha=0.05, 1-\beta=0.80$
中行:$\alpha=0.05, 1-\beta=0.90$
下行:$\alpha=0.01, 1-\beta=0.95$

较小率(%)	两组率之差(%), δ													
	5	10	15	20	25	30	35	40	45	50	55	60	65	70
5	420	130	69	44	31	24	20	16	14	12	10	9	8	7
	570	175	93	59	42	32	25	21	18	15	13	11	10	9
	960	300	155	100	71	54	42	34	28	24	21	19	16	14
10	680	195	96	59	41	30	23	19	16	13	11	10	9	7
	910	260	130	79	54	40	31	24	21	18	15	13	11	10
	1 550	440	220	135	92	68	52	41	34	28	23	21	18	15
15	910	250	120	71	48	34	26	21	17	14	12	10	9	8
	1 220	330	160	95	64	46	35	27	22	19	16	13	11	10
	2 060	560	270	160	110	78	59	47	37	31	25	21	19	16
20	1 090	290	135	80	53	38	28	22	18	15	13	10	9	7
	1 460	390	185	105	71	51	38	29	23	20	16	14	11	10
	2 470	660	310	180	120	86	64	50	40	32	26	21	19	15
25	1 250	330	150	88	57	40	30	23	19	15	13	10	9	
	1 680	440	200	115	77	54	40	31	24	20	16	13	11	
	2 840	740	340	200	130	92	68	52	41	32	26	21	18	
30	1 380	360	160	93	60	42	31	23	19	15	12	10		
	1 840	480	220	125	80	56	41	31	24	20	16	13		
	3 120	810	370	210	135	95	69	53	41	32	25	21		
35	1 470	380	170	96	61	42	31	23	18	14	11			
	1 970	500	225	130	82	57	41	31	23	19	15			
	3 340	850	380	215	140	96	69	52	40	31	23			
40	1 530	390	175	97	61	42	30	22	17	13				
	2 050	520	230	130	82	56	40	29	22	18				
	3 480	880	390	220	140	95	68	50	37	28				
45	1 560	390	175	96	60	40	28	21	16					
	2 100	520	230	130	80	54	38	27	21					
	3 550	890	390	215	135	92	64	47	34					
50	1 560	390	170	93	57	38	26	19						
	2 100	520	225	125	77	51	35	24						
	3 550	880	380	210	130	86	59	41						

汉英对照术语索引

英汉对照术语索引